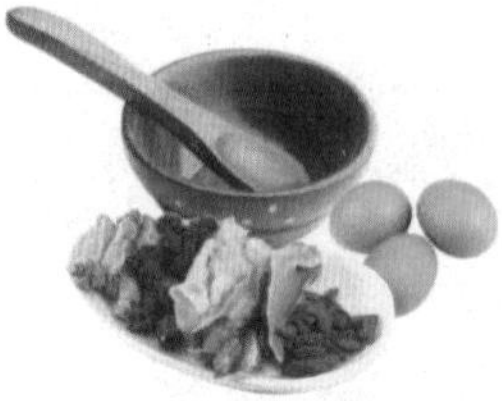

食物是最好的灵丹妙药
解码食物的养生治病智慧
把疾病『吃』出去，把健康『吃』出来

可大可小的常见病用食物就轻松搞定

黄灵素　主编

北京联合出版公司
Beijing United Publishing Co.,Ltd.

北京科学技术出版社

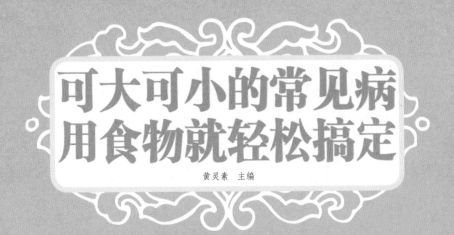

图书在版编目（CIP）数据

可大可小的常见病 用食物就轻松搞定 / 黄灵素主编 . — 北京：北京联合出版公司，2014.1（2024.1 重印）
ISBN 978-7-5502-2552-7

Ⅰ . ①可… Ⅱ . ①黄… Ⅲ . ①常见病 - 食物疗法 Ⅳ . ① R247.1

中国版本图书馆 CIP 数据核字（2013）第 319643 号

可大可小的常见病 用食物就轻松搞定

主　　编：黄灵素
责任编辑：张晓雪　李　征
封面设计：韩　立
内文排版：潘　松

北京联合出版公司
北京科学技术出版社 出版
（北京市西城区德外大街 83 号楼 9 层　100088）
德富泰（唐山）印务有限公司印刷　新华书店经销
字数 300 千字　720 毫米 ×1020 毫米　1/16　20 印张
2014 年 1 月第 1 版　2024 年 1 月第 3 次印刷
ISBN 978-7-5502-2552-7
定价：68.00 元

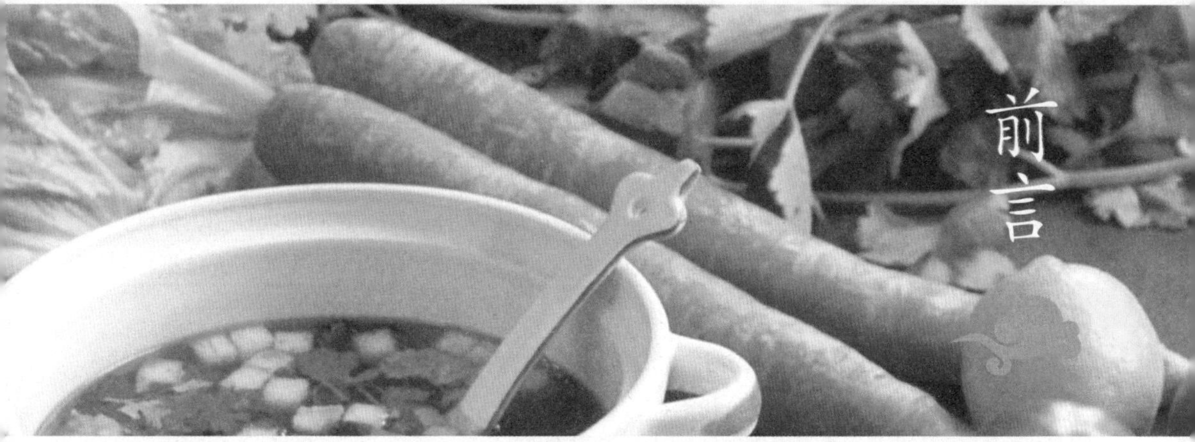

前言

在现代医学高度发展的今天，感冒了用几粒小小的药片来治疗相关的症状，已是人尽皆知的常识。人们在生活中早已习惯于用不同的药物来治疗各种疾病，然而，“是药三分毒”，并非所有的药物都是有益于人体的。稍有医药常识的人就会知道很多药品都是有副作用的，药物进入人体作用于患病部位的同时，也会对身体的其他部分造成一定影响。如此一来，在治病的同时，人们的身体成了各种医药剩余毒素堆积的垃圾场，而日积月累的结果就是有患上药源性疾病的可能。不仅如此，人们还为此付出了巨额的费用。

对于这个问题的认识，现代人似乎远不如2400多年前的古希腊名医希波克拉底，他曾提出“我们应以食物为药，饮食是你首选的医疗方式”。与此相类似，传统中医学一直强调“药补不如食补”。这样的论断却正是我们现代人所忽略的。

食物才是最好的医药。自古以来，药食同源，食物与医药从来就没有严格的界限，中医中的很多药物本身就是食物。食物能有效地治疗疾病，自古至今就不断被世界各地的人们用实践证明了它的可行性。例如中国人常用红枣治疗贫血，用秋梨治疗咳嗽；西方人用洋葱治疗感冒、大蒜消除炎症、芹菜降血脂等。现代科学的研究证明了食物对疾病的治疗功效，而且揭示了食物有效治病的机理：食物中含有各类植物化学物质，它们通过某种复杂的作用来抵抗致病因子以达到防治人体疾病的目的。让许多人大吃一惊的是，研究还证明了一些食物成分的有效性完全等同于现代医药，很多药物便是从食物中提取出来的。更重要的是，相对于现代医药和医疗技术而言，以食物治病对人体的作用十分温和，不会带来诸如打针、吃药等痛苦的体验，而且简便轻松，因为这些有益的食物是我们日常饮食的重要组成部分，我们在大快朵颐的同时，便能收到良好的治病防病的效果。此外，天然食物对人体几乎不会产生毒副作用，这一点更安全、更放心。

有效地利用食疗来替代医学治疗，需要满足的一个前提条件是合理地选择食物和正确地安排饮食。事实上，这也正是食物治疗疾病的重要意义所在。现代医学证明，许多呈高发趋势的、威胁人类健康的慢性疾病如高血压、糖尿病及癌症等是由于错误的饮食方式所致。就这一点而言，疾病预防的意义远甚于疾病的治疗，长期坚持科学而合理的饮食可从根本上降低疾病发生的概率。各种食物的有效成分能对人体起到一定的调理作用，保证人体各项功能的正常发挥，降低或规避了人体产生突然病变的可能性，也提高了人体抵抗诱发疾病的外因（如各种病毒的侵袭）的能力。

为了帮助读者正确了解食物与医药的关系，对食物有全面而科学的认识，进而更好地利用食物进行常见疾病的预防和治疗，我们组织了营养保健学方面的专家，结合中医学传统养生理论与最新保健概念，编写了本书。

本书通过两个部分的讲解，让读者不仅认识到食物是最好的医药，而且学会如何运用食物来治病防病。上篇“食物是最好的灵丹妙药”，从食物药用的化学基础讲起，让人们从医药的角度来重新认识食物，详细阐释食物在生活中的医疗保健效用，并结合我们的日常饮食结构与膳食习惯，指导大家科学利用食物为身体健康服务。本书还选取了人们日常生活中最常见的 145 种食物，分门别类进行解析，介绍了每种食物的特性，让大家认识这些食物的营养性能及药用功效，且配以适量药膳，加深人们对食物药用的理解。下篇“对症食疗方 吃出健康来”，站在普通家庭日常生活的视角上，结合传统中医学理论和现代营养学，将日常生活中的常见病按照临床上的分科分为心脑血管科、呼吸科、消化科、神经及精神科、内分泌科、泌尿生殖科、妇科、儿科、骨科、五官科、皮肤科十一个科别。为读者介绍了 100 多种生活中的常见病，包括病症陈述、病症分析和饮食原则，明确告知患者该病宜吃什么、不宜吃什么，以指导帮助患者科学地选择与搭配日常饮食；重点推荐了各种常见病适宜吃的食物和部分药物，并针对病症的特点精心挑选了多个对症食疗方以及对症方剂，让患者在知道患病时吃什么的基础上，更懂得怎么吃，使读者掌握“吃”对常见病的辅助治疗方法，真正吃出健康来，帮助您和家人从此远离疾病困扰。

本书在编写过程中，为了使读者能充分享受阅读的乐趣，精心绘制了近千幅精美插图，并对书中所涉及的诸多细节进行图解，使读者赏心悦目、方便快捷地了解和掌握生活中饮食常识、饮食乐趣、饮食保健、饮食疗效方面的知识，真正做到“一册在手，疾病远离，健康饮食相伴”。

本书不仅是一本食物治病指南，更是一部健康饮食宝典。通过阅读本书，你会更加正确地认识我们的食物，找到适合自己的科学饮食方式。

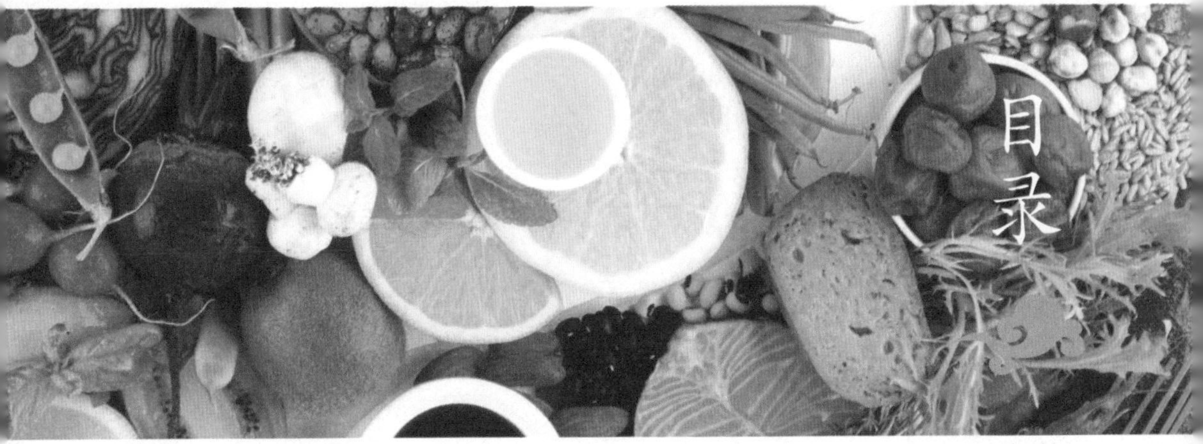

上篇 食物是最好的灵丹妙药

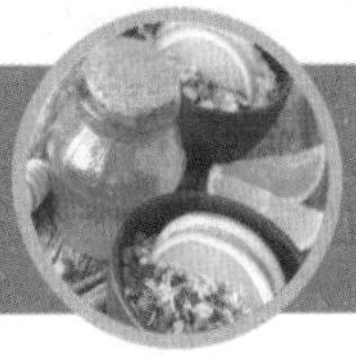

第一章 食物是最好的医药

第二章 145种食物的药用功效

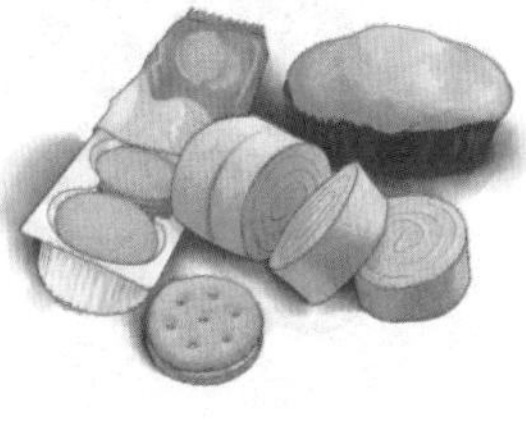

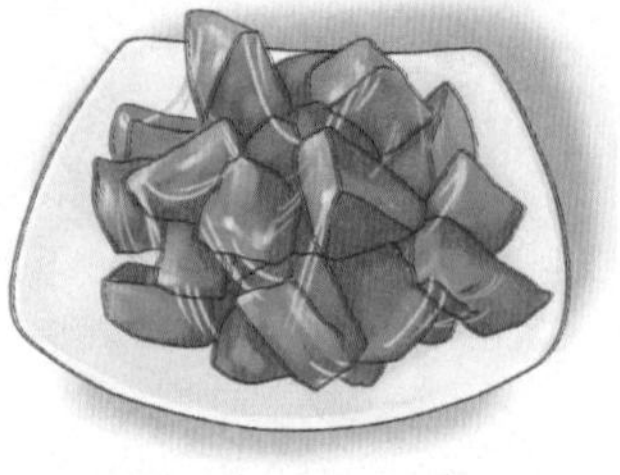

下篇 对症食疗方 吃出健康来

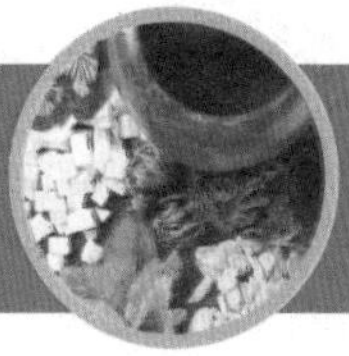

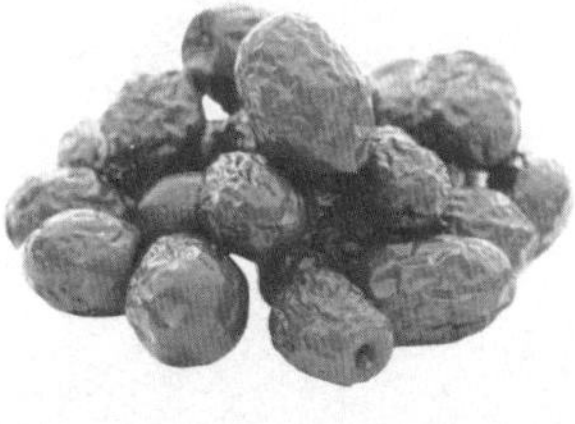

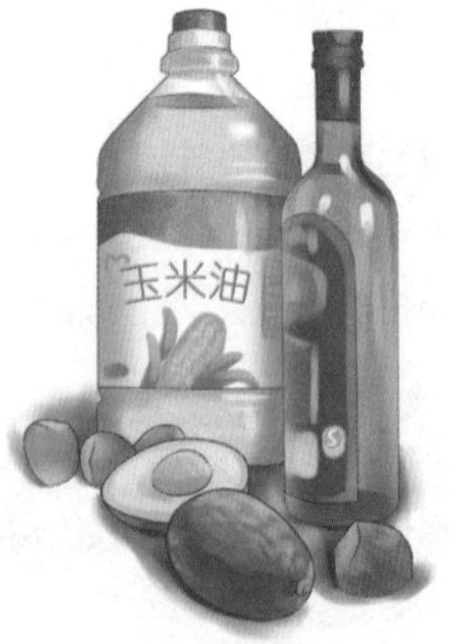
玉米油

上篇

食物是最好的灵丹妙药

中医宝典《黄帝内经》中载："五谷为养，五果为助，五畜为益，五菜为充，气味合而服之，以补益精气。"中国古代医学早在两千多年前就总结出了"医食同源"的概念，强调食物的药用价值。孙思邈在《备急千金要方》中说"凡欲治疗，先以食疗，既食疗不愈，后乃用药尔"，十分明确地提出了食物疗法优于药物治疗的观点。食物究竟该如何选择，如何加工和食用，才能发挥其最突出的功用？本篇从食物的营养价值、食疗功效、选择方法、烹饪技巧、食用方式等不同角度，剖析了一些常见食物的特点，方便读者查阅。

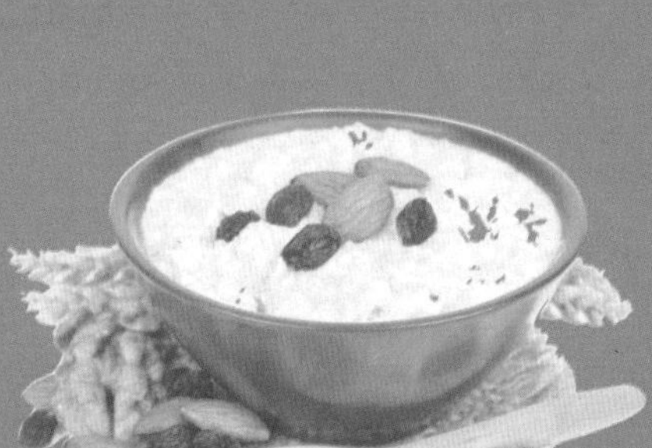

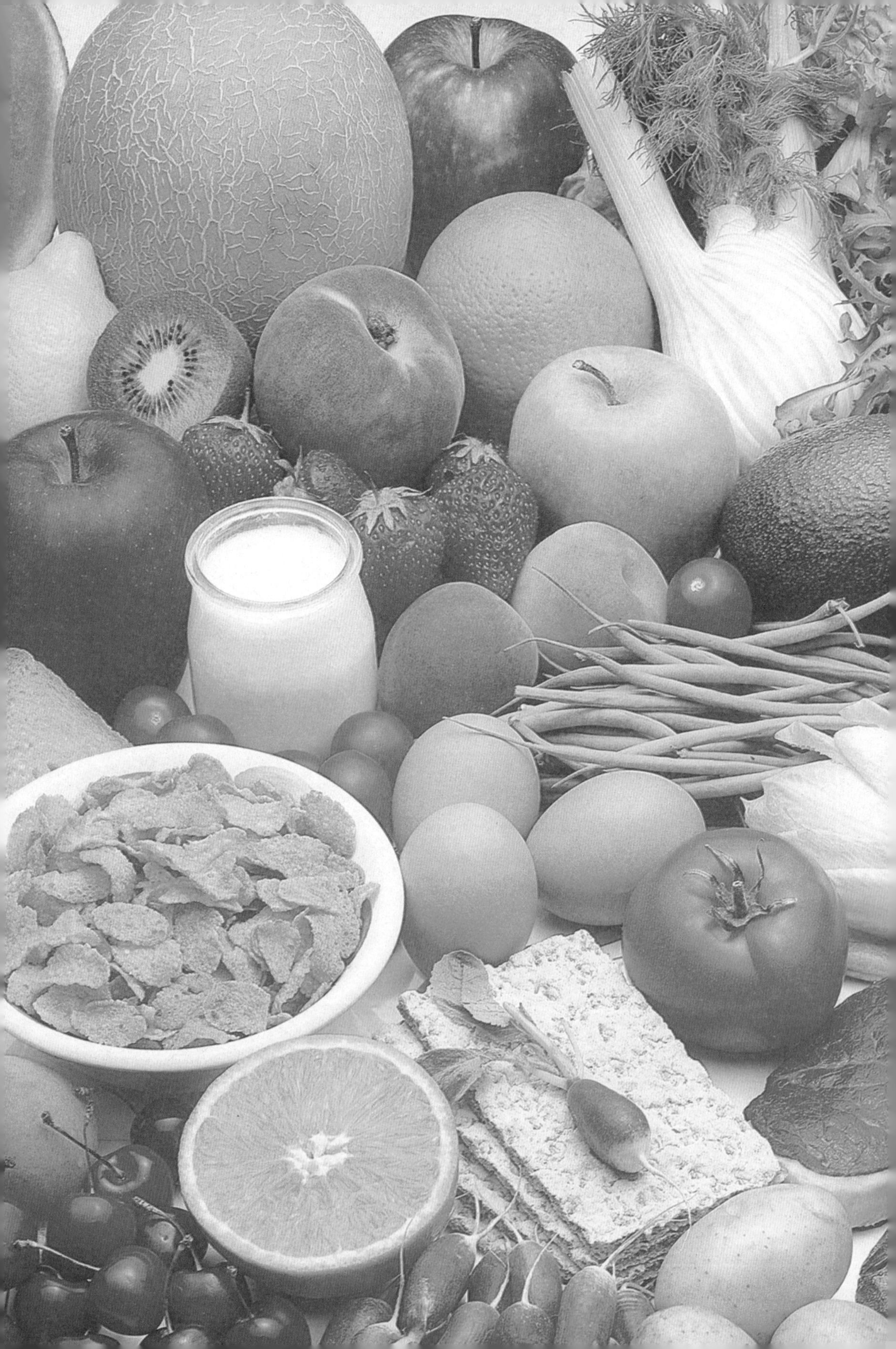

第一章

食物是最好的医药

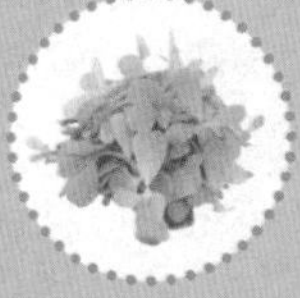
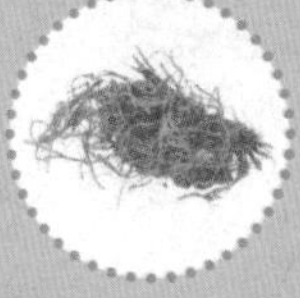
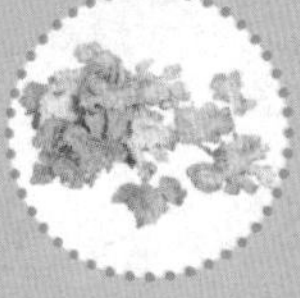
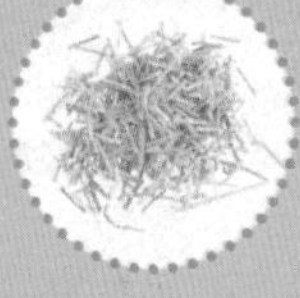

第一节 食物：神奇的医药

密不可分的食物与药物

饮食决定健康，你所吃的食物在很大程度上决定着你的身体状况。现代医学和营养学的研究表明，对人体健康影响最大、最直接的就是每天的饮食。饮食为人体提供每日所需的营养素、保持人体各器官的正常运作，是生命活动的基础。如果饮食不当，人体就无法正常运转，疾病也就随之产生了。我国古代人民很早就认识到了这一点，他们非常关注食物的养生功效，形成了博大精深的饮食养生文化。无独有偶，在西方，几千年前的希腊医学之父希波克拉底也曾经说过：你就是你所吃的（You are what you eat）。

但在物质文明高度发达的今天，人们的饮食却越来越不健康了：

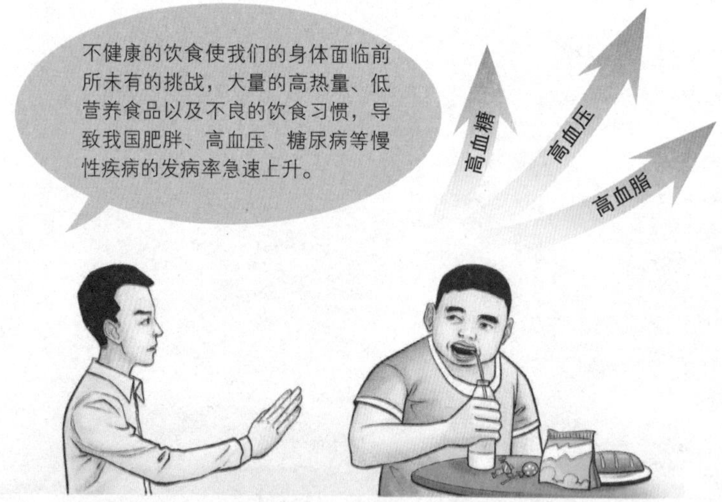
不健康的饮食使我们的身体面临前所未有的挑战，大量的高热量、低营养食品以及不良的饮食习惯，导致我国肥胖、高血压、糖尿病等慢性疾病的发病率急速上升。
高血糖
高血压
高血脂

人们的物质生活水平在一天天地提高，却产生了一系列的健康新问题，是该重新审视我们的饮食了

人们大量食用高热量低营养的加工食品、方便食品和垃圾食品；习惯不吃早饭，中午吃快餐，晚饭吃得很丰盛；不知道什么是时令果蔬，也从不购买有机食品；追随着各种各样的流行“食”尚，却没有自己的饮食标准……不健康的饮食使人们的身体面临前所未有的挑战，人们也越来越多地关注因此引发的一系列疾病，并迫切寻求科学的饮食来保证身体健康。

密不可分的食物与药物

据资料记载，“药食同源”这一概念，已有三千年以上的历史。在漫长的原始社会中，我们的祖先逐渐把一些天然物产区分为食物、药物和毒物。到了奴隶社会，随着生产力的发展，烹饪技术逐渐形成，出现了羹和汤液，发明了汤药和酒，并进而制造了药用酒。在制酒技术基础上产生的醋、酱、豆豉、饴等，丰富了医药内容。周代已经有了世界最早的专职营养师——食医，《周礼》有“以五味、五谷、五药养其病”的记载，《山海经》载有食鱼、鸟治病的内容。春秋战国时期出现了我国第一部医学理论专著《黄帝内经》，它不仅奠定了食疗的理论基础，而且收有食疗方

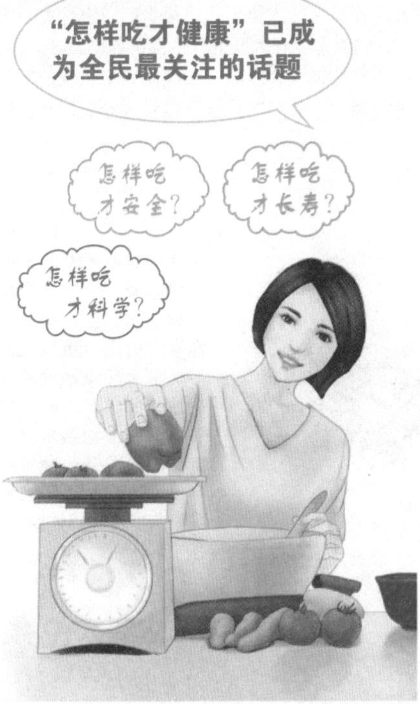
“怎样吃才健康”已成为全民最关注的话题
怎样吃才安全?
怎样吃才长寿?
怎样吃才科学?

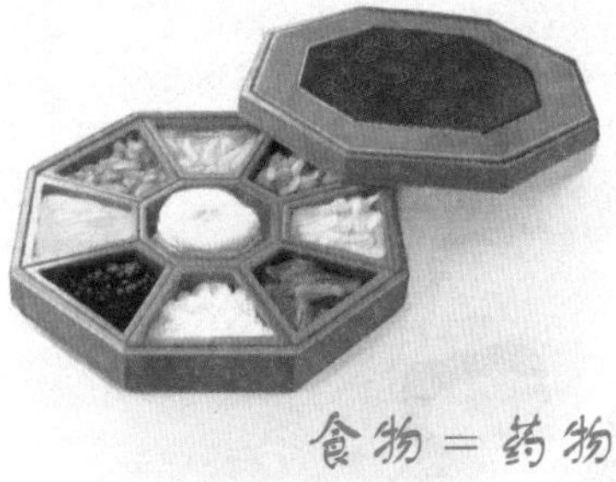
食物＝药物?

中国传统医学非常讲究食物的药用，有“药补不如食补”的说法

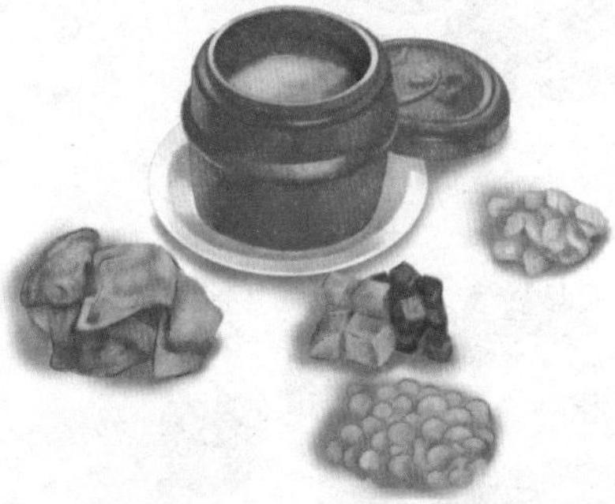

如今，人们越来越关注饮食的科学性和健康性

经过长期的积累和总结，发展出丰富的药膳理论

剂。汉代的《神农本草经》是我国第一部药物专著，收有许多药用食物；张仲景的《伤寒论》《金匮要略》载有“猪肤汤”“当归生姜牛肉汤”等食疗方剂。唐代是我国食疗学发展的重要阶段。孙思邈的《备急千金要方》中专解“食治”篇，是现存最早的中医食疗专论，第一次全面而系统地阐述了食疗、药疗结合的理论。他在《千金翼方》中强调：“若能用食平疴，释情遣疾者，可谓良工，长年饵生之奇法，积养生之术也。夫为医者，当需先洞晓病源，知其所犯，以食治之，食乃不愈，然后命药。”宋、金、元时期，食疗理论与应用有较大发展。宋代《太平圣惠方》的“食治论”记载了28种疾病的食疗方；《养老奉亲书》记述了老人饮食保健与疾病治疗方法。元代饮膳大臣忽思慧的《饮膳正要》，是一部完整的营养学专著。明清时期，有关饮食保健的著作大量涌现，还出现了一些野菜类著作，扩大了食物来源。李时珍的《本草纲目》也收有200余种药物与食物。

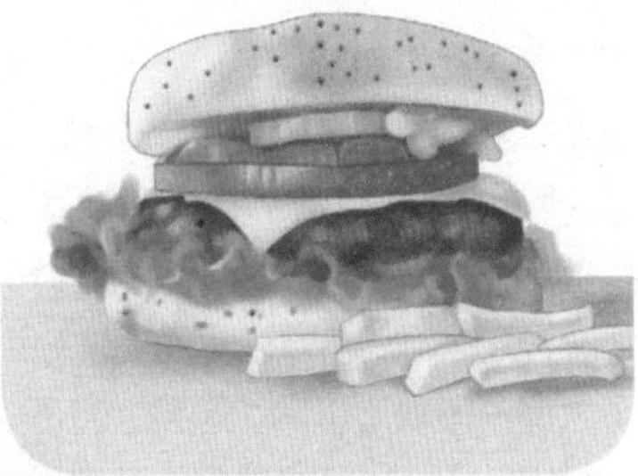

两片白面包卷着牛肉夹饼做成美味的三明治，大分量的法式炸薯条和起泡酒，餐后甜点，巧克力和冰激凌，这样可口的食物让我们满足，但经常吃会升高血压水平及胆固醇水平。许多医生认为它们是引起最大的健康杀手——心脏病及中风的最重要因素。

对“药食同源”的理解，应从两个方面来看。一是中药与食物的产生方法相同，二是它们的来源相同。所谓中药与食物的产生方法相同，是指中药的产生与食物一样，来源于我们祖先万千年的生活实践，是与大自然、与疾病长期斗争的经验结晶。在远古时代，原始社会的生产力水平低下，人们往往在饥不择食的情况下，误食一些有毒或有剧烈生理效应的动植物，以致产生明显的药理反应，甚许多研究均强烈指出高脂、高糖、低纤维的饮食是导致心脏病、糖尿病及癌症的主要因素。

膳食纤维在保持人体健康中至少起两方面的重要作用。首先，它为寄生在大肠的益生菌群提供营养。其次，有证据证明高纤维饮食能阻止肠癌的发生。我们对这两种观念进行调查，甚至在消化系统置人导航照相机以发现更多问题。

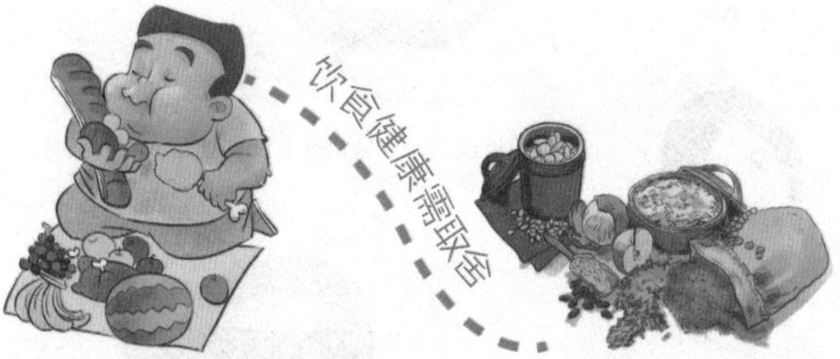

膳食纤维是不易被消化的食物营养素，主要来自植物的细胞壁，包含纤维素、半纤维素、树脂、果胶及木质素等。膳食纤维是健康饮食不可缺少的成分，在保持消化系统健康上扮演着重要的角色。摄取足够的膳食纤维也可以预防心血管疾病、癌症、糖尿病以及其他疾病。

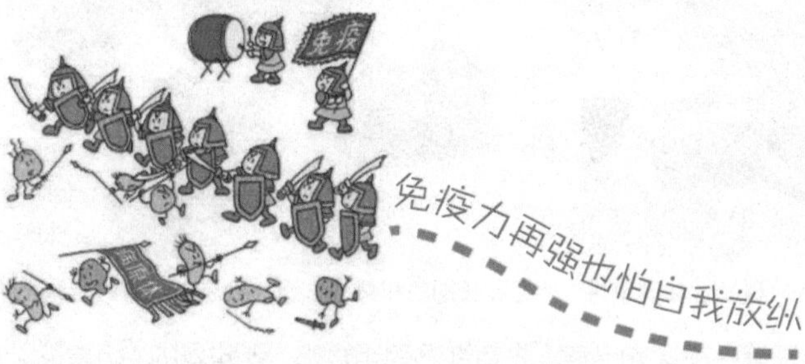

至死亡。经过无数次的尝试与试验，祖先们对动植物产生了第二认识，即产生了原始的中药概念，因而“试吃”是积累中药知识和经验的重要途径。

在中医学中，药食同源，药食互补、互用，药与食之间本来并没有什么严格的界限，将二者配合起来，用以养生疗疾，是中医治疗的一个显著特色。“食养”在我国古代医书《黄帝内经》中早有论述，《素问·阴阳应象大论》中阐明了药食气味厚薄对人体阴阳盛衰的影响。由此可见，中医对事物的认识和药物一样，讲究的是“寒、热、温、凉”四性和“酸、苦、甘、辛、咸”五味。古人云：“气血得理，百病不生；若气血失调，百病竞起。”万物均为食，食用的方法得当，方能把万物变为食、药统一体，因时、因地、因体、因病，经过万物的取己之长，配制得当，食用或冲服，能迅速加强人体的正常需求与代谢。众多事实证明了“万物均为药，万物均为食”的说法。药食同源即药与食物的功效相同。

说起食疗，起源甚早。传说先民尝遍百草，开拓食物来源并发明医药，故有“药食同源”之说。昔人谓“安身之本必资于食，救疾之速必凭于药”，将饮食与药物并论，认为可供饮食的动植物及加工制品，虽种类繁多，但其五色、五味以及寒热、补泻之性，亦皆禀于阴阳五行，从这个意义上讲，食物与药物的应用道理并无二致。所以医家对于饮食的宜忌、调制方法颇为用心，用饮食治病积累了许多宝贵的知识，在古医籍中亦多有评论且有专门著述。

在中医药传统学中，药与食的关系是既有同处，亦有异处。《淮南子·修务训》称：“神农尝百草之滋味，水泉之甘苦，令民知所避就。当此之时，一日而遇七十毒。”可见神农时代药与食不分，无毒者可就，有毒者当避。随着经验的积累，药食才开始分化。在使用火后，人们开始食熟食，烹调加工技术才逐渐发展起来。《素问·汤液醪醴》中有问曰："为五谷汤液及醪醴奈何？"帝曰："上古圣人作汤液醪醴，为而不用，何也？"岐伯曰："自古圣人之作汤液醪醴者，以为备耳！"五谷汤液是食物，醪醴是药酒，属药物。

可见，此时食与药开始分开了，食疗与药疗也初见区分。《内经》对食疗有非常卓越的理论贡献，如"大毒治病，十去其六；常毒治病，十去其七；小毒治病，十去其八；无毒治病，十去其九；谷肉果菜，食养尽之，无使过之，伤其正也"，这称为最早的食疗原则。由此，从发展过程来看，远古时代药食是同源的，后经几千年的发展，药食分化，若再从今后的前景看，也可能返璞归真，以食为药，以食代药。

"药食同源"根据古代中国阴阳五行学说之饮食基准分类为：五味"酸、苦、甘、辛、咸"各司其职供养五脏六腑；五性"热、寒、平、温、凉"各司其职，以其特有性能对人体内脏产生各种各样的作用与变化。例如食物进入人体之后，"酸入肝胆，甘入脾胃，苦入心和小肠，辛入肺和大肠，咸入肾和膀胱"。又如生吃的食物属五性中的寒性，然而依照食物调理法的不同，其性质也会起变化，好比白萝卜生食性寒，煮过性平，加入辣椒性热等，依此类推，食物依烹饪法之烫、煮、烤、烧、熏、炒、蒸等所发生的变化，又称之为"自然化学变化"。传统中医学中，食与药并没有明确界限，因此药疗中有食，食疗中有药。了解到以上这些，会对中医的药食概念有初步的认识。

通过合理而恰当的饮食，人们在吃得满足的同时，还可以治疗或者预防各种各样的疾病。这也正是中国饮食文化中最博大精深的一部分——将食物与养生紧密结合在一起，产生了药膳。

食物即是医药，食物为人体提供所需的营养；食物决定健康，食物在很大程度上决定人们的身体状况。

究竟什么样的饮食才是健康的饮食呢？在吃食物之前，在考虑食物健康与否时，从哪些方面进行考虑呢？越来越多的营养健康专家提供了各式各样的建议和饮食方案，他们的建议和方案就一定是正确的吗？一定会适合每个人吗？在美食面前，人们更有可能会迷失自己的判断力。所以，人们需要的是科学的生活方式和适合自己的饮食方案。

远古人饮食的医药性

现代医学认为，降低胆固醇及血压即可明显降低患心脏疾病的概率，事实的确如此。成千上万的美国人服用达汀（阿司匹林复合药）来降低"有害"胆固醇水平，还服用许多降血压的药物。

人们也可以不用药来降低胆固醇及血压水平，一些科学家建议你必须对垃圾食品及快餐说"不"，回到绿色、自然的饮食状态。

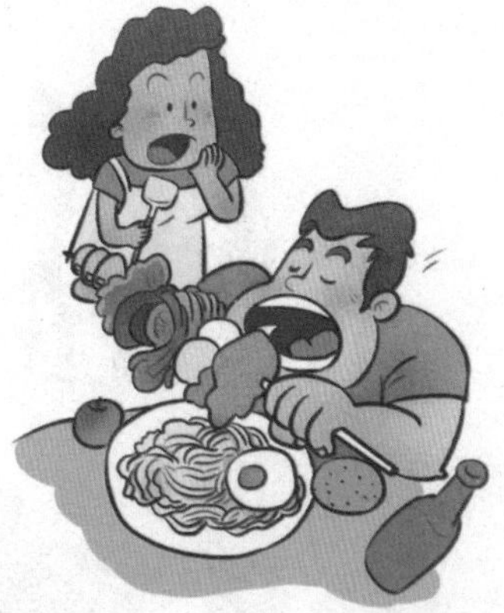

现代人们追求高糖、高脂肪的食物所带来的兴奋感的同时，一些慢性疾病如心脏疾病甚至癌症正在危及人们的生命

垃圾食品文化

在工业革命后，人类的饮食发生了巨大变化，人们消费的新鲜水果和蔬菜变少了。氢化脂肪酸开始出现，它通常会破坏一些有益健康的营养成分，它在工业加工的食品中更为普遍。

进入20世纪后，高糖、高脂肪的食物风行，并且它们购买方便，这使越得来越多的人体重超标。

加拿大多伦多大学营养科学系的詹金教授2001年开始研究“猿饮食”对有害胆固醇水平的影响。

詹金教授研究的饮食主要成分为大豆蛋白、绿色食品及坚果。他们做了一个实验，参与者分成3组，分别尝试3种饮食。第1组为“猿饮食”，第2组为素食加降胆固醇药，第3组为素食而无降胆固醇药。结果令人吃惊，“猿饮食”的一组与服用素食及降胆固醇药的一组血液胆固醇降低的程度完全一致——30%，这值得人们进一步思考。

食物药用的科学探究

人们可以对自己进行一个挑战：12天内不用药来降低胆固醇及血压，用“猿饮食”——也可称之为远古饮食来达到相同的目的。有9位志愿者参加了一个测试，他们在封闭的环境中饮食及住宿。志愿者年龄在30 ~ 40岁之间，他们大多数人胆固醇及血压水平都高，有心脏病家族史。

实验分为两期。实验的第一期，饮食只包括水果、蔬菜及坚果，每个人每天消耗5.5千克食物；第二期，允许志愿者每天食用少量鱼，这样的饮食盐及饱和脂肪酸含量低，纤维高，当然饮食中无酒精。

实验采集9位参与者的血液及尿液样本，从血样中我们可测量出血液的脂肪成分，包括有益胆固醇与有害胆固醇的降解产物及其他脂肪成分。每天量血压，与志愿者尿样中的钠、钾含量对比，这样我们就知道观测的血压下降是否与摄入盐的减少有关。

12天后，每个志愿者都发现了胆固醇水平的下降——平均水平下降将近1/4。血压下降大约10%。9人中有6人的胆固醇从危险水平下降至正常水平。这令人惊奇的结果完全是饮食中的低饱和脂肪酸、高纤维及植物固醇带来的。在消化系统中，纤维以胆盐的形式与胆固醇结合在一起，同样，植物固醇在体内与胆固醇完全结合，因此志愿者的胆固醇水平得以下降。

虽然实验并非为减肥设计，但参与者在实验过程中体重均有所下降（每人平均下降4.4千克），更明显的是他们的腰围平均减少了5.5厘米。实验饮食比志愿者平时饮食的热量少，他们在封闭环境中比平常运动得多，低盐饮食也可使血压下降。

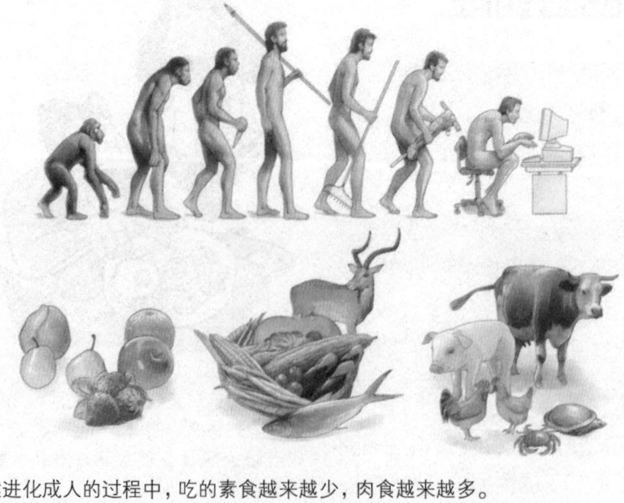

猿进化成人的过程中，吃的素食越来越少，肉食越来越多。

志愿者们也许不会为了心脏健康而继续这种远古的饮食方式吗，但他们每个人都称他们会吃多一点水果、蔬菜，减少食用垃圾食品。

高血脂患者应当坚持遵循远古饮食规则，减少食用垃圾食物，增加坚果、新鲜蔬菜及水果的摄入是保持健康的好方法。这样，当你下次去超市时，你就知道什么是你需要采购的而什么是你应该节制的了。

第二节
食物与我们的健康

食物的种类与营养价值

谷类及薯类

谷类食品主要包含纤维、矿物质、B 族维生素等营养素。谷类食品包括全谷类和加工谷类两大类。

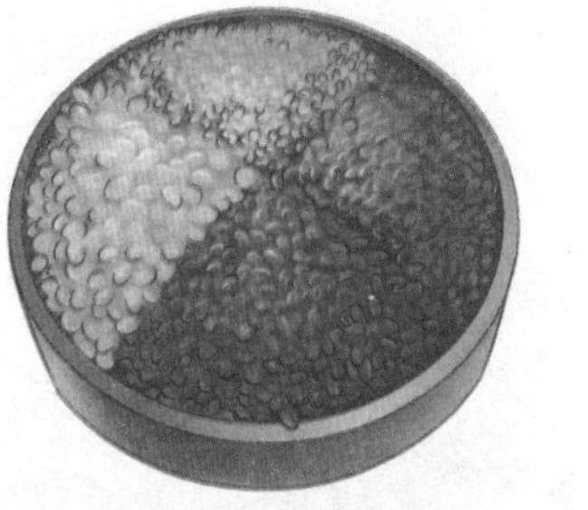

除了一般的营养素，全谷类食物中还含有其他营养素，对身体健康非常重要。木酚素和植物性雌激素（异黄酮素）是类雌激素，存在于一些植物和植物产品中。木脂素化合物或者多酚是非常强的抗氧化物，特别是类黄酮。除了强化免疫系统，它们还有助于预防心脏病和高血压，还能强化身体整个系统。多酚还有抗生素和抗病毒的效果。全谷类食物中发现的另一个重要的补充物是植酸，也叫肌醇六磷酸。所有这些营养素都可以预防癌症

全谷类食品

提到谷类食品，我们会想到面包、麦片粥、面食、米饭，但鲜有人能够了解全谷类食品和加工谷类食品之间的区别。全谷类食品中，麸皮、胚芽和胚乳的比例和它们在被压碎或剥皮之前的比例是一样的。面粉、加工面粉、去除胚芽的玉米粉并不是全谷类食物，在食物中加了麸皮的食物也不是全谷类食物。全谷类食物是纤维和营养素的重要来源。它们能够提高我们的耐力，帮助我们远离肥胖、糖尿病、疲劳、营养不良、神经系统失常、胆固醇相关心血管疾病以及肠功能紊乱。

加工谷类

谷类在加工时，麸皮和胚芽基本上都去除掉了，同时把膳食纤维、维生素、矿物质和其他有用的营养素如木脂素、植物性雌激素、酚类化合物和植酸也一起去除掉了。但加工谷类的质地更细一些，保存期也更长一些。现在，很多加工谷类中被人工加入了很多营养素，如铁、B 族维生素（叶酸、维生素 B_1、维生素 B_2 和烟酸）。不过，在这种再加工的谷类中，往往不会加入纤维，除非加进了麸皮。

人们吃饭时，不太在意吃到嘴里的是什么食物，就像他们不在意吸收到身体里的是什么化学物质一样。动物在这个食物链的最顶部，所以，它们吃了最多的污染物。而食肉的人类还在动物的上一层。多吃全谷类食物最大的优点之一就是谷类位于食物链的最底部，它们受到的污染最轻。所以，多吃谷类可以减少杀虫剂和其他化学物质的摄入。

动物性食物

这一类食物包括猪肉、牛肉、羊肉、兔肉等畜肉类，鸡、鸭、鸽子等禽肉类，水产中的鱼虾贝类以及以上食物的副产品如奶类和蛋等。

人体组织的大约 20% 是由蛋白质组成的，人体生长需要 22 种氨基酸来配合，其中只有 14 种能够由人体自身来产生，剩下的 8 种氨基酸是色氨酸、亮氨酸、异亮氨酸、赖氨酸、缬氨酸、

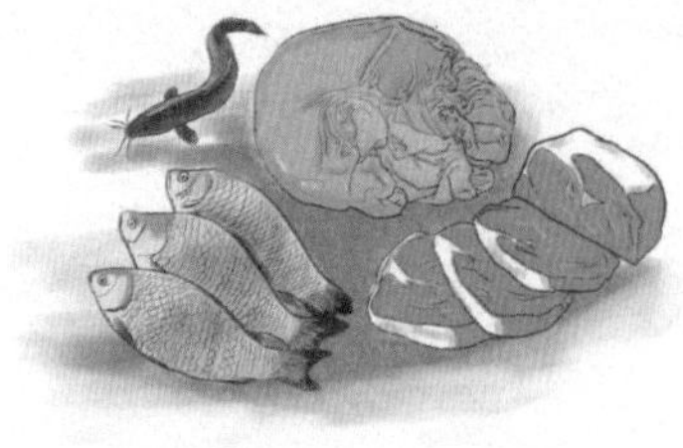

动物性食物的种类极为丰富，是人类获取蛋白质、脂肪、热量以及多种矿物质和维生素的重要来源

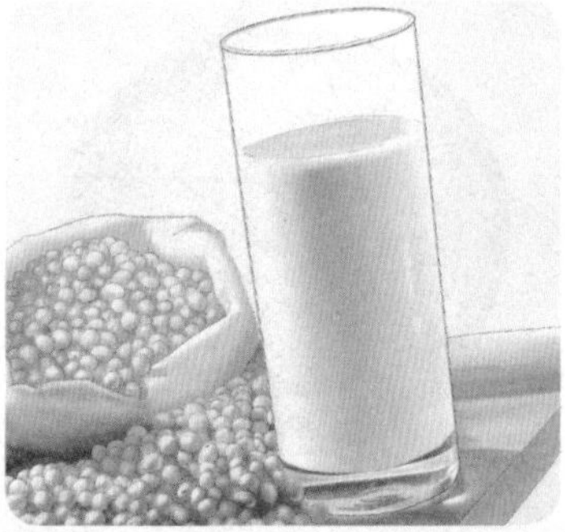

豆类中含有丰富的蛋白质，对人的生存有着重要影响。由大豆制成的豆制品如豆腐、豆浆等营养也十分丰富。大豆异黄酮有多种结构，其中三羟基异黄酮具有抗氧化作用，对乳腺癌、骨质疏松、心脏病等许多慢性疾病具有预防作用。豆类及豆制品的建议日摄入量为 50 克

苏氨酸、苯丙氨酸和蛋氨酸。这 8 种氨基酸必须从食物中获得。肉类和豆类中所有的食物都含有必需氨基酸。

除了蛋白质之外，肉类中还有其他种类的营养物质。但肉类最大的缺点之一是它含有饱和脂肪。动物性食品的日建议摄入量为 125 ~ 200 克。

豆类及其制品

豆类是指豆科农作物的种子，有大豆、蚕豆、绿豆、赤豆、豌豆等，就其在营养上的意义与消费量来看，以大豆为主。各种豆类蛋白质含量都很高，如大豆为 41%、干蚕豆为 29%、绿豆为 23%、赤豆为 19%。豆类蛋白质的含量较高、质量较好，是非常适合人们食用的植物蛋白，其营养价值接近动物性蛋白。以大豆为例，大豆所含蛋白质较高，1 千克黄豆蛋白质的含量相当于 2 千克多瘦猪肉或 3 千克鸡蛋或 12 千克牛奶。因此，黄豆被人们称之为“植物肉”。另外，大豆氨基酸的组成与牛奶、鸡蛋相差不大，豆类蛋白质氨基酸的组成特点是均富含赖氨酸，而蛋氨酸稍有不足。研究证明，食用豆类还能够降低人体脂肪含量。

蔬菜水果类

这类食物中，除含有蛋白质、脂肪、糖、维生素和矿物质外，还有成百上千种植物化学物质。这些天然的化学物质，是植物用于自我保护、避免遭受自然界细菌、病毒和真菌侵害的具有许多生物活性的化合物。尽管人们目前对每一种植物化合物的生物活性还不完全了解，但可以肯定的是它们对人类健康包括预防和对抗皮肤过敏、各种病原体的入侵乃至人类衰老和癌症等，都有着重要影响。

植物化学物质具有一系列潜在的生物活性，如提高免疫力、抗氧化和自由基、抑制肿瘤生成、诱导癌细胞良性分化等。有激素活性的植物化学物质还可抑制与激素有关的癌症发展。例如，儿茶酚能遏止癌细胞分裂，减缓其扩散速度。黄酮类物质可延长体内重要抗氧化剂（如维生素 C、维生素 E 和 β—胡萝卜素）的作用时间，降低血小板活性，防止血液凝集，从而对心血管疾病如中风、冠状心脏病等具有预防作用。

食物的成分与我们的健康

对于味觉来说，食物仅仅能提供感官上的刺激，我们能品尝出并记住各种食物不同的味道，这也是我们对食物最表层的认识。但对于整个身体，食物提供的不仅仅是味觉刺激，还意味着蛋白质、脂肪、维生素等基本的营养成分，意味着机体的各个器官和系统的正常运行，意味着生命的延续和个体的生长发育。要想了解食物是怎样影响我们的健康，就要先了解它们的基本组成成分有哪些。

蛋白质

蛋白质是各种生命活动的物质基础，是构成器官的重要元素，由 20 多种氨基酸按不同的顺序和构型构成一种复杂的高分子结构，存在于肉类、禽类、鱼类、贝类、坚果、种子、豆类、谷类、奶制品和蛋类中。蛋白质也供给热能，碳水化合物、脂肪和蛋白质都含有碳、氢、氧，但只有蛋白质含有氮、硫和磷。所有这些营养素对生命、生长和维持健康都非常重要。

矿物质和微量元素

矿物质和微量元素包括钙、铁、磷、钾、钠、镁、锌等多种物质，这一类物质不含热量，但是它们是地球上所有物质的构成基础。几乎所有食物都能提供或多或少的矿物质和微量元素，只是种类和数量有所差别。人体利用、存储和消耗矿物质和微量元素，因为它们支持人体结构和功能，帮助人体产生能量。矿物质有时候相互之间能抵消，要通过饮食搭配保证人体摄取足量的矿物质和微量元素。

碳水化合物

碳水化合物存在于谷类食品（如面包、米饭等）、玉米、土豆及其他蔬菜、水果和糖果中，是由成千上万个葡萄糖分子构成的。消化系统把这些分子分解成独立的葡萄糖分子，进入血液循环。如果它们不能作为能量被马上消耗掉，多余的葡萄糖就会转化成糖原存储在肝脏和肌肉中。当糖原存储到饱和状态时，如果热量的需要也已满足，这些糖原就会转化成脂肪存储在脂肪组织中。

维生素

维生素是一组有机化合物，包括维生素 A、B 族维生素、维生素 C、维生素 D 和维生素 E 等几大类，它们共同的特点是能够加强氨基酸、碳水化合物和脂肪在人体器官内的新陈代谢。这就是说，尽管维生素本身不能为身体提供能量，但是却能促进新陈代谢，把食物转化成人体所需要的能量。B 族维生素，包括烟酸、维生素 B_1、维生素 B_2 和维生素 B_6，能帮助身体释放能量、建立新组织、生成血红细胞，保持神经系统的良好运转。作为抗氧化物，维生素 E 在细胞氧化过程中保护维生素 A 和必需氨基酸不受侵害。 谷物和动物性食品能提供大量的 B 族维生素；蔬菜和水果是维生素 C 的主要来源、维生素 D 和维生素 E 以及一部分维生素 A 大量存在于动物性食物中，蔬菜和水果如胡萝卜、杧果当中也含有维生素 A 的植物形式即胡萝卜素。

脂肪

脂肪由脂肪酸组成，是由三分子脂肪酸与一分子甘油脱去三分子水构成的酯，通常不溶于水。脂肪酸黏附于一种叫作甘油的物质上。脂肪是人体三大能量来源之一，每克脂肪可供 37 千焦热量，是构成机体组织、供给必需脂肪酸、协助吸收利用脂溶性维生素的重要营养素。脂肪存在于黄油、人造黄油、植物油、调味汁、奶制品（脱脂牛奶除外）、烘烤食品、坚果、种子、肉类（肉眼可以看见的脂肪）、鱼类和贝类（肉眼看不见的脂肪）中。脂肪是产生能量的最重要的营养素，所以我们的身体需要一小部分脂肪。胆汁酸能通过血液循环促进脂肪的消化。如果不能作为能量消耗掉，脂肪就会存储在组织中备用。

平衡膳食宝塔

中国居民平衡膳食宝塔是根据《中国居民膳食指南》、结合中国居民的膳食结构特点设计的，它把平衡膳食的原则转化成各类食物的重量，并以直观的宝塔形式表现出来，便于群众理解和在日常生活中实行。

平衡膳食宝塔提出了一个营养上比较理想的膳食模式。它所建议的食物量，特别是奶类和豆类食物的量可能与大多数人当前的实际膳食还有一定距离，对某些贫困地区来讲可能距离还很远，但为了改善中国居民的膳食营养状况，这是不可或缺的部分。应把它看作是一个奋斗目标，努力争取，逐步达到。平衡膳食宝塔共分 5 层，包含我们每天应吃的主要食物种类。宝塔各层位置和面积不同，这在一定程度上反映出各类食物在膳食中的地位和应占的比重。宝塔没有建议食糖的摄入量，因为我国居民现在平均吃食糖的量还不多，适当吃些对健康的影响不大。但儿童、青少年多吃糖有增加龋齿的危险，不应吃太多的糖和含糖食品。食盐和饮酒要尽量减少。

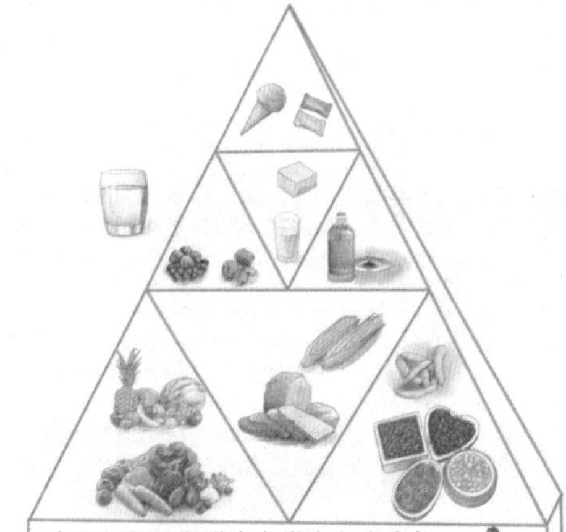

中国居民平衡膳食宝塔中各类食物的组成是根据全国营养调查中居民膳食的实际情况计算的

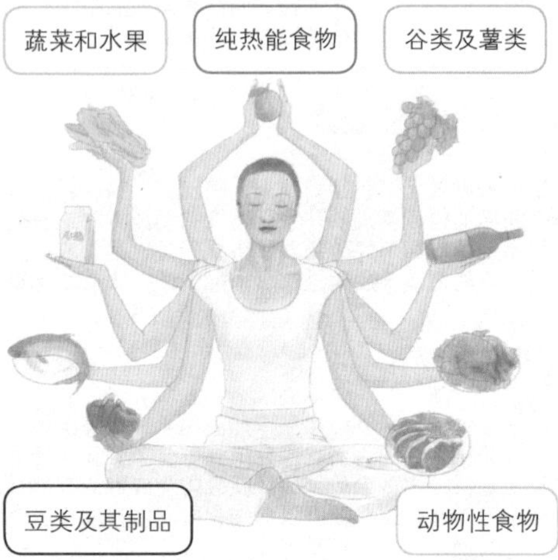

食物应包括以下 5 大类：谷类及薯类、动物性食物、豆类及其制品、蔬菜水果类、纯热能食物

第 1 类为谷类及薯类：谷类包括米、面、杂类粮，薯类包括土豆、甘薯、木薯等，主要提供碳水化合物、蛋白质、膳食纤维及 B 族维生素。

第 2 类为动物性食物：包括肉、禽、鱼、奶、蛋等，主要提供蛋白质、脂肪、矿物质、维生素 A 和 B 族维生素。

第 3 类为豆类及其制品：包括大豆或其他豆类及其制品，主要提供蛋白质、脂肪、膳食纤维、矿物质和 B 族维生素。

第 4 类为蔬菜水果类：包括鲜豆、根茎、叶菜、茄果等，主要提供膳食纤维、矿物质、维生素 C 和胡萝卜素。

第 5 类为纯热能食物：包括动植物油、淀粉、食糖和酒类，主要提供能量。植物油还可提供维生素 E 和必需脂肪酸。

平衡膳食宝塔建议各类食物参考摄入量 单位：克 / 日

食物	低能量膳食（约 7 550 千焦）	中等能量膳食（约 10 000 千焦）	高能量膳食（约 11 700 千焦）
谷类	300	400	500
蔬菜	400	450	500
水果	100	150	200
肉、禽	50	75	100
蛋类	25	40	50
鱼虾	50	50	50
豆类及豆制品	50	50	50
奶类及奶制品	100	100	100
油脂	25	25	25

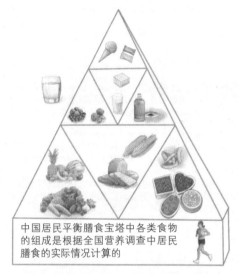

第二章

145 种食物的药用功效

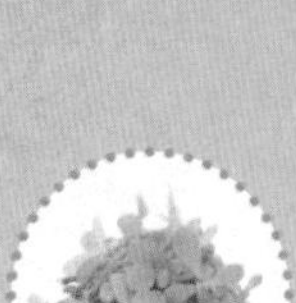

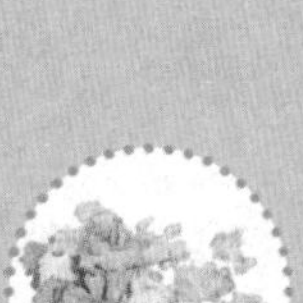
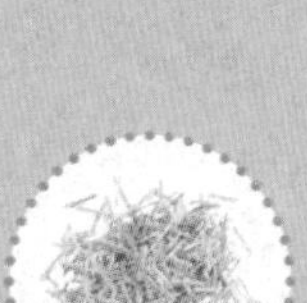

第一节 谷物豆类

小米

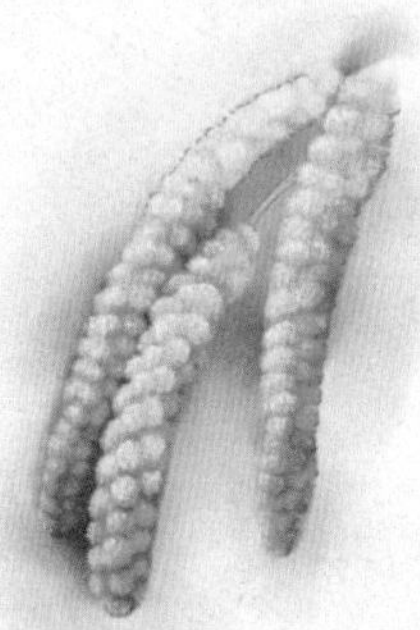

小米中维生素 B_1 的含量位居所有粮食之首

成分	烹制后的小米（每 100 克）
水分 (%)	71.4
蛋白质（克）	3.5
碳水化合物（克）	1
纤维（克）	23.7
热量（千焦）	498

储存方式

粗粒小米放入密封容器中，放在凉爽干燥的地方，可以保存数月。

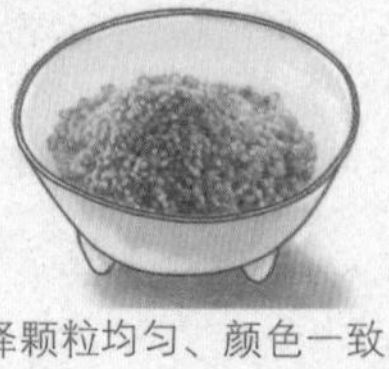

应选择颗粒均匀、颜色一致、气味清香、食之微甜、呈乳白色或金黄色、有光泽、无虫、无碎米、无杂质的小米

常言道："五谷杂粮，谷子为首"，小米在我国已有七千多年的种植历史，是我国种植面积最广的粮食作物之一。小米是由粟脱壳而制成的粮食，因其粒小而得名。小米营养丰富，其所含蛋白质、脂肪都高于大米，对于人体必需的 8 种氨基酸含量丰富且比例协调，是产妇、幼儿和老年人的食用佳品，滋补作用极强。

营养及药用功效

小米富含镁，也含烟酸、维生素 B_1、维生素 B_2、叶酸、维生素 B_6、钾、磷、铁、锌等。

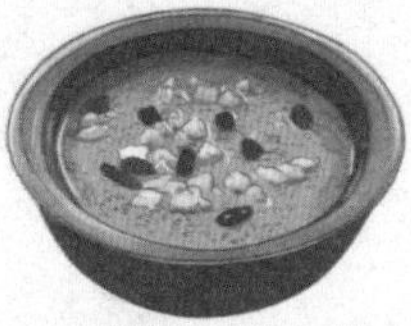

红枣小米粥

小米蛋白质要优于小麦、水稻和玉米，它是少数几种显碱性的谷物之一，容易消化。小米之所以味道独特，是由于它的硅含量很高，硅是一种矿物质，能调节血液胆固醇水平、保持骨骼健康。

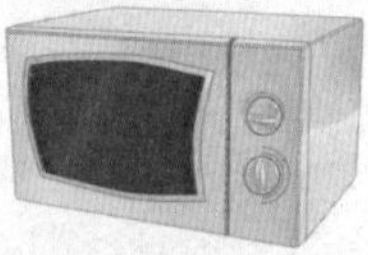

烘烤可以使小米具有坚果的香甜味道。

食用技巧与吃法

小米可蒸饭、煮粥，磨成粉后可单独或与其他面粉掺和制作饼、窝头、丝糕、发糕等。烹饪小米时每杯谷物要加 2 杯水，煮 30 ~ 40 分钟。

烹饪之前，可先浸泡或直接烘烤，或加少许油烘烤。用中低温在煮锅里烘烤小米时，应不断搅动以免变糊，直到小米呈金黄色时加水。

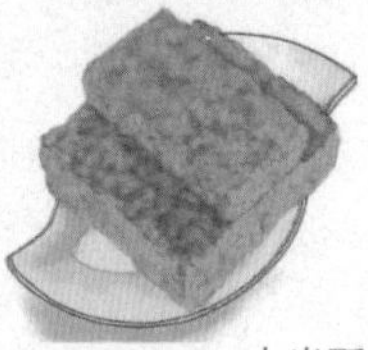

小米酥

值得一试的佳肴

小米蒸排骨

500 克猪排骨，150 克小米，15 克红豆瓣，15 克菜籽油，10 克料酒，8 克冰糖，5 克甜酱，2 克精盐，10 克味精，10 克大葱，5 克姜，10 克麻油。

1. 排骨洗净，斩成长 4 厘米左右的块。豆瓣剁细，葱姜切碎，小米淘洗干净后用水浸泡，待用。
2. 排骨加豆瓣、甜酱、冰糖、料酒、精盐、味精、姜末、菜籽油拌匀，装入蒸碗内，然后在排骨上面放上小米，用旺火蒸熟，取出扣入圆盘内，撒上葱花。
3. 在锅内放麻油，用大火烧至七成热，淋于葱花上即可。

玉米

有观点认为玉米起源于墨西哥或中美洲。中国大约在16世纪中期开始引进种植。玉米是一年生植物，可长到1.8～3米，玉米穗长度有15～30厘米，每根玉米穗里的玉米粒在750～1 000颗之间。不同种类的玉米粒的颜色也不尽相同。

营养及药用功效

玉米里含有的主要脂肪为多不饱和脂肪酸（46%）、单不饱和脂肪酸（28%）和饱和脂肪酸（15%）。玉米中的碳水化合物含量会根据种类不同而有所变化。淀粉含量高的玉米含糖量较低。

购买指南

购买新鲜玉米的时候，为了最大限度地确保玉米的味道和口感，一定要仔细检查玉米粒。

检查玉米粒是否依然多汁的办法是用指甲挤压玉米粒，如果新鲜，就会流出乳白色的汁水。变色或起皱都是玉米不新鲜的标志。玉米穗颜色发暗、发干，外皮暗淡或发黄等也表明玉米不再新鲜。

食用技巧与吃法

玉米适合用煮、蒸、干热烹制（用烤箱烤制或烧烤）和用微波炉加热等方法烹制。煮玉米的时候不要在水里添加盐，煮的时间也不宜过长，否则玉米会变硬，而且香味会丧失。建议煮玉米的水最好稍微有些甜可在水里添加一点牛奶或啤酒。将玉米穗浸在煮沸的水中，穗短的玉米煮3～4分钟，穗长的煮5～7分钟。如果使用高压锅煮玉米，在锅里倒一杯水，煮3～5分钟；如果是235℃的烤箱，需要烤制35分钟；用功率大的微波炉烹制需要3分钟；蒸玉米需要20分钟。食用之前放在一旁晾5分钟。

储存方式

玉米棒的口感和味道在很短时间内会发生变化，因此最好尽快食用，购买当天吃完最好。如果没有立刻食用，应该带皮放入冰箱内保存。去皮的玉米也可用塑料袋包

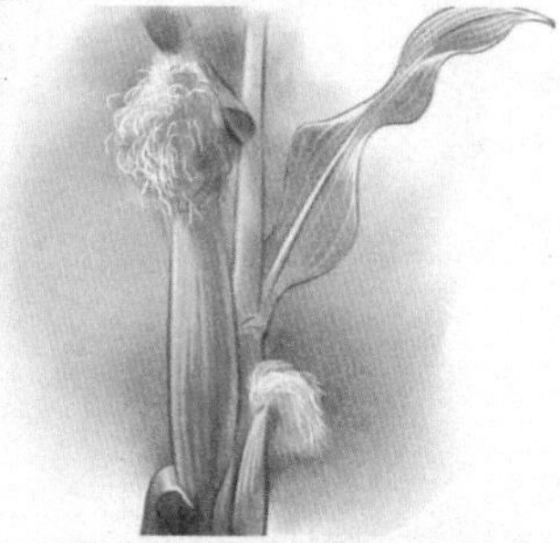

玉米是全世界总产量最高的粮食作物

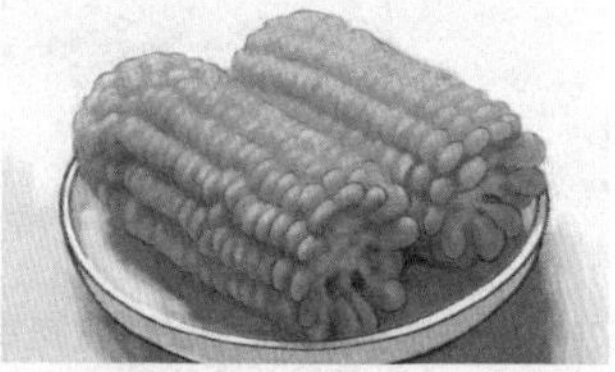

煮熟的新鲜玉米是叶酸、钾和维生素 B_1 的充足来源，同时还含有镁、泛酸、维生素C、磷、烟酸、锌和维生素 B_2，纤维的含量也很丰富

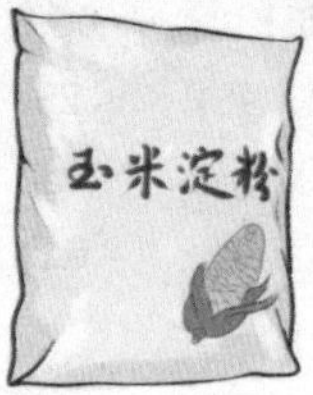

玉米淀粉是用玉米粒胚乳提炼而成的。这类精细的白色粉状物可用作凝胶剂以使食物变浓稠。在热菜中添加玉米淀粉之前，为了防止淀粉凝结成块，应首先将其在冷水中溶解。至少要煮1分钟才能去除其苦味

成分	煮熟后的玉米（每100克）	奶油玉米（每100克）	全玉米粉（每100克）	脱胚玉米粉（每100克）	全玉米面（每100克）
水分(%)	69.6	78.7	10.3	11.6	10.9
蛋白质(克)	3.3	1.7	8.1	8.5	6.9
脂肪(克)	1.3	0.4	3.6	1.6	3.9
碳水化合物(克)	25.1	18.1	76.9	77.7	76.8
热量(千焦)	452.0	301.4	1 515.3	1 532.1	1 511.1

好，再放进冰箱内保存。不要购买被太阳直接照射或放在高温处的玉米，因为热量会使玉米很快变硬。在 30℃气温下保存的玉米一天内会流失 55% 的糖分；20℃气温下，玉米也会失去 26% 的糖分。

大麦

大麦是人类所种植的最古老的谷物之一，起源于 1 万多年前的亚洲西南部地区。大麦是一年生植物，其麦粒通常是奶白色，也会有黑色或紫色的。大麦在食用前必须去掉外壳，而大麦的营养价值很大程度上取决于去壳的方式，因为大部分营养成分都集中在外壳附近。不同的加工阶段可分别产生去壳大麦、去壳大麦粒和珍珠粒。麦芽是通过萌芽、干燥、烘烤、再碾磨大麦粒而得到的。麦芽的主要用途是生产啤酒和威士忌。

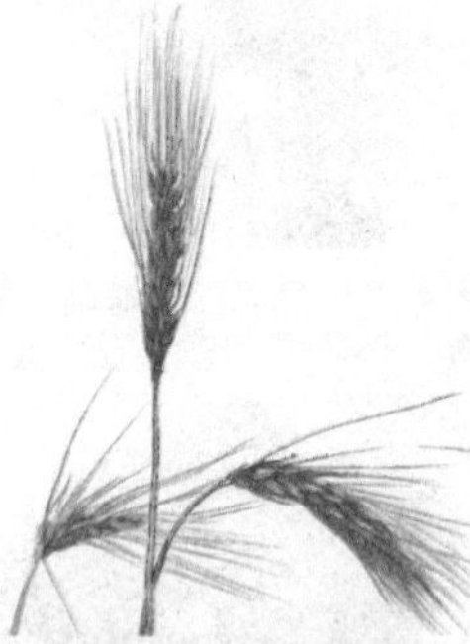

大麦具有坚果香味，碳水化合物含量较高，有消渴除热的作用

成分	烹制后的珍珠粒大麦（每 100 克）
水分 (%)	68.8
蛋白质 (克)	23
脂肪 (克)	0.4
纤维 (克)	6.5

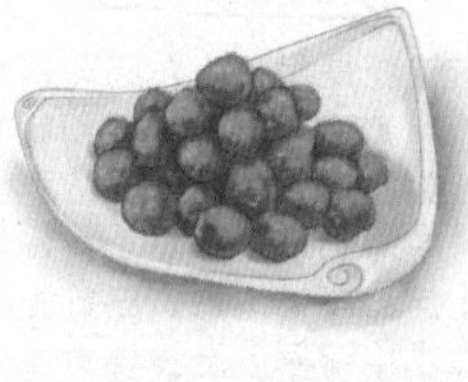

大麦可以用于炸丸子或制作布丁和甜点

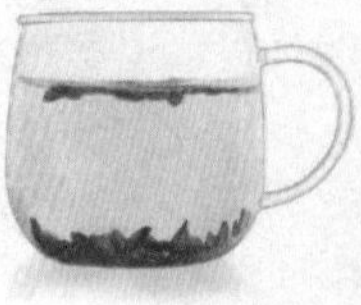

用热水冲泡 2 ~ 3 分钟就可泡出浓郁的大麦茶

营养及药用功效

大麦富含可溶性纤维，但缺乏色氨酸和赖氨酸。烹制过的珍珠粒大麦含有烟酸、铁、锌、镁、钾、叶酸、维生素 B_1、维生素 B_2、铜和磷等。

大麦可以增强体力、滋润肌肤，且有利于呼吸系统。

食用技巧与吃法

用低温烹饪去壳大麦需要 1 小时，1 杯大麦需用 3 ~ 4 杯水。去壳大麦和去壳大麦粒在烹饪前要浸泡几个小时（浸泡用的水可用来烹制大麦）。如果需要，可以在烹饪前将浸泡后的大麦去水并烘烤。烹饪珍珠粒大麦需用 30 分钟，不需提前浸泡。

大麦通常被加入汤和炖菜中，也可以单独食用。大麦略带橡胶特质，可以为混合的沙拉增加风味。磨碎后烘烤过的大麦可以制作充当咖啡替代物的麦芽。而大麦粉可以使汤和酱汁变黏稠，也可为各种食物增加甜味。

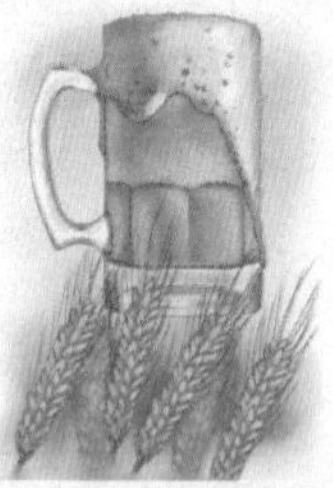

麦芽可以用来做啤酒和威士忌，或做咖啡替代品，也可以用来为某些食物增添风味。麦芽汁可以用来给牛奶饮品和蛋糕调味

值得一试的佳肴

珍珠粒大麦粥（4~6 人份）

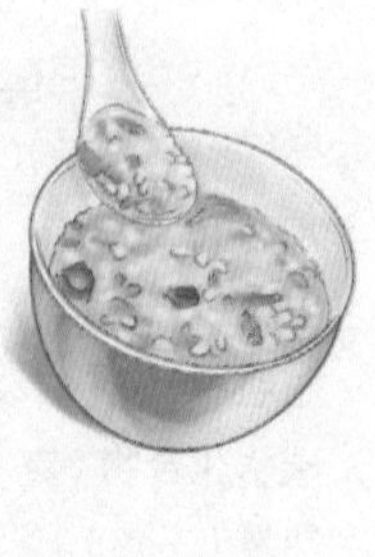

125 克珍珠粒大麦，1 束芹菜，2 升牛肉汤，适量的盐和胡椒粉，1 个胡萝卜，1 匙切碎的欧芹叶，1 个洋葱。

1. 用温水清洗大麦。

2. 将牛肉汤倒入大汤锅，加入大麦和蔬菜（未切）。煮沸后煨 2 小时。

3. 取出蔬菜，根据个人口味向粥中加盐和调料。用切碎的欧芹叶点缀即可上桌食用。

小麦

小麦是原产于亚洲西南部的一种谷物，和水稻一样，从史前时代起小麦就一直是人类的主要营养来源，如今世界近 1/3 的人口以小麦为主食。小麦的品种很多，体积、形状、色泽各不相同，不同品种的小麦有硬有软（取决于谷物的特质）。小麦的蛋白质含量取决于谷物的硬度，其中，硬质小麦富含蛋白质，软质小麦蛋白质含量较低。麦仁的最外层或外壳不能被人体消化，因此必须去除。

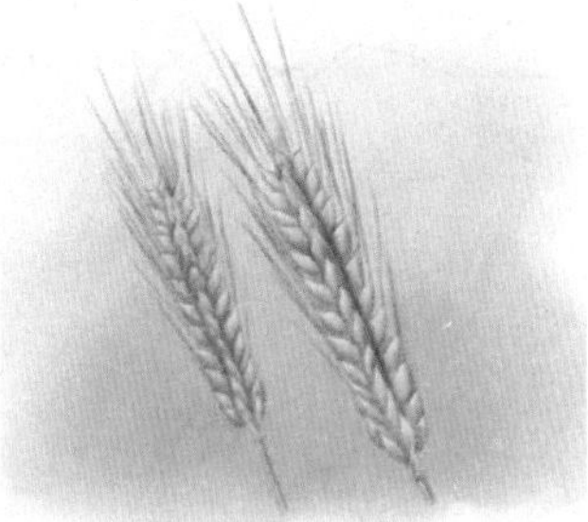

小麦是人类的主要营养来源

营养及药用功效

生麦麸富含镁、钾、磷、烟酸、维生素 B_6、铁、锌和铜，也含有维生素 B_1、维生素 B_2、叶酸、泛酸，另外，它的纤维含量也很高。

麦芽在麦仁的根部，虽然它只占果仁总重的 2.5%，但却包含了大部分营养。麦芽富含脂肪酸（约 10%），所以易腐烂，麦芽中的脂肪酸大部分是亚油酸。麦芽也含大量赖氨酸。

生麦芽富含维生素 B_1、叶酸、烟酸、镁、锌、维生素 B_6、磷和钾，也含有泛酸、维生素 B_2、铁和铜，纤维含量也很高。

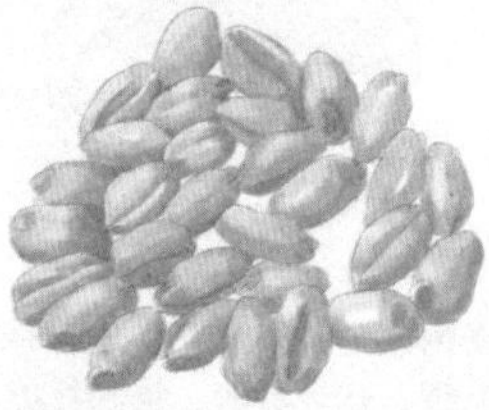

硬粒小麦种子较长，有棱。普通小麦种子比较短圆。硬粒小麦品质好，籽粒蛋白质含量较高

食用技巧与吃法

麦麸和麦胚通常被加在谷物类早餐食品中或加入馅料、面粉糕饼里。将精制白面粉和麦胚或麦麸混合可以增加面粉的营养价值（用 1/4 杯麦胚代替 1/4 杯面粉）。

粗碎小麦是将粗麦压碎而成的小颗粒，烹饪前必须浸泡（1 杯小麦用 2 杯水），烹饪时间为 30 ~ 40 分钟。粗碎小麦可加入做面包用的生面团里，也可以当早餐食品或奶油甜点。

烹制好的麦片的营养价值很大程度上取决于精制的程度和小麦的烹制过程。生麦片的获取方式和滚制燕麦相同，将谷粒放在大滚筒里打磨。

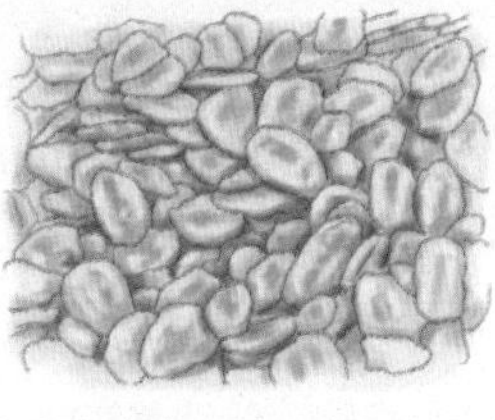

生麦片在食用前要先浸泡几个小时，再烹制大约 1 个小时，每 1 杯麦片要用 2 杯水

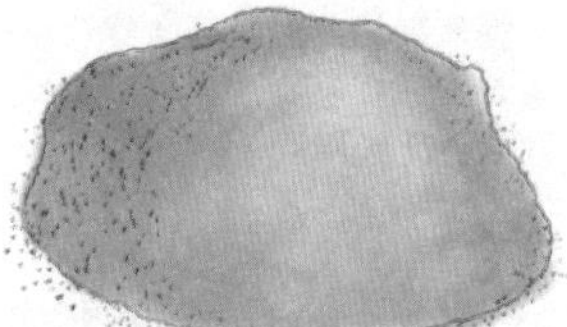

在蔬菜和煎蛋卷上撒麦胚可以增加营养价值。麦胚也可以用来代替蛋糕和小甜饼里的坚果

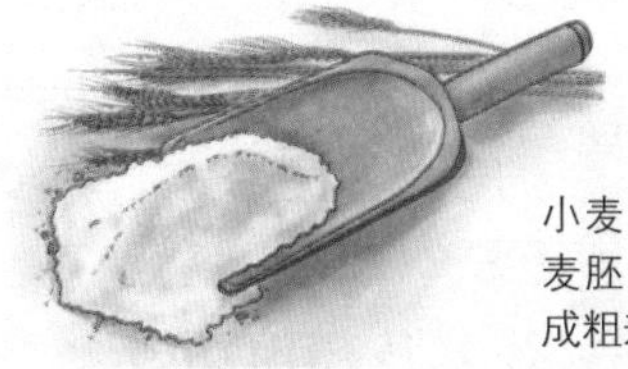

小麦不仅可以制作面粉，或将麦麸和麦胚分离出来单独使用，也可用以制成粗麦或粗碎粒

成分	生麦麸（每 30 克）	生麦胚（每 30 克）	硬质小麦（每 75 克）	烹制蒸粗麦粉（每 100 克）	碾碎的干小麦（每 100 克）
水分 (%)	9.9	11.1	10.9	72.6	10
蛋白质（克）	4.7	6.9	10.2	3.8	11.2
脂肪（克）	1.3	2.9	1.9	0.2	1.5
碳水化合物（克）	19.4	15.5	53.3	23.2	75.7

燕麦

燕麦是一种原产于亚洲的谷物。在用作食物之前，燕麦主要因其药用性能而被使用。燕麦是一年生植物，可分为冬燕麦和夏燕麦。大部分品种的谷粒外都覆有绒毛，颜色不一。不同的加工阶段和方法会生产出钢切燕麦、旧式滚制燕麦、速熟燕麦、速溶燕麦、燕麦麸和燕麦粉等。

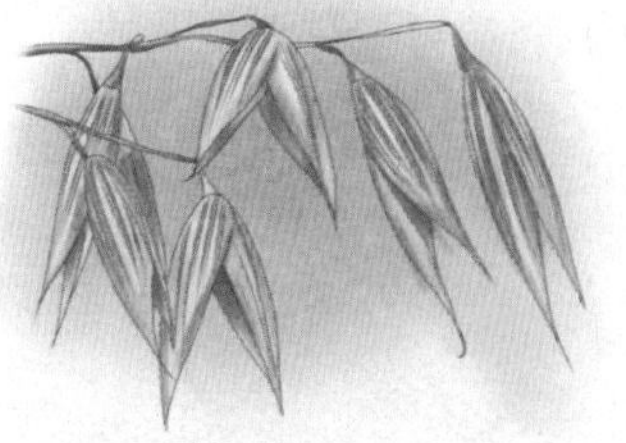

燕麦的营养、医疗保健和饲用价值均很高

营养及药用功效

和大多数谷物不同，燕麦去壳以后几乎保留了所有的营养成分，因为它的麸皮和胚芽没有和仁分离。燕麦含有天然抗氧化剂，这使它具有极强的抗腐坏性。此外，燕麦还含有脂肪酶。

燕麦富含可溶性纤维，有助于降低血液胆固醇，保护心脑血管。其所含的茁长素（一种促进植物生长的植物激素）有利于儿童生长发育，而较高的硅含量使之具有利尿的功效。

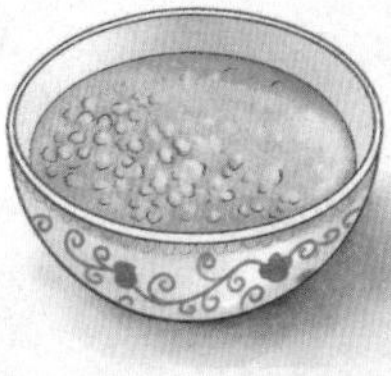

燕麦粥富含镁和维生素 B_1，也含有磷、钾、铁、泛酸、铜和纤维，可以降低胆固醇，对脂肪肝、糖尿病、便秘等也有辅助疗效

成分	生燕麦麸（每 30 克）	干燕麦（每 30 克）
蛋白质（克）	5.4	4.3
脂肪（克）	2.2	1.7
碳水化合物（克）	20.5	18.1
热量（千焦）	318.1	435.3

食用技巧与吃法

燕麦比较常见的食用方法是将其加在麦片和牛奶什锦早餐的混合食品、松饼、小甜酒和饮料中，也常被加入汤、肉麦粥中，还可用于制作蛋糕、果冻、啤酒和饮料。燕麦麸可以单独食用，如燕饼、蛋糕和面包；也可以和其他食物一起食用。

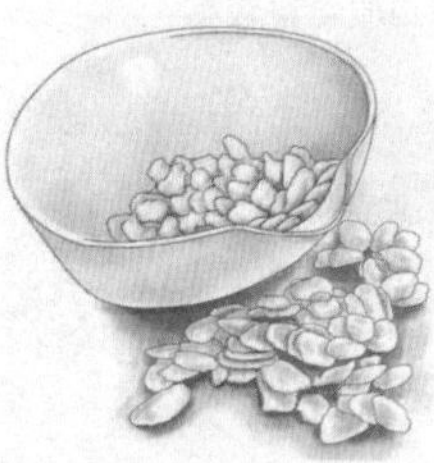

燕麦片可以改善血液循环，促进伤口愈合

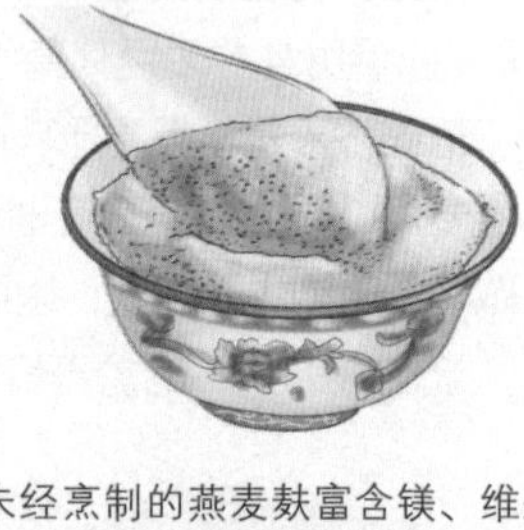

未经烹制的燕麦麸富含镁、维生素 B_1、磷、钾，也含有铁、锌、叶酸、泛酸和铜

豌豆

花园豌豆在 19 世纪末成为第一种杂交的蔬菜后，不断出现新品种，如今豌豆共有 1 000 多个品种，最常见的有荷兰豆与青豆 2 种。

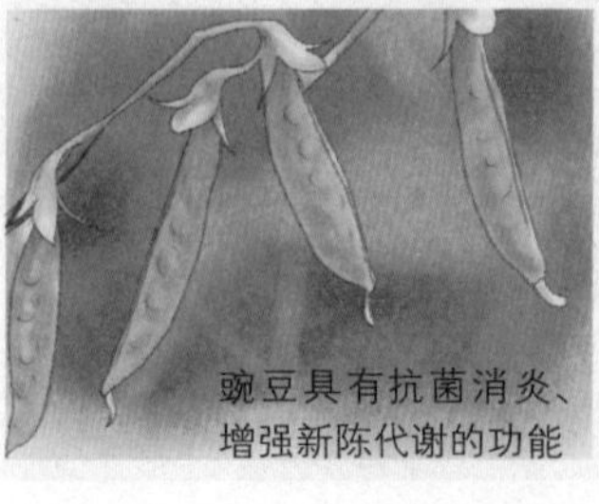

豌豆具有抗菌消炎、增强新陈代谢的功能

营养及药用功效

烹制后的青豆富含叶酸、钾、维生素 B_1、镁、维生素 C、锌、维生素 B_6、烟酸、铁和磷。烹制后的荷兰豆含有大量维生素 C、钾、铁、叶酸、泛酸、维生素 B_6 和磷。

购买指南

选择光泽好、光滑、豆荚里面有许多豆子的新鲜豌豆，也可以购买冷冻或制成罐头的豌豆。

成分	烹制后的豌豆（每 100 克）
水分 (%)	69.5
蛋白质（克）	8.4
碳水化合物（克）	21.1
纤维（克）	4

食用技巧与吃法

豌豆可做主食，豌豆磨成豌豆粉是制作糕点、豆馅、粉丝、凉粉、面条、风味小吃的原料。

整颗的豌豆主要入汤，掰开的豌豆通常做浓汤、炖菜或配菜。烹制时间不宜过长，煮或蒸荷兰豆需 6 ~ 15 分钟，干豆烹制前需浸泡 1 ~ 2 个小时。烹制青豆的时间也较短。

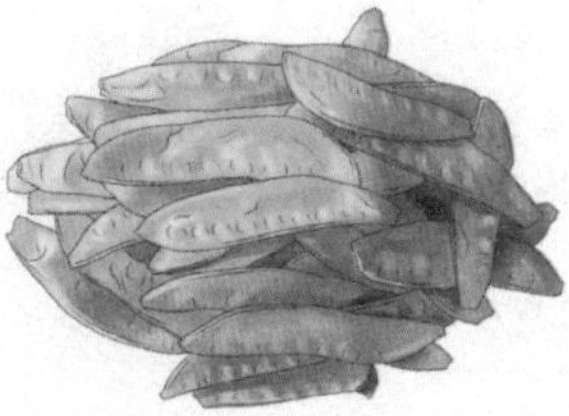
鲜嫩的荷兰豆可生食，具有利小便、解疮毒的功效

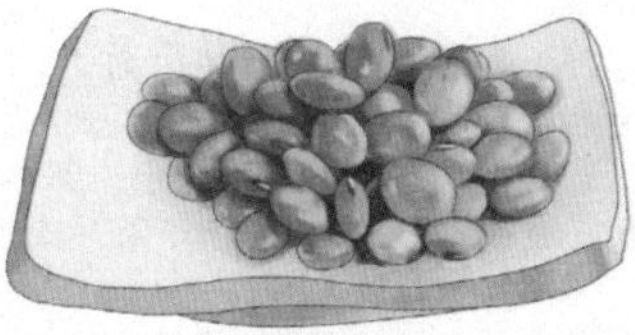
新鲜青豆可用沸水煮，也可入汤或与肉禽类食物一起做炖菜

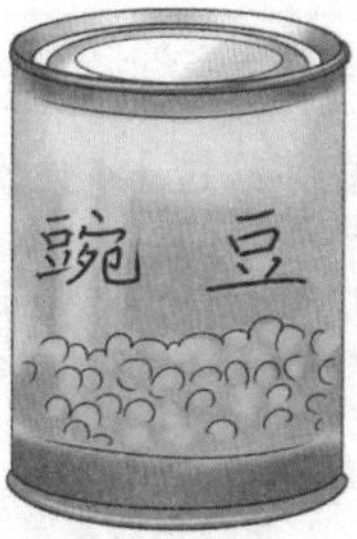

成熟的青豌豆适合做豌豆罐头

黄豆

黄豆是人类最早种植的作物之一，在中国的种植历史已有 2000 余年。

黄豆椭圆的豆荚呈浅绿色、灰色、棕色或黑色，外有一层细细的绒毛覆盖，豆荚内含有 1 ~ 4 个坚硬的种子。

营养及药用功效

黄豆富含钾、镁、铁、叶酸、磷、铜和卵磷脂，还含有维生素 B_6、锌、维生素 B_1 和钙。黄豆比其他豆类含有更丰富的营养物质、蛋白质和热量。

黄豆中的不饱和脂肪酸和大豆卵磷脂能保持血管弹性并健脑，还能利肝并保持精力充沛。另外，黄豆还有抗癌和防治骨质疏松的功效。

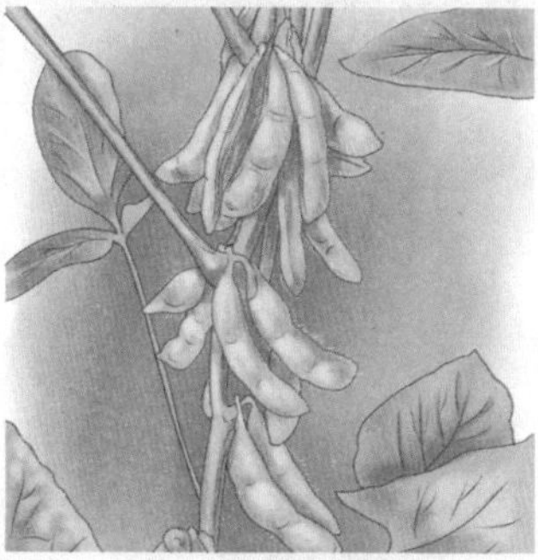
黄豆是理想的营养补充品。

食用技巧与吃法

黄豆可以鲜吃，也可以对其进行干燥处理或提炼出豆奶。黄豆极适宜炖菜。鲜黄豆在尚嫩时就可食用。黄豆芽生食或烹食都可以。

黄豆粉可用于使沙司变稠，可为蛋糕、松饼和甜饼提味，它必须和小麦粉一起做来防止发酵。黄豆粉味道很浓烈，因此使用时最好少放一点。

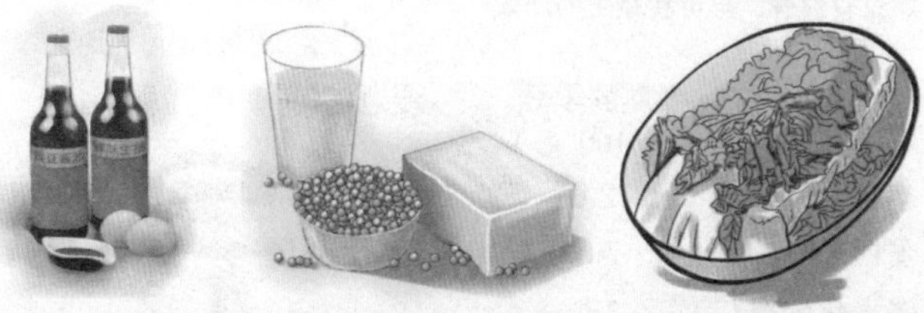
鲜黄豆含有非营养物质，像胰岛素和植酸，这些物质只有在烹制和发酵时才能中和，所以正确烹制黄豆很重要。中国在古代即发明了转换形式（如酱油、豆奶和豆腐）来食用黄豆的做法

成分	烹制后的黄豆（每 100 克）	含脂豆粉（每 100 克）	脱脂豆粉（每 100 克）
水分 (%)	62.5	5.2	7.2
蛋白质（克）	16.6	34.5	47
脂肪（克）	9	20.6	1.2
碳水化合物（克）	9.9	35.2	38.4
热量（千焦）	724.2	1 825.1	1 377.2

值得一试的佳肴

黄豆芽沙拉（4 人份）

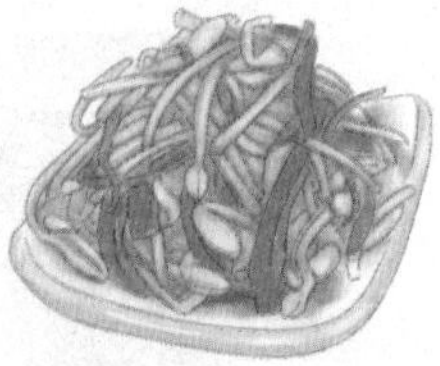

250 克黄豆芽，50 克腰果，250 克菠菜叶，1/3 杯葡萄干，1/2 根芹菜，1 瓣蒜、切碎，1/2 个南瓜，1 汤匙碎鲜姜，4 个大的平菇，80 毫升植物油，1 个红胡椒，2 汤匙酱油，1 汤匙鲜芫荽叶，酸辣沙司，少许芝麻油。

1. 洗净豆芽和菠菜，将菠菜撕成条，仔细切好芹菜、南瓜和平菇，将芫荽叶切碎。
2. 把沙拉蔬菜置于大碗中，然后放入腰果和葡萄干。
3. 将酸辣沙司的配料拌好，淋入沙拉。

黑豆

黑豆也称黑绿豆，是一种起源于亚洲的一年生草本植物，在印度、缅甸、巴基斯坦地区被广泛食用。

黑豆适合在干热气候条件下生长，其植株可长至 20 ~ 90 厘米高。黑豆豆荚有许多绒毛，长度在 3 ~ 7.5 厘米之间，上面结有 4 ~ 10 个相当小、形似腰子的种子。黑豆豆荚一般呈黑色或灰色，种子呈深绿色或棕色，黑豆有一个白色的脐，里面的仁是奶白色的。

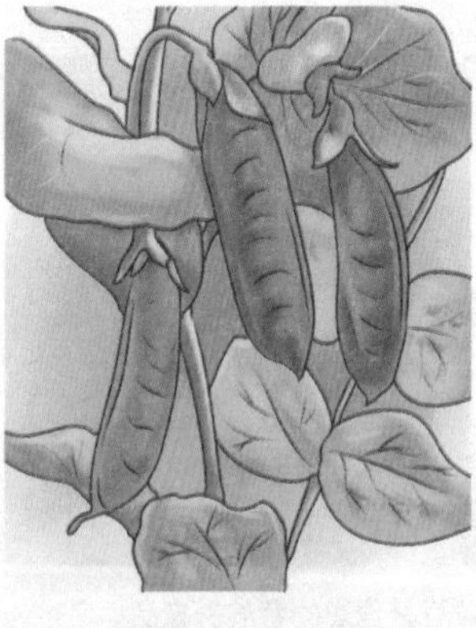

黑豆有健脾、排毒和减肥的功效

成分	煮熟的黑豆（每 100 克）
水分 (%)	72.5
蛋白质（克）	7.6
碳水化合物（克）	18
纤维（克）	1
热量（千焦）	439.5

营养及药用功效

黑豆富含叶酸、镁、钾、维生素 B_1、烟酸、泛酸、维生素 B_2、铁、钙、锌、磷、铜。黑豆所提供的蛋白质是不完全蛋白质，即缺某种氨基酸。但黑豆仍然是营养价值极高的豆类，可以为人体提供微量元素。

食用技巧与吃法

黑豆比较难熟，如果煮的话需 1.5 个小时（水变黑时不要担心）。用高压锅煮的话，未经浸泡的黑豆需 20 ~ 25 分钟，浸泡过的需 15 分钟。

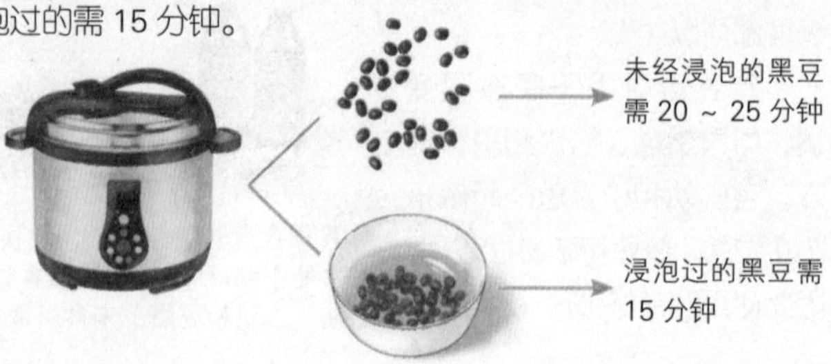
未经浸泡的黑豆需 20 ~ 25 分钟
浸泡过的黑豆需 15 分钟

绿豆

绿豆自古以来就被广泛种植，在亚洲国家的饮食传统中一直发挥着重要作用。世界上绿豆产量最大的国家是印度和巴基斯坦。在西方国家，绿豆经常被用来发绿豆芽。

绿豆的植株能长至 0.3 ~ 1.2 米高，有着长长的 0 ~ 20 个微小的种子。绿豆约有 200 多个品种，其中最常见的是绿色的，也有金黄色、棕色、橄榄色、深紫色的。一些豆子带有斑点，其他的豆子颜色较均匀。

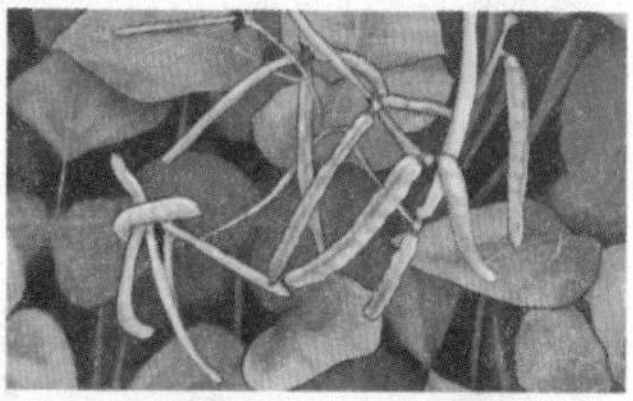

绿豆是清热祛暑、解毒消肿的佳品

成分	生绿豆芽（每 100 克）
水分 (%)	90.4
蛋白质 (克)	3.1
碳水化合物 (克)	5.9
热量 (千焦)	128.9

营养及药用功效

绿豆富含叶酸、钾、镁、维生素 B_1、泛酸、铁、磷、锌、铜和纤维。绿豆所提供的蛋白质是不完全蛋白质，氨基酸种类缺乏。绿豆可以补充营养、增强体质，并有清热解毒的功效。

购买指南

绿豆有颗粒的，也有发成豆芽的，应根据烹饪方式有选择地购买。

食用技巧与吃法

绿豆经常被用来做成泥或面粉。中国人喜欢将它做成面条（即绿豆面）或者发成绿豆芽，绿豆芽可以凉拌或者炒食。绿豆的小豆荚可以食用。绿豆可以整颗或碾碎后食用，烹饪前不一定要用水浸泡，煮上 45 ~ 60 分钟即可食用。使用高压锅煮的话会更快，未用水浸泡过的需煮 10 分钟，浸泡过的煮 5 ~ 7 分钟。

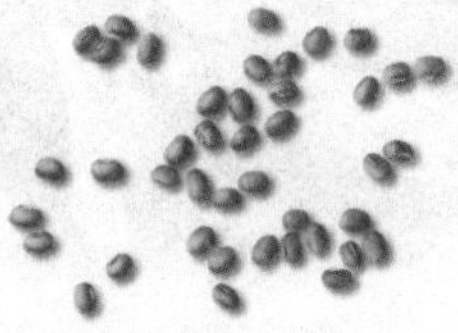

绿豆被李时珍称为“菜中佳品”，是大家公认的“济世之良谷”

红豆

红豆最初起源于中国，是一种一年生草本植物的果实。红豆被世界各地广泛种植，其商业用途仅次于大豆。

红豆通常是深红色的，其种子有淡黄、绿、灰或黑色多种，或颜色均匀或有斑点，在豆的接合处有一道奶白色痕迹。

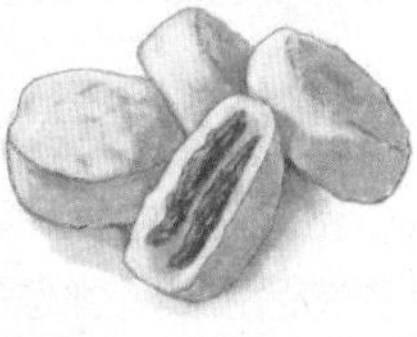

在亚洲，红豆可做成面团，味道香甜并可替代番茄面团。红豆磨成面粉后可做各式糕点

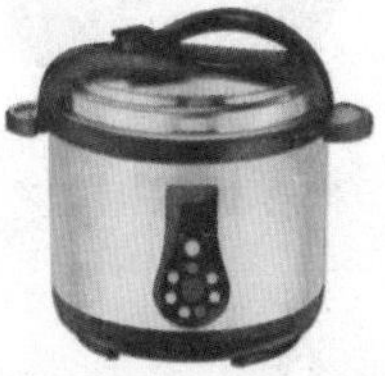

用冷水浸泡过的红豆需煮 20 分钟，未浸泡过的需煮 25 分钟

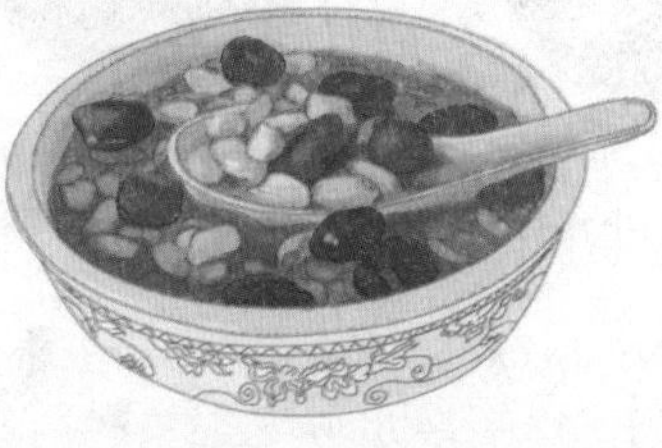

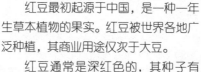

红豆干燥后可食用，经常与大米一起做粥

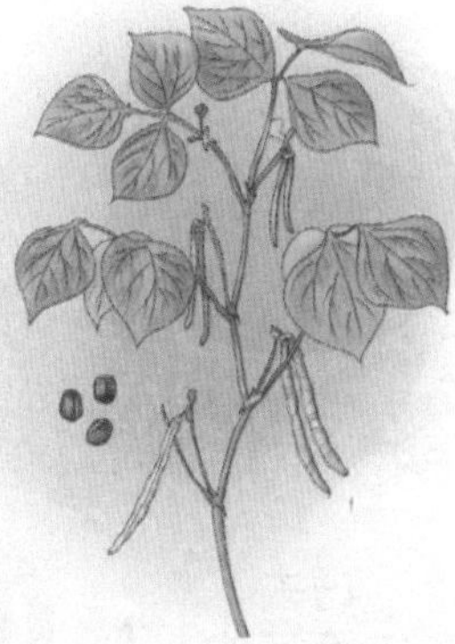

红豆具有润肠通便的功效

成分	煮熟的红豆（每 100 克）
蛋白质（克）	7.5
脂肪（克）	0.1
碳水化合物（克）	25
纤维（克）	8
热量（千焦）	439.5

营养及药用功效

红豆富含钾、镁、磷、锌、铜、铁和维生素 B_1，也富含纤维。红豆所提供的蛋白质是不完全蛋白质，即氨基酸种类缺乏。红豆对贫血等症有极好的效用。

食用技巧与吃法

红豆的小豆荚可食用。红豆有一种独特的味道，可以像绿豆一样烹食，还可发芽或烤后当作搭配咖啡的点心食用。

蚕豆

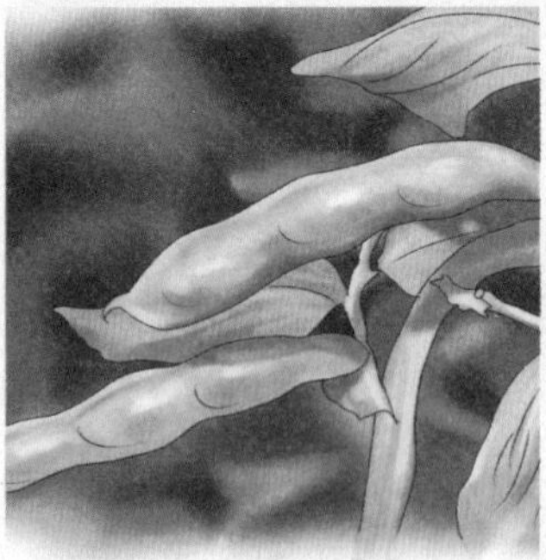

蚕豆有调养脏腑的功效

成分	煮熟的蚕豆（每 100 克）
水分 (%)	71.5
蛋白质（克）	7.6
脂肪（克）	0.4
碳水化合物（克）	19.6

蚕豆起源于北非和地中海地区，为粮食、蔬菜和饲料兼用作物，一年生或两年生草本。5 000 年前中国人就已经食用蚕豆，圣经时代它就被埃及人、希腊人和罗马人种植。哥伦布发现美洲大陆后，蚕豆也随之传播到美洲大陆。16 世纪西班牙人将蚕豆传播到欧洲。

营养及药用功效

蚕豆富含叶酸、钾、镁、铁、维生素 B_1 以及维生素 B_2、锌、磷、铜和纤维。蚕豆可为人体补充各种微量元素，是一种极好的食物。此外，蚕豆还主利胃肠排泄，有调养脏腑之功效。

食用技巧与吃法

蚕豆富含淀粉，味道浓烈，鲜嫩的蚕豆可去皮生食，但因其含有单宁酸所以会有些苦味。鲜蚕豆和生蚕豆入汤或焖菜都很可口。蚕豆的嫩豆荚可以像绿豆那样食用，味道鲜美，营养丰富。此外，蚕豆可炒着吃或作茶点，也可制酱、酱油、粉丝、粉皮等。

干蚕豆可以带皮也可以不带皮煮。完整的干豆在烹饪前应浸泡 2.5 个小时，鲜豆则只需浸泡 20 分钟，带皮的干豆可浸泡 8 ~ 12 小时，然后煮 1 个小时。如用高压锅的话，未浸泡的需煮 25 分钟，浸泡过的需煮 20 分钟。

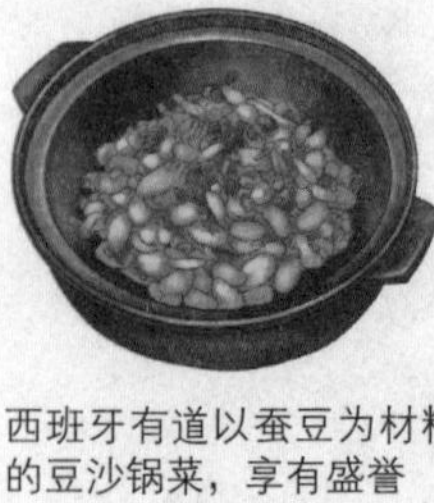

西班牙有道以蚕豆为材料的豆沙锅菜，享有盛誉

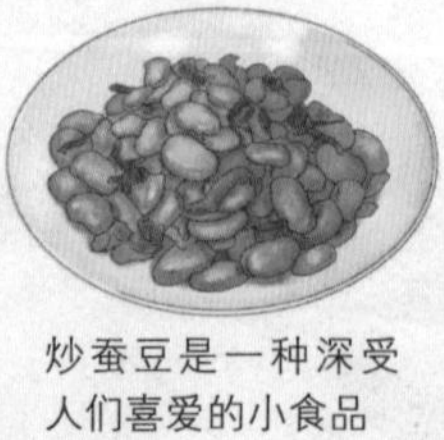

炒蚕豆是一种深受人们喜爱的小食品

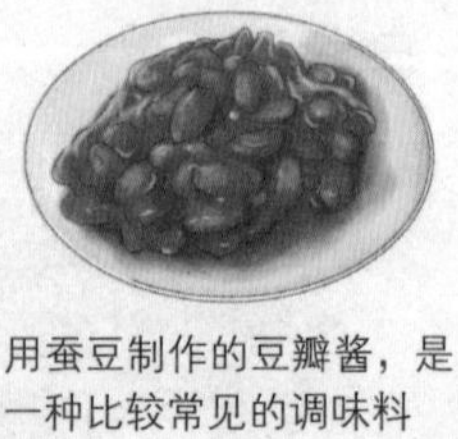

用蚕豆制作的豆瓣酱，是一种比较常见的调味料

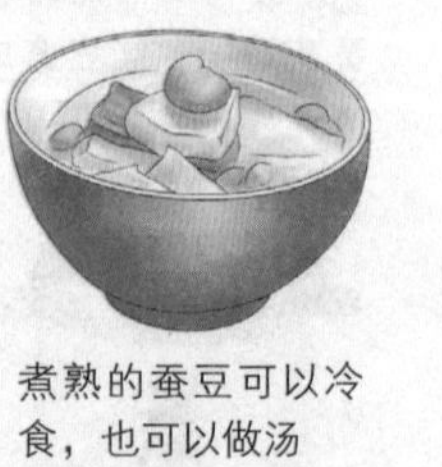

煮熟的蚕豆可以冷食，也可以做汤

巧去干蚕豆皮 →

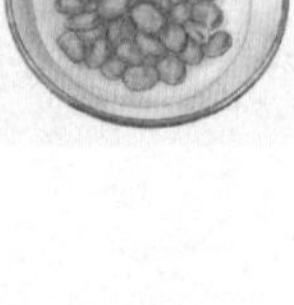

在水中浸泡 12 ~ 24 小时（经常换水）→

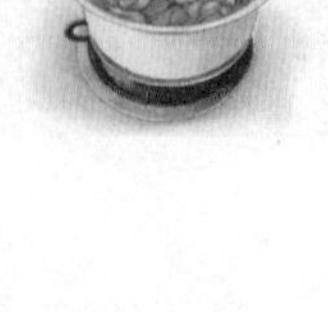

用沸水煮几分钟

鹰嘴豆

鹰嘴豆起源于中东，自古以来就在许多国家的饮食中起着重要作用。鹰嘴豆有许多品种，不同品种的颜色和质地都有所不同。

营养及药用功效

鹰嘴豆富含叶酸、钾、镁、磷、锌、铜和维生素 B_1，还含有一定数量的烟酸、维生素 B_6、泛酸、钙和纤维。鹰嘴豆在补血、补钙等方面作用明显，是糖尿病、高血压患者的最佳食品。

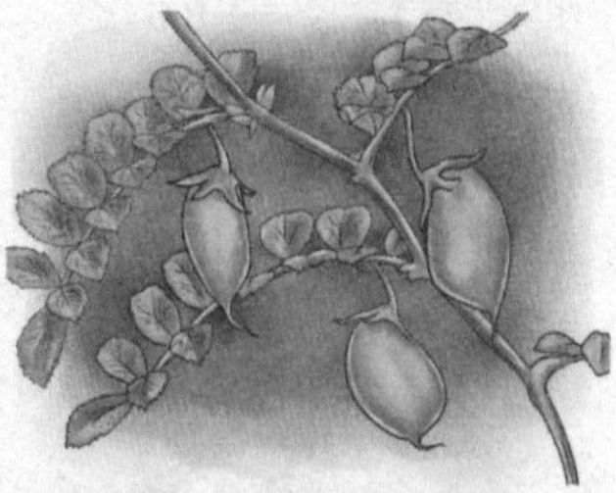

鹰嘴豆有“豆中之王”的美称

食用技巧与吃法

鹰嘴豆作为食品可直接食用，或炒或煮熟食用；或做甜食、豆沙等。

与青豆一样，鹰嘴豆可用作开胃品，也可加入汤和主菜里，用在冷沙拉或浓汤里味道也很好。鹰嘴豆还可烤食，偶尔也用来做无须发酵的面包和薄饼。

干鹰嘴豆在烹制前应浸泡 12 ~ 16小时，浸泡后煮2 ~ 2.5小时。如用高压锅，浸泡过的需煮 20 ~ 25 分钟，未浸泡过的则需煮 35 ~ 40 分钟。

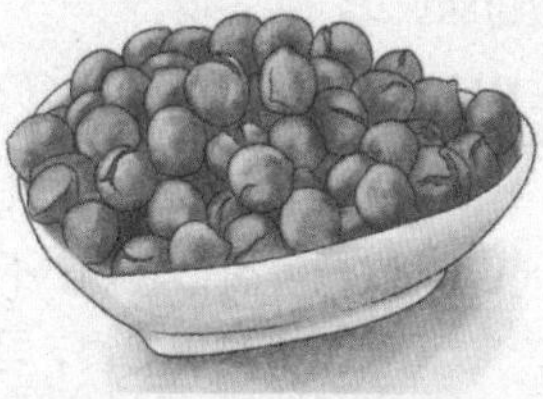

熟透的鲜鹰嘴豆和干鹰嘴豆比较硬，不像其他豆在烹制时易开裂

成分	煮熟的干鹰嘴豆（每100克）
水分 (%)	60
蛋白质（克）	8.9
脂肪（克）	2.6
碳水化合物（克）	27.4
热量（千焦）	686.5

值得一试的佳肴

鹰嘴豆泥（10 人份）

550 克鹰嘴豆，适量的盐，1 瓣蒜，15 毫升橄榄油，45 克芝麻酱，适量的辣椒粉，60 毫升柠檬汁，适量的黑橄榄。

1. 将鹰嘴豆用流水冲净、滤好。
2. 把蒜去皮压碎、去跟。
3. 用叉将鹰嘴豆碾碎。
4. 将鹰嘴豆、大蒜、柠檬汁、盐和橄榄油放入搅拌器里制成浓汤。
5. 把浓汤放到深盘里，用勺背刮平表面，撒入红辣椒，淋上一点橄榄油，配以黑橄榄装饰。

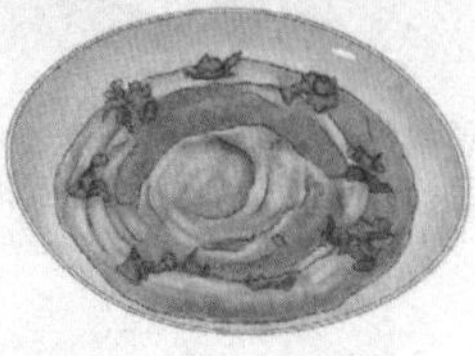

豆腐

豆腐是中国人在 2 000 多年前发明的，质地略呈凝胶状并显结实，极易吸收其他菜的味道，是中国人非常喜爱的食品。

豆腐制作过程中需要使用凝固剂，不同类型的凝固剂对豆腐的质地和味道产生的作用不同。举例来说，氯化镁和海水所做的豆腐轻而精致，而石膏所做的豆腐则软而无味，泻盐做的豆腐较硬，味道较淡。过滤时间的长短也影响豆腐的质地，过滤的时间越长，豆腐越结实紧致。

营养及药用功效

豆腐营养价值极高，含铁、镁、钾、烟酸、铜、钙、锌、磷、

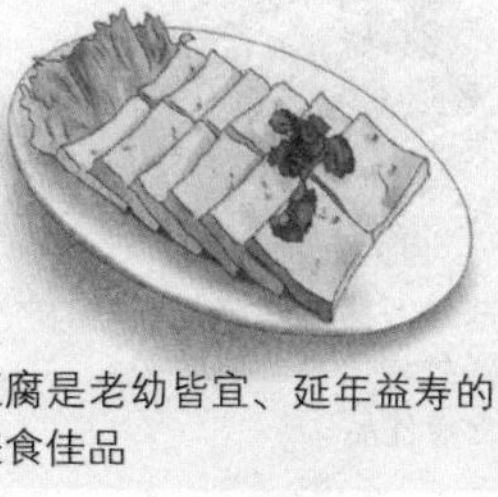

豆腐是老幼皆宜、延年益寿的美食佳品

成分	结实的豆腐（每 100 克）
水分 (%)	69.8
蛋白质（克）	15.7
脂肪（克）	8.6
碳水化合物（克）	4.3
纤维（克）	0.1
热量（千焦）	611.2

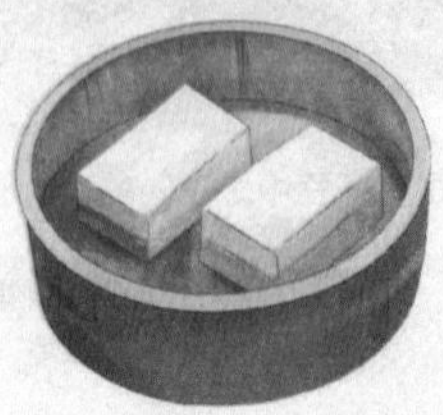

在买豆腐的时候，应确保其是新鲜和卫生的，尤其是水应洁净，所用器具也应干净

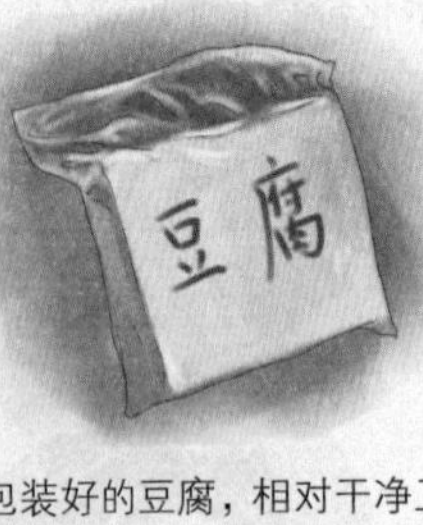

密封包装好的豆腐，相对干净卫生。不打开的话，最多可保存 90 天

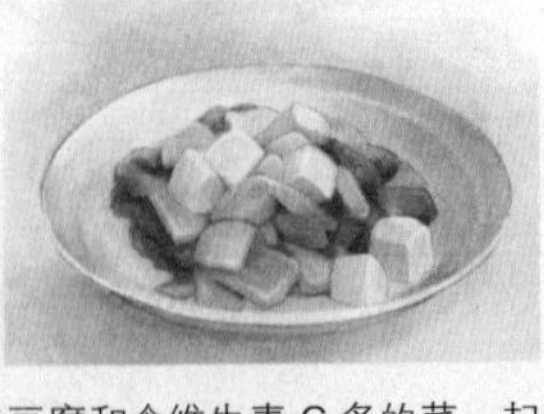

将豆腐和含维生素 C 多的菜一起做可以帮助吸收大量的铁

叶酸、维生素 B_1、卵磷脂和维生素 B_6。豆腐的高氨基酸和蛋白质含量使之成为谷物很好的补充食品。豆腐脂肪的 78% 是不饱和脂肪酸并且不含有胆固醇。

在制作豆腐的过程中，黄豆里大部分的纤维会流失，但豆腐比烹制好的肉所含的铁多 2 ~ 3 倍，将豆腐和含有维生素 C 多的菜一起做可以帮助吸收大量的铁。

购买指南

豆腐通常是块状散售的或单独包装的（通常真空包装），也有豆腐干或冻豆腐出售。密封包装可以降低污染的危险并延长豆腐的储存期。

豆制品同肉制品相比营养价值更高，所含蛋白质多，脂肪少，添加剂也少。

食用技巧与吃法

豆腐有许多做法，它的味道很淡，所以可以搭配其他菜和点心甚至饮料等很多食物。不同的菜可搭配不同软硬度的豆腐。

豆腐可以热食或冷食，可入汤，也可做面食、比萨饼、肉块、蛋糕、果馅饼和松饼。生豆腐磨碎后可以为沙拉和开胃品调味。

豆腐有着惊人的适应性，不仅可以吸收其他菜的味道，其质地也会随着其他菜而改变。豆腐可以滤干、挤压、弄碎、磨成粉或煮。豆腐越干味道越浓。豆腐的水分和质地决定了它的烹制方式，硬一些的豆腐稳定性强，比软豆腐更易切成条或块，软豆腐易碎。

储存方式

鲜豆腐可以冷藏保存。真空包装的豆腐一旦包装被打开就必须保存好，可将之放入水中，然后用密封盒装好放在冰箱里。每隔 2 天换一次水，可以保存 1 周。

冷冻后的豆腐更有弹性，颜色泛黄。烹饪前应在冰箱内解冻，尽可能少地改变其质地并防止滋生细菌。

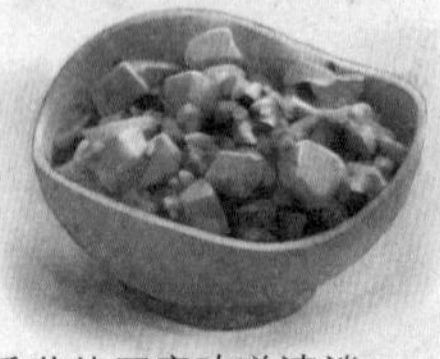

香菇烧豆腐味道清淡，口感软嫩，是补充营养的食疗佳品

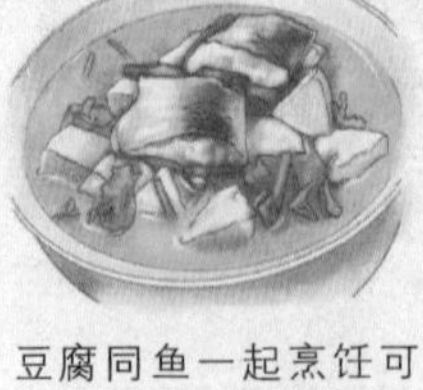

豆腐同鱼一起烹饪可提高其蛋白质利用率，提升鲜味

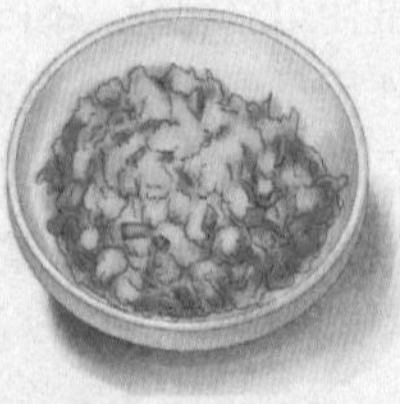

软豆腐在混合器里很容易打成液体，可以像炒蛋那样做

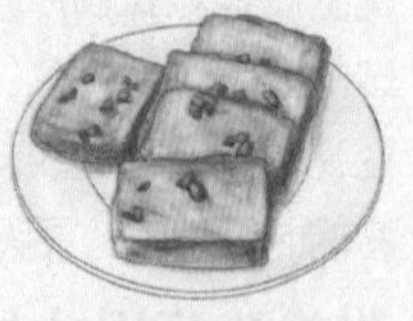

硬一点的豆腐可以炸。也可以炒、炖、煮或烤

第二节 蔬菜类

菠菜

菠菜是一年生的植物，原产于波斯。最早是被摩尔人引进到西班牙，然后在欧洲广泛传播开来，此后又传播到世界各地。

营养及药用功效

生菠菜含有大量的叶酸、维生素 A、钾和锰，也含有大量的维生素 C、铁、维生素 B_2、烟酸、维生素 B_6、钙、磷、锌、铜。菠菜有防治维生素 C 缺乏病和贫血的功效。

食用技巧与吃法

菠菜最好在快要烹制时洗，这样叶子不会软。把粗一些的根剪掉或分段可以使其在烹制时受热均匀。菠菜洗好后，简单沥干就可以烹制。可在盖上盖子的锅里烹制 1 ~ 3 分钟。蒸制可去除菠菜的苦味。为了避免氧化，应尽量用玻璃器皿或不锈钢锅和厨具。烹制时间不宜过久，否则菠菜会变成棕色。

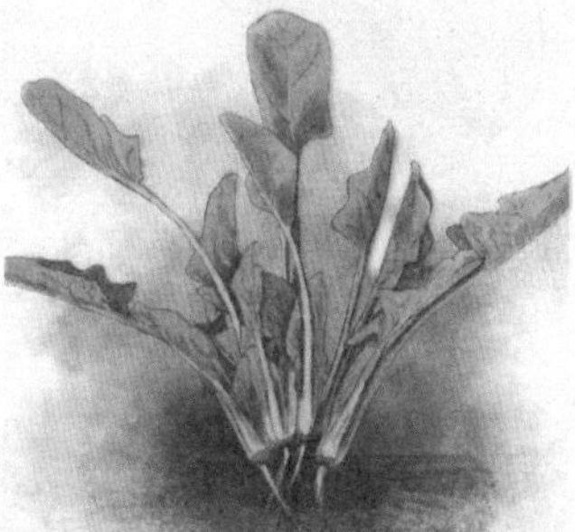

菠菜有润燥滑肠、洁肤抗老的作用

成分	生菠菜（每 100 克）
水分 (%)	91.6
蛋白质（克）	2.9
碳水化合物（克）	3.5
纤维（克）	2.6
热量（千焦）	96.3

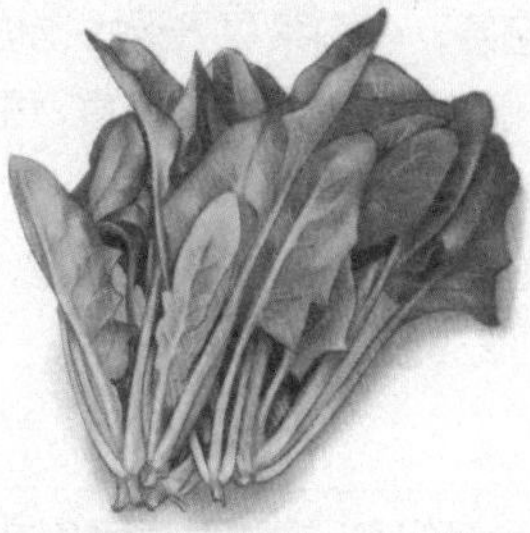

选择新鲜的菠菜时，要挑选那些叶子呈深绿色、手感柔软的，不要那种蔫的或黄叶的菠菜

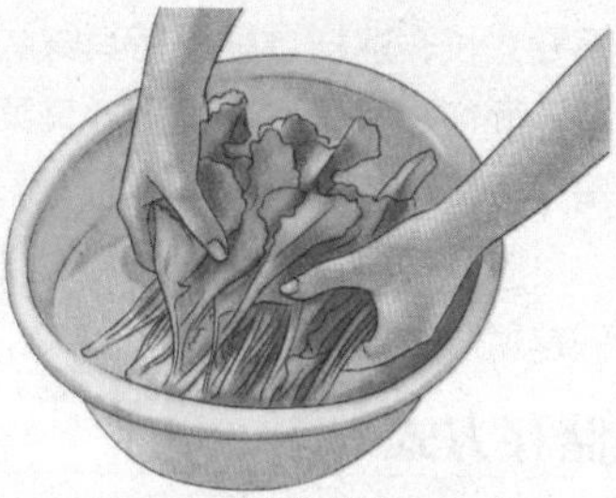

菠菜如果在出售之前没洗的话，会有许多泥沙，烹饪前必须彻底清洗

储存方式

菠菜只要新鲜就能冷藏得很好，新鲜的菠菜放置于冰箱内可以保存 4 ~ 5 天，冷藏之前应用水洗 2 分钟。冷藏使得叶子很快变软，所以烹饪之前不要完全解冻。

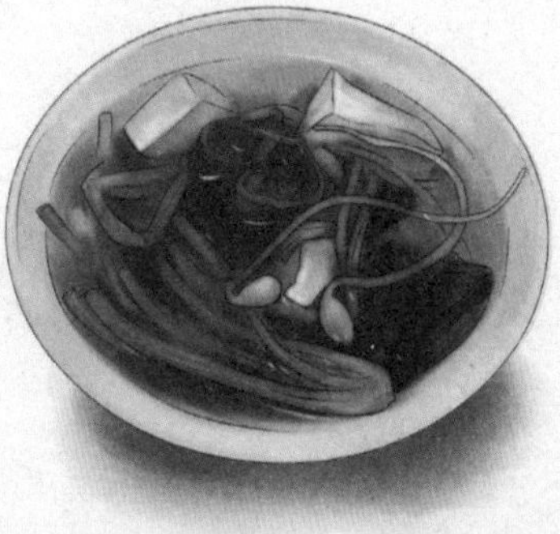

菠菜可生吃也可烹食。生菠菜做沙拉或三明治非常鲜美。如果烹制，可以单独烹制，也可以与粉丝一起做汤，还可用来涮火锅。菠菜可与牛肉、禽类和鱼等动物性食品一起做

白菜

白菜起源于东亚，在亚洲有 30 多个品种，主要有大白菜、小白菜和芥蓝。大白菜形状与莴苣相像，最常见的品种是结球白菜，它可以长到 46 厘米长，10 厘米宽，叶子扁平。大白菜的水分比洋白菜要高，比结球甘蓝纤维少。小白菜是一种四季常青的植物，叶子光滑，颜色深绿，白色的茎肥厚，清脆并且味道柔和。它的味道结合了甘蓝和菠菜的独特味道，略带胡椒的风味，其叶和细的茎干可食。

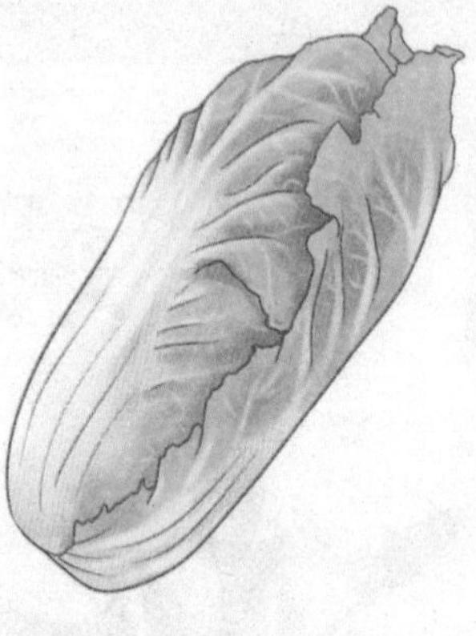

白菜营养丰富，有“百菜不如白菜”的说法

成分	烹制后的大白菜（每 100 克）
水分 (%)	95
蛋白质 (克)	1.5
脂肪 (克)	0.2
碳水化合物 (克)	2.4
热量 (千焦)	54.4

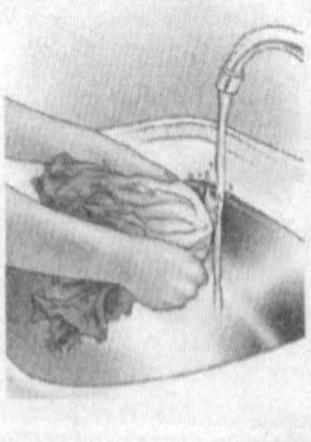

大白菜可以生吃、烹食或腌渍，吃之前洗净即可。取足够的叶子并去除底部，洗净沥干后即可烹制

营养及药用功效

烹制后的大白菜富含维生素 C、叶酸和钾，也含有一定量的维生素 A。烹制后的小白菜也富含钾、维生素 A、维生素 C 和叶酸，还含有维生素 B_6、钙和铁。芥蓝富含维生素 A、维生素 C、钙和铁。

食用技巧与吃法

腌渍大白菜的方法非常简单：选择新鲜而且叶子结实、紧密的大白菜，如果其外层叶子稍有枯萎，在烹饪前去除即可。将大白菜粗略剁一下，用盐腌好，然后放置几个小时，偶尔搅拌一下直至变软；彻底沥干水分，然后加入两三瓣蒜、一点姜末、葱末、米醋、酱油、糖、盐和辣椒即可。

小白菜和其他蔬菜一起做味道很好。因为烹饪叶子所需时间很短，所以应把菜帮先烹熟后再放入叶子，菜帮烹饪时间也不要太长，这样才能保持其鲜脆的口感。小白菜可入汤，也可以与面包和米饭一起食用。其菜帮和叶子可以分开来烹食，菜帮可以替代芹菜，而叶子可以替代菠菜和甜菜。

芥蓝可以生食也可以烹食。烹食的话可以像花椰菜那样做，只是所需时间短些。芥蓝炒食的话，味道很不错。

储存方式

大白菜可以装在透气袋中，放入冰箱保存，冷藏可存放 2 周。大白菜如果马上食用的话又脆味道又好。小白菜和芥蓝极易腐烂，只能保存几天，食用前清洗最佳。

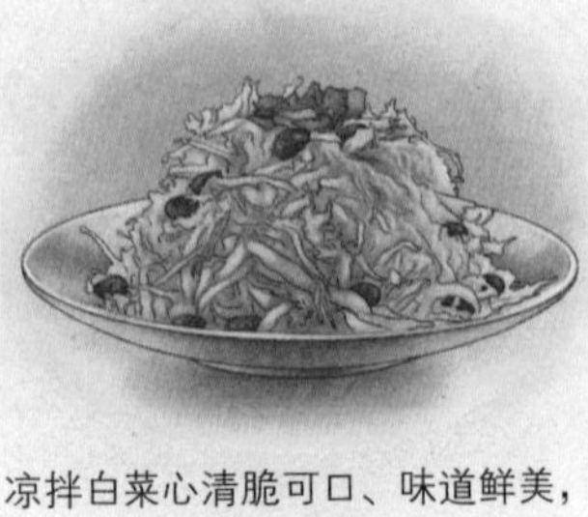

凉拌白菜心清脆可口、味道鲜美，是一道受人喜爱的菜品

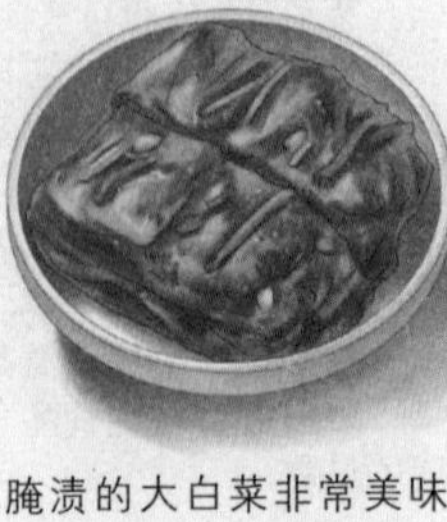

腌渍的大白菜非常美味，能增进食欲且简单易做

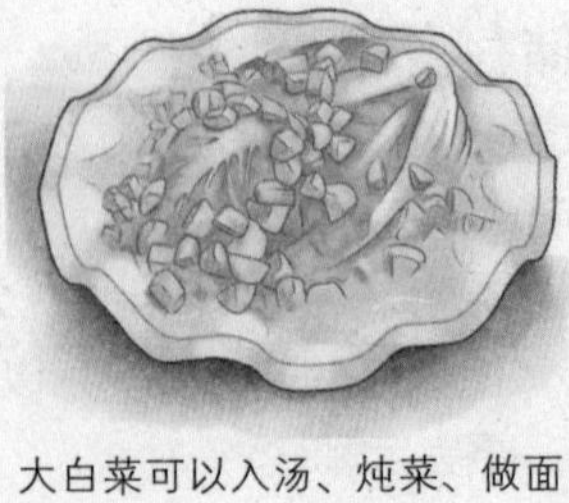

大白菜可以入汤、炖菜、做面食的馅料或炒食

卷心菜

卷心菜因有许多药用功效而备受推崇，希腊人和罗马人将它视为万能药。卷心菜有绿色、白色、红色等不同颜色。卷心菜里面的叶子比外面的叶子略白些。卷心菜的重量通常从 0.9 ~ 3 千克不等，直径在 10 ~ 20 厘米。卷心菜大约有 400 个品种，包括开花的卷心菜、茎卷心菜、光叶和卷叶卷心菜。

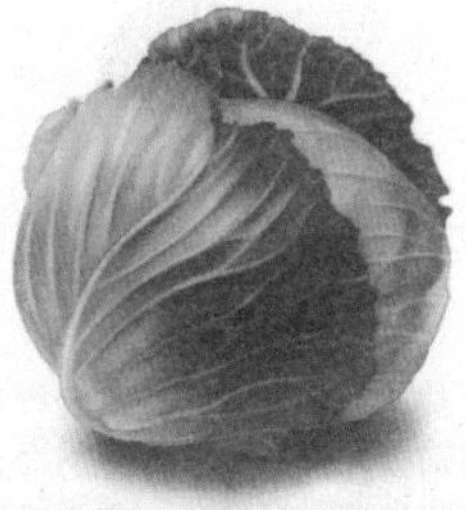

卷心菜是治疗胃溃疡的佳品

营养及药用功效

生卷心菜富含维生素 C、维生素 B_6、叶酸和钾，烹制后的卷心菜也含有丰富的维生素 C、钾和叶酸。

卷心菜有防癌功能，对于胃溃疡也有一定的疗效，还可防治腹泻。卷心菜可以作为抗生素使用，具有抗菌消炎作用，对于咽喉肿痛、外伤肿痛、蚊虫叮咬等都有一定的作用。卷心菜还可增加食欲并防治维生素 C 缺乏病。

成分	生卷心菜（每 100 克）	烹制后的卷心菜（每 100 克）
水分 (%)	93	93.6
蛋白质（克）	1.2	1.0
碳水化合物（克）	5.4	4.8
热量（千焦）	100.5	129.8

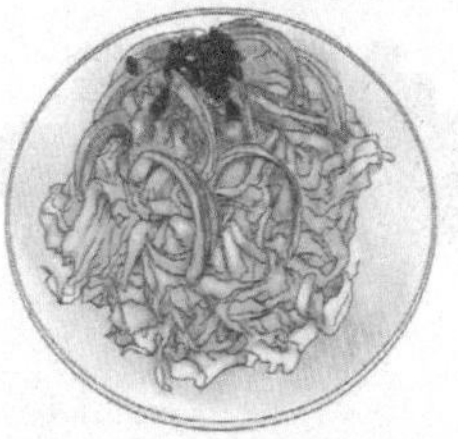

凉拌卷心菜口感香脆，热量低，适合减肥的人食用

购买指南

应选择比较重而且结实，叶子颜色纯正、有光泽并且没有虫咬、斑点、黄叶和破损的卷心菜。

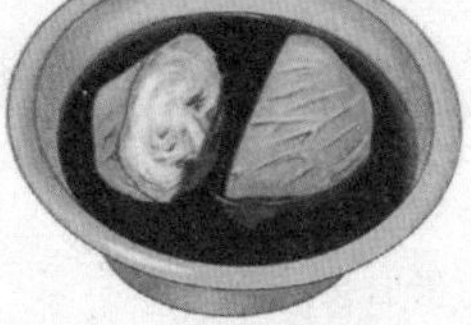

一些卷心菜里有害虫，去除这些虫子只需用盐水或醋水浸泡约 15 分钟即可。没有害虫的卷心菜去除外层叶子后可以在流水下简单冲洗

食用技巧与吃法

生卷心菜切碎或剁碎后可以做成美味的凉拌菜。吃之前如果能在冰箱里放 30 分钟，则效果更佳。

烹饪时先把水煮沸，然后放入卷心菜，如果是碎的，烹制 5 ~ 8 分钟，如果是 1/4 块大小的，烹制 10 ~ 15 分钟。烹制红卷心菜时为防止褪色，应用不锈钢刀来切，如果做沙拉，可以放点醋。

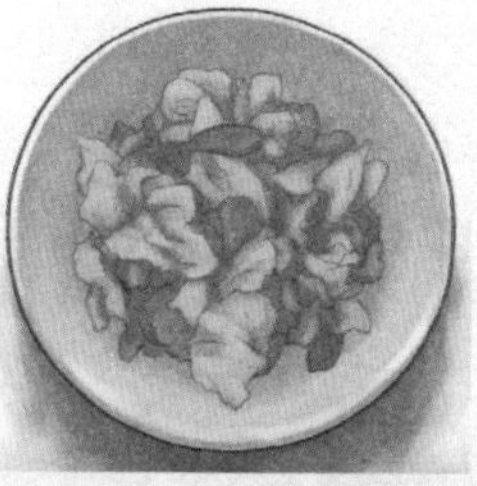

卷心菜可以生食，也可以烹制之后食用，还可以腌成泡菜，腌制后的卷心菜容易消化，而且也保存了维生素和矿物盐

储存方式

卷心菜存储时间越长，味道越重，切后也是这样，所以卷心菜置于冰箱中保鲜时，应与其他菜分开来放。卷心菜可焯水后冷藏，不过一旦解冻，卷心菜会有些粉质。另外，卷心菜也可以干燥储存。

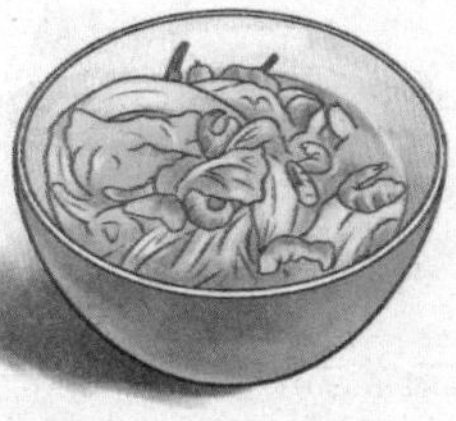

适用于卷心菜的烹制方法很多，蒸、煮、炒、做泥、做馅、入汤、炖菜和干炒等。卷心菜与萝卜、洋葱、马铃薯以及火腿肉和香肠搭配都很美味

莴苣

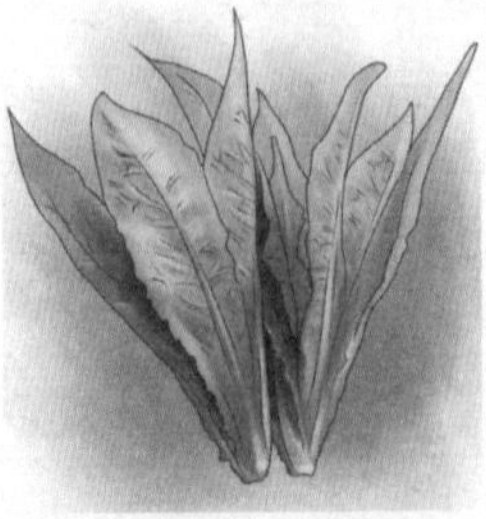

长叶莴苣：叶长且颜色深，相当鲜嫩。其叶脉处相当坚硬，且呈纤维状。中心处颜色呈微黄的淡绿

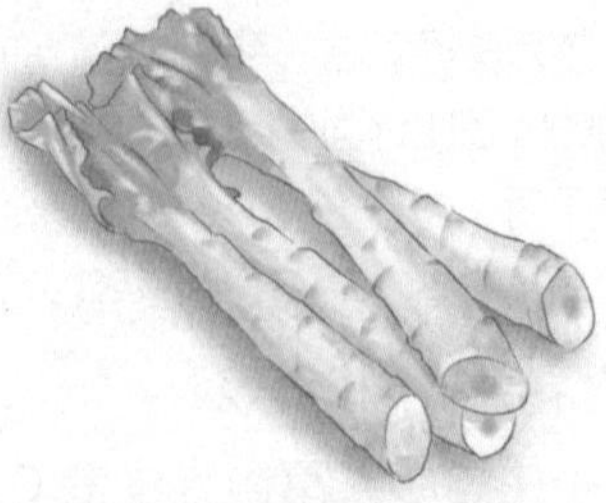

嫩茎莴苣：又称莴笋，是带有芹菜质地及莴苣味道的混种莴苣。嫩茎莴苣可生吃或者代替芹菜

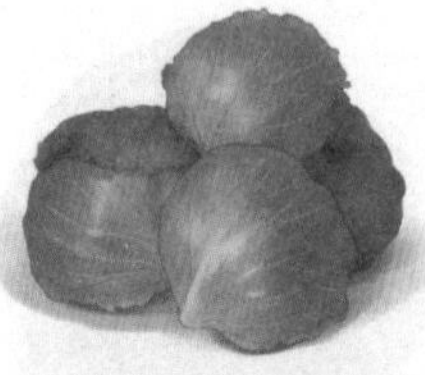

结球莴苣：外部呈幼嫩的鲜绿色，内部则因无法接受阳光照射而呈微黄色或白色，在颜色和营养价值上比其他品种差一些

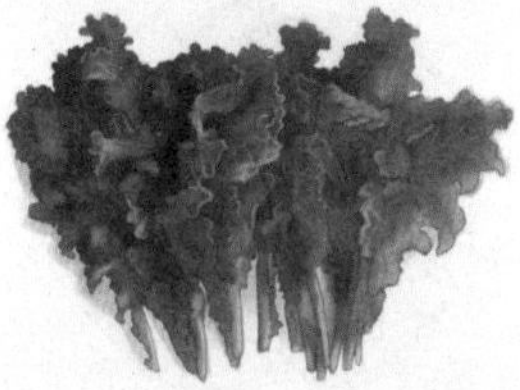

叶用莴苣：叶片有一种独特的香味及口感，顶端处颜色较深。这种莴苣带点榛子的香味，是种独特的莴苣

莴苣原产于东亚及地中海沿岸。莴苣是一年生植物，有100多种，其外形多呈鲜幼嫩的绿色，但也有其他颜色，如紫色。莴苣的外观及味道因品种不同而有很大差异。在市场常见的莴苣有结球莴苣、叶用莴苣、长叶莴苣和嫩茎莴苣。

营养及药用功效

莴苣富含水分，属低热量食物。大多数品种含有叶酸，不同品种的莴苣维生素和矿物质含量不同。总的来说，莴苣越绿，其维生素和矿物质含量越高。莴苣可以提高食欲，有止痛、缓和、镇静和止咳的作用，还有辅助治疗失眠和抑制性兴奋的作用。

成分	结球莴苣（每100克）	叶用莴苣（每100克）	长叶莴苣（每100克）	嫩茎莴苣（每100克）
水分(%)	95.9	94	94.9	94.5
蛋白质(克)	0.6	0.8	1	0.5
脂肪(克)	0.1	0.2	0.1	0.2
碳水化合物(克)	1.2	2.1	1.4	2.2
热量(千焦)	33.5	46.0	37.7	54.4

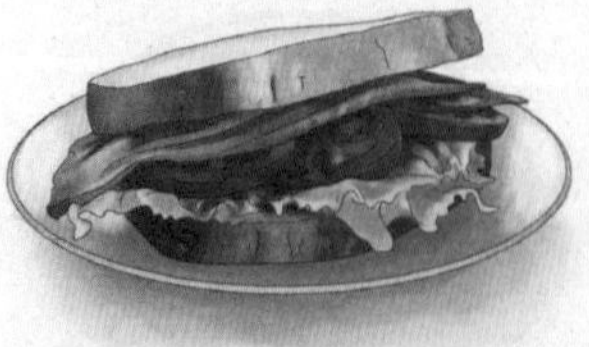

莴苣通常与蛋黄酱或调味料一起做成沙拉或者三明治

食用技巧与吃法

莴苣可生食也可烹食，有许多烹饪方式。

购买指南

首先要看莴苣中心是否叶菜浓密，是否整齐干净，然后看其外表是否有光泽，叶子是否坚硬翠绿。不要选择菜叶松软的莴苣，好的莴苣外表是干的，边缘外侧呈褐色为最佳。

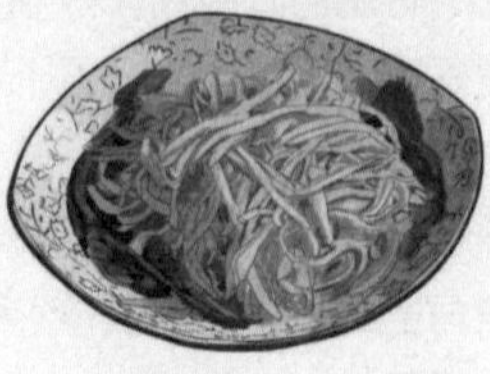

凉拌莴苣系属粤菜，制作简单，口感良好

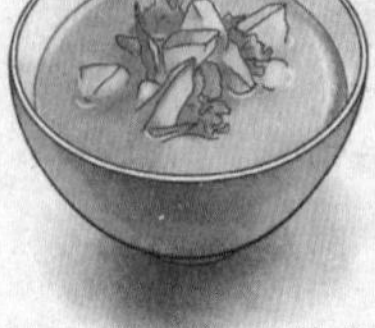

在烹饪最后加入几片莴苣，既美味又营养

储存方式

为了防止莴苣腐烂或枯萎，应妥善保存。冷藏前应洗净，过多的水分使莴苣很容易坏掉。

叶用莴苣可保存 2 ~ 3 天，结球莴苣可保存 1 ~ 2 周，长叶莴苣可放置 35 天左右。所有的莴苣都应用透气袋包好后冷藏，枯萎或蔫的莴苣可用冷水缓一下。

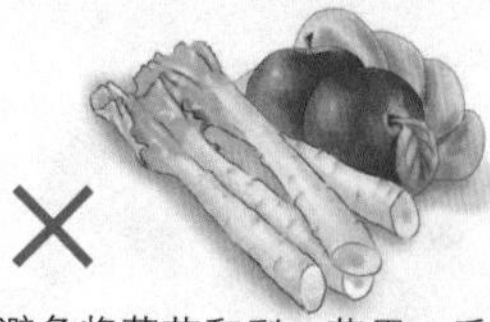

应避免将莴苣和梨、苹果、香蕉、哈密瓜、番茄等放在一起，因其释放的乙烯会使莴苣变成棕色

菊苣

菊苣起源于地中海地区，最初因其药用功能被古希腊人和古罗马人使用。在欧洲，从 14 世纪以来就被当作一种蔬菜食用。

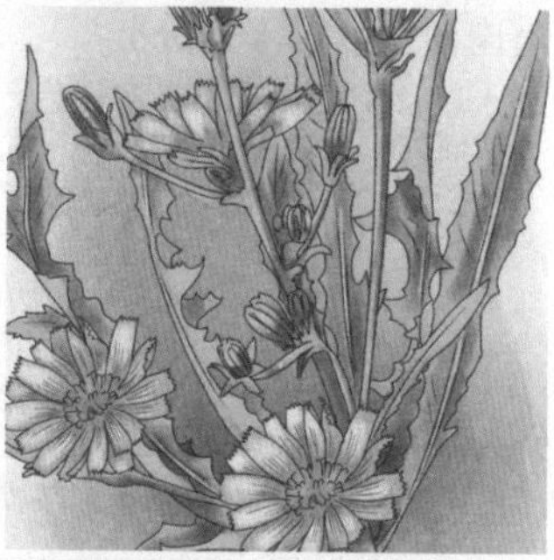

菊苣对湿热黄疸有很好的疗效

成分	菊苣（每 100 克）
水分 (%)	94
蛋白质 (克)	1.2
脂肪 (克)	0.3
碳水化合物 (克)	3.4
热量 (千焦)	71.2

营养及药用功效

菊苣富含叶酸、钾、维生素 A、泛酸、维生素 C、锌、铁、铜和钙。菊苣能合成矿物质，有利尿、健胃、滋补、增加食欲、清洁肠胃和助消化的功效。 用菊苣根做的咖啡有放松的功效。

富有营养的新鲜的菊苣，具有浅色的菜心，外面抱着结实、青翠并有光泽的叶子，叶子是卷着的，并且是绿色的。

购买指南

应选择那种浅色菜心的菊苣，外面包着结实、青翠并有光泽的叶子，叶子应该是卷着并且是绿色的。

食用技巧与吃法

除非是有机培植的，否则在处理菊苣时应将皮去掉，并除去破损的叶子和硬秆。为了保持其吸引人的外观，最好直到烹食前再清洗。烹制前应切好并调好味道，这样能保持味道和维生素不流失。

储存方式

菊苣放在一个透气袋里或用湿布包起来，能保存 1 周。不要密封储存，否则菊苣很容易腐烂。在冷藏前，应尽可能使其干燥。枯萎的菊苣可以放入冷水里。

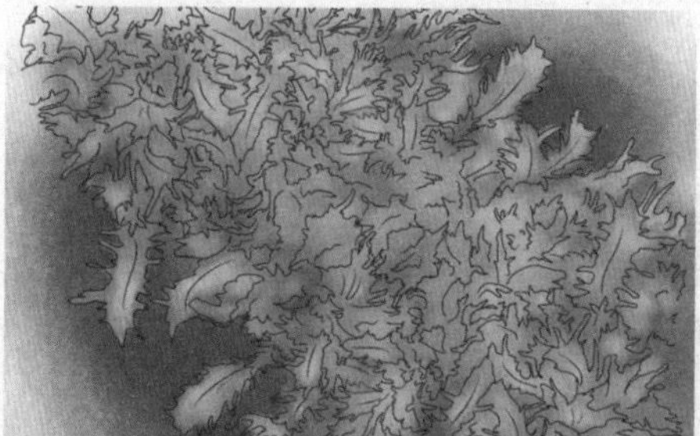

皱叶菊苣：可以长至 45 厘米长，绿色的带齿的叶子柔软并且有尖，形成一个圆形花饰。皱叶菊苣味道相当苦，菜心和里层的叶子呈黄或白色

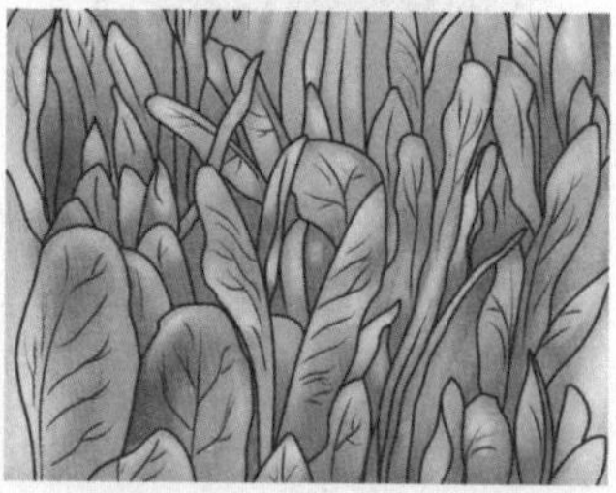

宽叶菊苣：叶子宽大，比起其他品种来说叶片不太卷，味道也不那么苦。宽叶菊苣叶子有些小齿，里面的叶子泛白并带黄边。宽叶菊苣的叶子经常受外界影响而变成棕色，尤其是菜心，所以这个菜心应该去掉

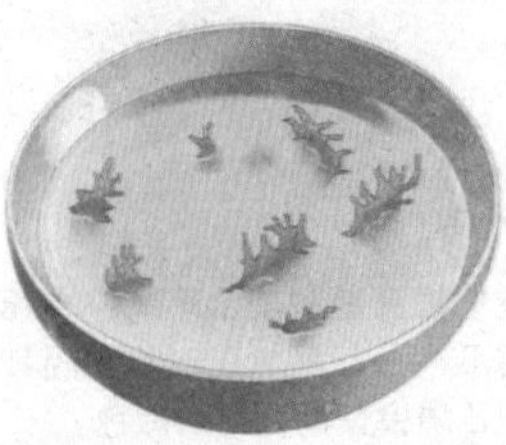

菊苣可像莴苣和菠菜一样食用并可以与它们互相替换和搭配。菊苣也可炒食或入汤，宜在烹饪过程快结束时加入

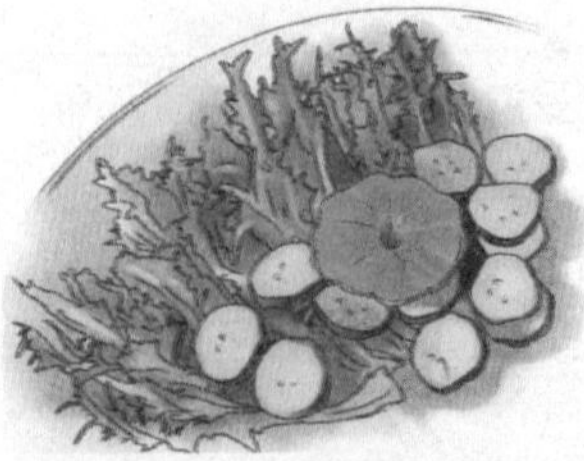

生菊苣经常与其他绿叶蔬菜一起放酸辣沙司和蛋黄酱制成沙拉，既有营养，又能增加食欲

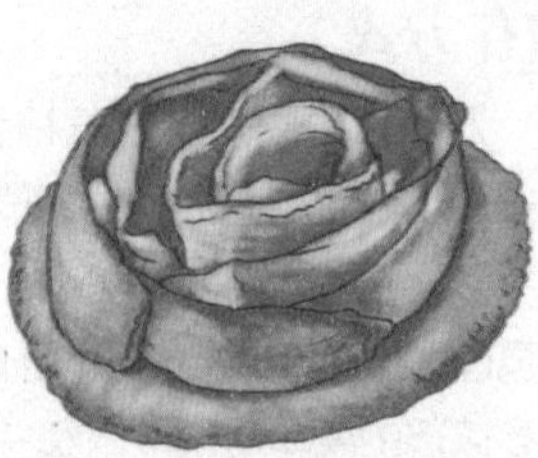

菊苣的叶子如果不太新鲜的话，可以煮后加到果馅饼和乳蛋饼里，也可以与沙司一起做。还可以做面包涂层

值得一试的佳肴

熏肉菊苣沙拉（人份）

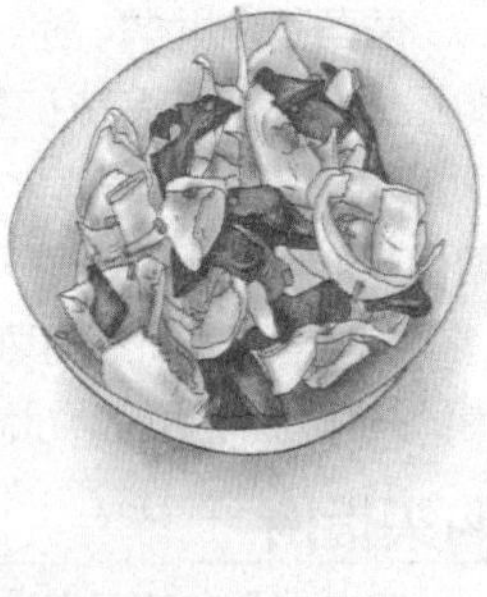

1棵菊苣，15克奶油，1个洋葱，适量的盐和姜，1匙芹菜叶，2匙红酒醋，1匙碎葱，1匙芥末，125克熏肉，80毫克橄榄油。

1. 从菊苣的根部开始将破损的最外层的叶子摘掉并洗净沥干，撕成片，放在碗里。
2. 洋葱去皮并切碎，芹菜切碎。将洋葱、芹菜，葱和菊苣放入碗中。
3. 将熏肉除去外衣，切成小片，放在平底锅里煎成棕色。
4. 准备酸辣沙司，将盐和醋放在小碗里，放入芥末和橄榄油，搅拌均匀，浇到沙拉上，再搅拌。
5. 上面放上熏肉，注意不要倒入烹制时产生的油脂，再搅拌。

芝麻菜

芝麻菜是一种源自欧洲和西亚的草本植物，与豆瓣菜、芥菜和荨麻有很近的亲缘关系。

芝麻菜可以长至50厘米高，其叶子柔软光滑，有锯齿，形状不规则，和蒲公英相似。

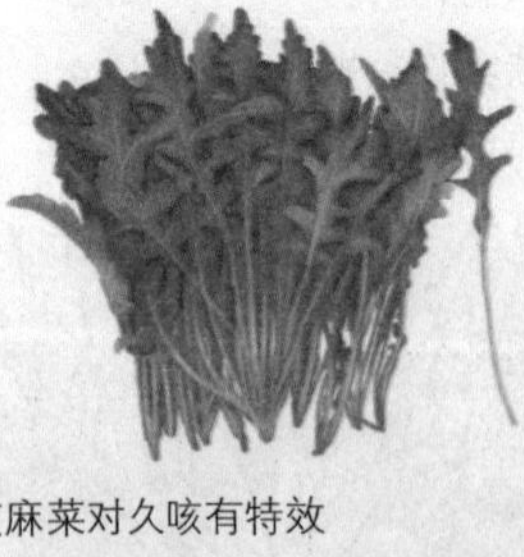

芝麻菜对久咳有特效

成分	芝麻菜（每100克）
水分(%)	92
蛋白质(克)	0.3
脂肪(克)	0.1
碳水化合物(克)	0.4

营养及药用功效

芝麻菜有兴奋、利尿和健胃的功效。

购买指南

选择那些柔软、看着新鲜的芝麻菜，绿叶应错落有致。叶子是蔫的、黄的或带斑点的芝麻菜不宜选择。芝麻菜通常是在开花之前选叶子嫩的采摘，因为芝麻菜越熟质地越粗，味道也越浓烈。

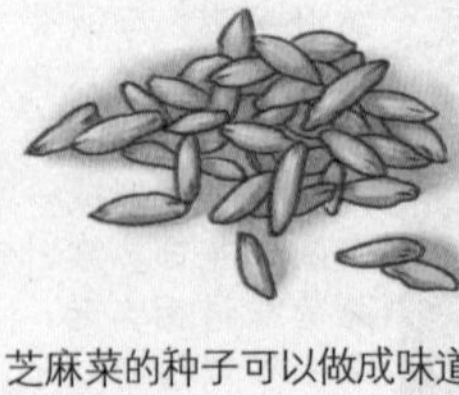

芝麻菜的种子可以做成味道很浓的芥末

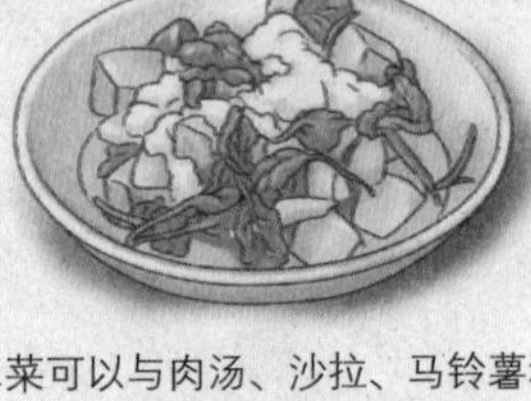

芝麻菜可以与肉汤、沙拉、马铃薯和面粉等一起做成非常漂亮且颇具风味的菜

食用技巧与吃法

去除根和纤维茎。因其生长于沙和土里，故应彻底清洗叶子。为了保持芝麻菜鲜亮的外观，不要用水浸泡。

储存方式

即使是放在冰箱里，如果储存不当，芝麻菜还是很容易腐烂。冷藏前，用湿纸将其根部包好然后放入透气袋里，这样可以保存 2 ~ 3 天，但应尽快食用。芝麻菜也可以放在水里养着，只是每天需换水。

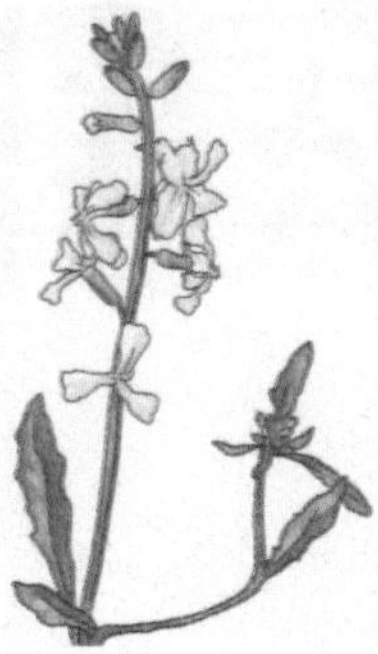

芝麻菜通常在开花之前采摘，在挑选刚刚采摘的芝麻菜时，最好选那种叶子嫩的

马齿苋

马齿苋是一种常见的、四季常青、极易生长的植物。马齿苋大约有 40 多个品种，被当作蔬菜和药物来种植已有 3500 年的历史。

马齿苋的植株通常有 5 ~ 10 厘米高，茎和叶的水分充足。马齿苋通常在开花之前收获，其叶子形状像耳朵一样，颜色黄绿，味道酸而且微辣。

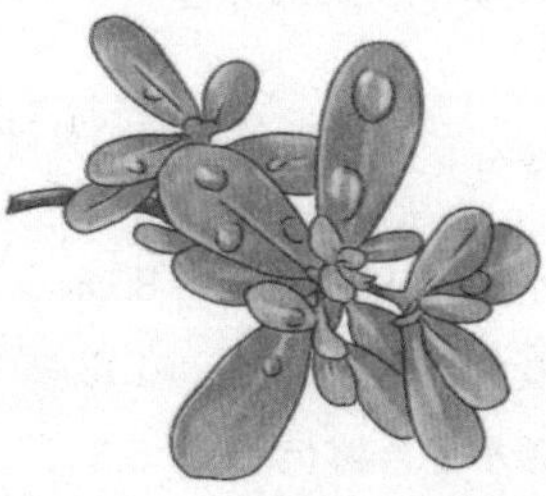

马齿苋，又名五行草，叶青，梗赤，花黄，根白，子黑

成分	马齿苋（每 100 克）
水分 (%)	93
蛋白质 (克)	1.6
脂肪 (克)	0.1
碳水化合物 (克)	3.6
热量 (千焦)	71.2

营养及药用功效

马齿苋含有丰富的钾、锰和维生素 A，也富含维生素 C、钙和铁，还含有黏液和抗氧化剂。马齿苋有降血压、防治心脏病、利尿、消肿、清肠和镇痛的功效。

购买指南

购买时应选择茎和叶子较结实的马齿苋。

食用技巧与吃法

马齿苋生食、烹食均可，柔软的茎可像菠菜一样烹制。不过如果对它强烈的味道不太习惯的话，就不要用太多。马齿苋茎顶部的叶子很柔软，可以像豆瓣菜一样烹食，可用来做汤或做沙司、蛋黄酱和炖菜。马齿苋和碎萝卜或马铃薯泥一起做，味道很好，也可以和洋葱或番茄一起烹饪，其茎和叶可用醋腌渍食用。

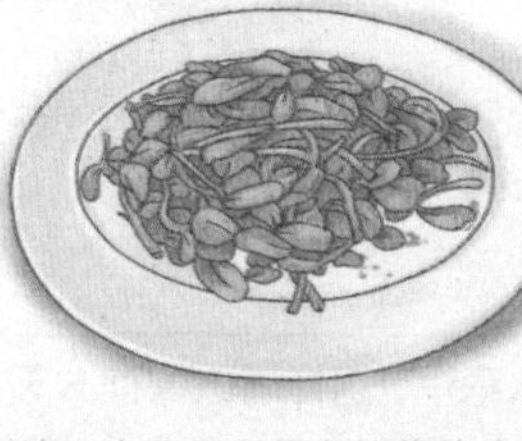

凉拌马齿苋具有很高的营养价值和药用价值，有“天然抗生素”之称

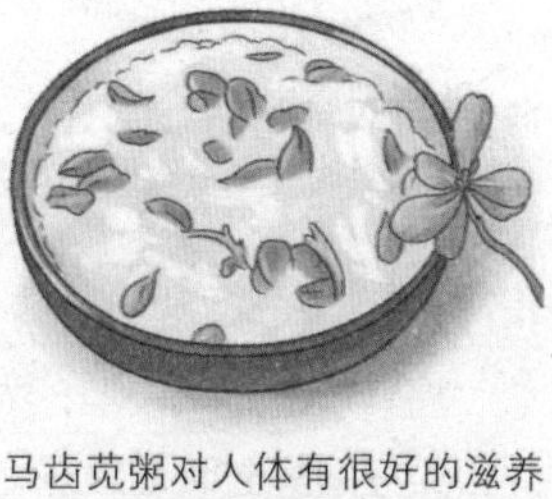

马齿苋粥对人体有很好的滋养作用，可以改善皮肤的颜色，使肌肤散发健康的光泽

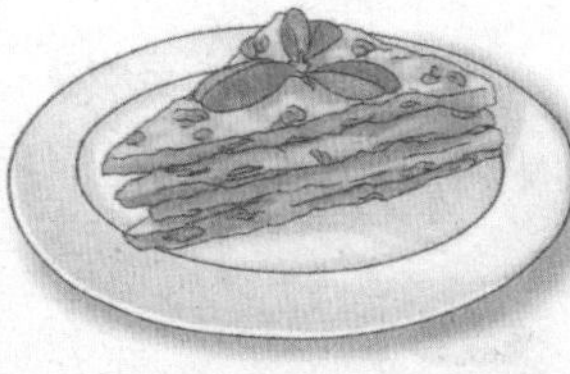

马齿苋有清热解毒、除尘杀菌的功效，和营养丰富的鸡蛋组合，味道独特

蒲公英

蒲公英在许多国家和地区都是一种常见植物。近几个世纪以来，蒲公英因其药性和美味在欧洲尤其受欢迎。

蒲公英开小花，茎很长。人工种植的蒲公英叶子呈白色，夹杂着一点苦味，野生蒲公英长着嫩绿油亮的叶子，比人工种植的要小一些，味道也更苦一些。

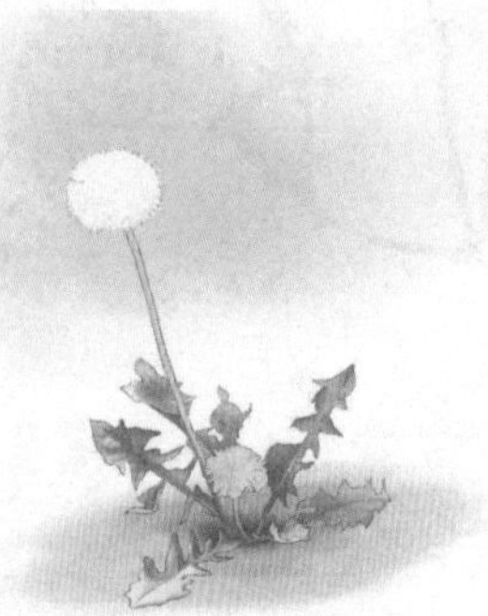

蒲公英能改善消化不良

成分	生蒲公英叶（每60克）
水分(%)	85.6
蛋白质(克)	1.6
碳水化合物(克)	5.3
热量(千焦)	108.8

营养及药用功效

生蒲公英叶富含维生素A、维生素C及钾，也含有铁、钙、维生素B_2、维生素B_1、镁、维生素B_6、叶酸及铜。

蒲公英具有滋补效用并可以作为一种解充血药使用，还有增强食欲和防维生素C缺乏病的作用。蒲公英自古就被用来减轻疼痛、缓解溃疡和肝炎，可导致轻微的腹泻。另外，其根里包含着一种对肝和胆囊有利的物质，叶子有利尿的功效。

购买指南

在选择蒲公英时，应选择叶子新鲜的，上面最好还带着根，这样保存的时间可以稍长一些。应避免挑选那些叶子干枯发蔫的蒲公英。

食用技巧与吃法

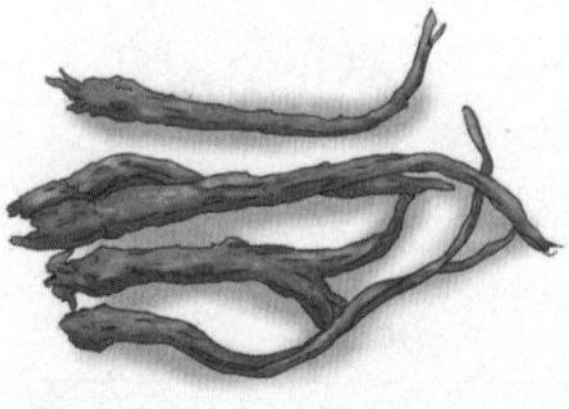

蒲公英的根可以吃，也可以用来替代咖啡

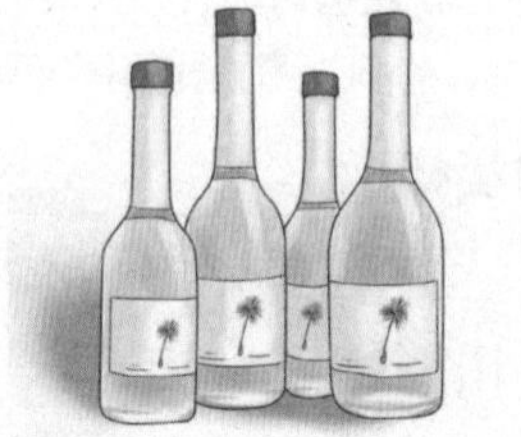

蒲公英的花可以做酒

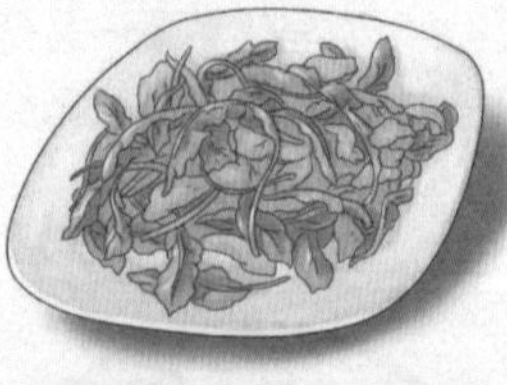

蒲公英不仅可生吃，也可烹食。蒲公英炒肉丝具有补中益气解毒的功效

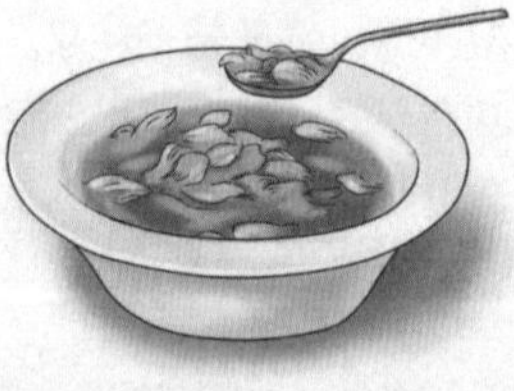

腌泡的蒲公英花蕾，具有提神醒脑的功效

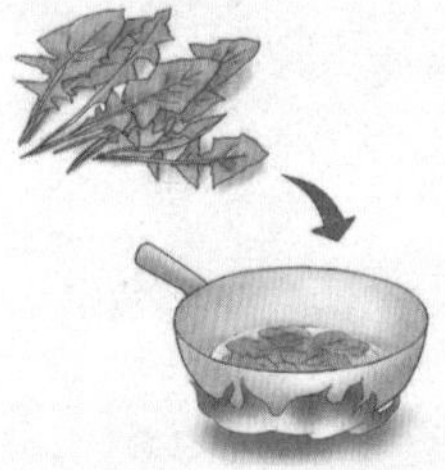

用沸水焯蒲公英1～2分钟，然后再烹饪可减少一些苦味

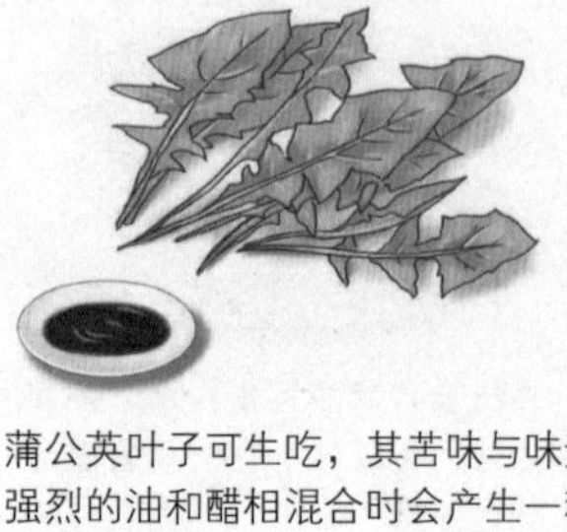

蒲公英叶子可生吃，其苦味与味道强烈的油和醋相混合时会产生一种不错的味道

储存方式

将其放在透气袋中，然后放在冰箱里，这样可以保存5天，蒲公英在新鲜时味道最好，所以最好做完即食。蒲公英可以洗2分钟后放在冰箱里冷冻保存，但解冻后也会蔫，所以在烹饪之前不要完全解冻。

芥菜

芥菜是庞大的卷心菜家族中最古老的一员，欧洲种植芥菜只是为了得到芥子，只有中国把它培育成了叶用蔬菜，并有极其丰富的品种和变种。

芥菜耐寒，能够经受 -1℃的低温，芥菜的叶子光滑，呈深绿色，有着强烈的芥菜味道。

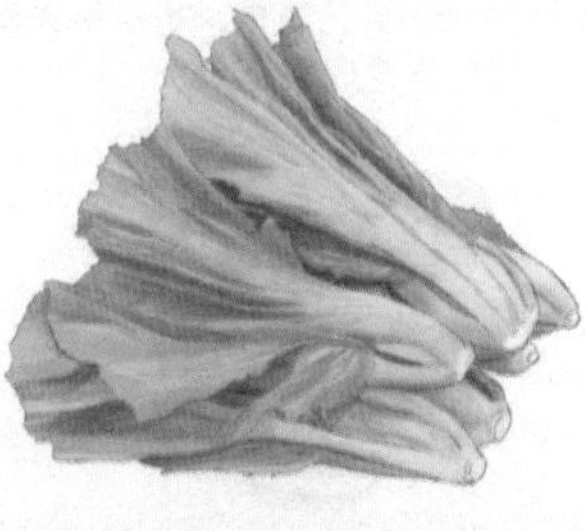

芥菜具有宣肺豁痰的功效

营养及药用功效

芥菜富含维生素 A 和维生素 C，还含有钾和叶酸。烹制后随着水分减少，维生素 A 和维生素 C 的比重还会增加。

成分	生芥菜（每 100 克）	烹制后的芥菜（每 100 克）
水分 (%)	90.5	92
蛋白质（克）	1.6	1.4
脂肪（克）	0.2	0.2
碳水化合物（克）	7.1	6.1
热量（千焦）	129.8	113.0

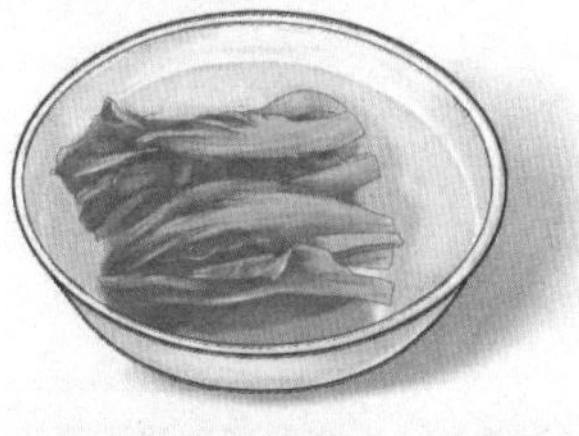

芥菜腌制后味道鲜美，可以增进食欲，促进胃肠消化功能

食用技巧与吃法

沙拉里放一点芥菜，会有一些辣味，但要少用，因为其质地粗糙而且味道浓重。在烹饪前用开水焯一下，可以去掉一些味道，芥菜和大麦、黑米、荞麦、马铃薯及豆类都可以搭配，和沙司、面包糊一起做味道也相当不错。芥菜可用蒸、煮或炒等方式烹饪。

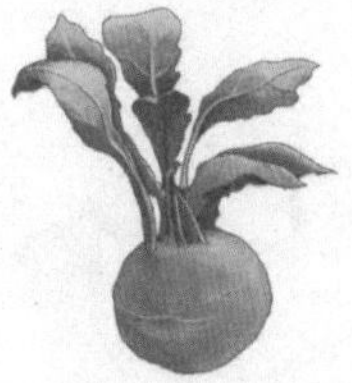

芥菜疙瘩含有食物纤维，可以促进胃肠蠕动

储存方式

直接放入透气袋后置于冰箱内可保存数日，而且其味道没有新鲜食用时那么苦。焯 2 ~ 3 分钟或叶子变软后可以冷藏保存。

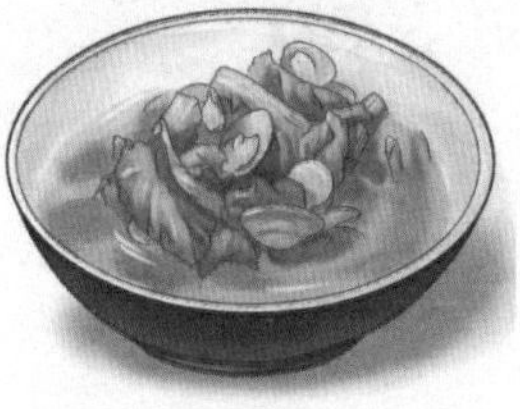

做汤时加入芥菜可以使菜肴略带微辣

甜菜

甜菜表面光滑，肉质通常呈深红色，也有白色的。甜菜的叶子可食用。较早食用甜菜的是古罗马人，他们食用的是红色和白色甜菜的根部。16 世纪，英国人和德国人开始食用所谓的花园甜菜，而白色甜菜根则是给牲畜食用的。

营养及药用功效

甜菜富含钾和维生素 A，也是维生素 C、镁和维生素 B_2 的重要来源。甜菜还含有铁、铜、钙、维生素 B_1、维生素 B_6、叶酸、锌和烟酸。甜菜叶含有丰富的钾、叶酸、镁、维生素 C 和铁。

甜菜很容易消化，有助于提高食欲，还能缓解头痛。甜菜还有预防感冒和贫血的作用。

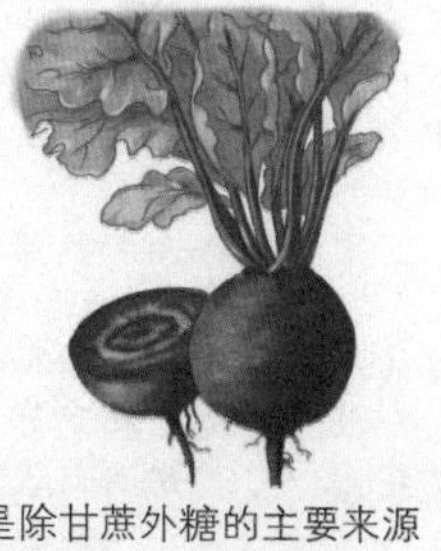

甜菜是除甘蔗外糖的主要来源

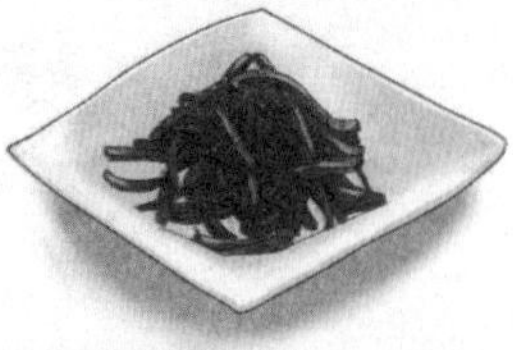

凉拌甜菜根工艺简单，将甜菜去皮切条后可自由调味

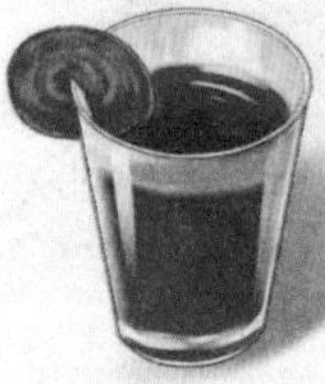

甜菜根汁液中含有丰富的亚硝酸盐物质，具有降低血压和预防老年痴呆症等功效

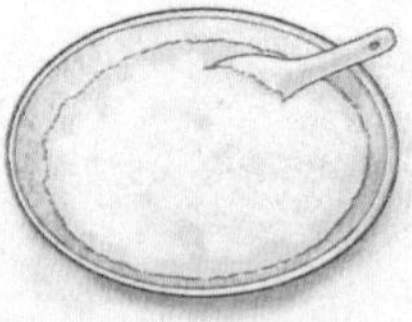

通过渗出法提糖和用碳酸法澄清，甜菜直接生产白糖，不生产原糖

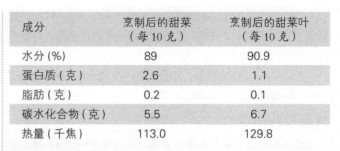

成分	烹制后的甜菜（每10克）	烹制后的甜菜叶（每10克）
水分 (%)	89	90.9
蛋白质（克）	2.6	1.1
脂肪（克）	0.2	0.1
碳水化合物（克）	5.5	6.7
热量（千焦）	113.0	129.8

食用技巧与吃法

甜菜可以煎炒、凉拌、腌制食用。用流水冲洗甜菜，但不要搓伤，细细刮洗。最好整个连皮烹制，将根留2.5 ~ 5厘米长。根据甜菜的大小不同，蒸煮时间需30 ~ 60分钟不等。煮熟的甜菜皮易剥落。

储存方式

鲜甜菜一般带有根和叶（或者5 ~ 8厘米的茎），甜菜在湿度为90% ~ 95%的冰箱中或阴凉处（18℃）可保存2 ~ 4周。甜菜埋在土里或放在地下室中的话可以储存得更久一些，但不宜放得太久，否则会变硬。未洗过的甜菜叶子直接放到透气性好的袋子里冷藏可保存3 ~ 5天。生甜菜不宜冷冻储存，否则融化后会变软。

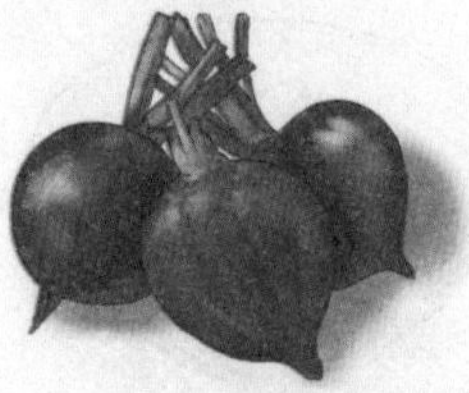

购买时应选择结实的、表面光滑并呈深红色、没有斑点和伤痕的甜菜

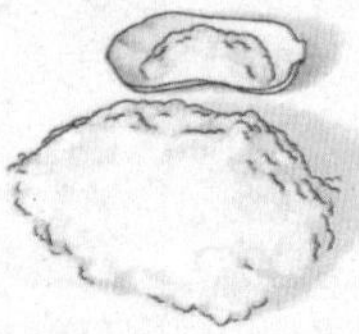

碱性调味料，像苏打会使得甜菜变成紫色

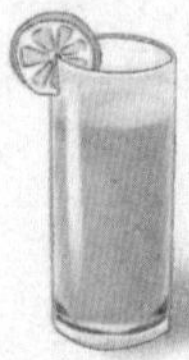

加点柠檬汁或醋有助于保持甜菜的颜色

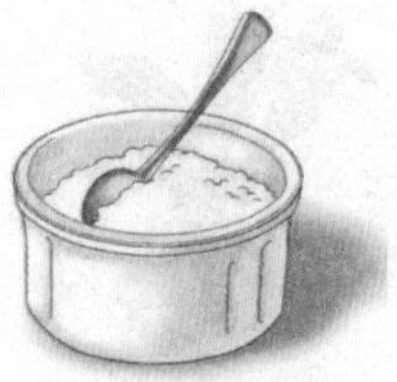

盐会使甜菜变白，所以只能在烹制的最后时刻放盐

值得一试的佳肴

罗宋汤（8人份）

4个生甜菜，2汤匙油，100克大白菜，2升水，1个胡萝卜，适量的盐和姜，1棵芹菜，2汤匙番茄酱，1个洋葱，1汤匙柠檬汁，1头大蒜，125克酸奶油，少许芫荽。

1. 甜菜去皮洗净，切成小块。大白菜切成条状，胡萝卜去皮洗净，芹菜洗净后切成条。洋葱和大蒜去皮切碎，芫荽切碎。

2. 用焙盘把油加热后烹制芹菜，直至其变软并且透明，放入甜菜、胡萝卜、水、盐和姜一起煮沸。盖上盖并用中火焖45分钟，然后放入大白菜、大蒜和番茄酱，再煮30分钟。

3. 放入柠檬汁和芫荽调味。

4. 用一勺酸奶油来装饰。

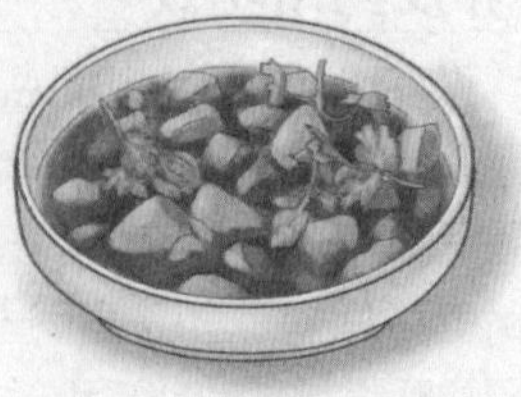

胡萝卜

胡萝卜是一种根类蔬菜，起源于中东和中亚，有着 1 000 多年的种植历史。胡萝卜的祖先是紫色并接近黑色的，黄色胡萝卜是杂交的品种。直至文艺复兴时期，胡萝卜的食用才普及。19 世纪中叶法国农业学家培育出了橘色的胡萝卜。胡萝卜约有近 100 个品种，色泽因品种不同而有橘色、白色或黑色。

营养及药用功效

生胡萝卜富含维生素 A 和钾，此外，还含有维生素 C、维生素 B_6、维生素 B_1、叶酸和镁。烹制后的胡萝卜含有大量的维生素 A、维生素 B_6、铜、叶酸和镁。细嚼能最大限度地吸收胡萝卜里的营养成分。胡萝卜有许多为人称道的治疗作用，如清洁肠胃、利尿、防止痢疾、解毒和防止心绞痛等。胡萝卜有助于保持良好的视力，胡萝卜的汁液尤其利肝，生胡萝卜还可以缓解烧伤。适量食用一些胡萝卜子可以利尿、开胃，缓解疝气和痛经。

成分	生胡萝卜（每 100 克）	烹制后的胡萝卜（每 100 克）
水分 (%)	87.8	87.4
蛋白质（克）	0.9	1.2
脂肪（克）	0.1	0.1
碳水化合物（克）	3.2	10.5
热量（千焦）	180.0	188.4

购买指南

应选择结实、颜色鲜亮的胡萝卜。胡萝卜通常被去除茎和叶来卖，这部分通常是在收获时去掉的，这样能减少水分流失。如果购买的是带茎和叶的，也应该选择结实而且颜色鲜亮的，不要购买开花的或受潮的胡萝卜。

食用技巧与吃法

鲜嫩的胡萝卜无须去皮，洗后轻刮即可，老的胡萝卜才需去皮。茎呈绿色的话，说明胡萝卜曾被暴露在阳光下，这部分通常有点苦，应去除。

储存方式

胡萝卜极易保存，置于冰箱可存放 1 ~ 3 周（新鲜胡萝卜可存放 2 周）。可将胡萝卜放入透气塑料袋或纸袋中以防止受潮。气温越低，胡萝卜储存得越久。储存胡萝卜最好的办法是将之直接埋入土里，这样可以保存 6 个月，如果温度适中，胡萝卜埋好后可过冬，用时取出即可。

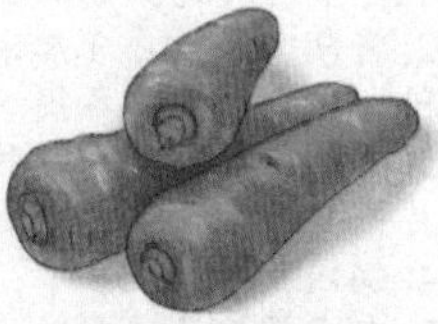

胡萝卜具有益肝明目，增强体抗力的功效

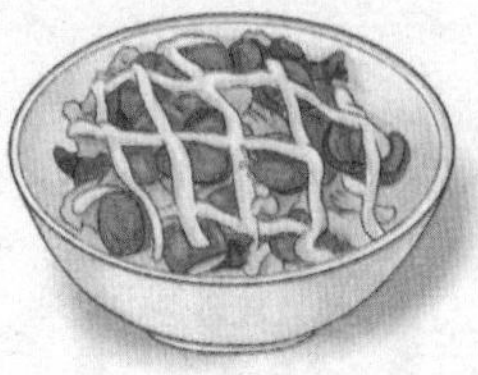

生胡萝卜可直接食用或加入其他蔬菜、水果做成沙拉

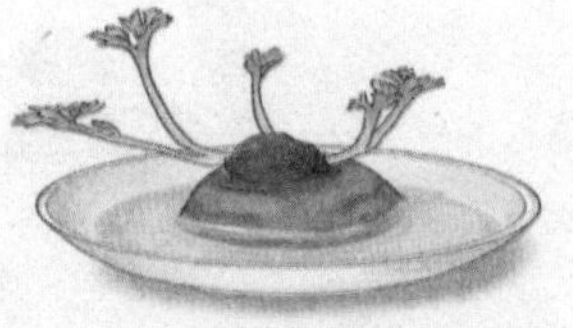

胡萝卜靠近根部的地方富含矿物质，烹饪时加入油脂或肉类，可以更好地吸收维生素 A

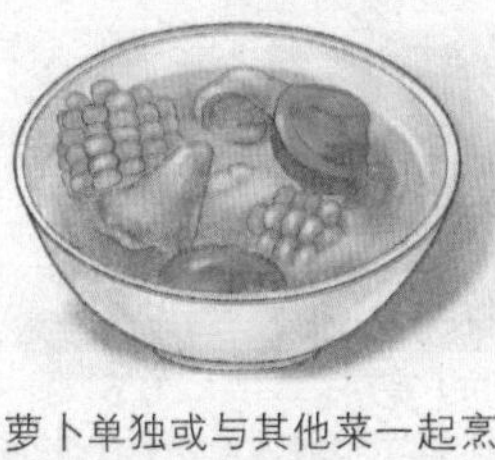

胡萝卜单独或与其他菜一起烹饪都可以做成美味的菜肴

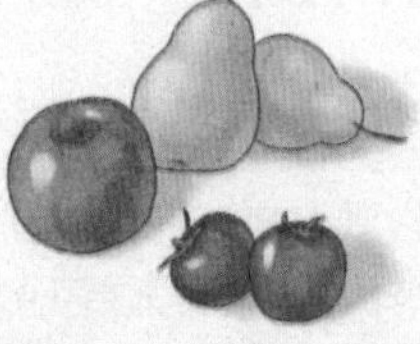

不要将胡萝卜和能释放大量乙烯的蔬菜或水果如番茄、苹果和梨混放在一起，这种气体易加速胡萝卜成熟并使其带苦味

值得一试的佳肴

胡萝卜炖牛肉

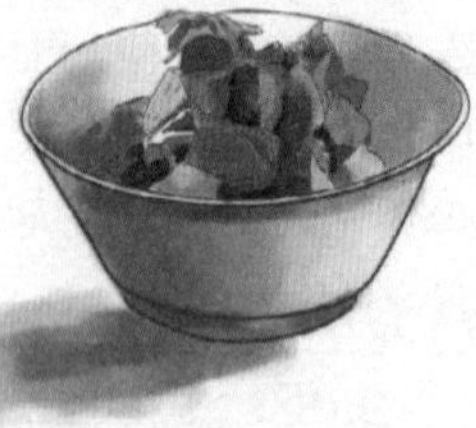

500克牛肉，50克奶油，50克嫩豆荚，2个洋葱，30克枸杞子，适量的面粉、胡椒粉和盐，2个中等大小的胡萝卜，3个中等大小的马铃薯。

1. 将牛肉切成3厘米左右的块，撒上盐与胡椒粉，再加入面粉搅拌。
2. 将胡萝卜切成1厘米见方的小块，马铃薯切片，豆荚切成3厘米的段，洋葱切片，备用。
3. 将奶油放入锅内熬热，放入牛肉块炒至呈茶色，然后放入少许洋葱片一起炒。
4. 锅内放入4碗热水，加入枸杞子，煮至沸腾，然后用文火煮2小时。
5. 在煮枸杞子的同时，按先后次序分别加入胡萝卜、马铃薯、豆荚和洋葱。
6. 放盐，再煮20分钟，并用3匙面粉调成糊状加入汤里，使汤变得黏稠。
7. 离火之前，再放一次调味品，可根据个人口味加入各种调味品。

白萝卜

白萝卜是一种根用蔬菜，起源于地中海东部地区，公元前500年左右传入中国。白萝卜肉质呈白色，口感清脆，味道柔和，许多品种都略带甜味。

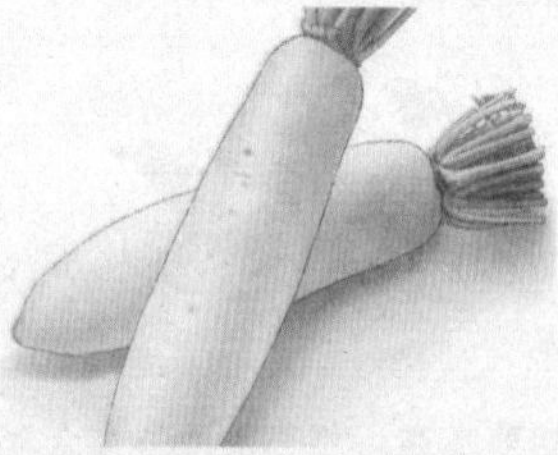

白萝卜可以促进胃肠蠕动，起到排毒养颜的作用

成分	生白萝卜（每45克）
水分(%)	94.5
蛋白质(克)	0.3
脂肪(克)	0.5
碳水化合物(克)	1.8
热量(千焦)	33.5

营养及药用功效

生白萝卜富含维生素C和钾，有开胃、杀菌、利尿、防毒、退烧、缓解咳嗽和鼻出血的功效，还有利肝和防治胆囊疾病的作用。

购买指南

选择结实、光泽好、无斑点和破损的白萝卜，不要购买个头太大的白萝卜，因其纤维过多，质地松弛，味道寡淡。

食用技巧与吃法

白萝卜可生食也可烹食。可做成开胃菜或者制作沙拉和三明治，也可做成下酒菜食用。可以切碎撒到酸辣沙司里，也可以和蔬菜、禽肉以及海产品一块烹制。

烹制时，将白萝卜表层薄薄的皮去掉，然后根据烹饪需要，切成各种形状。烹制时间不能过长，否则白萝卜会软而无味。

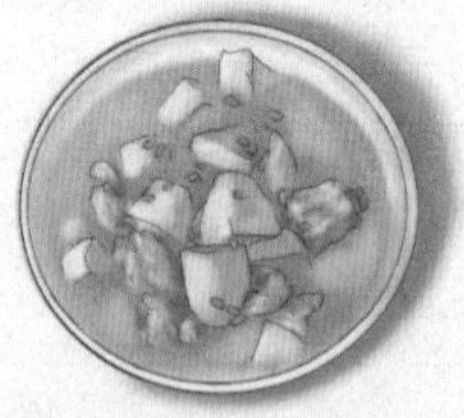

烹制后的白萝卜排骨味道柔和，有滋补脾胃的效果

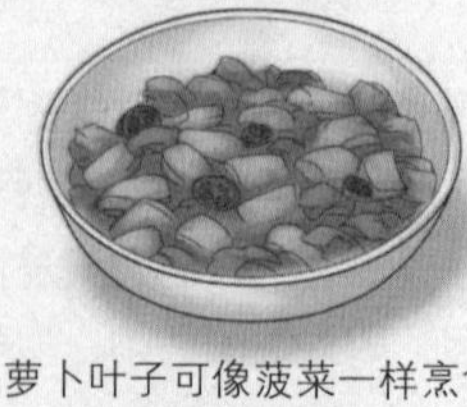

白萝卜叶子可像菠菜一样烹食，嫩萝卜可用来做沙拉或汤

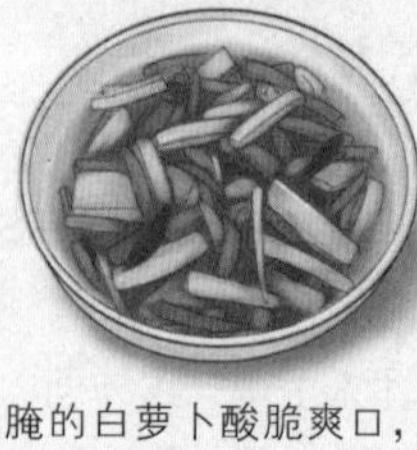

盐腌的白萝卜酸脆爽口，食用之后可以增强机体的免疫力

储存方式

白萝卜是一种极容易腐烂的蔬菜，所以应装入有孔的塑料袋置于冰箱中。生食的话，购买后放置不应超过3～4天，烹制后的白萝卜可保存1周左右。

茄子

茄子起源于印度，在亚洲的种植历史已有2 500年。茄子在中世纪前传入非洲，在14世纪时又被引进意大利。茄子最初的品种非常苦，后来出现了许多改良品种。

在北美和欧洲最常见的茄子呈深紫色，外形椭圆，像个大鸭梨。其他的几个品种通常被认为是亚洲品种。茄子薄而光滑的皮呈深紫色、淡紫色、奶油色、白色、绿色或橘色不等，茄子可食用，有些品种的皮比较苦。茄子淡黄色的肉像海绵一样，有棕色的、小而可食用的子。

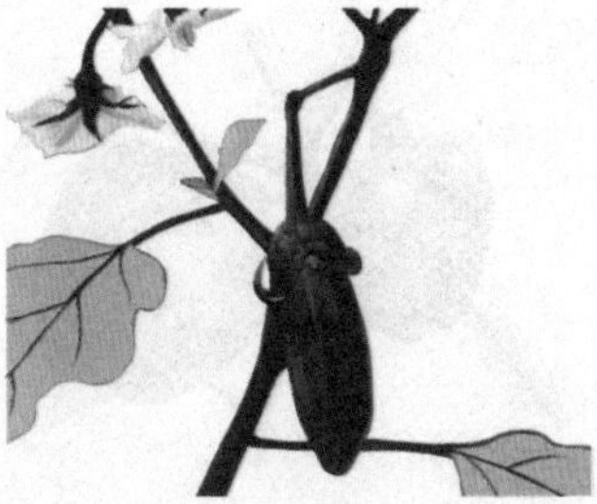

茄子具有消肿止痛、清凉止血的功效

成分	生茄子（每100克）
水分(%)	92
蛋白质(克)	1.2
碳水化合物(克)	6.3
热量(千焦)	113.0

营养及药用功效

茄子富含钾，也含有叶酸、铜、维生素B_6和锰。茄子有利尿和止痛的功效，也可导致轻微的腹泻。

购买指南

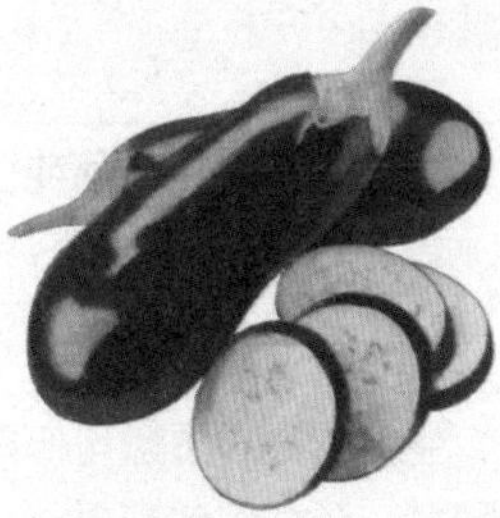

购买时应选择比较重、结实、表皮颜色均匀而光滑的茄子

购买时，不要选择带斑点或外皮干枯的茄子，一般这种茄子都熟过了头而且味道苦涩。可用手轻压一下来判断茄子是否成熟，如果有压痕，就是已成熟，如果茄身回弹，证明茄子未熟。

食用技巧与吃法

冷食热食皆可，茄子可做馅和砂锅菜，采用烘烤、油炸、红烧、串烧等方式做菜均可。另外，茄子也常与番茄、大蒜、橄榄油一起做蔬菜杂烩或茄合等。茄子可以用煮、蒸、烘烤等方式烹饪，也可以用微波炉烹制。

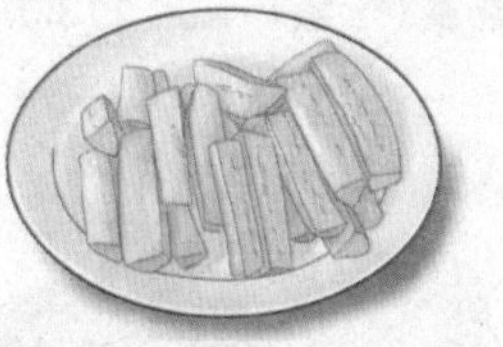

苦味只集中在茄皮下，去皮便可去除茄子的苦味。在水里浸15分钟也可去除苦味

茄子切开后很快会变色，宜立即烹制或放些柠檬汁。大的茄子可切上几个口，然后撒点盐放置1～2个小时以减少水分并消除苦味。

茄子可以用煮、蒸、炒、烘烤或油炸等方式烹饪。用烤箱烹制茄子时，将带皮的茄子整个的或切成两半，并在上面划几个口以使其烹制均匀并有助于散发蒸汽，180℃的温度下可烘焙15～25分钟，带馅的话，一般需烹制35～60分钟。撕成条或切成块的则需15～20分钟。根据个人的不同口味，可先将橄榄油和调味品刷在茄子上。

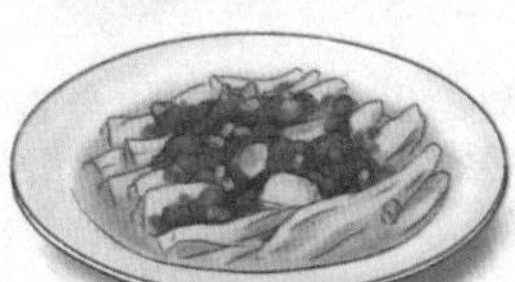

蒜泥茄子具有延缓衰老的作用，还可以降低胆固醇

储存方式

茄子极易腐烂，应妥善储存。茄子对温度变化比较敏感，所以茄子不适宜冷冻保存。茄子可以用透气的袋子盛装并置于冰箱，这样可保存1周左右。焯过或蒸过的茄子放入冰箱可储存6～8个月。

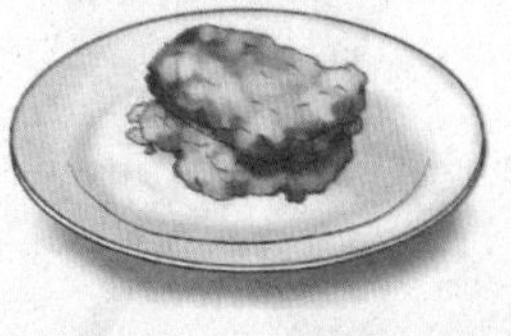

茄子极易吸油，可在茄子外面裹上一层面粉、鸡蛋或面包屑，这样就不会太吸油

甜椒

甜椒原产于拉丁美洲，其种植历史可追溯到公元前 5 000 年。甜椒的适应能力极强，在世界各地都有广泛种植。甜椒肉质新鲜，浆果内含白色的子。其植株可长至90厘米高。根据大小、形状、颜色和味道，可以将甜椒分为很多品种。

绿色甜椒会在完全成熟之前被采摘。在植株上成熟的甜椒更甜更香，红的和橘色的甜椒最甜。

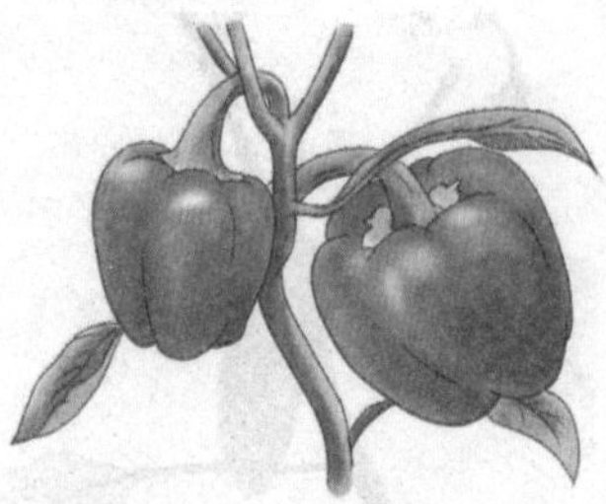

甜椒具有明目、提高免疫力的作用

成分	甜椒（每 100 克）
水分 (%)	92.2
蛋白质 (克)	0.9
脂肪 (克)	0.2
碳水化合物 (克)	6.4
热量 (千焦)	113.0

营养及药用功效

红色和绿色的甜椒富含维生素 C、维生素 A、维生素 B_6、叶酸和钾。甜椒生食与烹制的营养成分几乎相同。不同品种的甜椒营养成分比例稍有些差异。甜椒有许多作用，如健胃、利尿和防腐等。对某些人来说，甜椒也许不易消化，去皮可有助于消化。

购买指南

应选择结实、有光泽、肥厚、没有斑点或软点，颜色纯正并且肉质有弹性的甜椒。

食用技巧与吃法

甜椒既可生食又可烹食。在西方，生食的话，甜椒可作为开胃品或沙拉食用，也可用来做汤、炖菜，还可以做煎蛋卷、点心、比萨饼等食物。腌泡汁也会用到甜椒，吞拿鱼也常和甜椒搭配食用，葡萄牙和墨西哥的烹饪中经常使用很多甜椒。甜椒可以同豆腐、鸡肉、兔肉、火腿、鸡蛋搭配烹饪，还可以用来做馅。

甜椒可切成条、丝或片，烹制甜椒之前应将根去掉，仔细刮子并去除白色叶脉。在去核之前用水焯一下可缩短烹制时间。

去皮的话，可将甜椒置于烤箱烘烤 10 ~ 12 分钟，直至皮变黑或膨胀起来，盖上湿布然后放到透气袋里或者用铝箔包起来。待凉了以后，用刀去皮，在流水下冲洗。

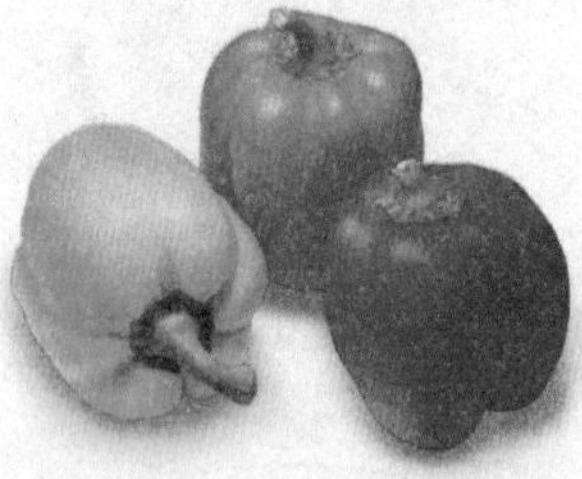

彩椒是甜椒的一种，以其鲜艳的色彩得名。彩椒可以补血，也可以消除疲劳

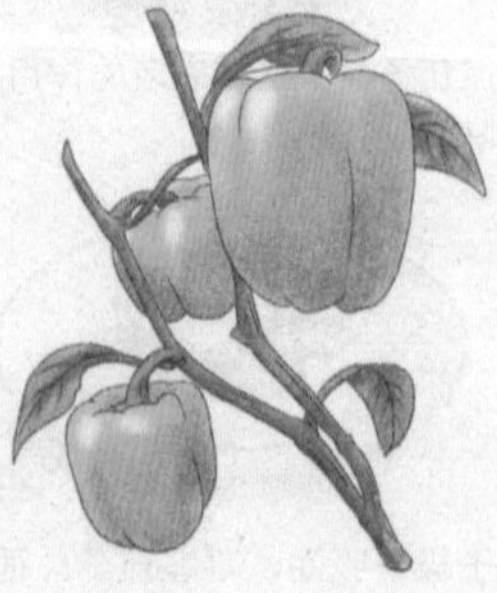

甜椒颜色亮丽，非常适于配菜

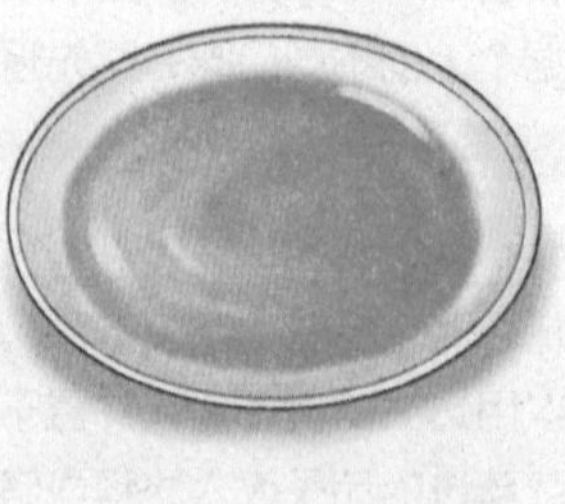

红甜椒酱汁具有促进消化和抗癌防癌的作用

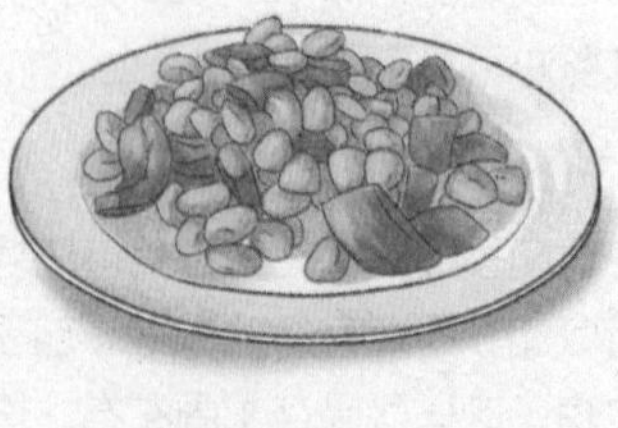

甜椒炒玉米做法简单，味道独特，还有明目的效果

黄瓜

黄瓜是起源于南亚的一年生草本植物，和南瓜、甜瓜同属一科，有近40个品种。黄瓜是由航海家带到中亚、近东和印度的，在埃及、希腊和罗马都极受欢迎。

营养及药用功效

黄瓜中含有钾、维生素C和叶酸，有防止口角炎、降血糖和抗癌的作用，还有清热解渴、利尿消肿的功效。另外，黄瓜还能有效对抗皮肤老化并减少皱纹，有美容的功效。

购买指南

购买时选择色泽好、结实、无擦伤或发黄的黄瓜，中等大小的黄瓜要好过大黄瓜。

食用技巧与吃法

如果黄瓜较老，应去子食用。黄瓜无须去皮，尤其是无蜡层的新鲜的小黄瓜。一些菜谱建议将黄瓜腌渍并沥干以去除潮气和苦味，沥干会使瓜肉变软而且无味，但易于消化，并且可以减少黄瓜的水分。

储存方式

黄瓜冷藏可保存3～5天，切开的黄瓜应包好，以免散味。冷冻并不适合黄瓜，因为黄瓜在低温环境下会变软。

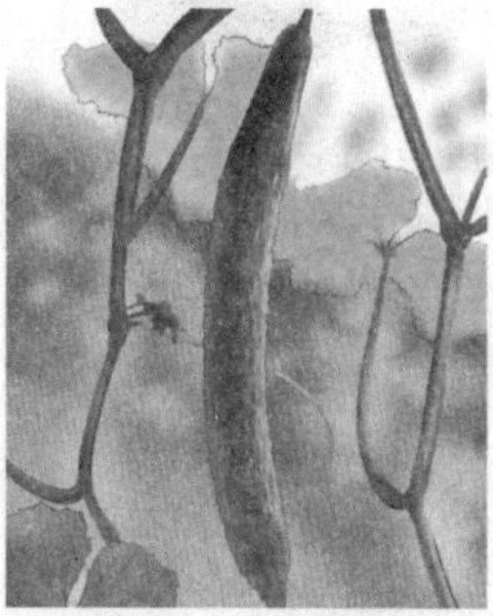

黄瓜是多水分、低脂肪、低糖的减肥佳蔬

成分	黄瓜（每100克）
水分(%)	96
蛋白质(克)	0.5
碳水化合物(克)	2.9
热量(千焦)	54.4

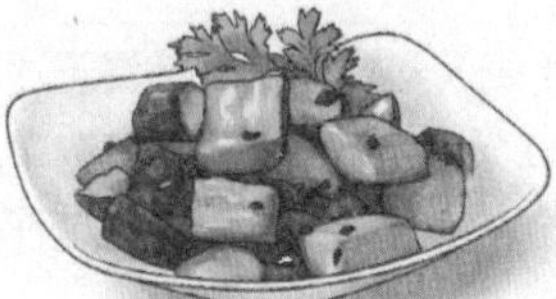

黄瓜可切碎与各种调味料调拌食用，也可生食

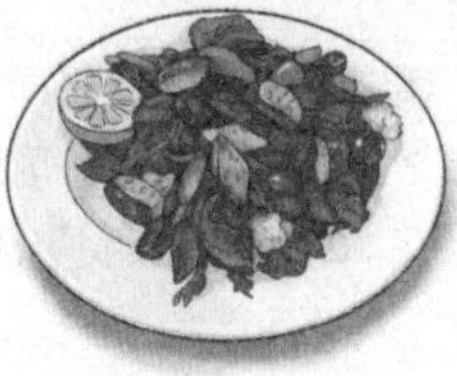

做希腊沙拉、薄荷沙拉时，黄瓜更是不可缺少

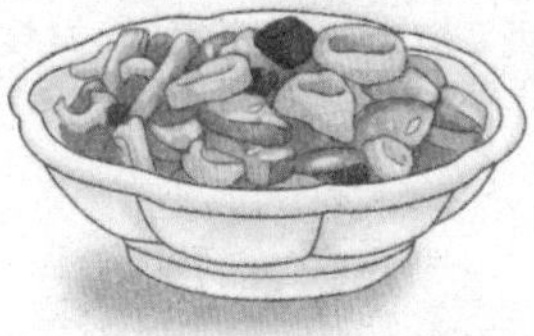

黄瓜与海产品一起烹制，鱿鱼炒黄瓜味道鲜美

番茄

番茄产自于墨西哥和中美洲地区。16世纪，意大利人将其命名为“金苹果”。

番茄共有约1 000个不同的品种，包括樱桃番茄、李子番茄以及其他为了能长期保存而改变基因的生物工程品种。品种不同的番茄形状各异，有圆的和椭圆的，大小不一，直径从2.5～12.5厘米不等。番茄的味道取决于很多因素，包括采摘时间、酸度、果肉中糖分与水分的比例以及外皮和果肉的质地。

营养及药用功效

番茄含有丰富的维生素C、钾、叶酸和维生素A。绿色番茄非常酸并含有毒物质茄碱，只有烹制后其毒性才能被去除。番

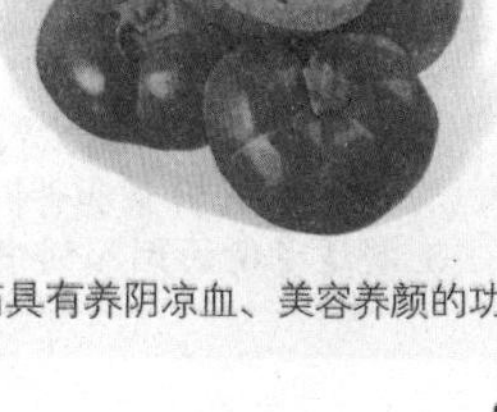

番茄具有养阴凉血、美容养颜的功效

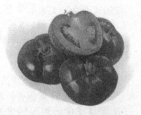

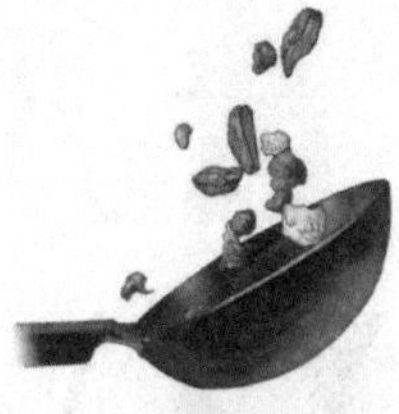

应避免用铝锅来烹制番茄，否则会使菜里有股金属味道，而且对身体有害

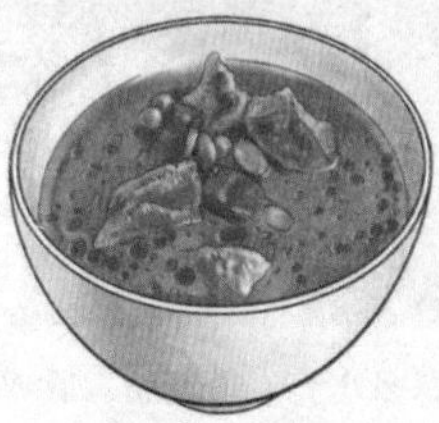

番茄牛肉汤口感微酸，香味浓郁，是开胃健脾的佳品

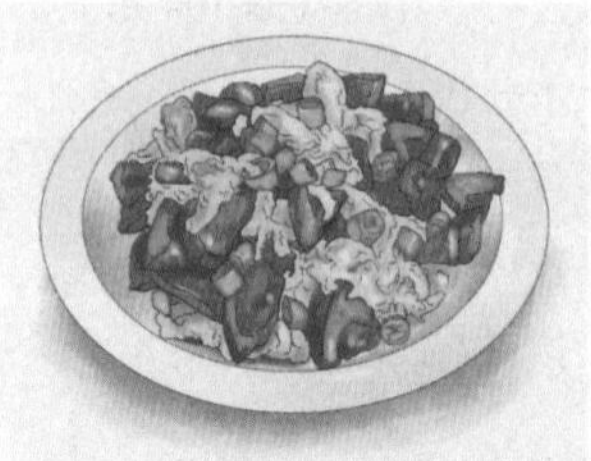

西红柿炒鸡蛋工艺简单，营养互补，是家庭中的普通菜肴

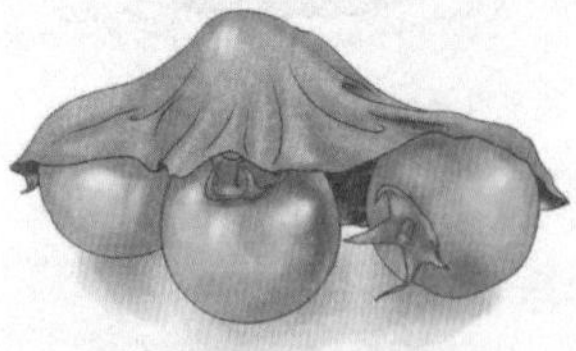

绿色番茄在室温下会慢慢变熟，为了加速其成熟，可用纸或者布盖好

成分	生番茄（每100克）	烹制后的番茄（每100克）
水分（%）	93.8	92.2
蛋白质（克）	0.8	1.1
碳水化合物（克）	4.6	5.8
热量（千焦）	87.9	113.0

茄有利尿功能并能降低胆固醇，还能健胃、防治坏血病和排毒。

购买指南

应选择那些结实、光滑、色泽纯正，没有褶皱、裂痕和伤疤，气味芳香、富有弹性的番茄。

食用技巧与吃法

番茄有很多做法，可做馅、汤或沙司、煎蛋卷、酱或腌泡汁，也可以做西班牙番茄冻汤、蔬菜杂烩、比萨饼。番茄和大蒜、葱、孜然芹等调味品一起烹制味道不错，也可以与橄榄、姜和茄子一块儿烹饪。对鲻鱼、沙丁鱼、吞拿鱼、牛肉、鸡肉、小牛肉、鸡蛋来说，番茄是个好配菜。

烹制番茄时加一勺糖或蜂蜜就不会太酸。品种不同，放糖多少也不一样。用旺火长时间烹制会使番茄不易消化，可用文火慢慢烹制。

储存方式

番茄在室温下避光可保存1周，熟透了的番茄置于冰箱可存放2 ~ 3天，取出后可放置30分钟再烹饪，做之前洗净。

在10℃以下的环境中番茄成熟速度会变慢。绿番茄在避光条件下可存放数周。

番茄冷冻之前，可放一勺盐和糖。冷冻的番茄果肉会分层，融化时，汁液会流失，所以只能用来烹饪，但最好在其彻底融化前烹制。整个的冻番茄可焯30 ~ 60秒后再用冷水简单地冲一下再去皮。

值得一试的佳肴

番茄焖明虾

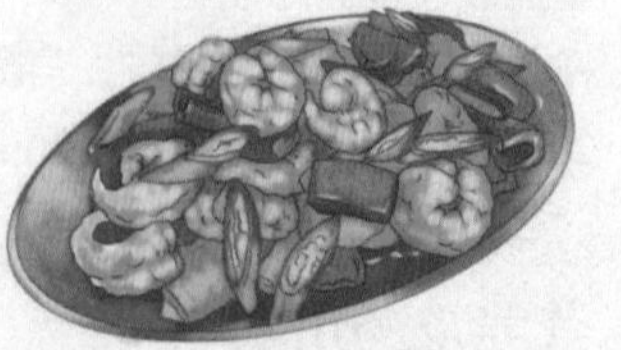

750克明虾，125克洋葱，50克芹菜，75克青椒，750克番茄，75克食油，15克蒜瓣，5克干辣椒，适量盐和胡椒粉。

1. 将明虾煮熟洗净，剥去外壳，除去杂质并切成段。
2. 将番茄、洋葱、蒜瓣、芹菜和青椒洗净切成末，干辣椒洗净切成段，备用。
3. 把锅烧热后倒油，待油烧至六成热时，放入葱、蒜炒至微黄。
4. 放入番茄、芹菜和青椒炒至五成熟，放入胡椒粉和干辣椒炒透。
5. 将适量清汤倒入锅中并煮沸，加入盐调味，放入明虾段，用文火焖数分钟即可。

冬瓜

冬瓜主要生长在亚洲的热带和亚热带地区，是那里人们的一种重要蔬菜。冬瓜长在藤蔓上，通常呈圆形或椭圆形，类似西瓜。冬瓜直径 15 ~ 25 厘米，长 20 ~ 35 厘米，某些品种可重达 13.5 千克。在成熟之前，冬瓜浅绿色的外皮会变厚并长出白色绒毛，绒毛在收获后会继续生长。冬瓜肉质结实，味道甜美。

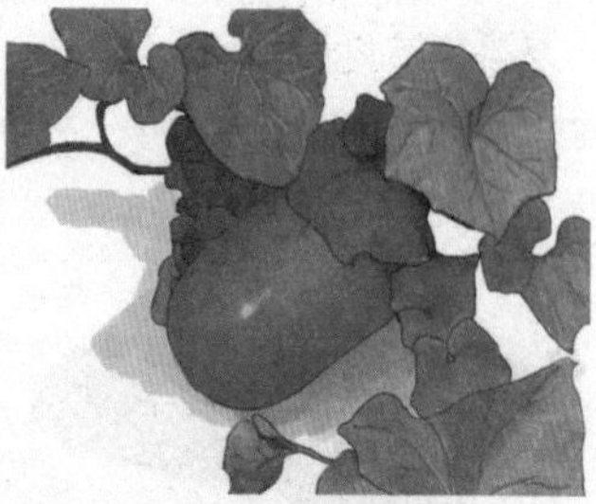

冬瓜具有清热化痰的疗效

成分	烹制后的冬瓜（每 100 克）
水分 (%)	96
蛋白质（克）	0.5
碳水化合物（克）	2.9

营养及药用功效

冬瓜含有多种维生素和微量元素，可调节人体代谢平衡。冬瓜有利尿、消肿、养胃生津的作用，还有抗衰老和润泽肌肤的作用。

购买指南

大冬瓜经常切开后出售，故应选择结实并且没有伤痕的。

食用技巧与吃法

冬瓜最主要的做法是干炒和做汤。冬瓜可做凉拌菜，还可做罐头。冬瓜的嫩叶和瓜子也可烘烤或干炸食用。将冬瓜去皮去子，切成均匀的块，这样可以烹制均匀，味道更佳。

储存方式

将整个的冬瓜置于干燥和阴凉处，避光保存，可存放数周。冬瓜在温度达 –2 ~ 1℃、湿度 70% ~ 75% 的环境下可存放 6 个月。

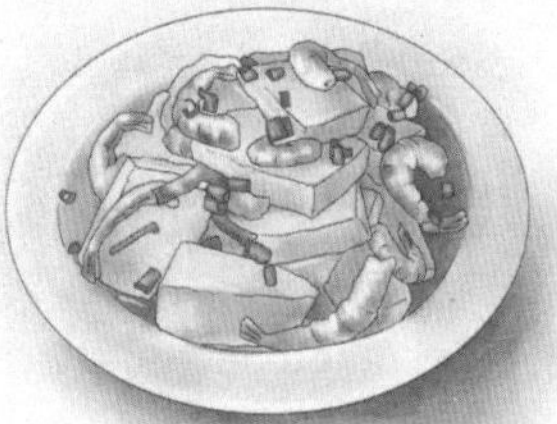

海米冬瓜味道鲜美，具有清热解毒的功效

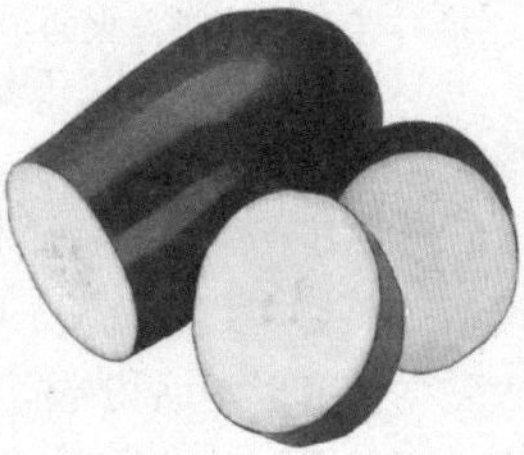

购买切开出售的冬瓜时，应选择新鲜结实的

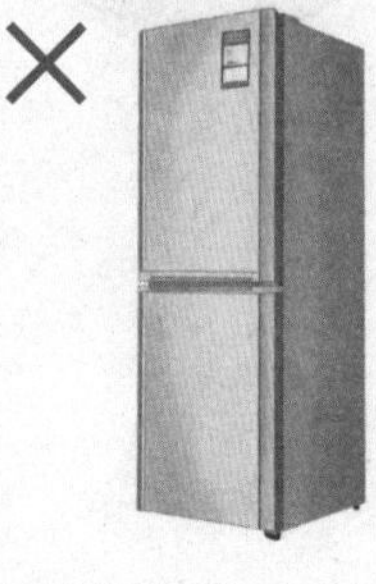

冬瓜不宜冷藏，否则会变软，影响食用效果

苦瓜

苦瓜起源于印度，主要生长于热带和亚热带地区，在亚洲已被食用了几个世纪。最初人们主要是使用苦瓜的药用性能。

苦瓜是一年生爬行植物，其藤蔓会攀到其他植物或物体上，其植株可长至 7 ~ 10 米。苦瓜外形像黄瓜，外皮发皱，果肉像梨一样肥厚，肉质较干，子多呈白色。苦瓜的苦味来自其所含的奎宁，熟透时最苦。苦瓜的色泽可以表明其成熟程度，熟透的苦瓜是黄色或橘色的。

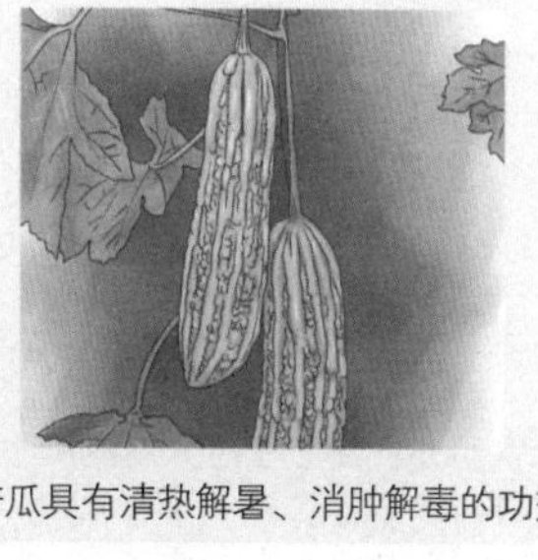

苦瓜具有清热解暑、消肿解毒的功效

营养及药用功效

苦瓜含有具有抗氧化作用的物质，这种物质可以强化毛细血管，促进血液循环，预防动脉硬化。

成分	苦瓜（每100克）
水分（%）	94
蛋白质（克）	1
碳水化合物（克）	3.7
热量（千焦）	71.2

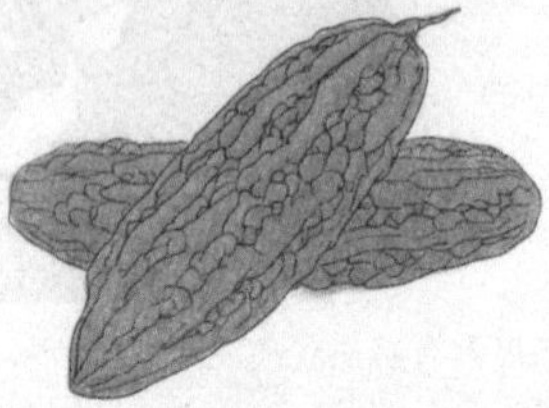
苦瓜须适量食用，过量食用苦瓜容易引起恶心、呕吐等

购买指南

选择结实、无霉斑的苦瓜，深绿色的苦瓜苦味相对淡些。

食用技巧与吃法

因为味苦，苦瓜的用途较受限制。苦瓜经常与猪肉、洋葱、姜等一起烹饪，做汤时也经常用到苦瓜。在印度，吃饭前，人们经常先吃苦瓜，可单独吃也可与马铃薯一起佐以孜然和姜黄食用。

苦瓜需去除黏附的白色物质和子。将肉切成等长的块，这样烹制时才能保证调味和受热都均匀，烹饪前用水焯可去除些苦味。腌苦瓜时用盐腌渍约30分钟后冷水冲洗即可，腌制的苦瓜不需去皮。

储存方式

苦瓜极易腐烂，且不能密封保存。苦瓜用透气袋包好后置于冰箱可保存1周，苦瓜不宜冷冻。

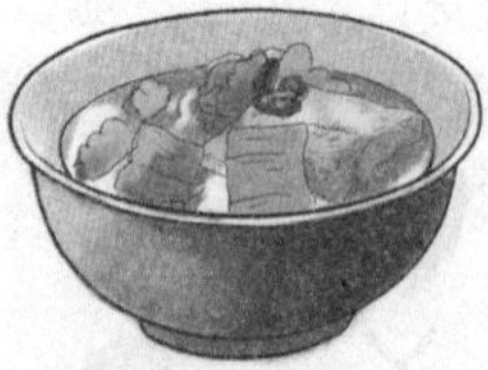
苦瓜瘦肉汤能清心开胃，特别适合夏天食用

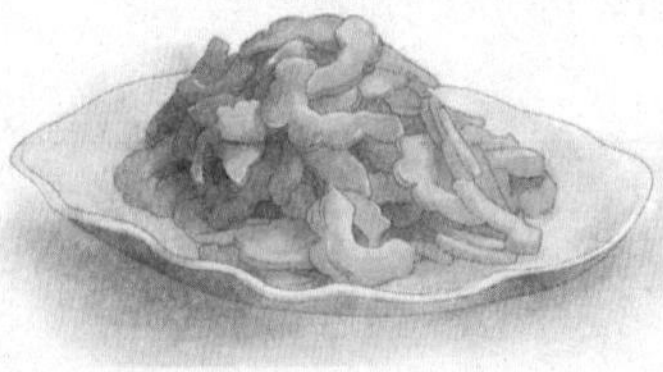
凉拌苦瓜有清热泻火的功能，可以消暑解乏，除去心烦燥热

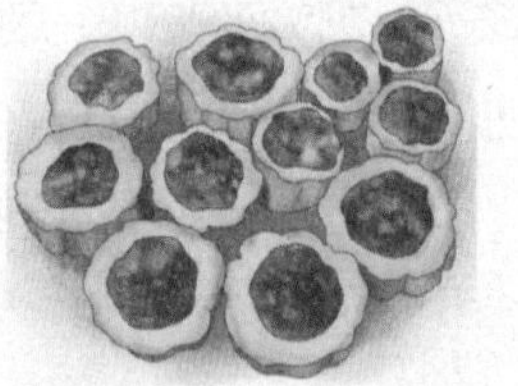
苦瓜酿肉有益气消痱的作用，是夏天的必备之选

南瓜

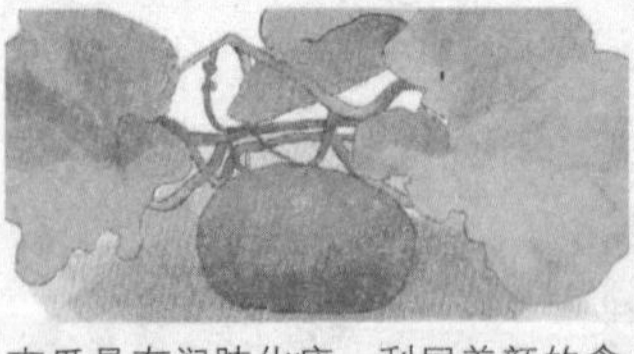
南瓜具有润肺化痰、利尿养颜的食疗作用

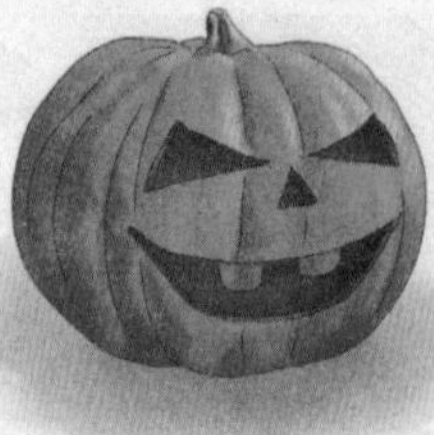
除食用外，南瓜在西方还被用作万圣节的装饰品

南瓜是一种一年生的植物，起源于中美洲的墨西哥和危地马拉，人类食用南瓜已有10 000年左右的历史。南瓜品种繁多，大致可分成夏南瓜和冬南瓜两类。夏南瓜在果实还很嫩即花开后2～7天时就被采摘，它的皮和子极软并可以食用。夏南瓜包括弯颈南瓜、直颈南瓜和面饼锅南瓜几个品种。冬南瓜只在熟透时采摘，不同品种的冬南瓜形状、色泽、大小和味道也大不相同。比起夏南瓜来，冬南瓜肉质略干且呈橘色，富含纤维，味道很甜，煮后呈乳脂状。其著名的品种有白脱奶南瓜、笋瓜、头巾南瓜和橡子南瓜，此外，还有圆柱形的香蕉南瓜。

营养及药用功效

烹制后的冬南瓜比夏南瓜含有更多的碳水化合物，热量也更高。南瓜含有丰富的钾、维生素A、维生素C、叶酸和铜。南瓜能有效防止高血压和糖尿病，还有抗癌和防中毒的功效。另外，南瓜也有美容的作用。

购买指南

过大的南瓜多纤维，过小的则无味。判别冬南瓜是否成熟

成分	烹制后的夏南瓜（每 100 克）	烹制后的冬南瓜（每 100 克）
水分 (%)	93.7	89
蛋白质 (克)	0.9	0.9
碳水化合物 (克)	4.3	8.8
热量 (千焦)	83.7	163.3

的方法很简单，未熟的南瓜皮发亮，熟过头的南瓜会多毛而且多纤维。结实完好、皮无光泽等特点表明南瓜是熟透时摘的。不要购买有裂缝或带斑点的南瓜，另外，带茎的南瓜水分流失较少。

食用技巧与吃法

南瓜可以同其他蔬菜和肉类一起炖或炒，南瓜汁里放入大蒜、洋葱和番茄味道会更鲜美。南瓜也可以用来裹面糊或面包屑炸着吃，还可做汤。

夏南瓜生食或烹食皆可，单独烹食或腌渍味道都不错。冬南瓜经常用来做汤或炖菜，与马铃薯泥一起烹制味道很鲜美。冬南瓜味道温和，可用多种调味料来调味，另外许多菜肴中的红薯都可用冬南瓜来代替。

冬南瓜烹饪前应洗净去皮，用勺舀出子和长丝。切好的冬南瓜很容易去皮，不过南瓜有时可带皮烹煮。

在烹饪夏南瓜前，应洗净并将两头切掉。夏南瓜可整个烹制，也可以剁碎、切块、切条或切丝。

南瓜可煮、蒸、烘烤或用微波炉或高压锅烹制。为了保留南瓜的味道，煮的过程中，可将南瓜切成 1.2 ~ 1.8 厘米的块，放少许水烹制 10 ~ 15 分钟直至南瓜变软。南瓜可带皮整个煮制，用叉在上面戳几个洞，浸入水里煮 1 个小时即可。

储存方式

不同品种的冬南瓜可保存 1 周至 6 个月不等。28 ~ 33℃的温度、60% 的湿度和良好的通风是最好的条件。将南瓜表面的土去掉后可连根储存，也可以切好或烹制后冷藏。生南瓜包在塑料袋置于冰箱可保存 1 ~ 2 天。

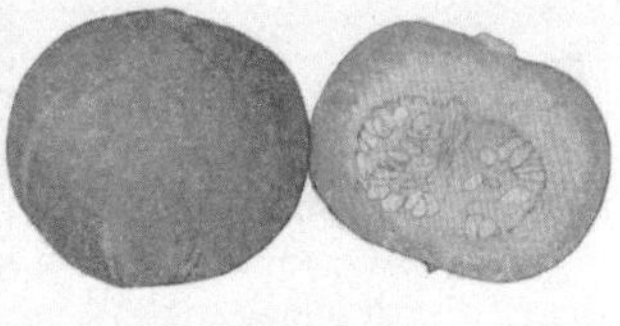

购买夏南瓜时，选择结实、表皮光滑而无结疤的，色泽暗淡的南瓜不新鲜，暴露于冷空气下的南瓜则易带斑点

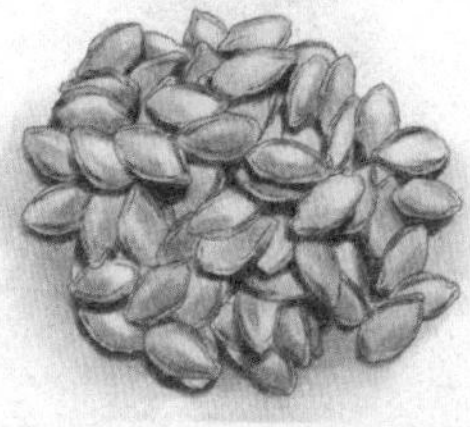

南瓜子滋补又养生，能对寄生虫起到麻醉的作用

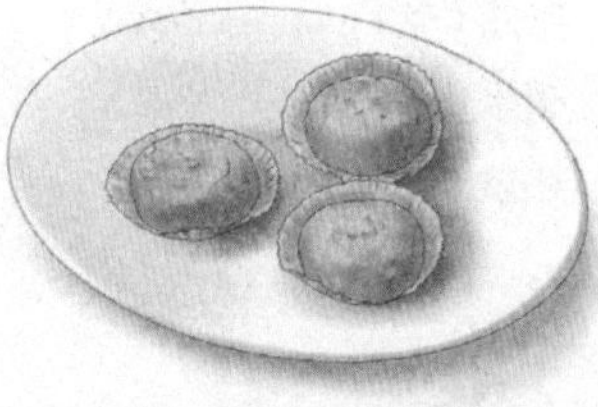

南瓜饼外脆里酥，食用之后能够起到帮助消化的作用

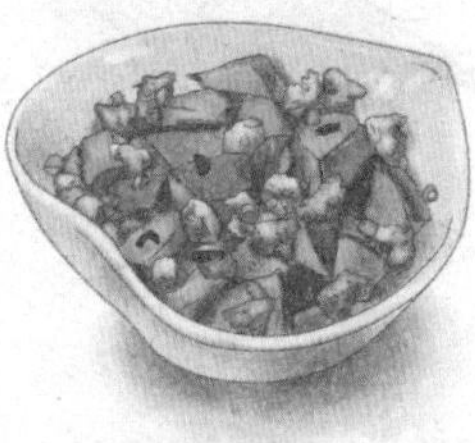

南瓜和肉类一起炒，味道鲜美。肉酱南瓜能够促进新陈代谢

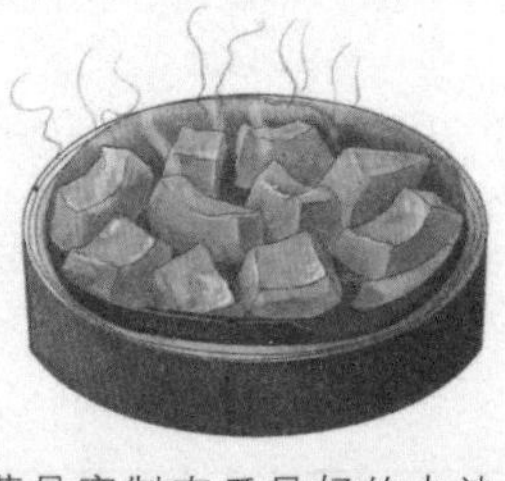

蒸是烹制南瓜最好的办法。品种不同的南瓜烹制时间从 15 ~ 40 分钟不等

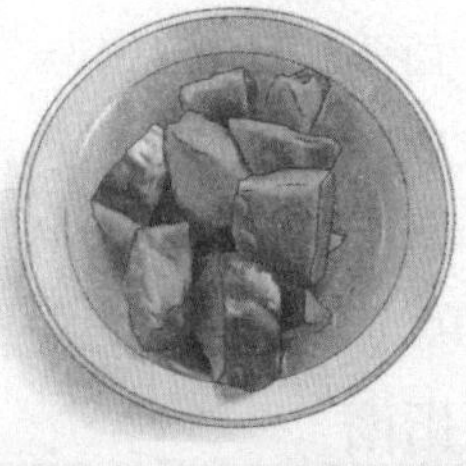

煮制并不特别适宜南瓜，因为煮会使南瓜味道寡淡而且水分增加

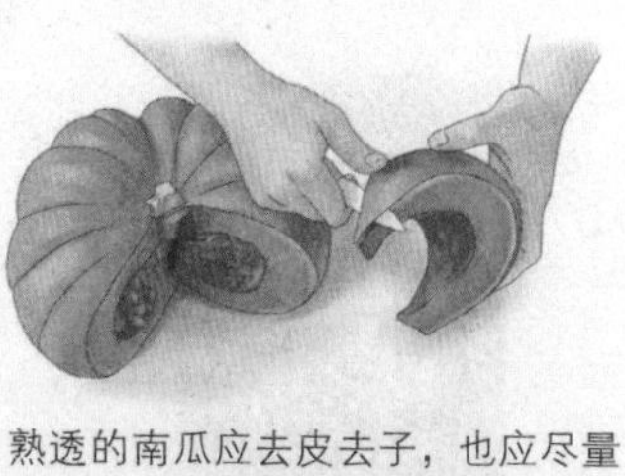

熟透的南瓜应去皮去子，也应尽量去除水分，否则需烹制较长时间

竹笋

竹子是一种生长于热带地区的植物，原产于亚洲，竹笋是竹子的嫩芽，食用历史已有几千年。竹子有 200 多个品种，所有竹笋都可食用，通常竹笋一长出土就可以收获。

营养及药用功效

竹笋含有钾、维生素 B_1 及维生素 C，纤维含量也比较高。竹笋有消渴化痰的功效，还是一种较好的减肥食品。

食用技巧与吃法

总的来说，竹笋在中国和亚洲其他国家都非常受欢迎，竹笋可以与肉或鱼一起煮、炒或炖制，竹笋可做成传统菜肴，也可以做成西式开胃品食用。

可将竹笋切成细条、块和片，用盐水烹制 30 分钟直至其变软，然后按菜谱来做。新鲜的竹笋上有一层软而尖的毛，焯之前必须去掉。

储存方式

罐装竹笋如果没吃完，应将剩余的部分用清水浸泡，然后放在密封罐里，置于冰箱保存，每一两天换一次水。新鲜的竹笋可用纸袋密封保存于阴凉通风处，可放数日。或者放在冰箱里保存数日。

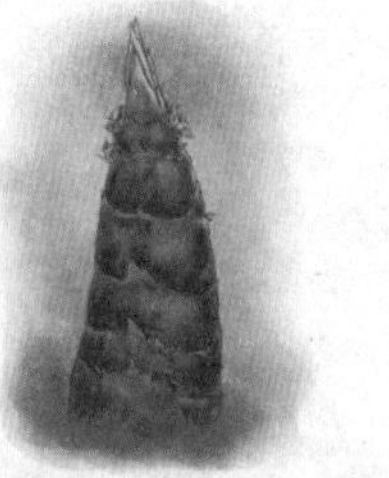

竹笋被称为“菜中珍品”，能够有效预防大肠癌

成分	罐装竹笋（每 100 克）
水分 (%)	94
蛋白质（克）	1.8
脂肪（克）	0.4
碳水化合物（克）	3.2
热量（千焦）	79.5

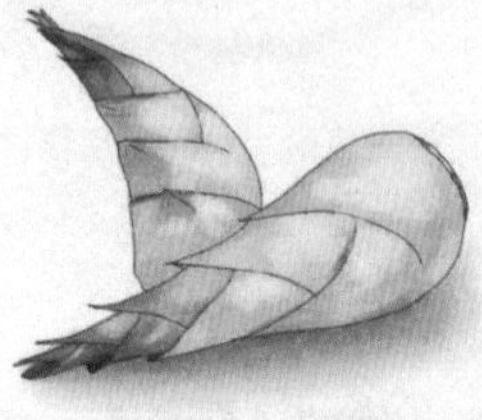

竹笋含有毒物质，不能生食，但烹饪后其毒性会自动消除

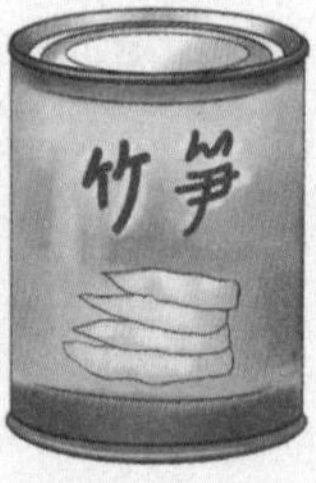

罐装竹笋可以直接吃，也可以与肉或鱼一起煮、炒或炖制

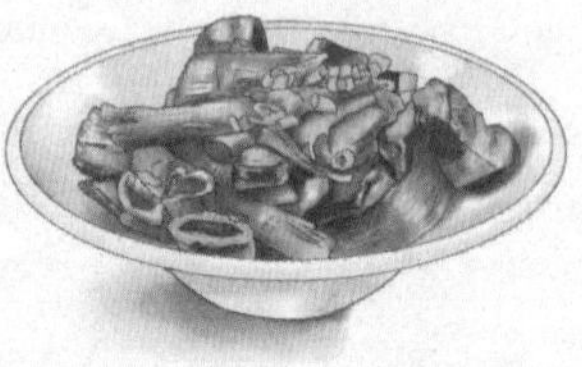

竹笋红烧肉是备受人们喜爱的传统菜肴

蕨菜

蕨菜有数千种，多分布在稀疏针阔混交林，生长于向阳地块。蕨菜只有少数可食用，荚果蕨、鹿角蕨菜与肉桂蕨都可食用。凤尾蕨长有羽状复叶，比荚果蕨味道苦。还有一种鸵鸟蕨菜，每株上可采摘 3 ~ 5 棵。

营养及药用功效

新鲜的蕨菜含有钾、维生素 C、烟酸和铁等，还含有蕨素等营养成分。对症积、脱肛等病有很好的效用。

购买指南

新鲜的蕨菜只有在春季才能见到。一些品种的蕨菜会引起中毒，所以在购买时应谨慎挑选。

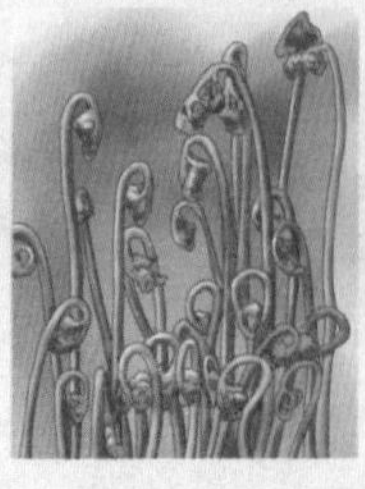

蕨菜有“山菜之王”的美誉

食用技巧与吃法

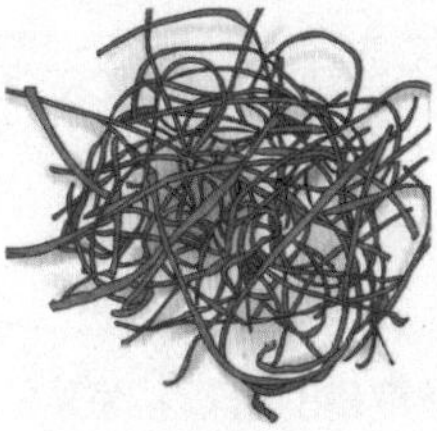

干的野生蕨菜，吃前要用开水泡，最好头晚就泡，第二天就可用了

蕨菜根和一小部分茎都可食用，叶子已舒展开的蕨菜不应再食用。蕨菜可以冷食也可以热食。

除去蕨菜的鳞苞，应搓洗或放在袋中摇晃，烹制之前洗净沥干。蕨菜不宜烹制过久，也不要加发酵粉，否则会影响颜色，烹制时可以在水里加一点盐。把握好烹制时间，理想时间是 5 ~ 7 分钟，如果水颜色变深是正常的。蕨菜也可蒸或炖 5 ~ 10 分钟，直至变软。

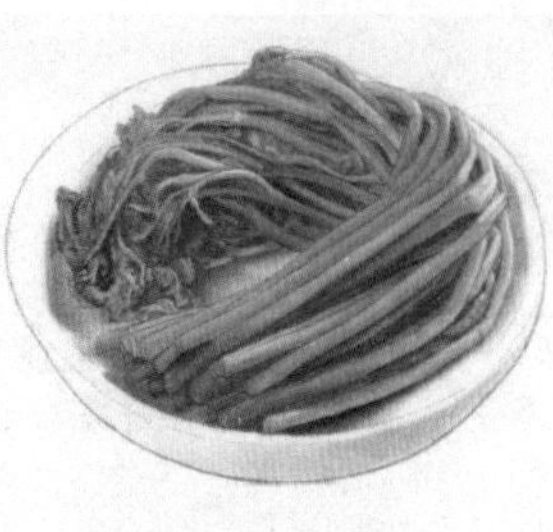

蕨菜只有在春季是新鲜的，也有冷冻或者罐装的

储存方式

蕨菜易腐烂，应尽快冷藏。放进冰箱前先用纸巾包好并放入塑料袋里，这样可以保存 1 ~ 2 天。如果焯 1 ~ 2 分钟再冷藏，效果会更好，但焯后需立即放入冷水里然后彻底沥干再放入冰箱。蕨菜可以冷冻保存。

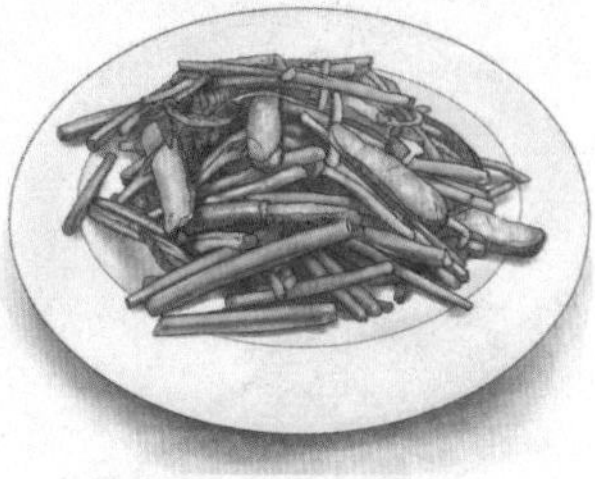

蕨菜通常炒食，蕨菜炒肉味道鲜美，营养丰富

西蓝花

西蓝花与花椰菜有很近的亲缘关系。西蓝花起源于意大利南部，种植历史悠久，是被罗马人从野生甘蓝培育而成的。

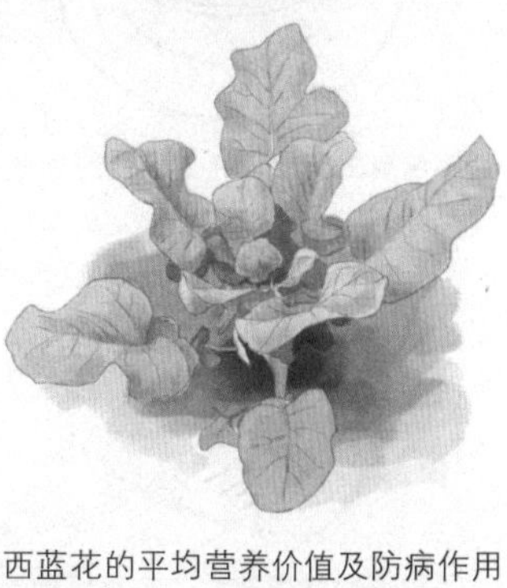

西蓝花的平均营养价值及防病作用名列第一

成分	烹制后的西蓝花（每 100 克）
水分 (%)	90.6
蛋白质 (克)	2.9
碳水化合物 (克)	5.1
热量 (千焦)	117.2

营养及药用功效

烹制后的西蓝花含有维生素 C、钾、叶酸、维生素 A、镁、泛酸、铁和磷。此外，西蓝花还含有胡萝卜素。西蓝花可以有效降低乳腺癌、直肠癌、胃癌、心脏病和中风的发病率，还有杀菌和抗感染的功效。

购买指南

应选择颜色均匀并且结实的西蓝花。开花的西蓝花其外层叶子应呈深绿色，茎应结实。叶子枯萎、变黄变硬或脱落都说明西蓝花是不新鲜的。

食用技巧与吃法

西蓝花可生食也可烹食，生食的话可单独吃也可以和下酒菜、开胃品一起食用。西蓝花还可用于汤、炖菜、煎蛋卷和蛋奶酥等食品中，清炒或同其他蔬菜或肉类一起烹饪都很美味。

西蓝花可整个烹制，如果太大的话可将其掰成等份。西蓝花可以用流水冲洗，然后浸泡在盐水或醋水里以去掉小虫。西蓝花的茎比较难熟些，可去皮或切片，在茎上划几个口可以使其熟得更快些。煮、蒸、炸或用微波炉烹制皆可，蒸或煮的话需用 10 ~ 15 分钟，烹制时加点糖有助保持色泽。

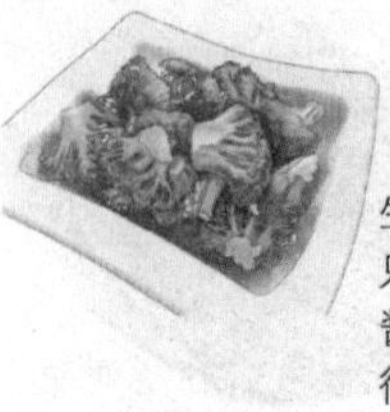

生食西蓝花，只放些调味酱，味道就很鲜美

储存方式

西蓝花在冰箱中可以保存 5 天。焯后可冷藏，在 5.5℃的条件下可保存 1 年。

芹菜

芹菜是一种产自于地中海地区的四季常青的植物。芹菜的食用历史十分悠久，古希腊人曾利用芹菜制成芹菜酒，罗马时代芹菜被用做调味品。芹菜有几个品种，茎的颜色有绿色也有白色。

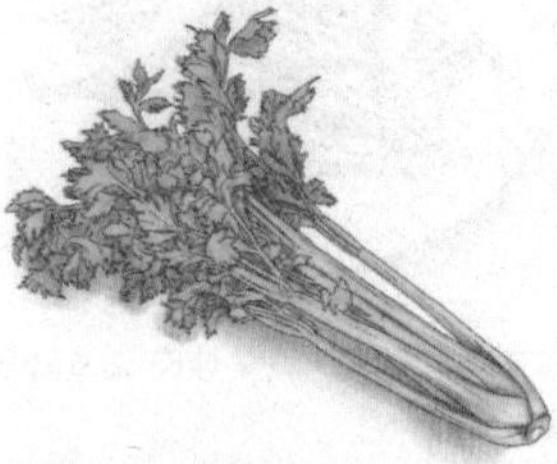

芹菜性微寒，味甘苦，能降血压、降血脂，还能促进排便

营养及药用功效

芹菜富含钾、维生素 C、叶酸和维生素 B_6。芹菜有提高食欲、预防坏血病、利尿、健胃、杀菌和防风湿等作用，芹菜还富含铁，对缺铁性贫血有一定的效果。芹菜能通过降低激素的水平来降血压，其精华还有抵抗癌症和促进伤口愈合的功效。芹菜子有许多药用特性，可用于治伤风、流感、失眠、消化不良和关节炎。

成分	生芹菜（每 100 克）	烹制后的芹菜（每 100 克）
水分（%）	95	94
蛋白质（克）	0.8	0.8
碳水化合物（克）	9.2	2.3
纤维（克）	0.7	0.6
热量（千焦）	62.8	71.2

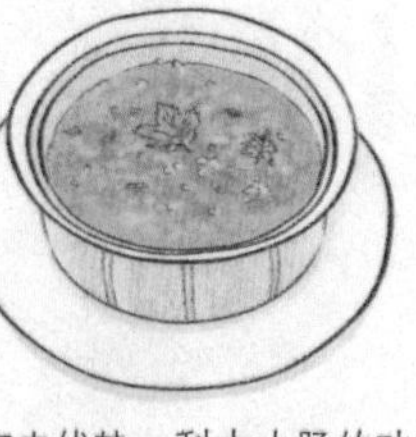

芹菜粥有去伏热，利大小肠的功效

购买指南

应选择茎的颜色鲜亮、结实而且较脆的芹菜，如果带叶，叶子应是鲜绿色。避免茎变蔫或损坏的芹菜和带疤、黄叶的芹菜。

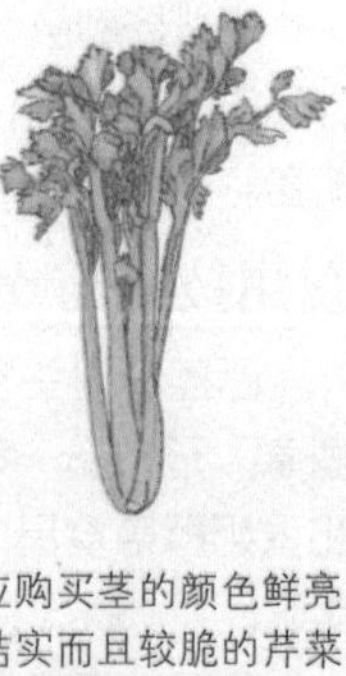

应购买茎的颜色鲜亮、结实而且较脆的芹菜，叶子应是鲜绿色

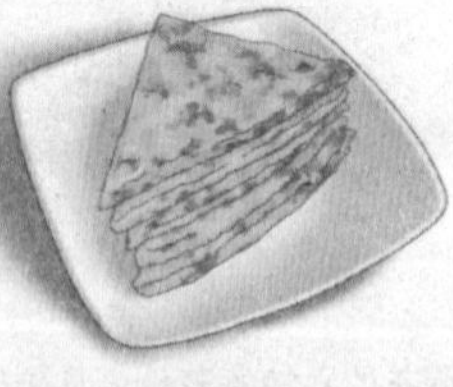

芹菜鸡蛋饼味道清香，有平肝健胃的功效

食用技巧与吃法

芹菜可以烹食也可以生食。生芹菜经常用作开胃品，也可以单独或者与奶酪、海鲜、禽、蛋一起烹饪，还经常用来做沙拉和三明治。烹制后的芹菜可以和许多食物，如汤、沙司、面食、豆腐、乳蛋饼、煎蛋卷和米饭等搭配。芹菜可以与许多其他蔬菜一起烹饪，也可以与白奶油酱或融化的奶油一起烹制。

没有必要扔掉芹菜叶，因为芹菜叶可以剁碎也可原样烹制。

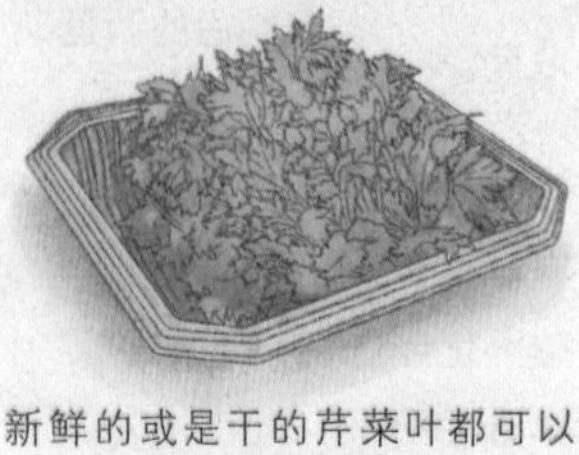

新鲜的或是干的芹菜叶都可以食用，营养比茎高出许多倍

芹菜子会有些苦并且有很浓的芹菜味，芹菜子可整个用水煮或弄碎来做馅，还可用于制作薄脆饼干等。

芹菜很容易处理，可将表面粗硬的纤维去掉，烹饪前先将芹菜用热水焯一下。

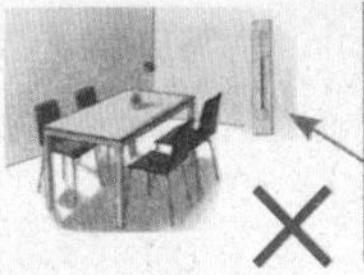

芹菜水分大、易枯萎，不宜在室温下放置太久。

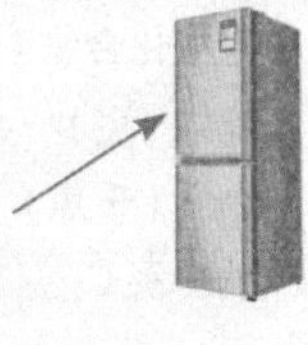

芹菜用透气袋或湿布包好后置于密封盒里，置于冰箱可保存1周。

储存方式

芹菜浸于盐水里可保存数日。已去皮和切好的芹菜不宜泡在水中，否则营养物质易流失。芹菜可以不洗，可保存较长时间。连根储存于0℃、潮湿的地方，用透气袋装好。

值得一试的佳肴

炒芹菜（6人份）

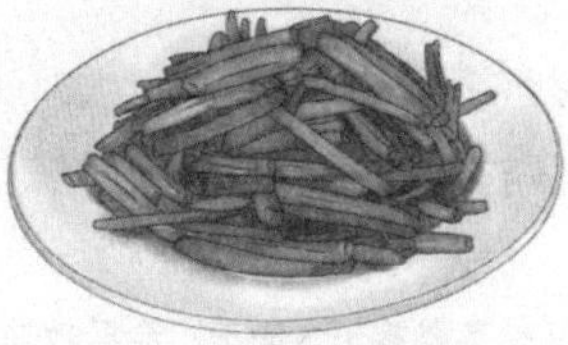

6棵中等大小的芹菜，适量的盐和姜末，30毫升橄榄油，250毫升鸡汤，15克无盐奶油，125毫升干白葡萄酒，1片月桂树叶，切碎的芹菜叶，1瓣切细的蒜。

1. 将锅预热至175℃。
2. 去掉芹菜外层的粗纤维，由根部向上将芹菜心切15厘米左右，然后用冷水洗净。
3. 在盐水里焯10分钟，沥干。
4. 用一个防火的带盖的焙盘，将橄榄油和奶油加热，再加入月桂树叶。放入洋葱和大蒜，烹至变软，随后加入沥干的芹菜心蒸上几分钟，然后用姜和盐调味。
5. 加入鸡汤和葡萄酒，然后煮沸，在炉上烘约45分钟直至其变软。
6. 取出芹菜，切成等长的块，然后用热盘盛起。
7. 把焙盘放在炉上，倒掉烹汁，根据需要浇上沙司并用芹菜装饰即可食用。

马铃薯

马铃薯原产于玻利维亚和秘鲁的安第斯地区，已经种植了4 000 ~ 7 000年。16世纪初，马铃薯被传入欧洲，直到18世纪马铃薯的种植在才北欧广泛开展起来。如今，马铃薯在世界大多数地区都有种植。

在3 000多种马铃薯中，人类食用的只有100多种。这些品种不仅形状、颜色、大小不同，而且味道和淀粉含量也不同。

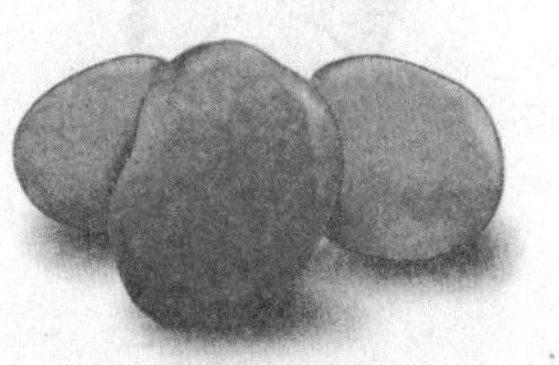

马铃薯是粮食作物中维生素含量最全的

营养及药用功效

马铃薯的水分含量约占其总组成量的79.4%，马铃薯富含钾、维生素C、维生素B_6、铜、烟酸、镁、叶酸、铁和泛酸等营养成分。放置时间越长，马铃薯里的维生素C流失越多。

马铃薯有许多药性，可以用来解决中暑、发烧和皮肤裂口等问题。暴露于光照或太阳下会使马铃薯变成绿色或黑色，这样马铃薯味道会变苦，而且有毒性的茄碱含量会大大增加。一点茄碱就会引起胃痛、头痛和腹泻，如果多的话会影响神经系统。即使经过烹饪，茄碱也不会减少，所以绿的、有芽和洞的地方都应去除，因为茄碱会集中在这些地方。

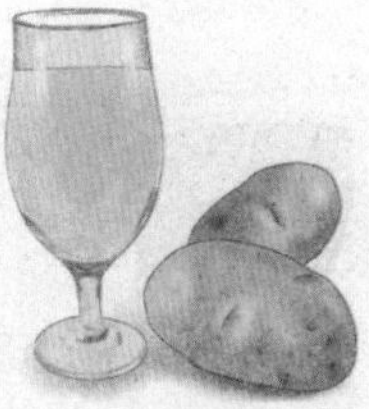

马铃薯生汁可以起到止痉挛、利尿、镇静、愈合伤口的作用

成分	生马铃薯（每 100 克）	烘（整个）（每 100 克）	煮（整个）（每 100 克）	煮（去皮）（每 100 克）	干炸马铃薯（每 100 克）
蛋白质（克）	2.1	2.3	1.9	1.7	4.0
脂肪（克）	0.1	0.1	0.1	0.1	10.6
碳水化合物（克）	18	25.2	20.1	20	39.6
纤维（克）	1.5	2.3	1.5	1.4	—
热量（千焦）	330.7	456.3	364.2	360.0	1 318.6
维生素 C（克）	19	13	13	7	11

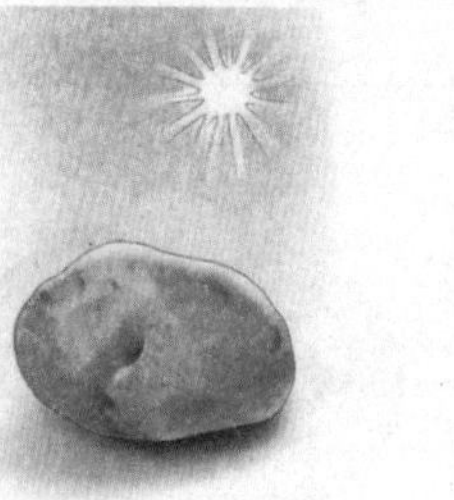

马铃薯暴露于太阳下，会导致茄碱含量大大增加

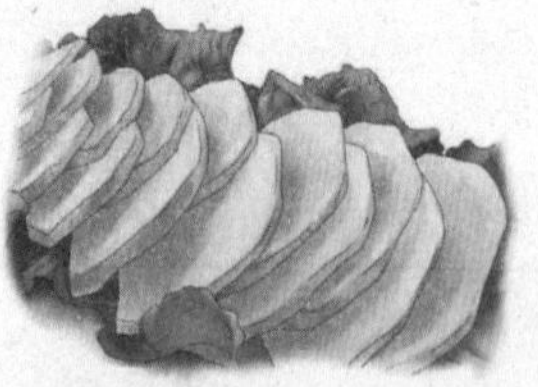

马铃薯含有大量不能消化的淀粉，所以马铃薯必须烹食，烹制后其淀粉会转化成糖

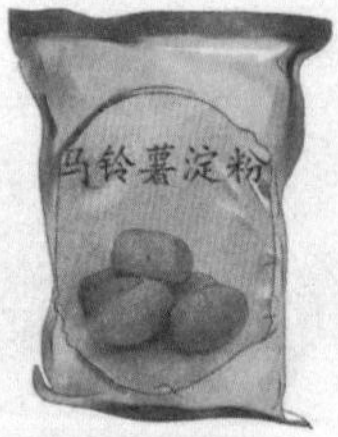

马铃薯淀粉用途很广泛，通常被用做面食或在烹饪菜肴时加入

购买指南

选择结实、没有损坏也没有发芽或呈绿色的马铃薯，洗净的马铃薯因表层保护物质被去掉而更易受细菌侵入，所以最好不要买。如果买洗过的马铃薯，注意不要带绿色的，因其经常散着卖，没有避光措施，毒性会相应增加。

食用技巧与吃法

马铃薯可以用许多办法来烹饪，煮、蒸、炒、烘、炸或碾碎做成泥都可以。除了可以和肉、禽和鱼一块烹饪以外，马铃薯还可以同各种蔬菜一起做成许多菜肴，人们经常用它来做汤或炖菜。

为了防止马铃薯的肉接触空气而变色，马铃薯一切完就应烹制或者马上放入冷水，这样烹制时不会碎（烹制时用新鲜的水）。

马铃薯也可烘烤食用。

马铃薯条湿度越小，越适宜用来油炸食用。

炸薯片的话，把马铃薯切成厚度相同的几片，但别超过 1.2 厘米厚，否则会很油腻。将马铃薯去皮后在水中洗净并拍干，可以防止油溅起来，还可以保持生脆的口感。

储存方式

在不高于 4℃的环境下马铃薯可以放置将近 9 个月。应置于一个凉爽、阴暗、干燥、通风良好的地方，温度控制在 6 ~ 10℃，这样马铃薯可以保存约 2 个月。温度越高，马铃薯的储存期越短，在室温下储存会促使其发芽和脱水。

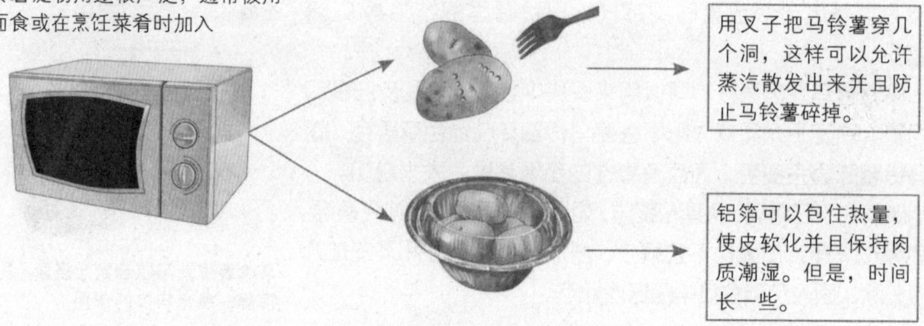
用叉子把马铃薯穿几个洞，这样可以允许蒸汽散发出来并且防止马铃薯碎掉。
铝箔可以包住热量，使皮软化并且保持肉质潮湿。但是，时间长一些。

芋头

芋头生长于热带和温带地区，原产于东南亚，种植历史可以追溯到 4 000 ~ 7 000 年前。芋头有 100 多个品种，一些是椭圆形的，像红薯一样，另一些是圆的。芋头植株能长至 1.8 米高，叶子非常大。芋头呈球状，有一层厚厚的、深色并带环状的表皮，上面凹凸不平并有许多毛。芋头肉有白色、奶油色或紫灰色，还有的是粉色或棕色。芋头的淀粉含量高，味道香甜。

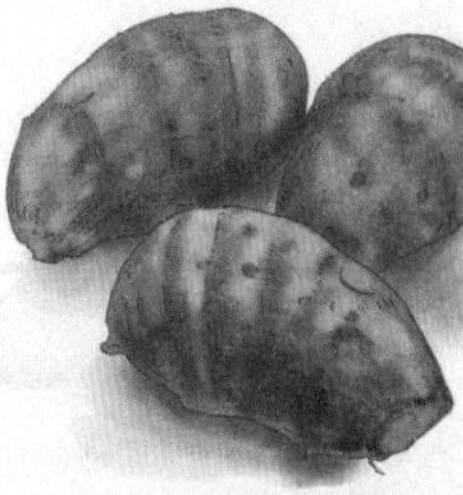

芋头含氟量高，具有保护牙齿的作用

成分	烹制后的芋头（每 100 克）
水分 (%)	64
蛋白质（克）	0.4
脂肪（克）	0.2
碳水化合物（克）	34.5
热量（千焦）	594.4

营养及药用功效

芋头中含有多种矿物质和微量元素，如钙、铁、磷、钾、钠、铜等，其中氟的含量较高，还含有镁、锌、维生素 B_1 等成分。芋头可以保护牙齿，能有效降血压和降胆固醇。另外，芋头还能增强人体的免疫功能，并能预防和辅助治疗癌症。芋头还有益胃宽肠、中气化痰的作用。

食用技巧与吃法

芋头必须烹食，因其含有不可消化的淀粉和草酸钙盐晶体，草酸钙盐晶体是一种只能在烹制过程中才能中和的有苦味和刺激性的物质。烹制的时候，芋头的肉会变成灰色或紫红色。芋头趁热食用味道很好，而冷却后其肉质会有变化。在汤和炖菜里放入芋头可以使汤变浓，而且它会吸收其他菜的味道。

芋头的烹饪方式有很多，可以煮、蒸或炒食。在西式烹饪中，芋头可以像马铃薯一样烹饪，用油炸或与沙司一起做味道都不错。芋头可切成片与糖浆一起制成点心来食用。亚洲烹饪里经常用到芋头制成的芋头粉。

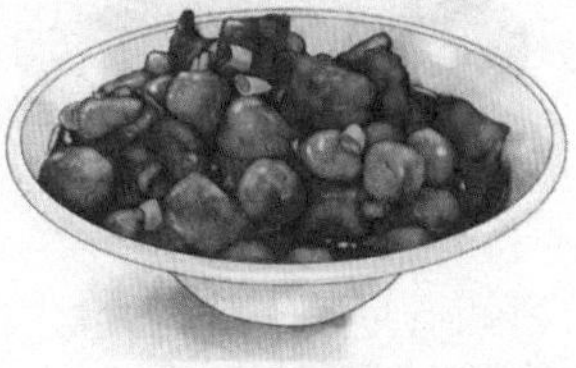

芋头炸排骨味道鲜美，还能够增强人体免疫力，是防治肿瘤的药膳主食

储存方式

芋头对温度要求较高，一般应放置于阴凉干燥而且通风的地方。因为芋头很容易变软，所以购买后应尽快食用。芋头叶可以放在冰箱中保存，用湿布擦净后可在冰箱里保存数日。

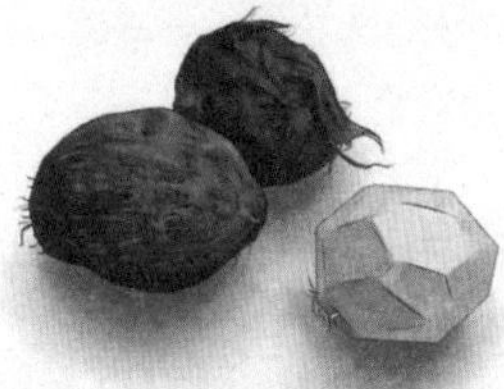

芋头的黏汁会刺激皮肤，去皮时最好是戴上手套在冷水下进行

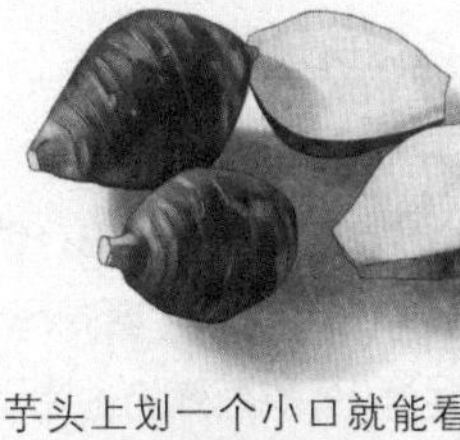

在芋头上划一个小口就能看出其肉质和汁液有多新鲜，但最好的办法是将之一切为二

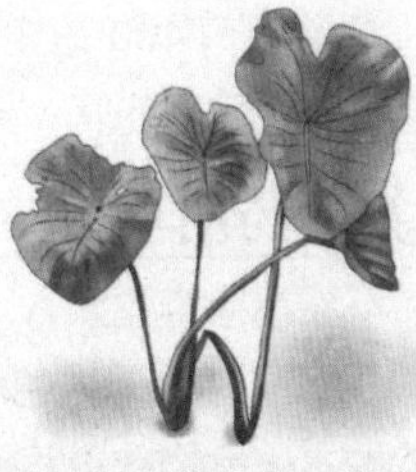

芋头叶可以像菠菜一样烹制或在烘焙时用来包裹其他食品

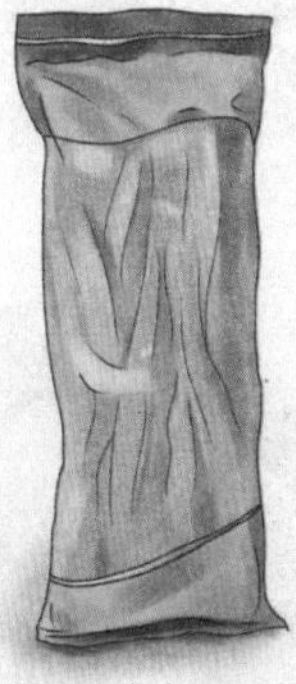

芋头粉既是粮食，又是蔬菜，是老幼皆宜的素食之宝

山药

山药是世界上被食用最多的食物之一， 在许多国家都是主要食物。山药属于一个有600 多个品种的大家族，其中山药的品种有 200 多个。山药主要产于非洲、亚洲和美国的热带和亚热带地区，中国山药是唯一一种长在温带地区的品种。

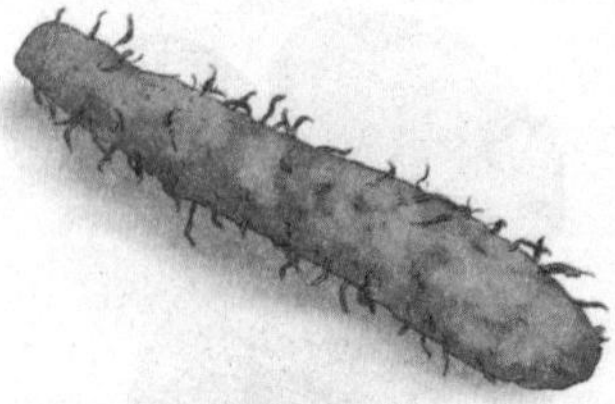

山药具有补中益气、消渴生津的功效

成分	山药（每 100 克）
水分 (%)	70
蛋白质（克）	1.5
脂肪（克）	0.1
纤维（克）	3.9
热量（千焦）	485.6

营养及药用功效

山药富含钾，也含有维生素 C、维生素 B_6、维生素 B_1、叶酸、镁、磷和铜。山药可以有效防止动脉硬化，能增强人体免疫力并延缓细胞衰老。山药还有健脾止泻、滋养肌肤的功效。山药的某些品种含有医学用的类固醇，这种物质被用作避孕药物。

食用技巧与吃法

像马铃薯一样，山药含有大量只有经过烹制才能转化成糖的不可消化的淀粉，因此，山药一般烹制食用。烹饪之前应先去皮，切成块，然后在盐水里焯 10 ~ 20 分钟。小的山药可带皮烹制。

储存方式

山药对温度要求极为严格，温度越高，山药越易腐坏，而且注意不要用塑料袋盛装，否则极易发霉。山药应放在阴暗、凉爽、干燥且通风良好的地方。

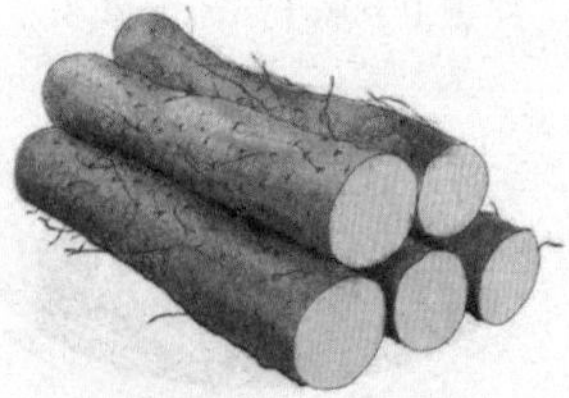

购买时，选择结实、没发霉、没有软点和斑点的山药

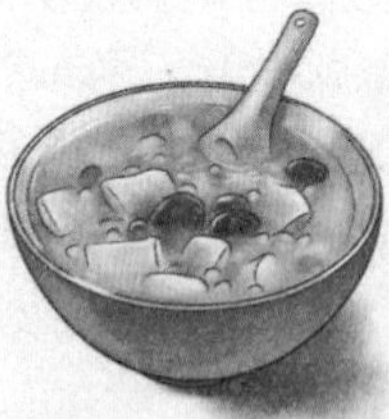

山药粥能保持血管弹性，是美容养颜的佳品

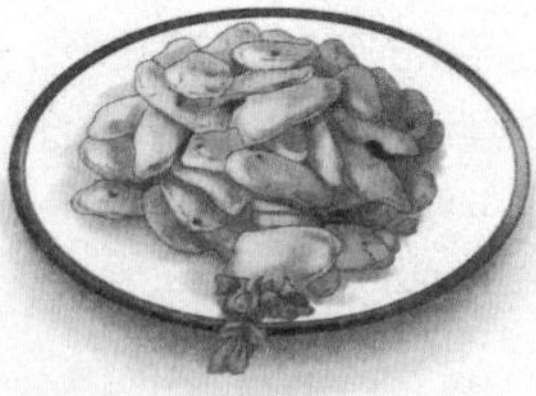

炸山药是味道非常可口的一种小吃

红薯

有观点认为红薯是一种长于墨西哥和南美洲北部的杂交植物。人类食用红薯始于史前时期，16 世纪红薯被移植到菲律宾，然后又被引进到非洲、南亚和印尼等地。如今， 在许多亚洲和拉美国家，红薯仍是主要食物。

红薯约有 400 余个品种，大致可分成两大类，一类肉质干而结实，几乎呈粉状；另一类在烹制时肉质会变湿变软。

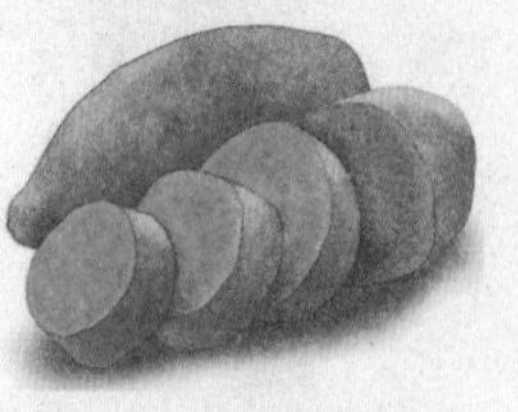

红薯被联合国誉为最健康的食品，具有益气养血、健脾强肾的功效

营养及药用功效

红薯富含维生素 A、钾、维生素 C、维生素 B_6、维生素 B_2、铜、泛酸和叶酸。红薯颜色越深，维生素 A 含量越高，红薯同马铃薯的碳水化合物含量差不多。红薯可以促消化，能有效防止便秘，对预防结肠癌有一定的作用。此外，红薯还有助于保持血管弹性。

食用技巧与吃法

红薯有多种烹制方法，可用来做蛋糕、甜饼等，也可与肉类一起烹制菜肴。

红薯可以用微波炉带皮烹制，可用叉子在上面打几个孔，然后用纸巾包好，用最高档温度烹制 5 ~ 7 分钟，烹制到一半的时候，将之翻个个儿，烤好后冷却几分钟再食用。

用烤箱烹制的话，不需去皮，扎几个孔以防止其在烤制时散开，然后烘焙 45 ~ 60 分钟直至其变软。煮红薯需 20 ~ 30 分钟，煮时最好不去皮，因皮会自动脱落，而且带皮煮可以保持其中的各种维生素。

储存方式

红薯比马铃薯更加容易变质，应将之放于阴凉、通风良好的地方，可保存 7 ~ 10 天。在温度过高的环境下易长芽或发霉，某些品种的红薯还会有渣。生红薯不宜冷藏，但烹制好的红薯可以在冰箱里放置 1 周，冷却后冷藏也可以。

成分	烤或煮（不带皮）的红薯（每 100 克）
水分（%）	73
蛋白质（克）	1.6
碳水化合物（克）	24.3
热量（千焦）	439.5

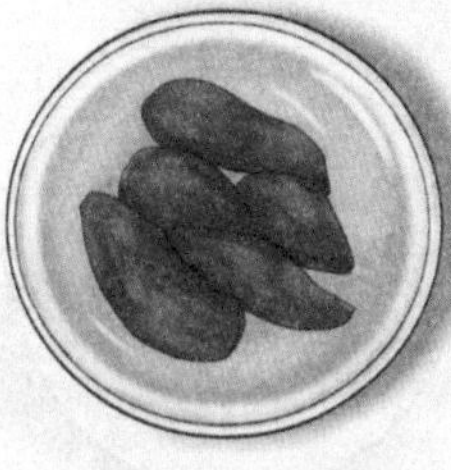

为了防止其肉质接触空气变色，红薯去皮后应放入冷水里（应整个放入）

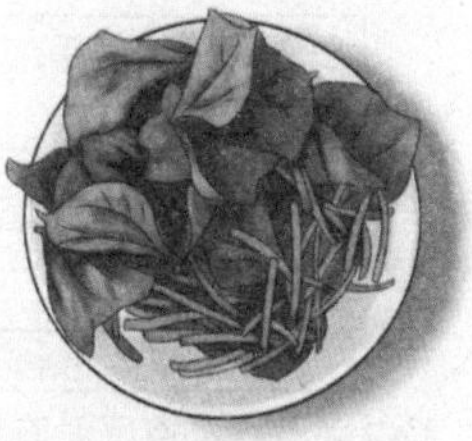

红薯叶被称为“蔬菜皇后”，能够促进新陈代谢

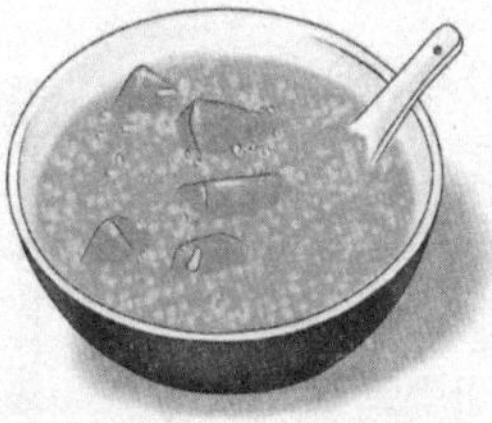

红薯粥味道香甜、营养丰富，具有促进肠胃蠕动的作用

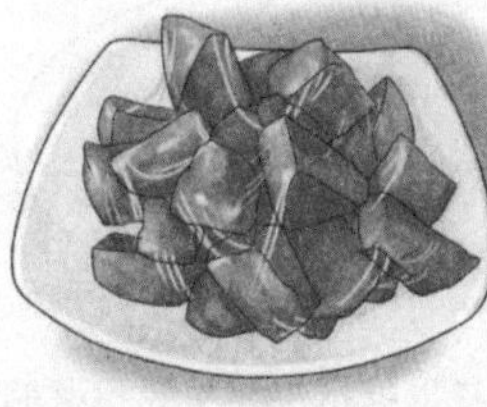

拔丝红薯色泽金黄、香甜可口，是儿童喜爱的佳品

荸荠

荸荠是一种可食用的水中植物的根，原产于中国南部。在中国，荸荠的种植历史已有几个世纪，主要被用作药材。荸荠的种植首先由中国传到了印度，然后又传至马达加斯加。现在欧洲也有小规模种植。

荸荠生长于湖水、河流和沼泽里，其生长需要大量的水分。荸荠外形像栗子，膨大的顶部盖有一小簇像盖子一样的东西，盖有一层米色外皮。如果不及时收割，荸荠会发芽。荸荠有一层棕色的壳，肉脆汁多，烹制好的荸荠有一种香甜的气味。

营养及药用功效

荸荠富含钾、镁、维生素 C 和磷，罐装的荸荠富含钾和铁。对牙齿骨骼发育有很大好处。

食用技巧与吃法

荸荠烹制之前或之后去皮都可以。如果烹制后去皮，能减少浪费，用较锋利的刀可以很容易地将荸荠的皮去掉。烹制会

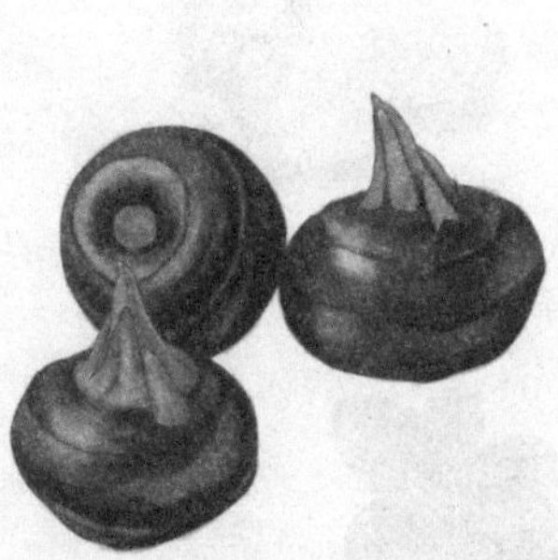

荸荠有“地下雪梨”的美誉，在饭后食用，可达到治疗呃逆，消除积食的效果

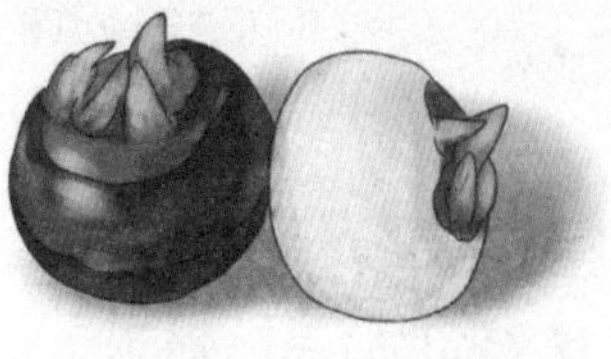

水中的布氏姜片虫会残留于荸荠，生吃荸荠易引起肠黏膜感染，所以荸荠不宜生吃

成分	生荸荠（每100克）	罐装荸荠（每100克）
水分 (%)	74	86
蛋白质（克）	1.5	1.1
脂肪（克）	0.2	0.1
碳水化合物（克）	24	12
热量（千焦）	4 447.9	209.3

使得荸荠肉变成与皮肤相近的米色。为了防止去皮的荸荠褪色，可将其浸入水中并加些柠檬汁。

如要将熟的荸荠去皮，可在每个荸荠上较平的位置刻上“×”的形状，然后将其放入沸水 4 ~ 5 分钟，拿出来后即可去皮，棕色的薄膜也应去掉。

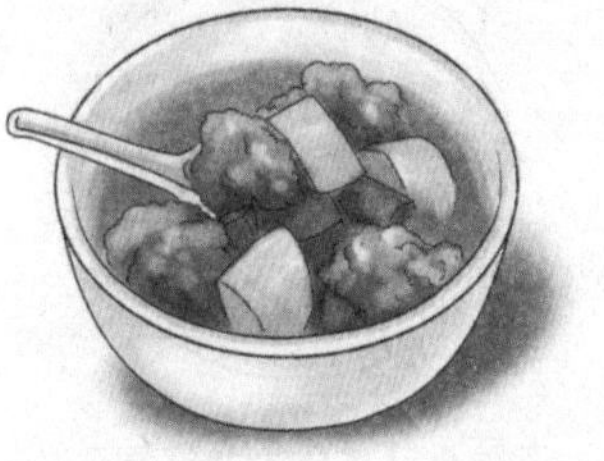

荸荠肉丸汤不仅清香爽口，还有开胃消食和退烧的功效

储存方式

鲜荸荠可以洒些水然后用保鲜盒装好，放入冰箱，这样可保存 2 周。这种方法会使荸荠的味道变淡，但不会影响其鲜脆的口感。

冷藏可以使荸荠泥分层，将其稍稍融化后搅拌一下即可恢复原状。冷藏前加 1 匙黄油或蜂蜜，融化后就不会分层。

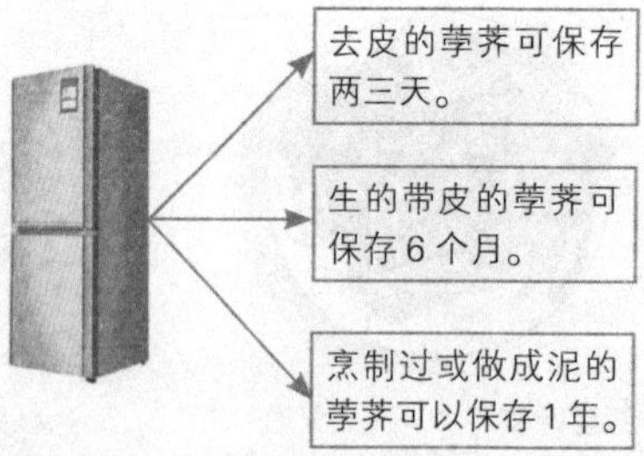
去皮的荸荠可保存两三天。
生的带皮的荸荠可保存 6 个月。
烹制过或做成泥的荸荠可以保存 1 年。

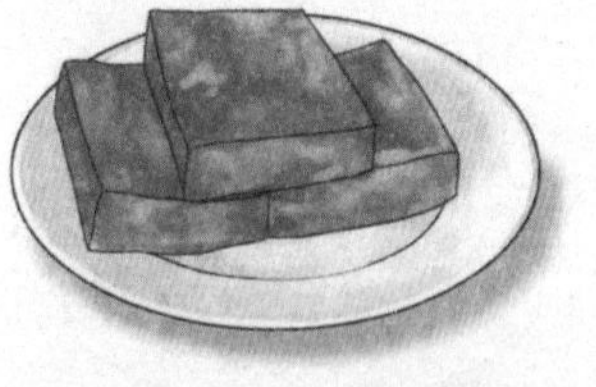

马蹄糕以糖水拌和荸荠粉蒸制而成，具有软、滑、爽、韧的特点

大蒜

大蒜产自于中亚，已有 5 000 年的种植历史，数千年来人们公认大蒜具有许多治疗功能，包括防治瘟疫。大蒜因其味道驻留时间长和导致发汗而出名，但这也使得大蒜在某些地区不受欢迎。大蒜的球茎包含 12 ~ 16 片蒜瓣，整个蒜头和每一颗蒜瓣上都包着一层像纸一样的薄薄的白皮。大蒜有近 30 个品种，其中最常见的是白蒜、粉蒜和紫皮蒜（只是皮有颜色）。

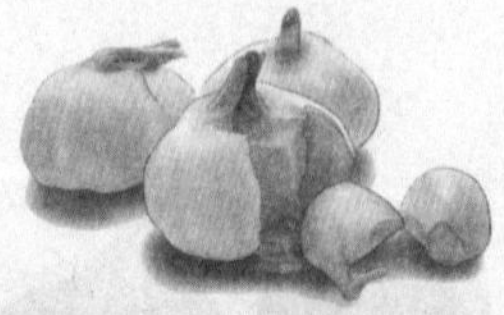

大蒜被称为“天然药物之王”，具有杀菌护肝的功效

营养及药用功效

大蒜被当作蔬菜大量食用的话，能够提供大量的硒。但有些人消化不了大蒜，还可能对之过敏而引起皮疹或发炎。大蒜一直被认为是一种价值很高的万用药，有利尿、解毒、止痉挛、治风湿、杀菌和去污作用。它还能用来缓解许多其他疾病，如疝气、支气管炎、痛风、高血压和消化道疾病等。医学研究证实大蒜含有蒜素，其对于心血管系统有益。研究显示，每天食用 7 ~ 28 个新鲜的蒜瓣会产生有益作用。但如果将蒜素提炼出来做片剂，就会破坏这种物质，因为其不能保存超过 24 小时。

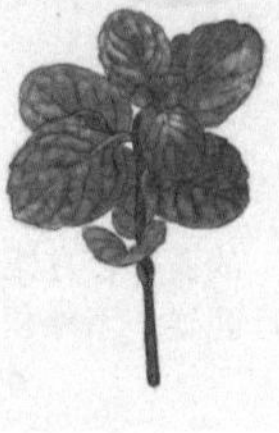

吃蒜后，要去除口腔里的味道，可嚼一些薄荷，欧芹和咖啡也可达到同样的效果

购买指南

选择坚硬而结实、外皮包得很紧、没有开花和污点的蒜，表面应完好无损。大蒜可以切片、做成粉末、切碎或捣成糊状，这些办法都很实用，但最好的办法还是食用鲜蒜。

食用技巧与吃法

将蒜用刀拍几下后会比较容易去皮。可将中间的绿芯扔掉，因其很难被消化而且难以去味。

蒜的味道只有在弄碎和剁碎时才会被释放出来。在烹饪快结束时加蒜味道最浓，煮得越久，味道越淡。如使用的大蒜有种榛子的味道并且没有呛的蒜味的话，可不去皮或切碎。烹炒时注意不要让蒜变成棕色，这样会破坏其味道，并且大蒜本身和锅中其他食物也会变苦。

储存方式

大蒜要长时间储存的话，室温应保持在0℃左右，湿度应低于60%。大蒜被编在一起，能保存数月。去皮后，大蒜可以保存2个多月。鲜白蒜通常可以保存6个多月。

成分	大蒜（每9克）
水分(%)	59
蛋白质(克)	0.6
脂肪(克)	0.1
碳水化合物(克)	0.3
纤维(克)	0.1
热量(千焦)	54.4

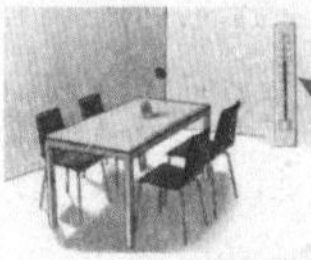

大蒜在室温下干燥并且通风良好的地方可储存几个月。

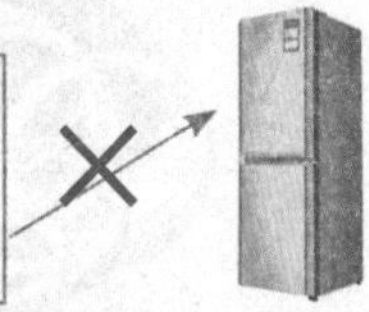

大蒜不必冷藏，不然冰箱里会到处是它的味道。

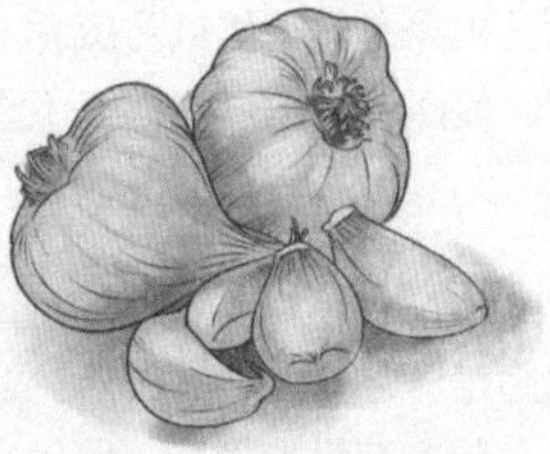

紫皮蒜可调味也可治疗炎症、预防感冒，堪称“金不换”

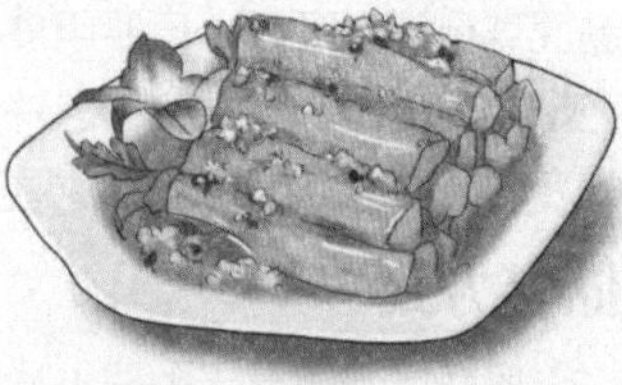

蒜香茄子除了美味可口、营养丰富之外，还有降低血压、降低血脂的功效

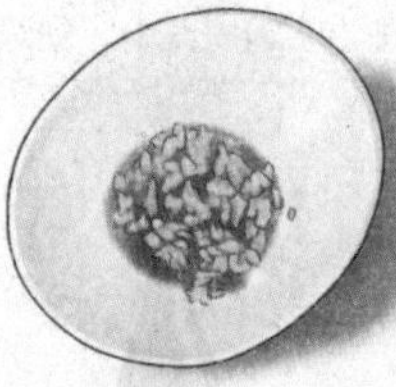

无论在西式烹饪还是中式烹饪中，生切或捣碎的大蒜都是一种重要的调味料

洋葱

洋葱起源于中亚和巴勒斯坦，在埃及已种植了约5 000年。中世纪以来，洋葱就是一种主要的调味品和蔬菜。

洋葱是两年生植物，但被作为一年生植物来种植。当洋葱表层叶子开始发黄或枯萎时，鳞茎已完全成熟并变干。可根据形状、大小和味道的不同，来决定鲜食、半干食用还是干食。

营养及药用功效

洋葱含钾、维生素C、叶酸和维生素B_6，熟洋葱和生洋葱都含有维生素和矿物质。洋葱有很多疗效，能预防坏血病的发生，可以利尿、消炎、促进食欲、祛痰，还可用来治疗感冒、肠胃病、胆结石、疟疾和风湿病。洋葱还有杀菌消炎的功效，吃生洋葱还可以预防感冒。另外，洋葱还可以抗衰老以及防治骨质疏松。

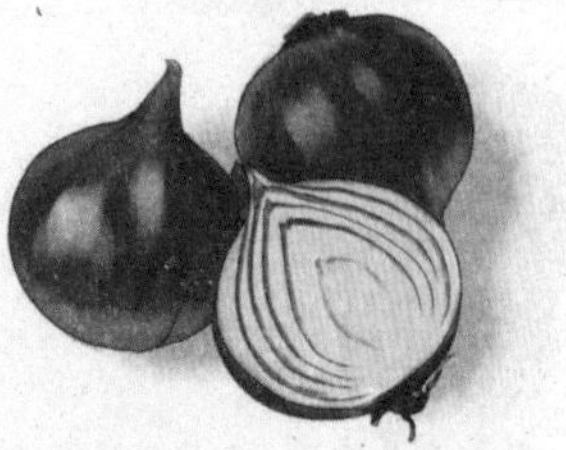

洋葱性温、味辛甘，具有明显的降血压的作用

成分	洋葱（每 100 克）
水分 (%)	89.7
蛋白质（克）	1.2
碳水化合物（克）	8.6
热量（千焦）	159.1

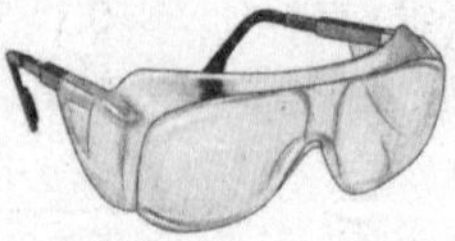

戴个护目镜或者眼镜以避免眼睛直接接触刺激性物质

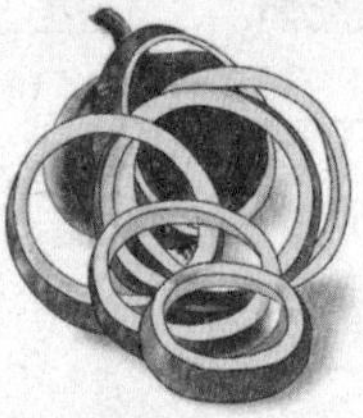

洋葱是许多西式菜肴，如洋葱乳蛋饼、比萨饼、洋葱汤的主要调味品

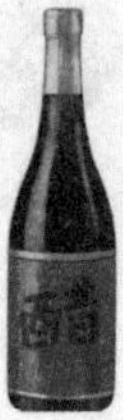

切洋葱之后，涂些醋或者柠檬汁，可以去除手上的味道

购买指南

在选购干洋葱时，应选择干而光滑、皮脆、颈短并且没有发芽或发霉的洋葱。

食用技巧与吃法

洋葱的用途极广，可以生食也可以烹食。洋葱还可用作干酪涂层，炸、炒、酿馅或和奶油一起烹饪。

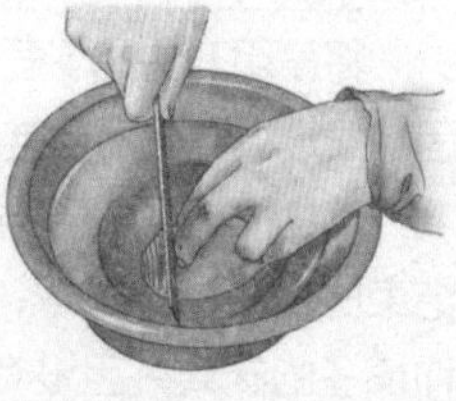

在冷水里切洋葱，也可减少刺激性

准备洋葱的过程比较单调，切洋葱时眼泪直流的原因是因为洋葱细胞所释放的含硫物质遇空气就会产生一种新的分子丙基硫，这种物质会刺激眼睛流泪。为了剥皮能容易些，先将根部切掉，切得好的洋葱烹制时比较容易熟，味道也不那么浓。越结实的洋葱，越容易刺激流泪。切之前将洋葱置于冰箱 1 个小时或冷冻 15 分钟，用一把锋利的刀，切时尽可能离远些，可以减少对眼睛的刺激。

避免在烹饪之前很久就准备洋葱，因为切的时候葱汁会被台面或砧板所吸收。不要用食品加工机将洋葱绞碎或打成泥。在烹制过程中，洋葱会变甜并变软。放点油脂将洋葱蒸一下直到变软但不褪色，其味道会更佳。

储存方式

放在篮子里置于阴凉干燥的地方是保存洋葱的好办法。但是，不要放在冰箱里，因其味道很容易影响其他食物。另外，不要将洋葱和马铃薯放在一起，它们会相互吸潮气，从而腐烂和发芽。

韭葱

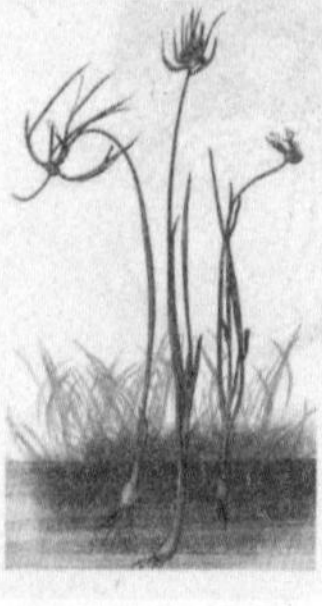

韭葱具有增进食欲、降低血脂的作用

韭葱起源于中亚地区，最初由古埃及人培育，后由古罗马人带到英国。韭葱在欧洲有时被比作“穷人的芦笋”，威尔士人称之为“国家级植物”。韭葱植株会长至 50 ~ 90 厘米高，通常在根的直径达 2.5 厘米左右时即可采摘。

营养及药用功效

韭葱富含叶酸、铁、钾、维生素 C、维生素 B_6、镁、钙和铜。韭葱能除菌、利尿、防关节炎，对于消化系统也有清洁作用。

食用技巧与吃法

韭葱宜简单烹饪，如果烹饪时间过长，它容易变软。为了保证烹饪时受热均匀，最好买长度接近的韭葱。整棵的韭葱可以煮 15 ~ 20 分钟，如果是炖制就需要 25 ~ 35 分钟。切成条状的韭葱可以炒 3 ~ 5 分钟，也可以焖上 10 ~ 15 分钟。

韭葱宜与火腿和乳酪搭配，也可以和柠檬、罗勒、百里香一起烹饪。

储存方式

韭葱置于冰箱中可保存 2 天，放在湿度为 90% ~ 95% 的阴凉处能保存 1 ~ 3 个月。韭葱可以冷冻保存，但解冻后其质地和味道会发生变化。韭葱冷冻前可整只用水冲洗 2 分钟，冷冻的韭葱可保存 3 个月，不用解冻，直接烹饪味道最好。

成分	生韭葱（每 100 克）
水分 (%)	83
蛋白质（克）	1.5
碳水化合物（克）	14
热量（千焦）	255.3

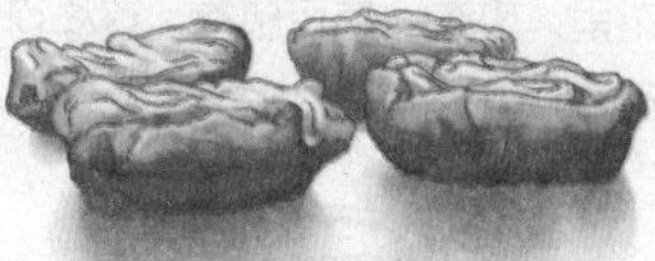

韭葱饼香酥松脆，制作简单，有很高的营养价值

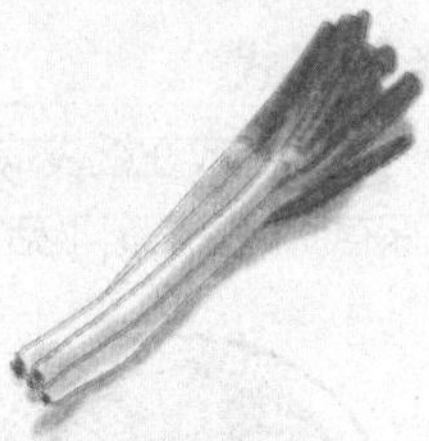

韭葱可生食也可烹食，烹制方式与其他蔬菜基本一样

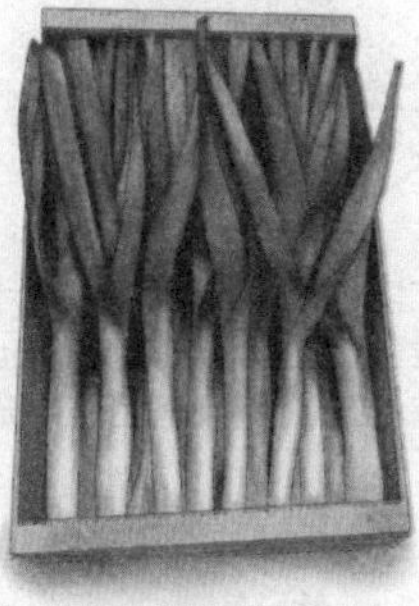

购买时，应选择那些挺拔、结实、完好无损的韭葱

平菇

平菇是种植最广泛和使用最多的蘑菇，它们在世界各地都有种植。平菇在被悉心控制的环境中生长，生产者将菌丝体撒播（由构成蘑菇繁殖体的单细胞孢子产生的非常细的丝）到已经发酵灭菌的天然肥料或用干草、稻草、树皮、玉米穗以及石膏和钾做的人造肥料上。平菇的白色肉质菌盖直径可达 10 厘米，茎也呈白色，有 5 厘米长。

营养及药用功效

平菇富含钾和维生素 B_2。平菇有抑制肿瘤的作用，可以抗癌，还能抗病毒、改善人体新陈代谢、增强体质、降低血胆固醇并防止尿道结石，另外，平菇对肝炎、胃溃疡和慢性胃炎都有一定的疗效。

购买指南

市场上出售的平菇有新鲜的、罐装的和干燥的。购买新鲜平菇要选那些完好无缺、光滑、圆润、坚实而多肉的，不要选那些起皱、带黏液、带斑点或菌盖已裂开的，这些都是不新鲜的标志。

超市会卖预先切好的平菇，由于它们已经被快速漂白并存放在维生素 C 的盐溶液中，所以通常可以保存 90 天。用这种方法处理过的平菇的味道和营养价值介于新鲜平菇和罐装平菇之间。

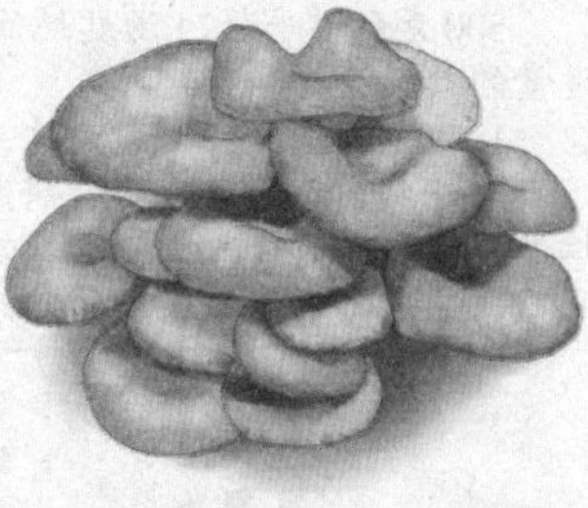

平菇具有追风散寒、舒筋活络的功效

成分	生平菇（每 9 克）
水分 (%)	19
蛋白质（克）	3.0
脂肪（克）	0.2
碳水化合物（克）	0.3
热量（千焦）	58.6

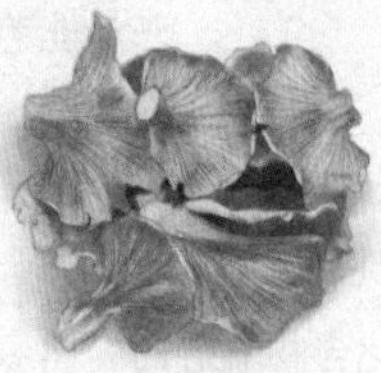

干平菇最好买密封包装的

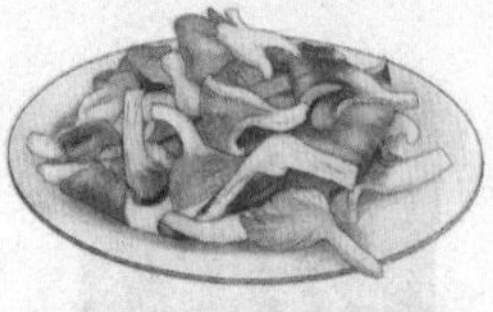

生吃切开的平菇，可将柠檬汁、醋、沙拉酱、调味品或其他能防止平菇变成棕色的酸性溶液喷洒在平菇上面

食用技巧与吃法

平菇可以生吃或烹饪食用，加入开胃菜、沙拉或配以蘸汁都非常可口。平菇常同肉类搭配食用，配洋葱和米饭味道尤佳。汤、蘑菇酱、馅料、炖菜、炒菜等很多菜肴中都会用到平菇。

食用新鲜平菇前可以用水冲洗或将它们在醋里蘸一下，这样可以使平菇保持新鲜。

清洗平菇，如果需要的话可以用一把软刷清洗（可以买到专门用于清洗平菇的刷子）。不要浸泡，因为平菇会吸收很多水分。

储存方式

将平菇放在纸袋或包在湿布里，放在冰箱里储存，这样可以保存 1 周。切记平菇不应放在密封的塑料袋里。

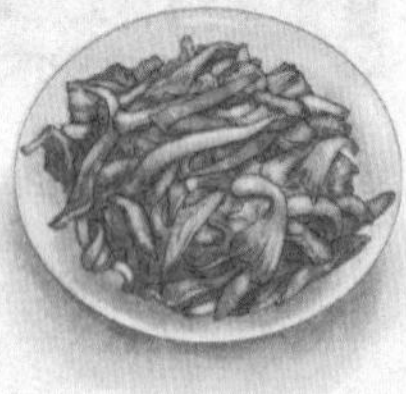

平菇可以和肉类搭配，平菇炒肉是工艺简单的美味佳肴

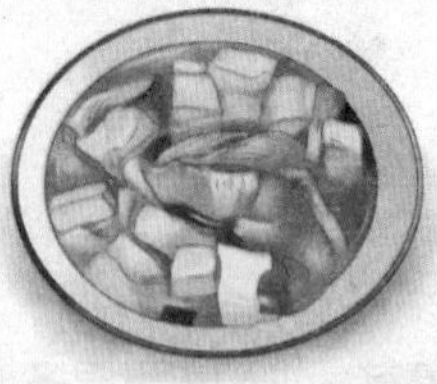

平菇豆腐汤清淡可口，也是治疗更年期综合征的佳品

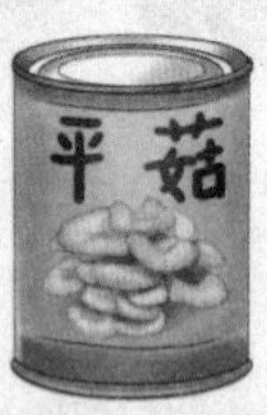

罐装平菇是用热风干燥、真空冷冻干燥等新技术制成的

值得一试的佳肴

蚝油焖平菇（4 人份）

500 克新鲜平菇，1 汤匙蚝油，1 汤匙绍酒，少许葱丝、姜丝，30 克蒜片，适量的盐、淀粉和鸡粉。

1. 把平菇洗净，撕成大片，放在沸水中烫透，取出后挤干水分。

2. 在锅内倒油并烧热，将葱丝、姜丝、蒜片及蚝油依次放入锅内，煸炒至有香味时倒入绍酒，放鸡粉和适量水，再将平菇倒入并加盐，待平菇入味后勾入淀粉制成的芡汁即成。

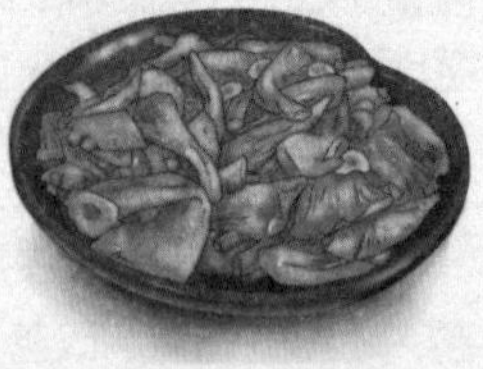

香菇

香菇是长在木头上的可食用蘑菇，原产于亚洲，人们了解这种菇已经有至少 2 000 年了。香菇是一种十分重要的烹饪原料，仅次于平菇。干燥以后，美味的白色菇肉有一点酸，同时也带有更浓的香味。在西方国家，香菇主要以干菇形式出售。

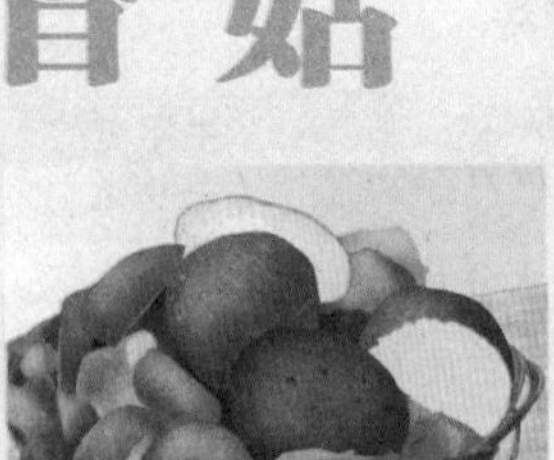

香菇是世界上第二大食用菌，有“山珍”之称，还有“植物皇后”的美誉

营养及药用功效

香菇富含钾和多种微量元素及对人体有益的营养成分。亚洲人认为香菇有很多药用功效，可用来治疗高血压、流感、肿瘤、胃溃疡、糖尿病、贫血和胆结石。

食用技巧与吃法

用湿布、纸巾或用软刷清洗香菇，也可将香菇放在流水下快速清洗。可以将干香菇切碎或切成薄片单独烹饪，因为它们很硬而且很有弹性。烹饪可以使香菇的香味散发出来。香菇炒或炸（轻敷上油）需5～7分钟，也可以把它们放在盖得很紧的锅里加一点水煮15分钟或放在180℃的烘箱里烘15～20分钟。

成分	干香菇（每100克）
蛋白质（克）	9
脂肪（克）	1
热量（千焦）	1 226.5

储存方式

洗过的香菇放在纸袋里放入冰箱可以保存1周左右。

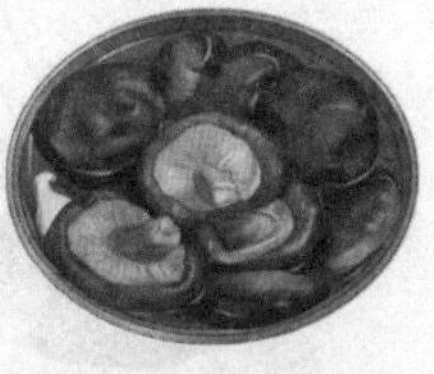

新鲜香菇不要长时间浸泡，它们吸水后会造成营养流失

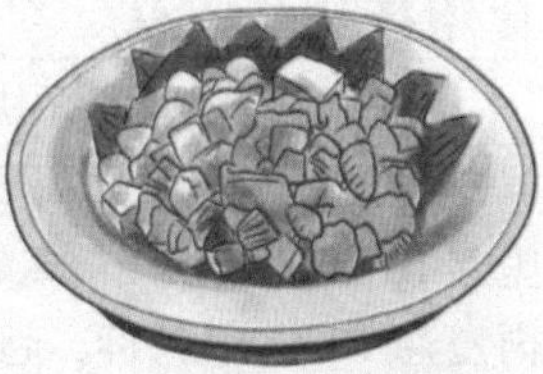

香菇干贝豆腐味道香浓稠滑，营养价值高，还有减肥的功效

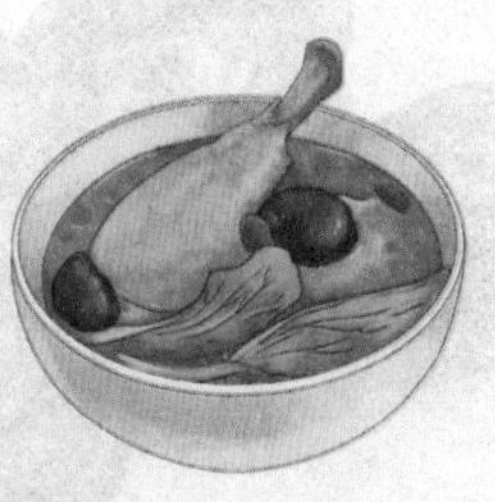

香菇鸡汤口感细腻，还有补血、增强抵抗力的作用

牛肝菌

牛肝菌是多肉的可食用菌类，原产于温带，多生长在常青森林或落叶树林里。牛肝菌多肉的长茎可以高达25厘米，并且又厚又硬。顶部是多肉的光滑而柔软的菌盖，有黄色、红色、褐色、粉色、白色和灰色。牛肝菌有几十个品种，包括大牛肝菌、彩色滑帽菌等。牛肝菌味道鲜美，很早就被人类食用，大部分牛肝菌都会被害虫卵侵害。

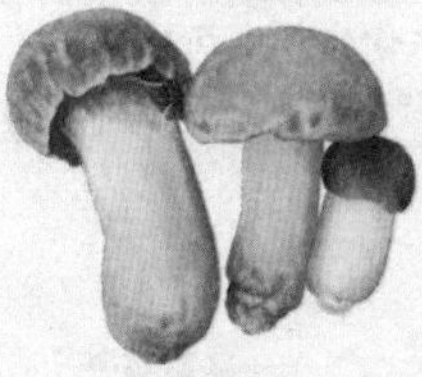

牛肝菌是一种世界著名的食用菌，具有清热解烦、舒筋活血的功效

营养剂药用功效

牛肝菌富含钾和维生素B_2，有消热养血、促进消化的作用，还能有效抑制肿瘤，降血脂、抗癌和防治心脑血管疾病。

食用技巧与吃法

熟过头或被虫蛀的牛肝菌根部通常要去除或刷洗。如果菇很黏就将菌盖下面的细须去除。干牛肝菌必须要在热水里浸泡20分钟使其吸收水分，浸泡用的水过滤后可以使用。通常情况下，菇龄小的干牛肝菌味道更可口。

成分	生牛肝菌（每100克）
水分（%）	90
蛋白质（克）	2
碳水化合物（克）	0.3
热量（千焦）	37.7

牛肝菌在烹饪中可与其他蘑菇互换。牛肝菌不要和味道很浓的配料一起使用，否则它的味道会被盖住。

牛肝菌可以炒或炸5～7分钟，也可以放在盖得很紧的锅里加一点水煮，锅可以放在炉子上煮15分钟或放在180℃的烘箱里烘15～20分钟。

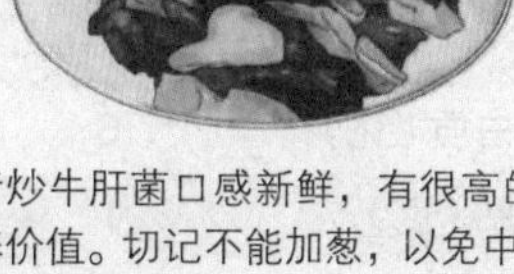

素炒牛肝菌口感新鲜，有很高的营养价值。切记不能加葱，以免中毒。

储存方式

牛肝菌易变质，因此要尽快食用。牛肝菌放在冰箱里可以保存数日。

木耳

木耳生长在一些树木的树干上。木耳柄很短，肉呈半透明的褐色或浅褐色，质地为凝胶状而且较坚硬，味道较淡。木耳在亚洲特别受欢迎。

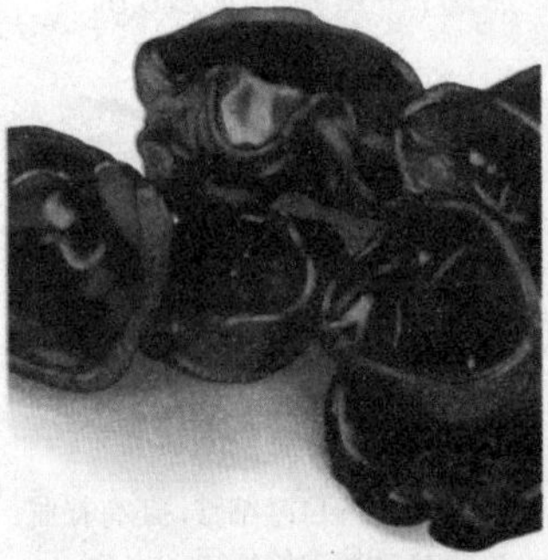

木耳营养丰富，被誉为“菌中之冠”

成分	木耳（每 100 克）
水分 (%)	93
蛋白质（克）	0.5
碳水化合物（克）	7
热量（千焦）	104.7

营养及药用功效

木耳能帮助消化系统将无法消化的异物溶解，能有效预防缺铁性贫血、血栓、动脉硬化和冠心病，还具有防癌作用。

食用技巧与吃法

新鲜木耳需要用冷水快速清洗以去掉黏性部分。干木耳要在温水里泡 10 分钟，将水排掉，换水，再浸泡 10 ~ 15 分钟。泡好的木耳会膨胀到原来的 5 倍。

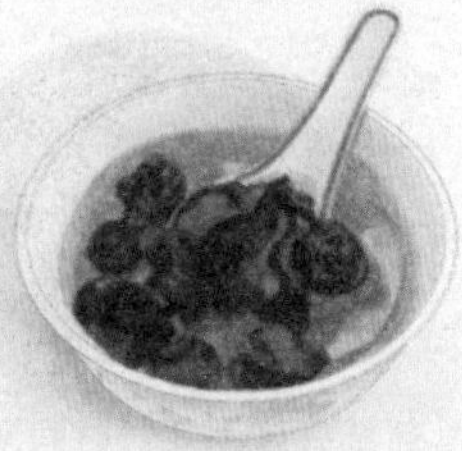

红枣木耳羹香甜可口，还可以改善胃肠功能

储存方式

木耳一般以干品储存，干木耳须放于密闭容器中，置于干燥阴凉处。

泡发好的木耳应放在冰箱里冷藏保存，也可冷冻。将它们放在纸袋或盖有干净布的盘子里，木耳可保存 1 个月。

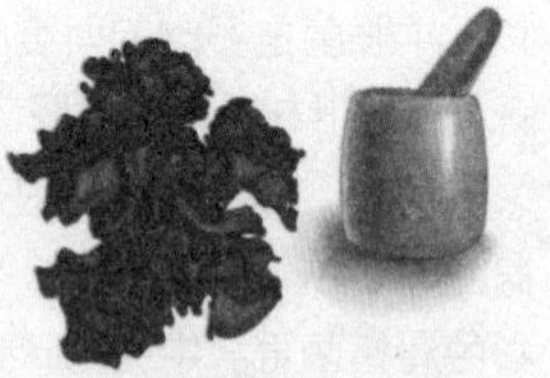

木耳散具有治疗溃烂诸疮和血崩的药理作用

海带

海带是一种具有扁平光滑叶片的大海藻，叶片又宽又厚。最受喜爱的阔叶品种麻海带可以长至 0.9 ~ 3 米。人们从古时起就开始食用海带了，如今，在大西洋和太平洋沿岸地区，海带被广泛食用。

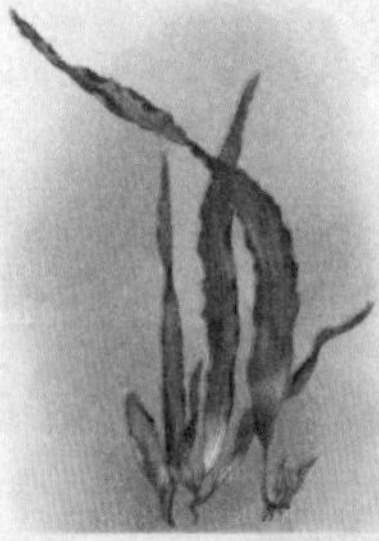

海带含有大量碘质，有“碱性食物之冠”的美誉

成分	干海带（每 100 克）
蛋白质（克）	6
脂肪（克）	1
碳水化合物（克）	56

营养及药用功效

海带富含钙、铁、钾和大量的碘。海带可用来治疗痛风，海带根的提取物是治疗高血压的传统药物。海带中的褐藻酸钠盐，有预防白血病与骨痛病的作用。食用海带可减少放射性元素锶 90 在肠内的吸收。海带具有降血压、降血脂等功效，还可以使头发富有光泽并调节内分泌。

食用技巧与吃法

如果煮海带超过 10 分钟，无机镁、硫黄酸和钙就会流失到水里，破坏肉汤的味道，也溶解了可以使汤变黏的碳水化合物。

海带也可以加入很多菜肴，和蔬菜一起烹制特别美味，蔬菜会因为加入海带而熟得更快些。海带还可以用来沏海带茶，是一种很受欢迎的饮料。

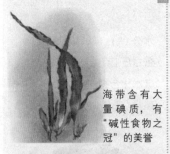

第三节 水果干果类

苹果

苹果是最古老、最普遍的水果之一，最早种植于亚洲西南部。苹果根据外形、味道、质地、营养价值、收获季节、功用、保质期可分为许多种类。

苹果花为白色或粉色，气味芳香，可用于装饰。苹果根据外形、味道、质地、营养价值、收获季节、功用、保质期可分为许多种类，不同种类的苹果其果肉的甜度、脆性和酸度都有所不同。

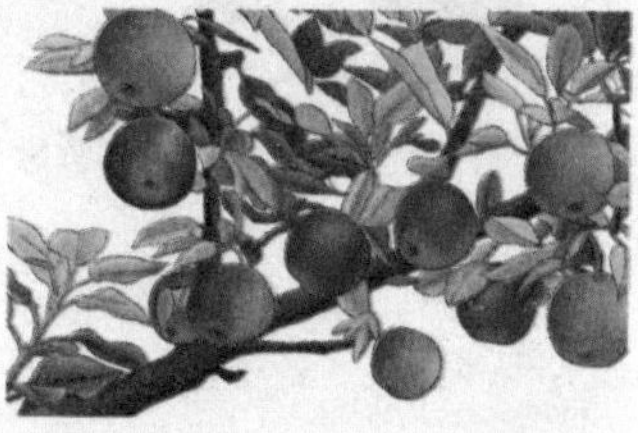

苹果有“世界第一水果”和“记忆之果”之称

购买指南

要准确地判断苹果的质量是很难的，因为许多苹果是因为打蜡抛光而变得富有光泽。可以轻弹苹果梗检查成熟程度，声音缓和表明苹果刚好成熟，空洞的声音是苹果熟过头了的迹象。应选择硬的、色泽发亮并且没有伤痕的苹果。人们根据苹果的大小、形状、质量来分级，没有任何缺点的苹果是最贵的，但如果用来烹制就没有必要买这种太贵的。

营养及药用功效

苹果含丰富的维生素 C 和纤维，有杀菌和保护呼吸系统的作用，还有生津止渴和益气的功效。

成分	苹果（每 100 克）
水分 (%)	84
蛋白质（克）	0.2
纤维（克）	2.2
碳水化合物（克）	13.4
热量（千焦）	247.0

食用技巧与吃法

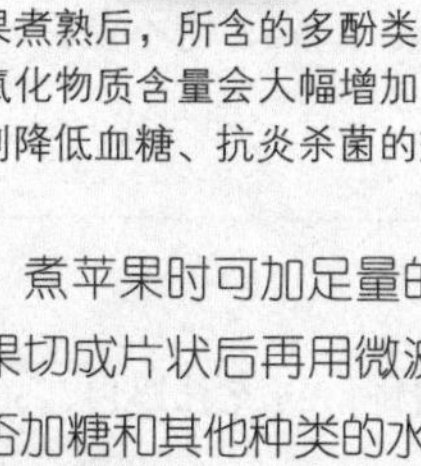

苹果煮熟后，所含的多酚类天然抗氧化物质含量会大幅增加，能达到降低血糖、抗炎杀菌的效果

可生食或熟食，也可做成果干、果酱、果子冻等，苹果在很多甜食中都会用到。

在生食或烹制之前最好在冷水中把苹果洗净。果肉如果暴露于空气中的话会被氧化而变黑，为防止氧化，要尽快食用或根据特定用途烹制。

煮苹果时可加足量的水用文火煮。为了提高速度，可以把苹果切成片状后再用微波炉加热 2 分钟。根据苹果的种类决定是否加糖和其他种类的水果。

储存方式

苹果可以放在塑料袋或冰箱中，这样可保存数周。如果要长期保存则应放置于避光、低温（1 ~ 4℃）、湿度高的地方。为了保持湿度，可以将熟过头的和有损伤的苹果同完好的苹果分开，用塑料膜包裹。未熟透的苹果可以放在室温下进一步成熟，但是要注意经常检查。

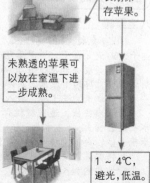

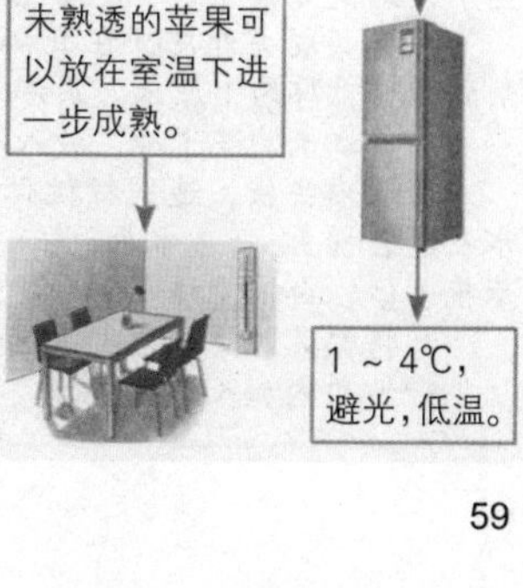
长期保存苹果。
未熟透的苹果可以放在室温下进一步成熟。
1 ~ 4℃，避光，低温。

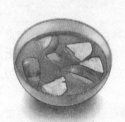

梨

梨起源于中亚地区，早在史前时期，就已有野生品种。梨有3 000年左右的种植历史，在古印度、古希腊、古罗马和古中国，梨是最受欢迎的水果之一。梨主要生长在亚热带地区，有上百个品种，有些近似圆形，但大多数是椭圆形的，尾部是陷进去的。梨皮呈黄色、棕色、红色或绿色，可以食用。梨的果肉通常又软又薄，有些品种的梨子在接近中心的地方有沙砾样的口感，其果肉呈白色或奶酪色，口感很不错。不同品种的梨子含汁量、软度和脆性都不同。

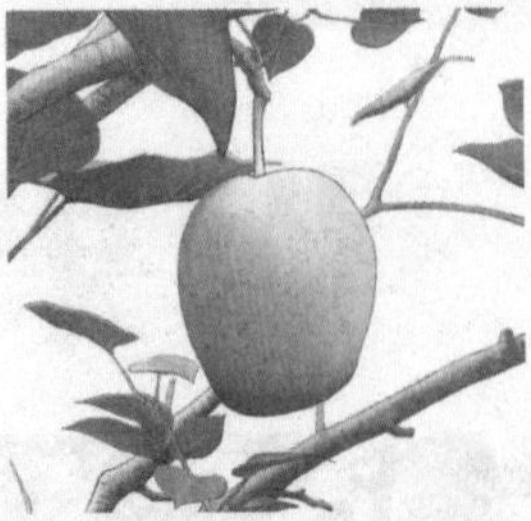

梨有“百果之宗”之称，因其鲜嫩多汁，又被称为“天然矿泉水”

成分	鲜梨（每100克）
水分(%)	84
蛋白质(克)	0.4
脂肪(克)	0.4
碳水化合物(克)	15
热量(千焦)	247.0

营养及药用功效

梨富含钾、纤维、镁和铜，还含有铁和维生素C等。梨有利尿和解热的作用，对胃肠功能有益。

梨可以清心润肺、清喉降火，可以有效预防痛风、风湿病和关节炎。另外，梨对中风不语也有很好的疗效，还能起到利大小便的作用。

购买指南

购买时应选择没有碰伤和发霉，光滑并且富有弹性的梨。

食用技巧与吃法

梨通常作为水果生吃，也可用来制作果酱、果醋或酿酒。梨肉暴露在空气中时会氧化并变为棕色，为防止变色，切开后要马上烹饪或用柠檬、橘子汁或酒精浸泡。

储存方式

没熟透的梨放在室温下会继续成熟，成熟后放在冰箱里可保存数日，有些在成熟过程中不变色，仍然呈绿色。轻压一下，皮轻轻陷下的梨就可以吃了。梨子一旦熟透了，要尽快食用，以防止其变质。

不要将梨挤在一起放置，也不要放在密封的口袋或容器里，因为它们产生的气体会加快变质的速度。此外，也不要将其与味重的苹果、大蒜、番茄和大白菜放在一起。

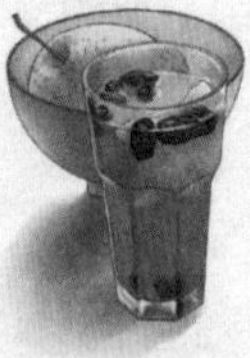

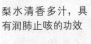

梨水清香多汁，具有润肺止咳的功效

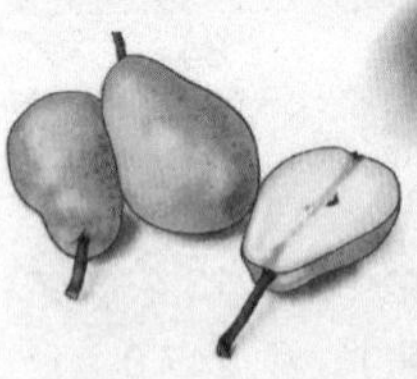

梨肉暴露在空气中时会氧化并变为棕色

值得一试的佳肴

八宝梨罐

1 000克梨，100克糯米，50克红枣，30克核桃仁（去皮），30克橘饼，25克桂圆肉，50克莲子，30克葡萄干，适量葵花子仁，150克白糖，5克桂花酱，20克猪油。

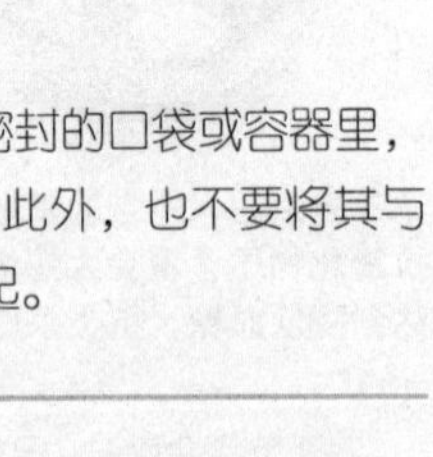

1. 将梨削去外皮，在有柄的一头切下1/4作为盖，再挖去梨核，把梨削成罐形，厚约1厘米。用沸水烫一下，沥干水。
2. 将江米淘洗干净，放入碗内，加入少许水，上笼蒸至八成熟时取出。
3. 红枣去核，连同核桃仁、橘饼、桂圆肉切成1厘米见方的丁，用沸水氽过后捞出，沥去水分，装入盆内，加入蒸过的糯米，再放入莲子、葡萄干、葵花子仁、白糖、桂花酱、猪油拌均匀成八宝馅备用。
4. 将馅装入梨罐内，盖上盖，摆入盘内，上笼屉蒸熟取出。
5. 炒勺内加入75克清水，放入白糖略煮，再放入少许桂花酱拌匀，浇在梨上即成。

桃子

桃原产于中国，中国自远古时期就开始培植了。

桃树可长到5 ~ 8米高，桃肉多汁、味甜，气味芳香。桃仁可食用，但不可多食，因为它包含一种酸性物质。

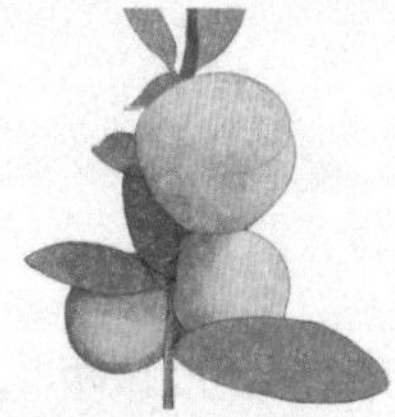

未成熟的桃不宜食用

营养及药用功效

桃适宜低血钾和缺铁性贫血者食用。

购买指南

摘得太早的青色桃子不会继续成熟，摘下来后糖分也不会再增加，所以也不会太甜。

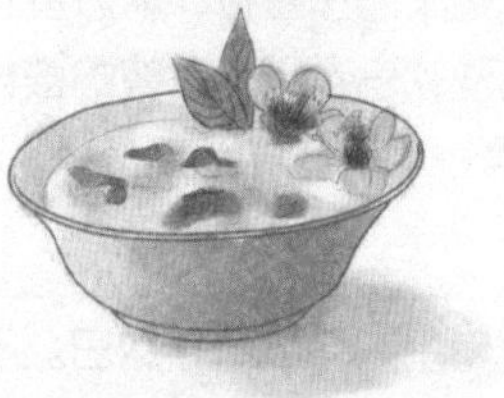

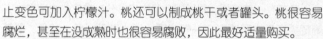

桃花粥以新鲜桃花瓣为原料制作而成，有消肿通便的功效，还能够美容养颜

食用技巧与吃法

桃通常生吃，也可以加入水果沙拉中，还可以做成冰激凌。

法国著名厨师爱斯科菲尔曾以桃为主要原料创制了一款经典美食，其配方是半个桃子加一铲子香草冰激凌，附以覆盆子汤。熟透的桃可以做成冰冻熟糖渍水果，为防止变色可加入柠檬汁。桃还可以制成桃干或者罐头。桃很容易腐烂，甚至在没成熟时也很容易腐败，因此最好适量购买。

桃肉很容易因与空气接触而氧化变成褐色。为防止这种情况，去皮后要及时食用或烹制。

储存方式

桃包得太紧容易变坏。室温下桃子可以保存3 ~ 4天，放在冰箱中可以稍微延长保存期。桃从冰箱中拿出后放一会儿再食用味道更好。

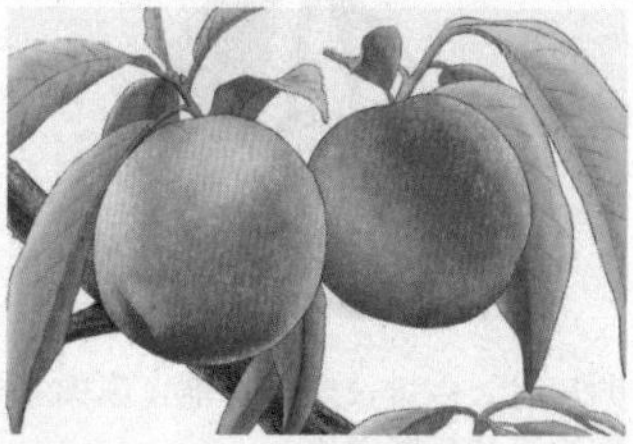

桃素有“寿桃”和“仙桃”的美称，因其肉质甜美，又被称为“天下第一果”

成分	鲜桃（每100克）
水分(%)	88
蛋白质(克)	0.7
碳水化合物(克)	11
热量(千焦)	180.0

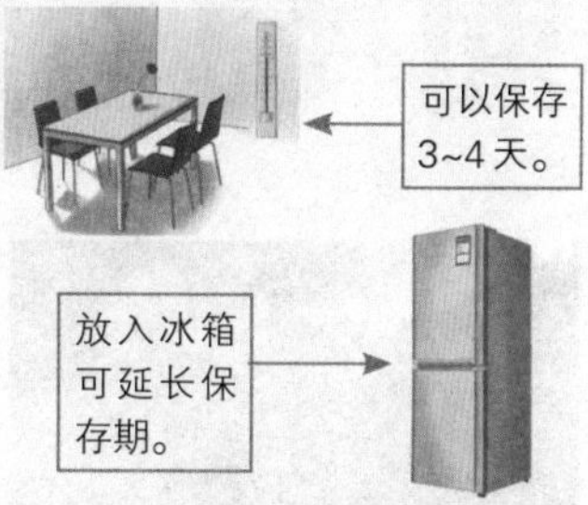

樱桃

樱桃树起源于东北亚，与杏、李子、桃和苹果有很近的亲缘关系。樱桃树植株可长到1.5米，花朵为白色，果实呈圆形，果汁丰富。樱桃可分为甜樱桃和酸樱桃两种，甜樱桃甜且果肉厚实，近似圆形，有薄皮，呈暗红色或亮红色，有时是黄色，品种有500个左右。酸樱桃的果皮一般呈暗红色，有约250个品种。野生樱桃要小些，且颜色更深。

营养及药用功效

酸樱桃钾含量很高，还含有丰富的纤维和维生素A。野生樱桃可以治疗风湿，且可以使人放松身心。樱桃茎还有利尿作用。此外，樱桃还有健脑益智、润泽肌肤的功效。

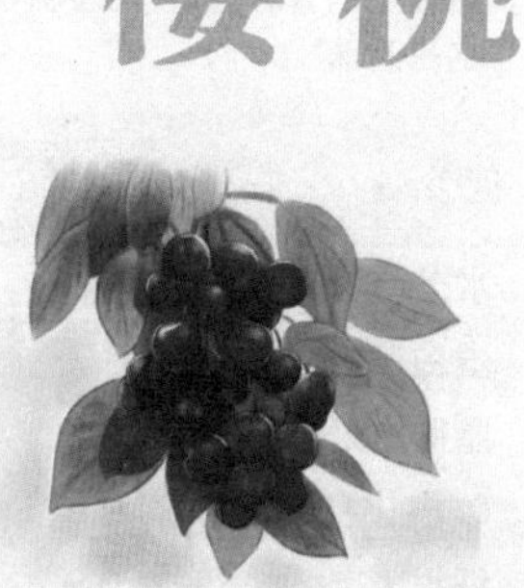

樱桃味甘、平涩，具有益气养颜的功效

购买指南

挑选完全成熟的樱桃，不要挑选泛白且坚硬的樱桃。

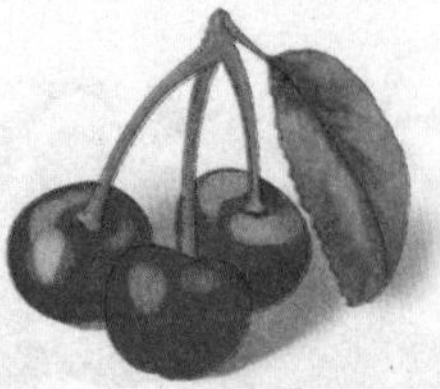

购买时，应挑选颜色鲜艳且果肉结实饱满的新鲜樱桃

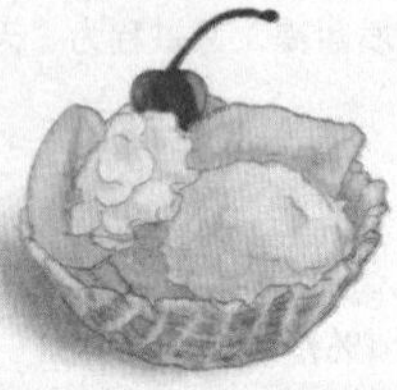

新鲜的樱桃可以用来制作冰激凌

成分	甜樱桃（每100克）	酸樱桃（每100克）
水分(%)	81	86
蛋白质(克)	1.2	1
碳水化合物(克)	17	12
热量(千焦)	301.4	209.3

食用技巧与吃法

樱桃要洗干净，但不要在水里泡太久。可以用尖刀切成两半，将子除去。

樱桃生吃很可口，新鲜的樱桃可用来制作沙拉、冰激凌和酸奶。樱桃也可以烧、糖腌或用酒精浸软后食用。罐装的樱桃常作为配料，也可酿成酒，还可和肉类一起烹饪食用。

储存方式

樱桃在室温下容易变坏，放在冰箱里则可以储存数日。不要将樱桃和气味重的食物放在一起以免味道受到影响，放在保鲜袋里可防止其变干。樱桃也可以冷冻保存。

葡萄

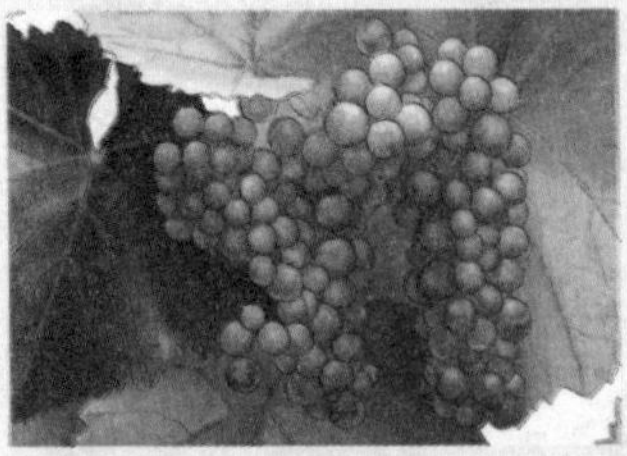

葡萄因颜色鲜艳、味道鲜美，而且具有很高的营养价值，被人们称为“水晶明珠”

成分	美国葡萄（每100克）
水分(%)	81
蛋白质(克)	0.7
脂肪(克)	0.3
碳水化合物(克)	0.2
纤维(克)	0.9
热量(千焦)	263.7

葡萄是一种浆果，是世界上最古老、分布最广的水果之一，葡萄果实基本呈圆形，一般成簇生长，有黄绿色、红色、黑蓝色或紫色。果肉外有层薄皮，皮外有薄霜，有些品种无子。葡萄既可做水果生食，也可酿酒或制作葡萄干。此外，还可用作装饰。

营养及药用功效

葡萄富含镁、维生素C和铁，有一定的药用价值，是重要的供能食物和滋补品。

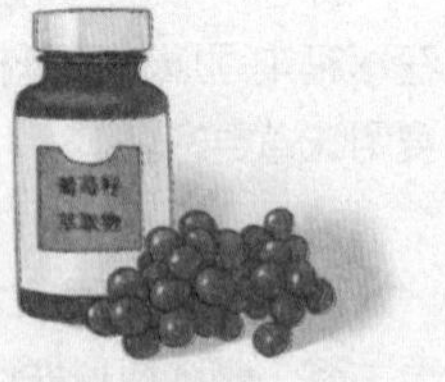

葡萄籽萃取物具有极强的抗氧化能力，能够有效改善静脉曲张，还能够预防心脏病的复发

购买指南

买结实、没有破损、颜色鲜艳的葡萄，最好外面有白霜，并与茎连接紧密。不要购买发软、有破损或者茎发白的，这代表它不够新鲜。

食用技巧与吃法

葡萄在种植过程中喷洒了化学物质，因此要仔细清洗，但要与自然生成的白霜区别开来。用剪刀将小串连茎一起取下，否则茎会干，单个葡萄会变皱。

葡萄可生吃，也可以用来制作水果沙拉等甜品，鲜榨的和发酵现制的葡萄汁都广受人们喜爱。

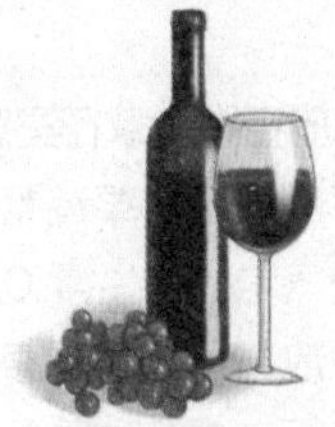

葡萄酒营养成分丰富，能够维持和调节人体的生理机能

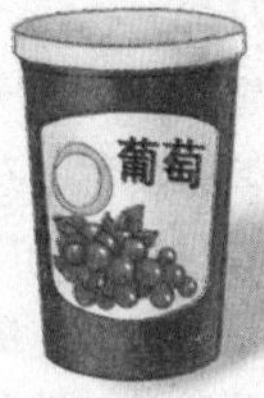

葡萄果酱可用于涂抹面包或吐司上食用

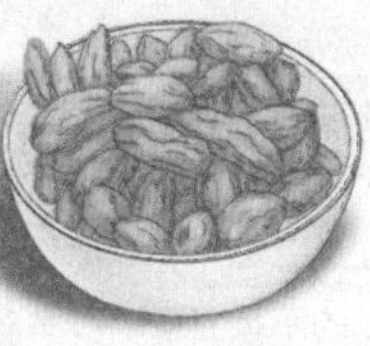

葡萄干中钙铁含量丰富，有助于缓解疲劳，还能够消除肥胖

储存方式

葡萄用纸巾包好放在带孔的塑料袋里，放入冰箱可以保存数日。尽管葡萄属于不太耐冻的水果，但用来泡酒却是上好的材料，用葡萄泡的酒甘甜中微酸，相当清爽可口。

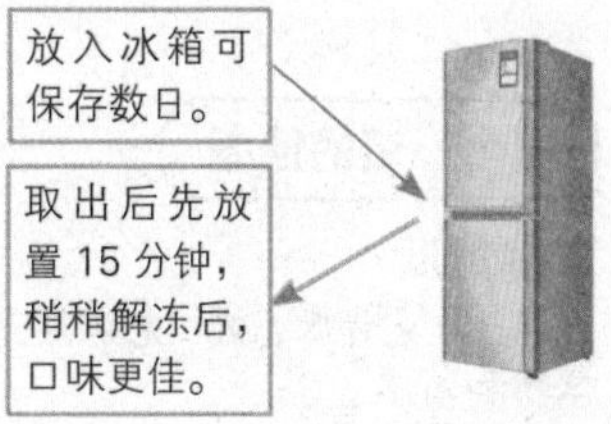

放入冰箱可保存数日。
取出后先放置 15 分钟，稍稍解冻后，口味更佳。

草莓

草莓主要生产于温带和热带，有些在欧洲和亚洲生长，北美洲和南美洲也有。草莓植株很矮，藤蔓贴在地面上。草莓的果实表面有黄点，这是它的种子。根据大小、颜色、味道不同，草莓可分为大约 600 个不同种类。现在广泛种植的草莓，其祖先是野生草莓，它们个头小，果汁丰富，营养价值较高。

营养及药用功效

草莓富含维生素 C、铁和镁。草莓有滋养功效，可用于美容或皮肤保养。草莓还可以用来治疗腹泻，草莓根可以制作治腹泻的茶。有些人吃草莓时，会有过敏反应，表现为出疹子，通常很快会消失。

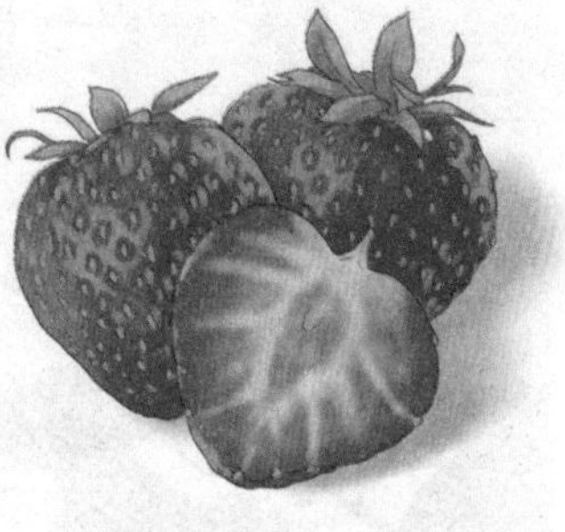

草莓水嫩多汁、酸甜可口，有“水果皇后”的美誉，也被称为“春天第一果”

购买指南

在购买草莓时，要选结实、颜色鲜艳的，草莓一般是亮红色的，暗红色则表示熟过头了。新鲜草莓非常甜，有很多种食用方法。但是新鲜草莓很易被碰坏，很小的撞击也会让它受伤变坏，还会污染其他的草莓。

食用技巧与吃法

洗草莓时应防止其浆汁流失，也不要把草莓浸在冷水里，因为草莓会吸水而影响味道。

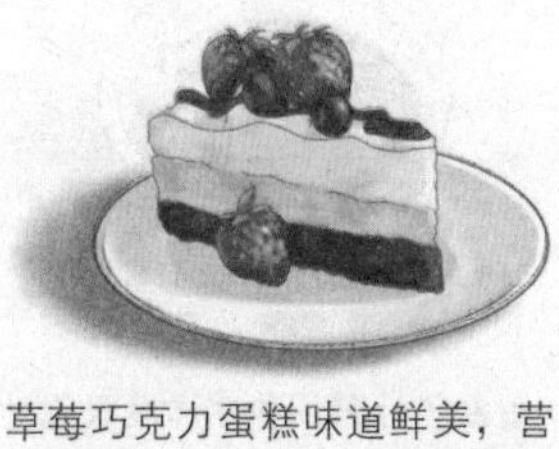

草莓巧克力蛋糕味道鲜美，营养丰富

草莓可以切成片或整个吃。熟透的草莓非常甜，可以和酸奶或冰激凌搭配食用，与巧克力一起吃也不错。草莓也可以加入橘汁或水果沙拉中，还可以用来制作比萨饼、布丁和蛋糕，也可以装饰奶酪。

成分	草莓（每100克）
水分 (%)	92
蛋白质（克）	0.6
脂肪（克）	0.4
碳水化合物（克）	5.2
纤维（克）	1.6
热量（千焦）	125.6

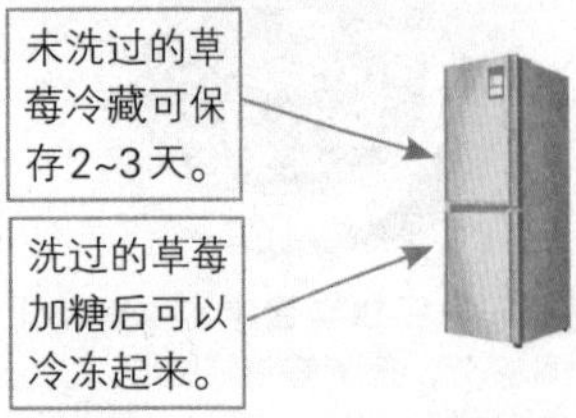
未洗过的草莓冷藏可保存2~3天。
洗过的草莓加糖后可以冷冻起来。

储存方式

草莓是很“娇贵”的，不要把它们放在阳光或在室温下太久。为保证其新鲜度，在储存前先选出好的草莓。草莓整个吃的话营养价值很高，而切成片后暴露到空气中，维生素 C 会流失。不吃的话不要洗，放在宽松的袋中并放在冰箱里保存，要将坏的挑出来。洗过的草莓要放些糖才能保存得久些，糖还可以保持草莓鲜艳的颜色。果汁或柠檬汁可以减少维生素 C 的流失。

值得一试的佳肴

草莓黄瓜

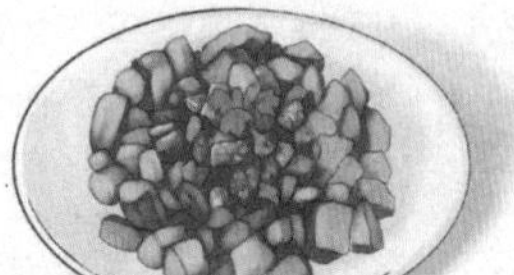

500 克黄瓜，200 克草莓，100 克白糖，5 克白醋，适量的精盐、味精和清水。

1. 将黄瓜用清水洗净，切成块状，放入小盆内，用盐腌 10 分钟后用凉水稍微漂洗一下，挤干水分后盛装在盘内。

2. 用凉开水将白糖溶化，把草莓去蒂，洗净、控干、碾碎，淋入糖水、白醋，加味精拌匀，放入冰箱冷冻，食用时取出，浇在黄瓜块上。

覆盆子

覆盆子，又称树莓，最早起源于东亚地区。18 世纪，覆盆子的饮食文化开始在欧洲兴起，到了 19 世纪，覆盆子越来越多地受到关注，各个国家开始普遍种植。覆盆子果实大多呈红色，也有黑色、黄色、橘色、琥珀色甚至白色。覆盆子果肉甜中带酸，香气浓郁。

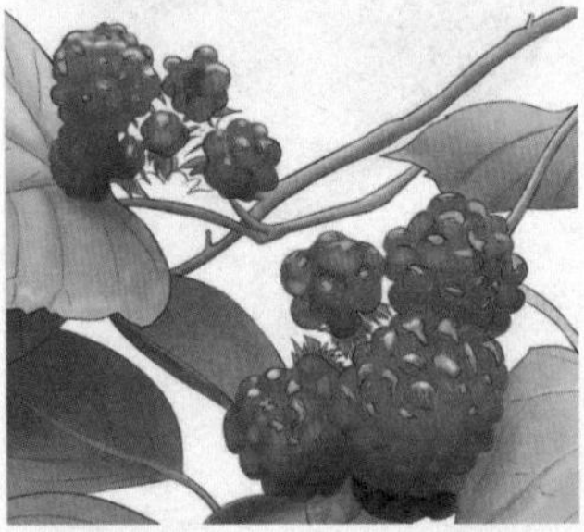

覆盆子果实酸甜可口，有“黄金水果”的美誉，还有补肝益肾、明目乌发的功效

成分	覆盆子（每 100 克）
水分 (%)	87
蛋白质（克）	0.9
纤维（克）	4.7
热量（千焦）	209.3

营养及药用功效

覆盆子果实含有相当丰富的维生素 A、维生素 C、钙、钾、镁等营养元素以及大量纤维。覆盆子能有效缓解心绞痛等心血管疾病，但有时会造成轻微的腹泻。另外，用覆盆子叶制成的茶还有调经养颜以及收敛止血的效果。

购买指南

购买时尽量选择梗上带毛并且表面有光泽的果实。最简单的购买要领是：确定挑的果实在采摘之前还没有熟透。

食用技巧与吃法

覆盆子一旦吸收水分就会变软，影响口感，所以一般不需要清洗。如果必须清洗的话，最好迅速并小心地完成。轻轻摇晃可以赶出里面可能隐藏的小虫。

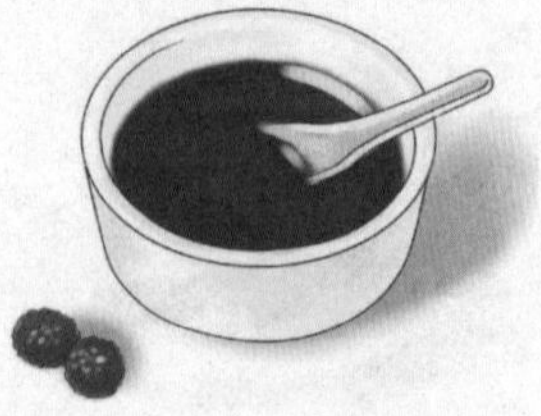

覆盆子汁常用作冰激凌及果汁冰糕的调味料，很受欢迎

储存方式

覆盆子应避免长时间直接暴露于阳光下或放在接近室温的地方。把覆盆子放在冰箱里可保存 1 ~ 2 天。在包装袋里加一点白糖或者在熬好的覆盆子浓汁里加少量柠檬汁，均有助于延长其保存期限，还有助于保持色泽。另外，覆盆子也可以浸泡在糖浆或白兰地酒里进行贮藏。

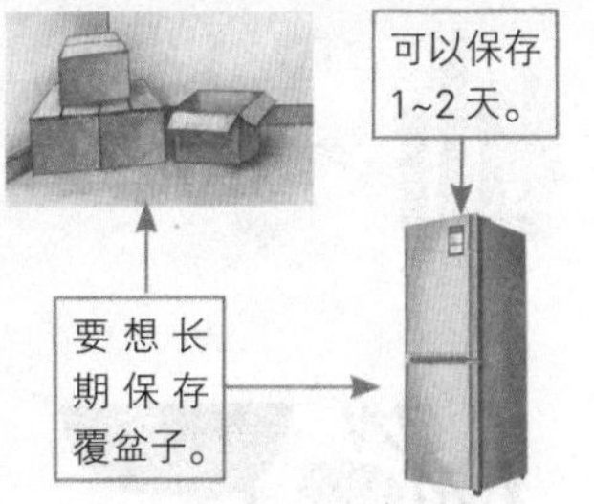
可以保存
1~2 天。
要想长
期保存
覆盆子。

金橘

金橘原产于中国，一般 2 ~ 5 厘米长，外皮细薄柔软，可食用。金橘味道甘甜，果肉通常被均匀地分成 5 瓣或者 6 瓣，每瓣包含较大的子。

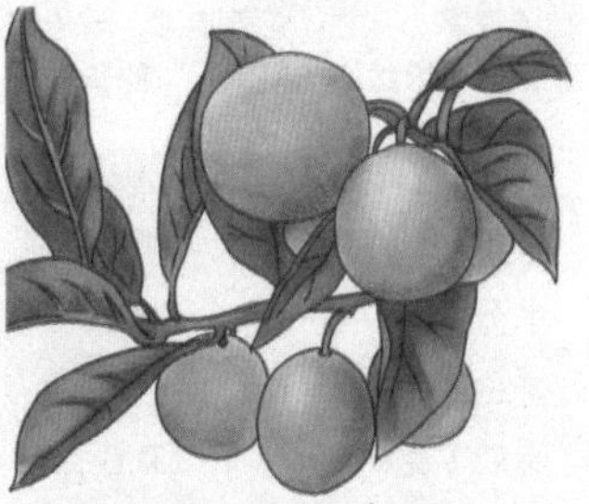

金橘，又称金桔，因香气足，素有“一树金桔十里香”之称

营养及药用功效

金橘富含对人体有益的维生素 C、大量丰富的钾元素以及少量的铜。一般来说，对柑橘类水果的外皮有过敏症状的人，接触金橘的果皮也可能会产生过敏反应。

成分	金橘（每100克）
水分 (%)	82
蛋白质（克）	1.1
碳水化合物（克）	16
纤维（克）	3.7
热量（千焦）	263.7

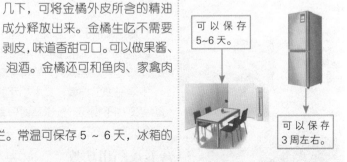

购买指南

在选购金橘的时候，挑选质地坚实饱满、有光泽的果实。果皮表面有裂口或者其他瑕疵的果实应尽量避免。另外，质地柔软的果实通常很容易腐烂，也不应列入选择范围。

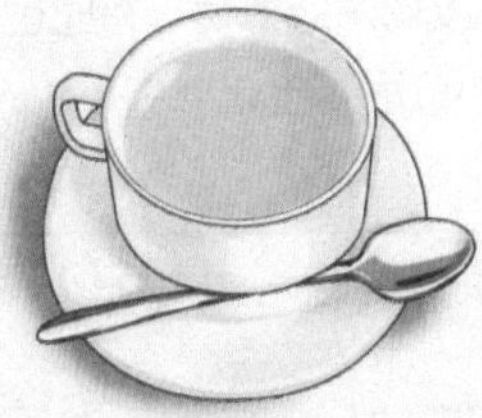

蜂蜜金橘茶味道酸甜可口，还有化痰消食、解郁醒酒的功效

食用技巧与吃法

金橘在食用之前必须彻底清洗，可以放入沸水中煮 20 秒钟，果实发白以后取出，置于冷水中进行冷却以便其果皮完全软化。

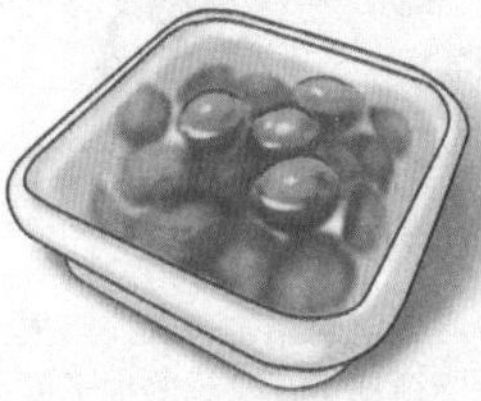

在西式烹饪中，金橘通常用水来煮，也可以配合其他菜肴做成填馅、沙拉等

在食用前用手指来回轻轻捏几下，可将金橘外皮所含的精油成分释放出来。金橘生吃不需要剥皮，味道香甜可口。可以做果酱、橘子酱和糖浆或糖渍、醋渍、泡酒。金橘还可和鱼肉、家禽肉和羊肉一起烹饪。

储存方式

金橘的果皮较薄，易腐烂。常温可保存 5 ~ 6 天，冰箱的保存期可达 3 周左右。

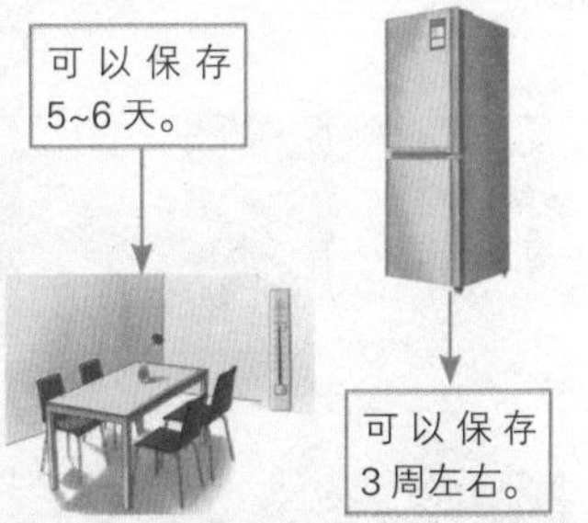
可以保存
5~6 天。
可以保存
3 周左右。

柚子

柚子一般呈球形或梨形，最重可达到 6 千克。柚子表皮厚实且不容易剥落，香味浓郁，颜色呈绿色、黄色或者粉红色。柚子一般汁液较少。果肉美味可口，或甘甜爽口，或酸性十足，有的有种子，有的没有。

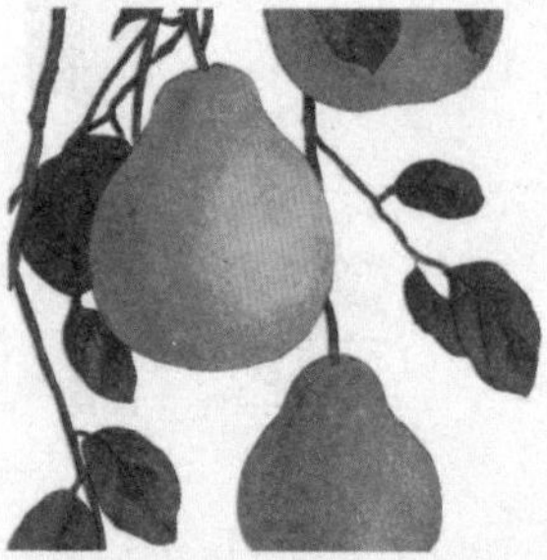

柚子性寒、味甘，营养丰富，耐于储存，有“天然的水果罐头”的美誉

成分	柚子（每100克）
水分 (%)	89
蛋白质（克）	0.7
脂肪（克）	0.6
碳水化合物(克)	9.6
热量（千焦）	154.9

营养及药用功效

柚子不仅含有丰富的维生素 C，也含有大量的钾元素。柚子具有健胃的功效，是受到广泛推崇的开胃、促进消化的优质营养保健水果。另外，柚子还有降血糖和降胆固醇的作用，对预防孕妇贫血症状的发生和促进胎儿发育也有不错的效果。

购买指南

在选购柚子的时候，要挑选质地相对坚实饱满的、有重量感的。不要购买手感过软、果皮颜色暗淡无光泽的及用手指稍稍按压以后特别容易凹陷的柚子。

食用技巧与吃法

柚子通常剥皮后直接食用，也可以糖渍或煮食，有时也可以剥皮去膜，加到水果沙拉或者蔬菜沙拉里调味。

储存方式

冷藏的柚子有 1 周的保鲜期，而在室温下通常可以保存数日。

另外，柚子冷冻之后汁液仍然甘甜爽口，外皮也仍然芳香浓郁。

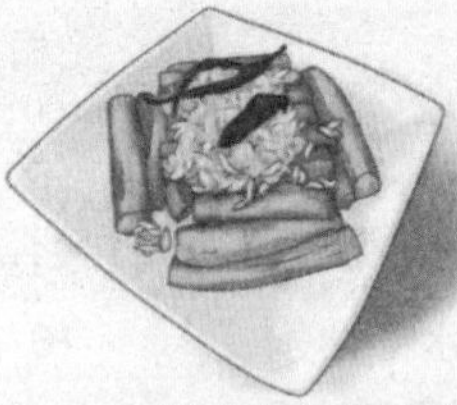

柚子粒拌丝瓜简单易做，酸甜可口，能够治疗消化不良等症状，是儿童喜爱的佳品

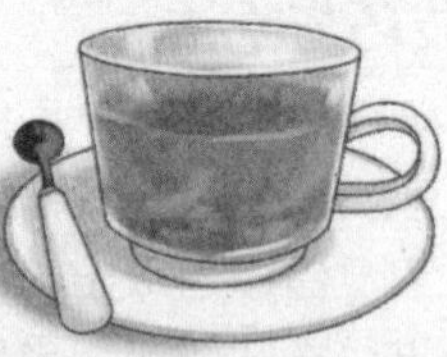

蜂蜜柚子茶清香可口，综合了蜂蜜的排毒作用和柚子的美白作用，具有美容养颜的功效

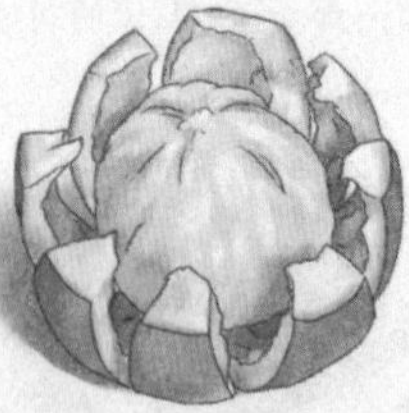

柚子皮青涩中稍带苦味，用来做菜味道独特。晒干的柚子皮还可以用来治疗冻疮

柠檬

柠檬树起源于南亚地区，在亚洲已经有 2 500 年的种植历史。11 世纪阿拉伯人将柠檬传入西班牙，十字军将其传入欧洲其他地方。15 世纪，西欧人开始将柠檬用于烹饪。

不同品种的柠檬，其大小和酸度也各不相同，外皮的厚度和粗劣度也不相同。柠檬熟时只有一点酸，而市场上的柠檬大多未熟时就已摘下，然后放置 1 ~ 4 个月使其慢慢熟透。

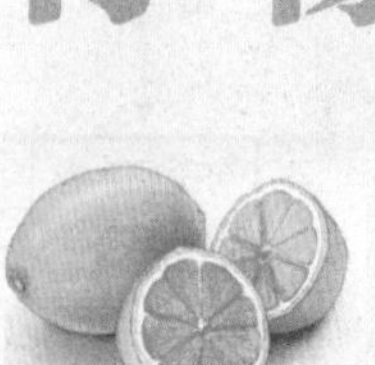

柠檬味酸，适合肝虚的孕妇食用，有“宜母子”或“宜母果”的美誉

营养及药用功效

柠檬富含维生素 C，还含有钾和叶酸。柠檬含有 6% ~ 10%

的柠檬酸，酸味非常重，柠檬酸可以驱走害虫，是天然的杀菌剂。另外，柠檬还具有药用价值，可以利尿并缓解风湿和肠道疾病，还可用于治疗坏血病。

成分	柠檬（每 100）
水分 (%)	89
蛋白质（克）	1
脂肪（克）	0.3
碳水化合物(克)	6.9
纤维（克）	2.1
热量（千焦）	121.4

购买指南

购买柠檬时尽量挑选比较硬的，不要购买绿色的，也不要挑选金黄色的，绿色的柠檬通常比较酸，金黄色的则可能不新鲜了。也不要买发皱的、过硬或过软的，另外，皮粗糙的一般皮厚肉少，也不要购买。

食用技巧与吃法

在西式烹饪中，柠檬有很多种用法，可作为装饰也可作为原料。柠檬可以代替盐，还可防止水果和蔬菜变色。柠檬可以给汤、蔬菜、蛋糕、冰激凌调味，还可用于制作果酱。柠檬可以代替醋，为牛肉、猪肉和鱼等调味。它还可以作为调味品加到茶中。柠檬还可以干化或糖渍食用，也可以为酱和甜点调味。

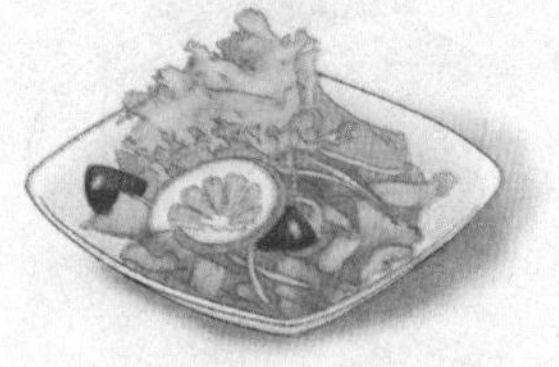

柠檬蔬菜沙拉酸甜美味，营养价值高，还能达到美容瘦身的效果

储存方式

柠檬在常温下可放置 1 周，要想储存更久，可放在冰箱里。

柠檬果肉和柠檬调味品可以冷藏，糖渍或干化的柠檬可以放置于密封袋里，为远离害虫，应放在干冷的地方。

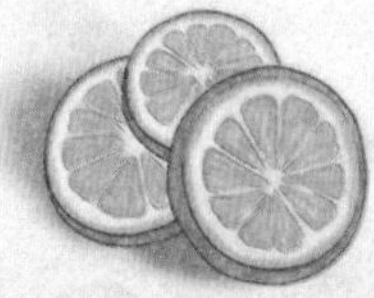

柠檬片富含维生素，泡水食用能够达到祛痰的效果，还能够提神醒脑

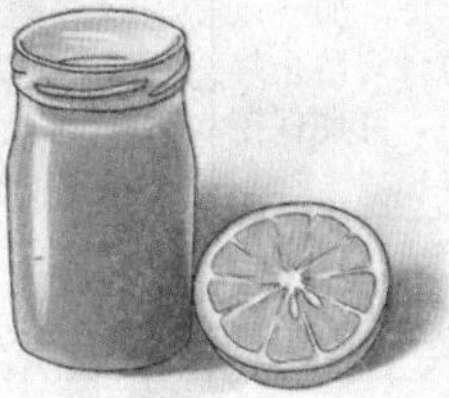

柠檬果酱味道清香，能够使菜品味道更佳

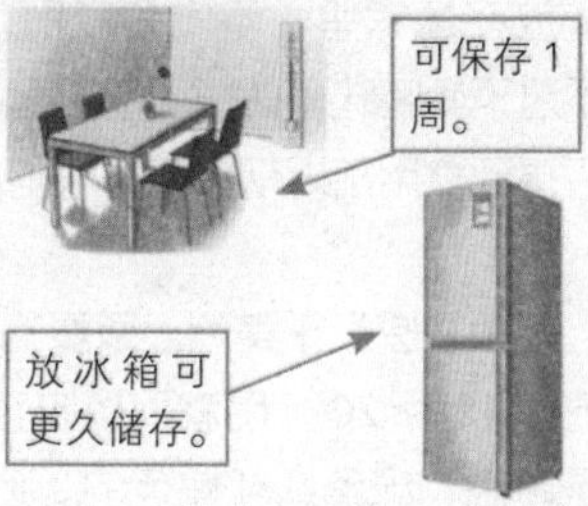

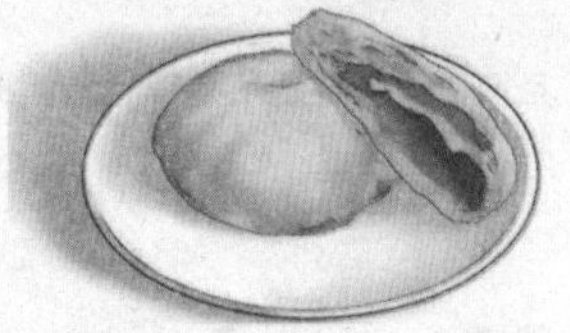

柠檬饼味道清新，是结合柠檬的传统做法推出的创新做法

香蕉

香蕉是一种生长在热带和亚热带地区的水果，起源于马来西亚。香蕉树植株可长到 3 ~ 8 米，每棵树可长出一串果实，1 年才能采摘。 香蕉有很多种，香蕉皮呈黄色、紫色或粉红色，不可食用。香蕉的味道和果肉的品质取决于品种。香蕉一般呈绿色时就会摘下，因为不在树上成熟的香蕉味道更好。

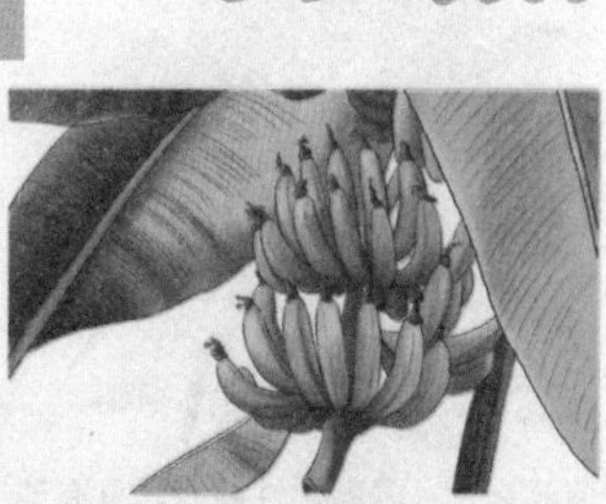

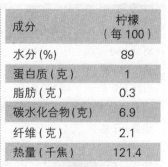

香蕉清香爽口，亦食亦药，有"圣果""智慧之果""绿色象牙"之美誉

营养及药用功效

香蕉富含维生素 B 和钾，还是维生素 C、镁的重要来源。随着香蕉的成熟，其所含糖分会发生转变，香蕉在完全成熟之前糖分是很难消化的，在成熟的过程中会转变为葡萄糖和麦芽糖等，这几种糖很容易吸收。这就解释了为什么绿香蕉不易消化，而太熟的香蕉又太甜而且腻。香蕉可以预防高血压和中风，

成分	香蕉（每100克）
水分(%)	74
蛋白质(克)	1
脂肪(克)	0.5
碳水化合物(克)	23
热量(千焦)	385.1

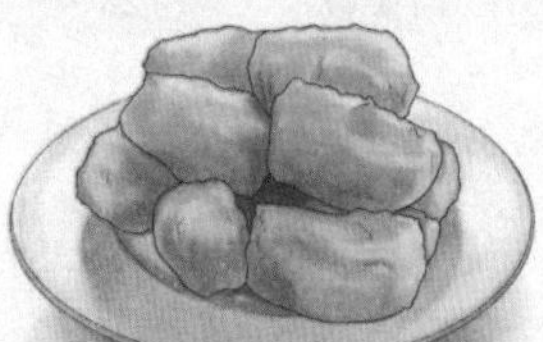

炸香蕉口感香甜，外酥里嫩，而且工艺简单，是大家喜爱的甜点

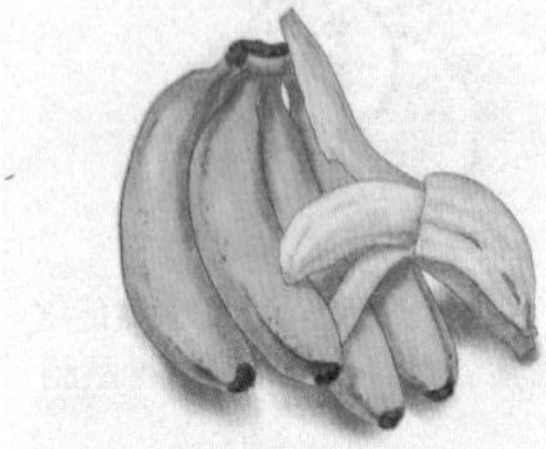

一旦剥了皮，香蕉很易变色，因此要临吃前再剥皮

能起到保护血管的作用。另外，香蕉还有润肠通便、清热解毒和助消化的作用。香蕉也可以润泽皮肤，有利于消除手足皲裂症状。

购买指南

香蕉的成熟度可以根据皮的颜色来判断，全熟时有一点黑色或棕色的点，而没有绿色。红香蕉变黑时就代表其已经完全成熟了，选未损坏且不要太硬的。除非是烧着吃，否则也要避免用油炸全绿或很软的香蕉。香蕉可以切成片，制成零食。

食用技巧与吃法

香蕉可剥皮直接食用，也可以做成菜肴，可烤、煎、油炸或拔丝，也可用其他方式烹饪。用香蕉制作派或蛋糕时可以不放糖，因为香蕉中的淀粉在一定时间内会转变为糖。香蕉也可以晒干食用。

储存方式

香蕉是对温度很敏感的水果，它们不能承受剧烈的温度变化或 –2 ℃以下的低温。香蕉可放在室温下，太熟的香蕉只能放在冰箱里，但皮会变黑，不过不影响味道。为保持味道，应直到食用前再从冰箱中取出。

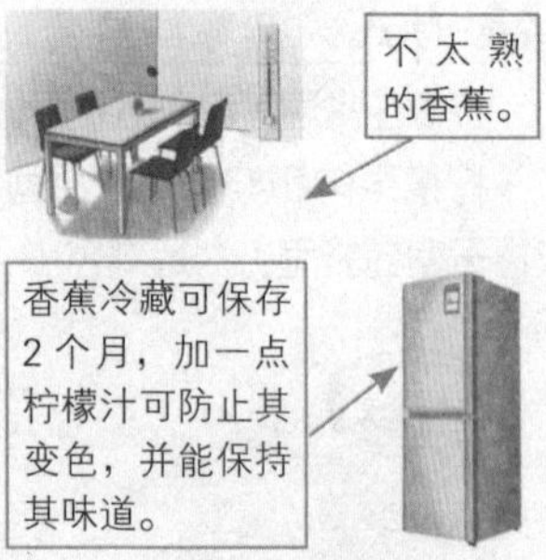
不太熟的香蕉。
香蕉冷藏可保存2个月，加一点柠檬汁可防止其变色，并能保持其味道。

菠萝

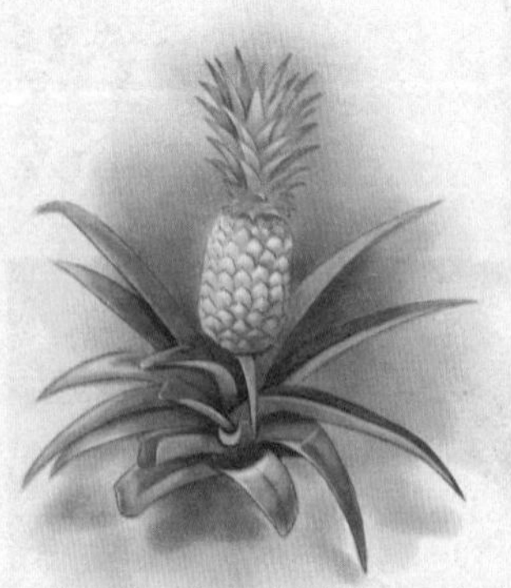

菠萝味甘、微酸，性微寒，具有清热解暑、养颜瘦身的功效

菠萝原产于美洲。菠萝的植株可长至90厘米高，通常在种植后18 ~ 20个月就可以收获。菠萝皮很厚，呈鳞片状，通常是黄色、绿色或红棕色的。菠萝没有子，果肉呈黄色，味甜，果汁含量丰富，接近果实根部的部分更甜、更嫩并且颜色较深。

营养及药用功效

菠萝含维生素C、钾、镁和叶酸。菠萝有利尿、促进肠胃蠕动和麻醉的作用。菠萝含菠萝蛋白酶，这种物质可以阻止凝胶聚集，可用来使牛奶变酸或软化其他水果，但这种特点在烹饪中会被减弱。

购买指南

挑选比较重的菠萝，叶子最好比较绿，不要买有霉点或外皮呈绿色的菠萝。用手拍拍菠萝，闷闷的声音代表刚熟，空空的声音则代表没什么水分，散发出很浓重的味道代表菠萝已经开始发酵。眼深、有软点或黄叶都表明菠萝已经不新鲜了。菠

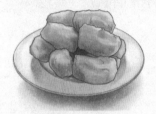

萝的质量与收获的季节有关，菠萝通常在最成熟时摘下，一旦摘下了，糖分就不会增加，因此也不会再变甜了。

成分	菠萝（每100克）
水分(%)	87
蛋白质(克)	0.4
脂肪(克)	0.5
碳水化合物(克)	12
纤维(克)	0.5
热量(千焦)	209.3

食用技巧与吃法

可用不同的方法为菠萝去皮。可将菠萝的头和尾都去掉，用直刀把皮剥去，用刀尖将鳞片和表面的眼去掉，把果肉切成片或小块，熟透的菠萝不用去芯。也可以去掉两端，再对半切开菠萝，用刀将皮削去，按需要可把芯去掉再切成块。也可以只把菠萝顶去掉，将皮削去，再切成块。

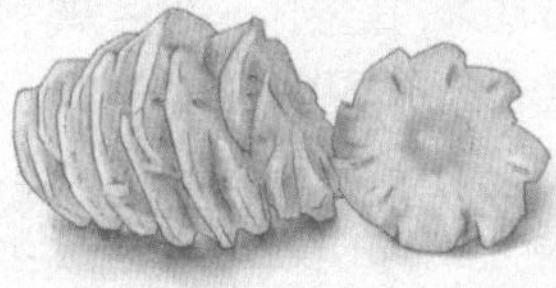

菠萝以切片食用最好。可以用专门的菠萝削皮器，会浪费一些果肉，可以把菠萝放在一个深盘子里来收集削皮和切菠萝时流失的菠萝汁

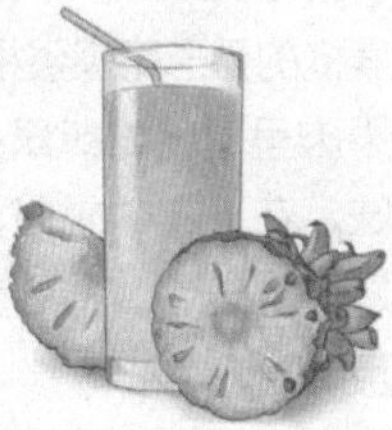

菠萝汁口感良好，易于吸收，是很好的食用菠萝的方法

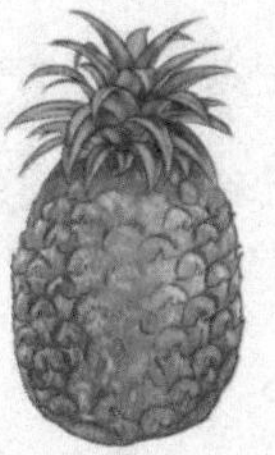

挑选比较重的菠萝，叶子最好比较绿

柿子

柿子树原产于中国，是一种阔叶类植物。柿子属于寒季水果，即使到了冬天，果实也不会自动脱落。

柿子主要被分成两类，一类是亚洲柿子，另一类是美洲柿子。在亚洲柿子中，共同点最多的两个品种分别是“哈齐雅”和“富有”，“哈齐雅”在还没有成熟的时候果肉较涩，而且不可以食用；而“富有”无论肉质较硬的时候还是熟透了之后都可以食用。

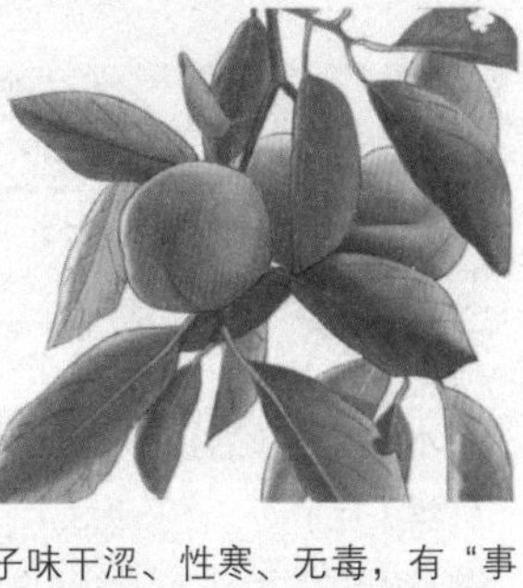

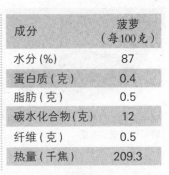

柿子味干涩、性寒、无毒，有“事事如意”的美誉，具有润肺化痰、健脾去燥的功效

营养及药用功效

柿子含有多种对人体有益的营养物质，包括丰富的维生素A、大量钾元素、维生素C以及微量铜元素。柿子还含碘，对于因缺碘引起的甲状腺肿大的治疗有益。另外，柿子还有预防心血管硬化的功效。

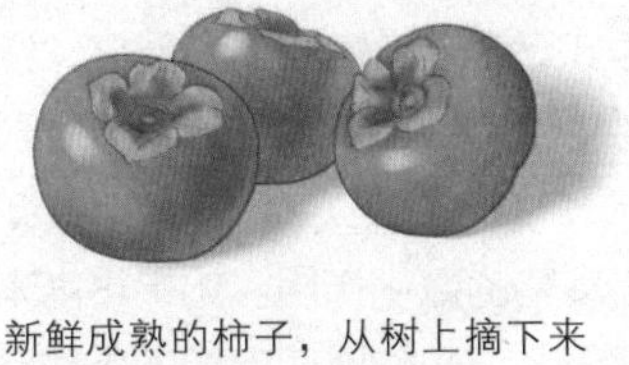

新鲜成熟的柿子，从树上摘下来就可以直接吃

购买指南

外观色泽优劣并不能够作为果实是否成熟的参考。购买时挑选外观完整、没有任何损坏的果实，颜色偏绿或者偏黄的果实不要列入选择范围。

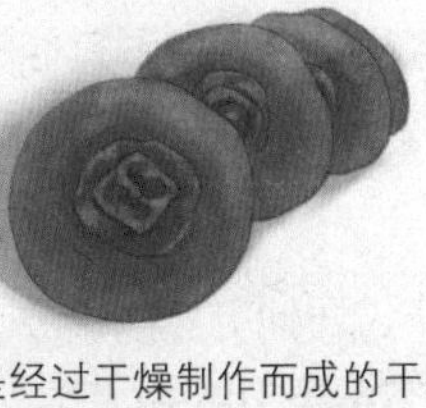

柿饼是经过干燥制作而成的干果，味道清新且长久不变质

成分	柿子（每100克）
水分(%)	80
蛋白质(克)	0.6
脂肪(克)	0.2
碳水化合物(克)	19
纤维(克)	1.6
热量(千焦)	293.0

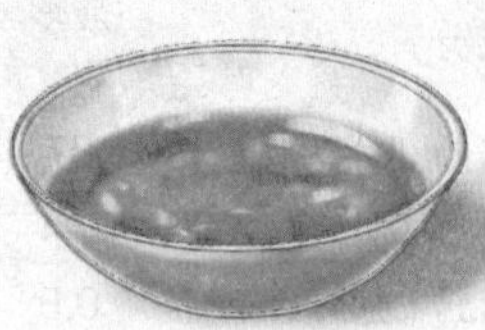

柿子果酱是由柿子、麦芽糖、细砂糖和柠檬制作而成

食用技巧与吃法

柿子生吃相当美味，还可以用来做柿子泥，也可修饰冰激凌、蛋糕、果露等甜品。柿子可以晒干后做成柿饼，制作罐头或者果酱。

储存方式

柿子应放在冰箱里保存，既可以直接冷冻，也可做成柿泥后再冷冻。另外，在柿泥里面加入 1/2 汤匙的柠檬汁可以防止变色。

猕猴桃

猕猴桃原产于中国，最初被西方国家称为“中国的醋栗”。猕猴桃的外形与鸡蛋相似，长约 7.5 厘米，重量介于 28 ~ 56 克。其果肉呈现出如翡翠一般的艳绿色，肉质香甜多汁，稍带一点酸味。在果实中心淡黄色的核周围，有一个漂亮的圆圈，里面都是颗粒非常小的黑色种子。猕猴桃毛茸茸的表皮通常呈褐色，而且质地非常细薄。

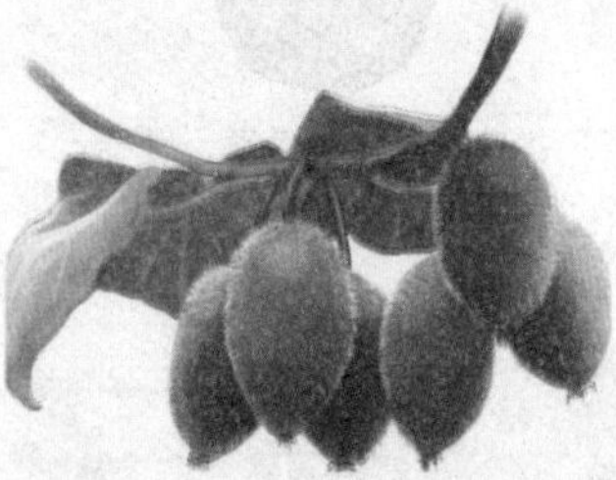

猕猴桃性味甘酸而寒，可以解热健脾，有“保健佳果”“超级水果”的美誉

成分	猕猴桃（每 100 克）
水分 (%)	83
蛋白质（克）	1
脂肪（克）	0.1
碳水化合物（克）	13.5
纤维（克）	3.4
热量（千焦）	255.3

营养及药用功效

猕猴桃富含维生素 C 和钾元素，同时还含有大量的镁、磷、铁以及维生素 A。与甜橙和柠檬相比，猕猴桃所含的维生素 C 是前两种水果的 2 倍，因此常常被用来对抗坏血病。不仅如此，猕猴桃还能稳定情绪、降胆固醇、帮助消化、预防便秘，还有止渴利尿和保护心脏的作用。

购买指南

在选购时，注意挑选表面完整无缺、没有任何瑕疵的果实。熟了的猕猴桃肉质会比较软嫩，用手指轻按会有一点下陷。不要购买质地太软或表面有划伤、裂痕等损坏的果实。另外，果实的大小对其质量没有影响。

食用技巧与吃法

猕猴桃可剥皮直接食用。西式烹饪中常常用到猕猴桃，猕猴桃切片以后，可用于制作谷类食品（麦片粥）、优格、冰激凌、果汁冰糕以及水果沙拉等。

猕猴桃最突出的特性就是对食物的嫩化作用。如果将尚未成熟的猕猴桃剥皮以后放置在室外，它们能够使自身的质地变嫩。另外，猕猴桃可以防止凝胶快速凝固，还可以使牛奶变酸。猕猴桃酱汁可以配合烹饪一些肉类菜品，还可以跟其他的食物一块儿制作其他酱汁和汤。

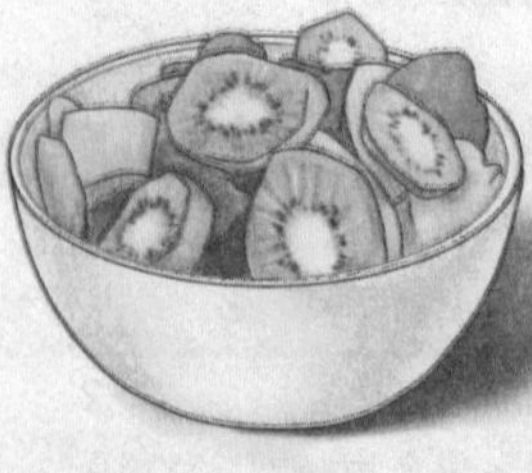

在沙拉中，猕猴桃能起到很好的装饰作用。注意在制作沙拉时，应在所有工序结束后放入猕猴桃

储存方式

猕猴桃在采摘之前已经成熟，不过质地仍然比较硬。猕猴桃如果在室温条件下成熟，其肉质会变得更加甘甜可口。

将猕猴桃置于室温条件下，直到用手指轻轻按压其表面有轻微下陷时果实就差不多成熟了。为加快猕猴桃成熟的过程，可将它们单独放在一个纸袋里或拿一个苹果或者一只香蕉一起放在纸袋里。一般已经成熟的猕猴桃放在冰箱里只能保鲜数日，而对于尚未成熟的猕猴桃来说，在冰箱里放 2 ~ 3 个星期都不成问题。

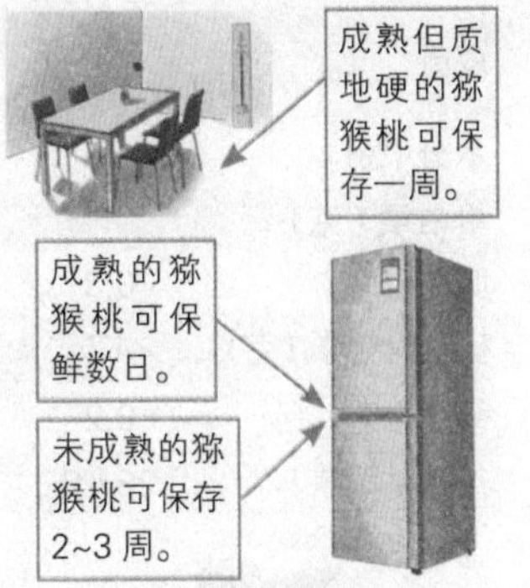
成熟但质地硬的猕猴桃可保存一周。
成熟的猕猴桃可保鲜数日。
未成熟的猕猴桃可保存2~3周。

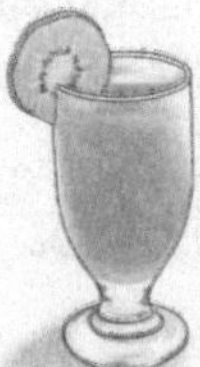

猕猴桃汁酸甜可口，营养丰富。注意榨汁时，不要将种子磨碎，否则果汁里会略带苦味

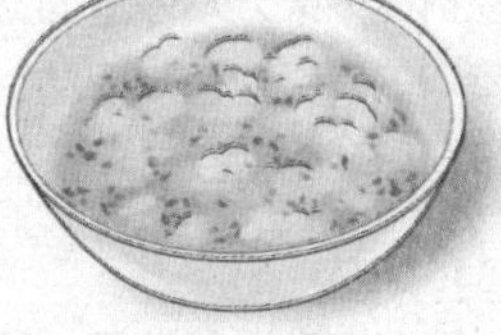

用水煮猕猴桃的时候，为了保持其色泽和口感，煮的时间越短越好

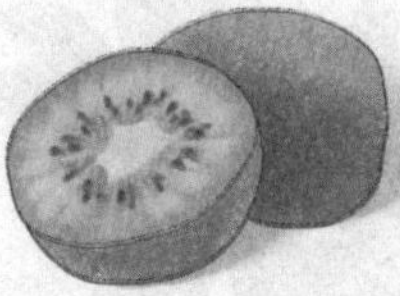

猕猴桃可剥皮直接食用，还可以切成两半，用勺子将果肉挖出来食用

值得一试的佳肴

猕猴桃鸡柳

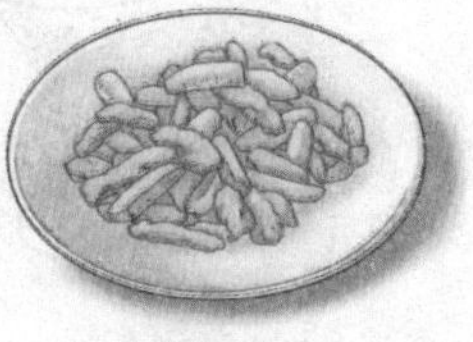

半个切块的猕猴桃，60 克鸡胸肉，70 克红色甜椒，70 克大葱，2 小匙植物油，少许米酒、盐，苏打粉、黑胡椒。

1. 将鸡胸肉切片，用米酒、盐、苏打粉、黑胡椒腌渍 15 分钟左右。
2. 锅内倒入植物油，待油热后放鸡胸肉炒至八成熟。
3. 加入猕猴桃块、红色甜椒和葱段炒一会儿即可。

石榴

石榴原产于波斯，种植历史已经超过了 4 000 年。石榴大多生长在热带以及亚热带地区。通常石榴树能够适应不同的气候条件和不同的土壤类型。石榴的直径一般在 7.5 厘米左右，果皮比较厚，有韧性，通常呈鲜艳的红色或偏黄色。不同品种的石榴子颜色不同，有深红色、暗粉色和淡粉色。石榴子汁液丰富，口感清爽，酸甜可口。

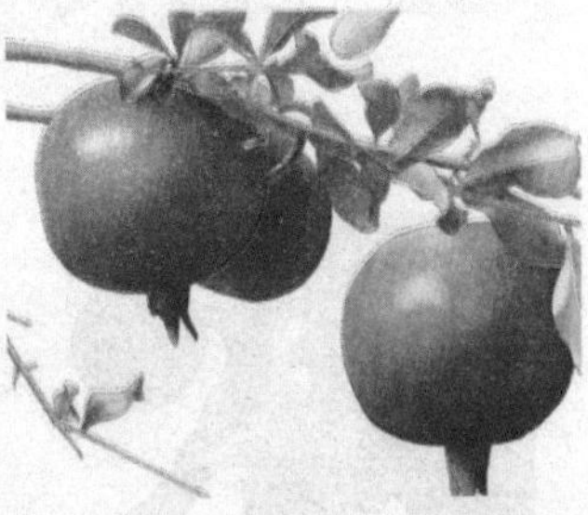

石榴性温、味甘酸涩，有很高的食疗价值，有“天浆果”之称，古人称其为“天下之奇树，果中之极品”

营养及药用功效

石榴含有丰富的钾元素，同时还为人体提供了大量的维生素 C、石榴酸、钠和烟酸。石榴独特的酸味来自其内部所含的多种有机酸，其中包括一定含量的柠檬酸。

石榴有抗氧化的作用，能有效预防心血管疾病，抗癌和抗衰老的作用也十分明显。另外，石榴还有杀菌和止血的功效。

购买指南

选购石榴应挑选体型较大、表皮完好无损、颜色鲜艳、稍

成分	石榴（每100克）
水分(%)	81
蛋白质(克)	1
脂肪(克)	0.3
碳水化合物(克)	17
纤维(克)	0.2
热量(千焦)	284.6

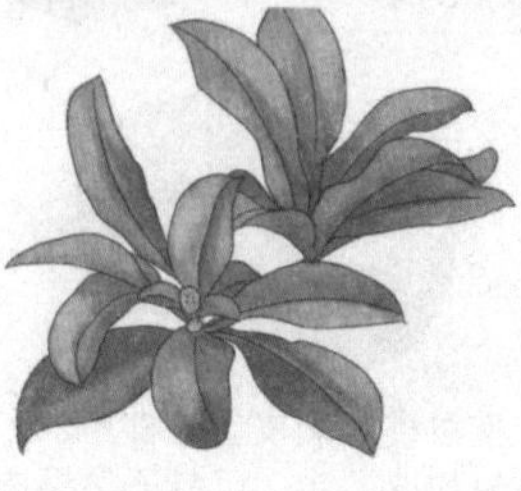

石榴不仅果实鲜美，叶子也具有极高的药用价值。石榴叶具有止泻杀虫的功效

稍带有一点棕色的果实。

食用技巧与吃法

石榴子通常可生吃。在大多数热带国家，石榴子还是绝佳的调味品。它们被广泛应用在水果沙拉、混合沙拉、汤、酱汁、奶酪、蔬菜、禽肉以及海鲜的制作中。

首先在石榴的表皮上将其以 4 等份切割，然后轻轻地将皮撬开。也可以先在石榴表面挖一个小洞，插一根吸管进去，将里面的汁吸出来饮用。还可以先把石榴放在桌面来回滚动几下，轻轻挤压令果汁从子里面流出来。果汁里面常常混着碎果皮，果皮中的隔膜含有单宁酸，因此果汁的味道会比较苦。另外，由于石榴汁相当容易弄脏衣服，拿的时候要特别小心。

储存方式

石榴在室温条件下一般可以保鲜数日，如果放在冰箱里可储存 2 ~ 3 个星期。

石榴非常耐冻，在进行冷冻时，只需将里面的子挖出来，用保鲜膜包好即可。

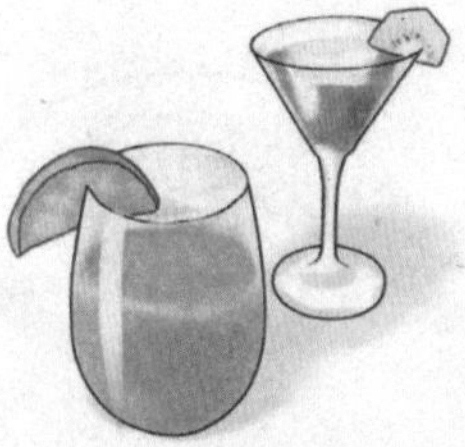

欧洲通常把石榴做成石榴糖浆销售，石榴糖浆被用来制作各种饮料、鸡尾酒以及冰激凌

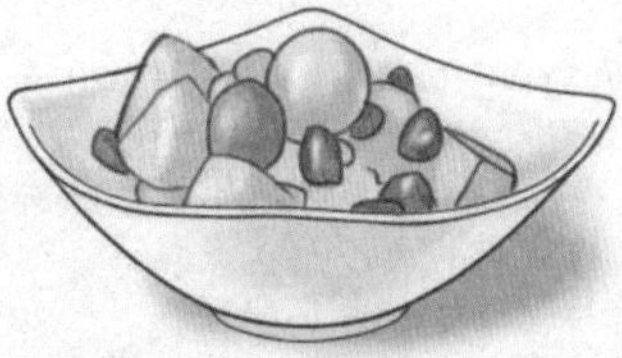

石榴是绝佳的调味品，经常用在水果沙拉中，也被广泛用在蔬菜、禽肉以及海鲜的制作中

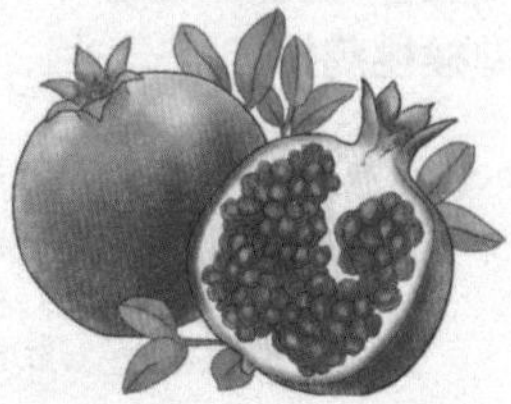

伊朗是世界上最大的石榴出口国。吃石榴，有“多子多福”的寓意

无花果

无花果有着悠久的食用历史，以其丰富的营养价值以及药用价值闻名遐迩。无花果总共有 150 多个品种，从颜色上有白色、青色、棕色、红色或者紫色，有些特别的品种甚至几乎呈黑色。最常在市场上见到的品种包括以下几种。

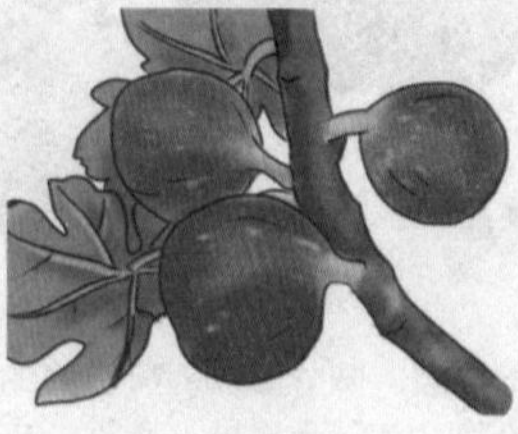

紫无花果：汁液最丰富，味道最甘甜，相对较干，最易腐烂

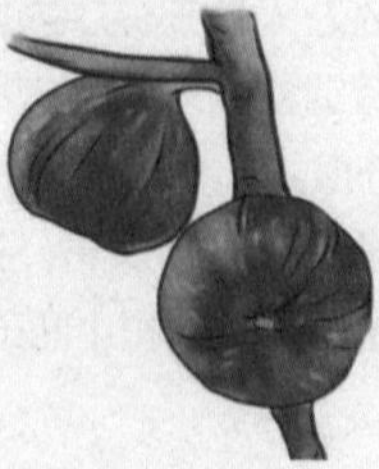

黑无花果：味道甘甜，而且相当干，不容易腐烂

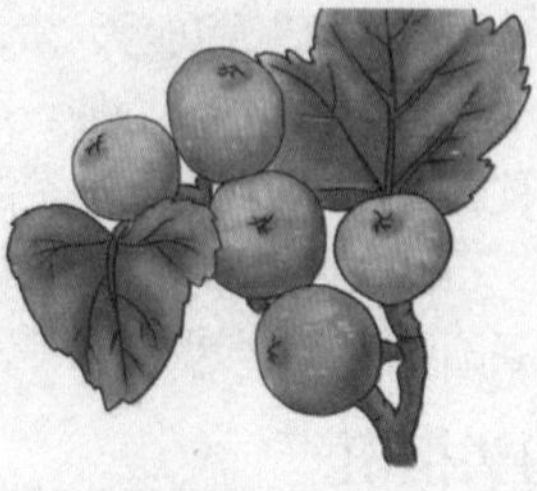

青无花果：此品种果皮比较薄，果肉多汁爽口

营养及药用功效

新鲜的无花果含有大量钾元素和纤维，营养价值相当高。不过，干无花果所含的营养成分更加集中。除了丰富的钾元素，干无花果还含有镁、铁和铜以及其他各种对人体有益的元素如钙、钠、磷、锌、维生素 B_2、维生素 B_1、烟酸、维生素 B_6 等。无花果具有利尿以及通便的功效，还能降血脂、降血压并预防冠心病。此外，无花果还有防癌、抗癌和利咽消肿的作用，干无花果还有滋补养颜的功效。

成分	干无花果（每100克）
水分(%)	28
蛋白质(克)	3
脂肪(克)	1.2
碳水化合物(克)	65
纤维(克)	9.3
热量(千焦)	1 067.4

购买指南

新鲜的无花果坚实饱满、质地柔软，顶端的蒂结实。干无花果气味清新怡人，质地柔软。

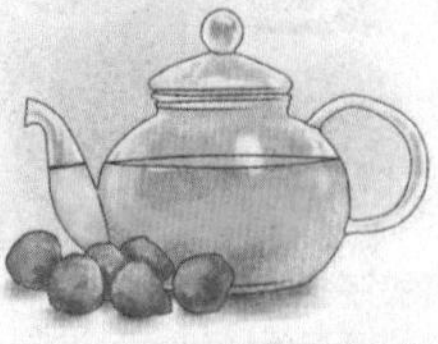

无花果茶是炒至半焦的无花果加适量白糖调制而成，用沸水冲泡饮用，能够有效治疗消化不良

食用技巧与吃法

在食用新鲜无花果之前，应尽量小心地清洗一次。由于无花果极易腐烂，对新鲜果实最常见的处理方式就是晒干或者贮藏。制作干果既可以借助人工方式进行加工，也可以直接将其放置在太阳下晒。为了增加无花果的重量及水分，有时会将无花果跟白糖混合进行烘烤或将其直接浸泡在水里。

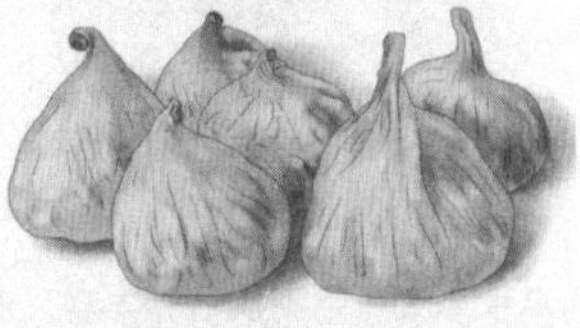

干无花果既可以直接食用，也可以泡水、泡果汁甚至泡酒，还可以跟杏仁等坚果混合制作填充馅料

储存方法

新鲜无花果特别容易腐烂，放入冰箱可以保存 1 ~ 2 天。为避免受到其他食物气味的影响，要先将无花果用保鲜膜包好再放入冰箱。干无花果应放在凉爽、干燥并且远离飞虫侵扰的地方。

西瓜

西瓜是一年一结的水果，适宜在温暖条件下生长。西瓜的水分占内部所有营养成分的 92 % ~ 95%。西瓜的主要出产国包括中国、俄罗斯以及土耳其等。

营养及药用功效

西瓜含有对人体非常有益的维生素 C 和钾等营养元素，有降血压、止渴利尿以及解毒的功效。另外，西瓜还有润泽肌肤和美容的作用。

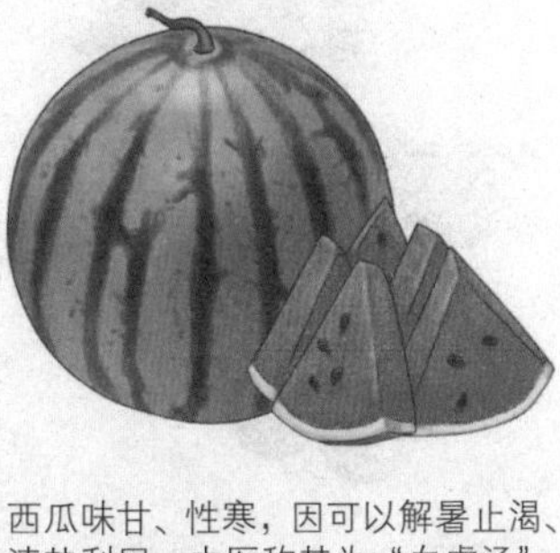

西瓜味甘、性寒，因可以解暑止渴、清热利尿，中医称其为“白虎汤”

购买指南

首先要挑选饱满、结实、有重量感的西瓜，表皮看起来应比较光滑并且有光泽。一般熟了的西瓜表面有一处发白甚至几乎呈黄色的地方，这是西瓜成熟的标志。用手掌轻拍西瓜表面，如果发出“砰砰”声则可以马上食用。

成分	西瓜（每 100 克）
水分（%）	92
蛋白质（克）	0.6
碳水化合物（克）	7
热量（千焦）	129.8

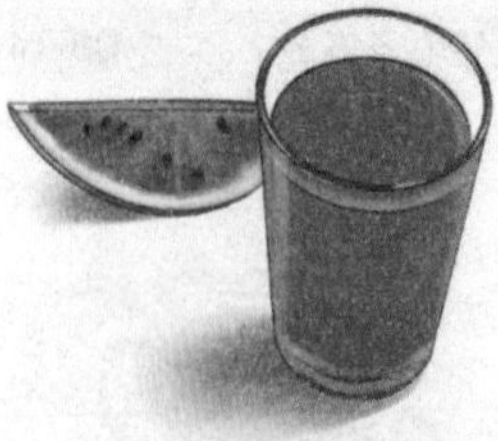

西瓜去子之后，可以用来制作美味可口的西瓜汁

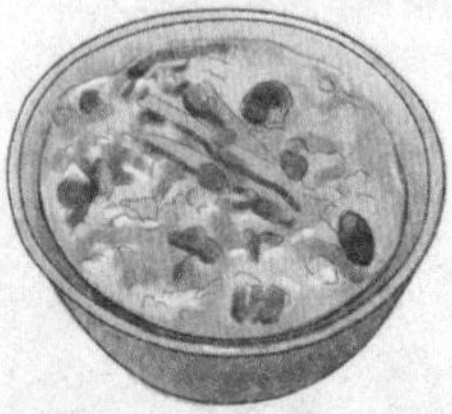

西瓜粳米红枣粥不仅营养丰富，还能够降低血压

食用技巧与吃法

吃西瓜最常使用的方法就是直接鲜食，可以将其切成薄片或者切四等份，也可以切成一块一块的，或者不用切，直接拿勺子把果肉挖成一个一个的球。去了子的西瓜可以用于制作水果沙拉。

西瓜子可以食用，人们常常把做好的烤瓜子和咸味瓜子当作零食食用。西瓜子还可以磨成粉末（和谷类麦片差不多）用于制作面包。西瓜皮也可以食用，通常用调味汁或醋进行浸泡，也可以用糖煮制。

储存方式

西瓜虽然是不太耐冻的水果，但也应放入冰箱进行冷藏。将西瓜冷藏保存不仅能够延长新鲜西瓜的保存期限、防止水分流失而影响口感，还可以使西瓜吃起来更加爽口。为了避免切开的西瓜被细菌污染，在放入冰箱前应先用保鲜膜仔细将露在空气中的果肉部分包裹好。由于西瓜的保鲜期十分有限，即使冷藏处理也应尽快食用。

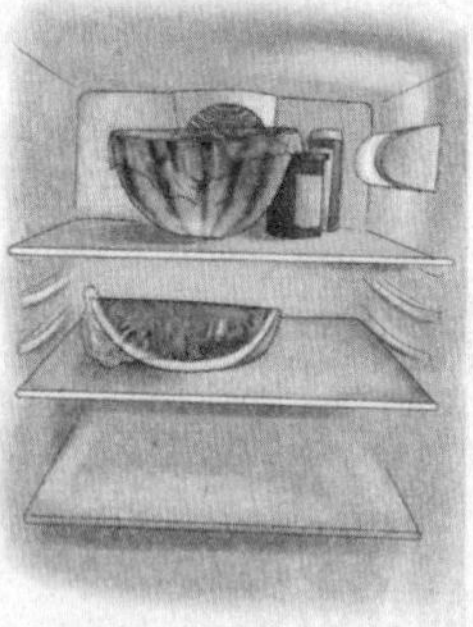

切开的西瓜应用保鲜膜包裹后放入冰箱冷藏

荔枝

荔枝原产于中国南部，在中国的种植历史已经超过了 2 000 年，如今，荔枝在中国仍然被当作新年吉祥好运的兆头。荔枝出产国还包括印度、泰国、南非、澳大利亚等。

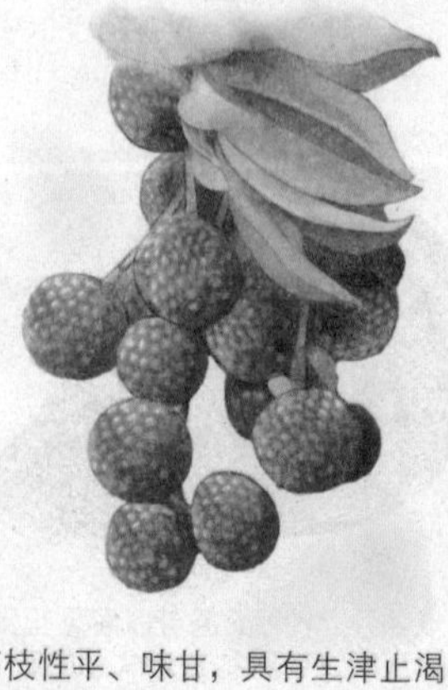

荔枝性平、味甘，具有生津止渴、补脾益血的功效，有“岭南果王”和“果中珍品”的美誉

营养及药用功效

鲜荔枝富含维生素 C 和钾元素，还含有多种对人体有益的营养物质，包括铜和镁等。荔枝有补脑健身、增进食欲、益脾开胃、增强免疫力的功效，还能促进血液循环并润泽皮肤。荔枝还对大脑组织有补养作用，不仅能够益智补脑，还能明显改善失眠、健忘的症状。

购买指南

在选购新鲜荔枝的时候，尽量挑选果皮红润、没有裂口和裂痕的果实。

食用技巧与吃法

新鲜的荔枝非常美味，可单独食用也可用于制作水果沙拉。

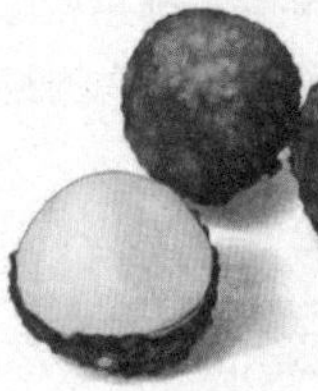

荔枝色泽鲜紫，香气扑鼻，可生吃，非常美味

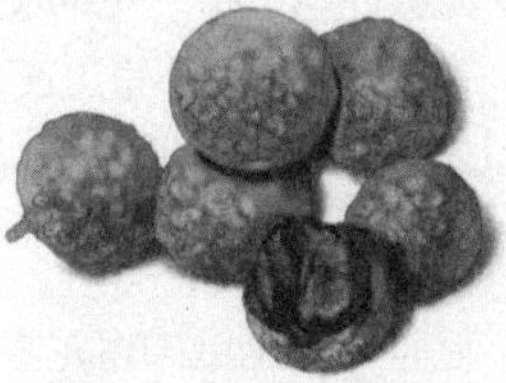

荔枝干肉厚核小，味道香甜，还有养心益肾的功效

成分	荔枝（每100克）
水分(%)	82
蛋白质(克)	0.8
脂肪(克)	0.4
碳水化合物(克)	16.5
纤维(克)	0.5
热量(千焦)	276.3

在剥皮时要注意，尽量不要伤到里面的果肉。用水煮的话尽量不要煮得太久，否则其鲜美的味道会流失。同其他水果一起配制沙拉时，荔枝应该最后放。

储存方式

将荔枝用纸巾包裹起来，放入一个带孔的塑料袋里，然后放在冰箱里，这样通常可保存数周。不过，荔枝越新鲜的时候食用口感越佳。荔枝可以带壳冷藏保存。

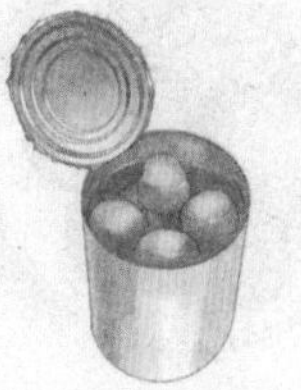

荔枝罐头延长了荔枝的保存时间，还有补肺和脾之效

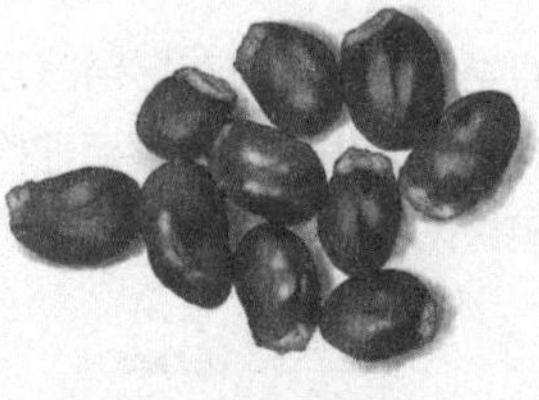

荔枝核研磨之后，以酒调服，可以有效治疗胃痛

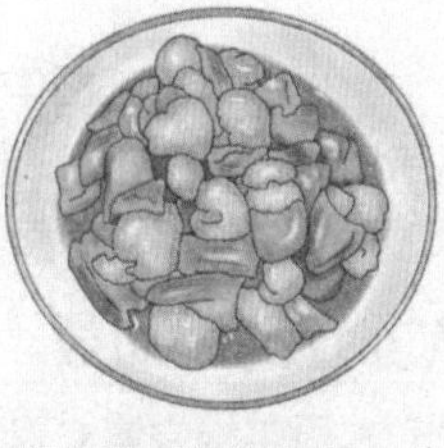

荔枝炒丝瓜营养丰富。荔枝还可以跟肉类搭配来做菜

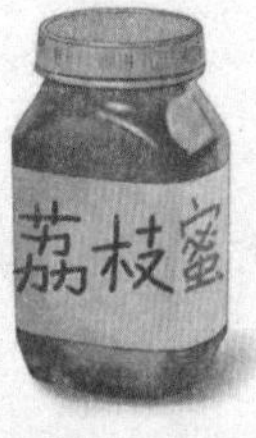

荔枝蜜既有荔枝的果酸味，也有蜂蜜的清润，可以益血生津

龙眼

龙眼的果肉呈半透明状，晶莹洁白，甘甜爽口，口感稍微比荔枝差一些。龙眼的果核呈褐色，不可食用。龙眼是由核的中间有一个形似眼睛的白点而得名的。

营养及药用功效

龙眼含有极其丰富的维生素C和钾，此外还含有大量的镁和铜，有补气养血之功效，对于治疗虚劳羸弱、失眠、健忘效果显著。

购买指南

在选购龙眼的时候，最好是挑选外壳完整无裂痕而且色泽明亮的。

食用技巧与吃法

龙眼生吃味道鲜甜可口，也可以用于制作水果沙拉、粥、蔬菜以及酱汁等，煮食或者用油旺火翻炒都是不错的烹饪方法。龙眼可以果浆的形式装罐，也可以晒干以后经过加工再做成罐

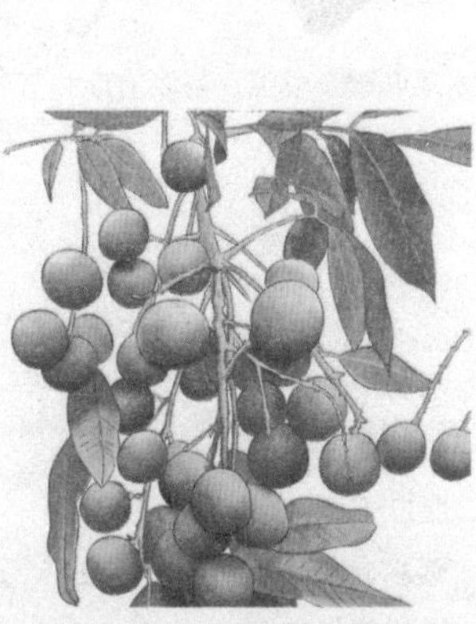

龙眼味道甘美，是我国南方的特产水果，已有两千多年的种植历史

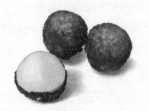

成分	龙眼（每100克）
水分(%)	83
蛋白质(克)	1.3
脂肪(克)	0.1
碳水化合物(克)	15
纤维素(克)	0.4

头。龙眼还可干制，从外观上看，龙眼干与葡萄干非常相似。

煮龙眼的时间不宜过长，否则影响其味道。在剥壳的时候，可以先由梗的部分开始将龙眼的壳剖开。

储存方式

储存时先用纸巾将龙眼包起来，吸去多余的水分，然后将其放入一个带孔的塑料袋，包好后放入冰箱保存，这样可保存2～3周。

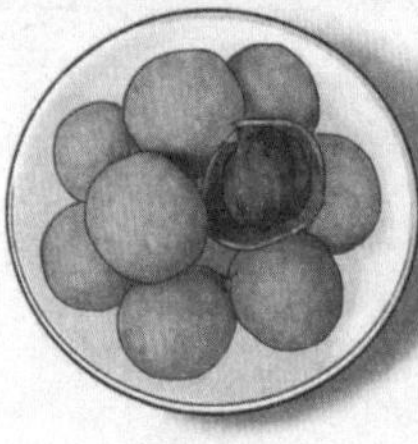

龙眼干也称桂圆干，是可以长久保存的滋补品

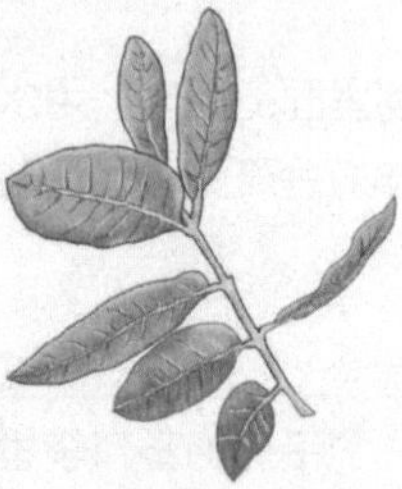

龙眼的叶子微苦，具有清热解毒的功效，还能预防感冒

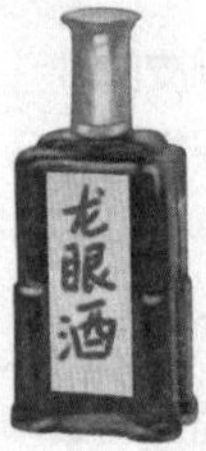

龙眼酒风味独特、醇香怡人，还具有补心益气的功效

木瓜

木瓜原产于美国中部地区，种类繁多。木瓜在热带以及亚热带地区尤其是巴西、墨西哥、印度尼西亚和印度被广泛种植。木瓜长度在10～50厘米不等，重量从几十克到几千克以上。

营养及药用功效

木瓜中维生素C含量极为丰富，钾、钙、磷等的含量也很丰富。木瓜有降血脂、抗肿瘤、美容等功效。

木瓜味酸、性温，可以治疗关节肿痛、面黑粉刺，有“百益果王”的美誉

购买指南

在选购木瓜的时候应注意，手指按压上去有轻微凹陷的果实就是绝佳之选。表面有黑点或者霉点的木瓜通常会影响果实的味道，质地过硬、处于青涩状态的木瓜也不要购买。另外，摸上去太软、表面有青斑的果实也不要列入选择范围。

食用技巧与吃法

吃木瓜的时候既可以加糖也可以洒一点酸橙汁。

成分	木瓜（每100克）
水分(%)	89
蛋白质(克)	0.6
脂肪(克)	0.1
碳水化合物(克)	9
纤维素(克)	0.9
热量(千焦)	163.3

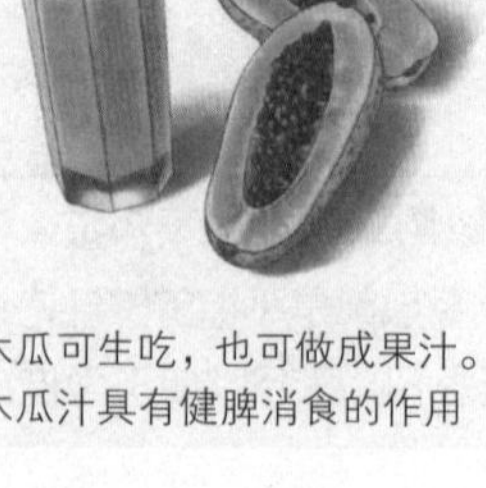

木瓜可生吃，也可做成果汁。木瓜汁具有健脾消食的作用

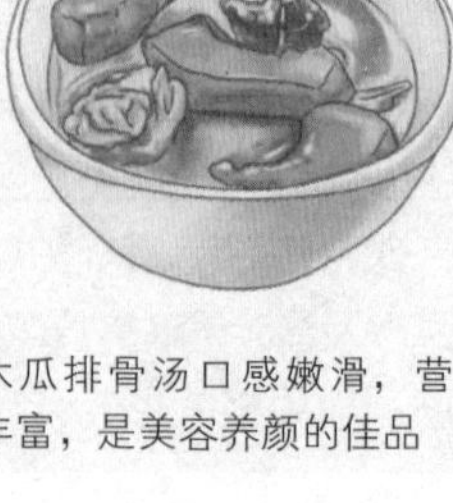

木瓜排骨汤口感嫩滑，营养丰富，是美容养颜的佳品

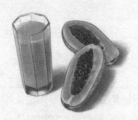

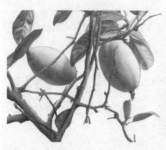

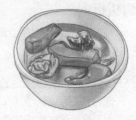

榴梿

榴梿植株与猢狲面包树（又名猴面包树）、可可树、棉树都有亲缘关系。榴梿在成熟的时候散发出来的气味相当难闻，但是其入口后的独特的味道还是得到了许多人的喜爱。

营养及药用功效

榴梿富含钾元素和维生素 C。榴梿能增进食欲并促进肠胃蠕动。

购买指南

为了尽量避免腐烂，榴梿应挑选果实表面完整，无缺口、裂痕或者瘢痕的果实。通常成熟程度较好的榴梿其外壳偏黄。

食用技巧与吃法

在食用榴梿的时候，只要用手在裂口处轻轻地掰开即可，非常简单方便。取一把比较锋利的菜刀，沿着榴梿外壳的凹槽将其剖开，用勺子挖出果肉，并取出里面的籽。

一旦习惯了榴梿的异味后，很多人都觉得榴梿肉实际上是很可口的。一般榴梿都是作为水果生食，只需要用勺子掏出来食用即可。榴梿用于烹饪的话可以跟糯米搭配食用，还可以跟馅饼一起食用。

储存方式

榴梿一般在室温条件下可以成熟，不过，一旦成熟之后它的外壳就会开始出现裂缝，为了防止果肉很快腐烂，应立即食用或者放入冰箱里面冷藏。冷藏的时候要将榴梿肉包装好，放在冰箱内远离其他食物的地方。用盐水泡的方法贮藏榴梿可以保存大约 1 年以上的时间，而且在 1 年内可以随时食用。

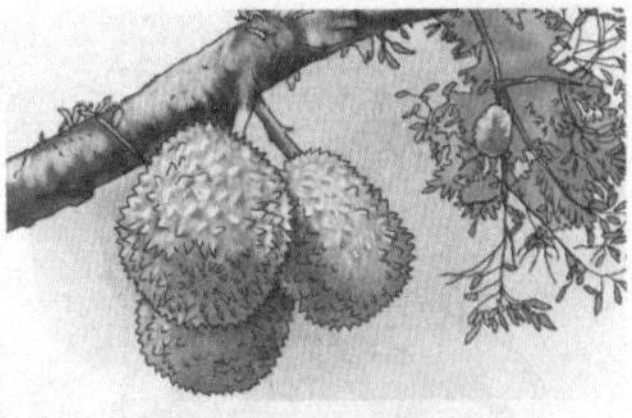

榴梿味道香浓，果实甜美，具有开胃的功效，有“金枕头”“水果之王”的美誉

成分	榴梿（每 100 克）
水分 (%)	81.1
脂肪（克）	0.8
碳水化合物（克）	15
纤维素（克）	1.6
热量（千焦）	399.1

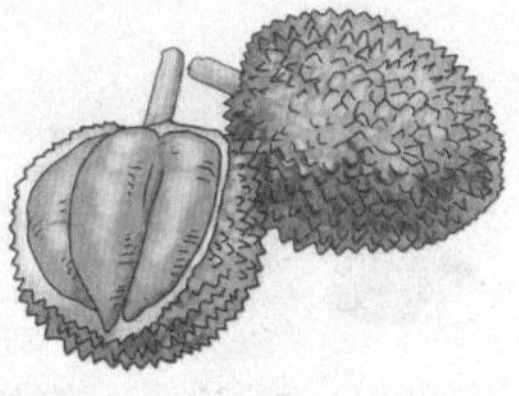

榴梿破壳即食，味道独特

枇杷

枇杷原产于中国和日本，多生长在亚热带国家。早春时节，枇杷树会结满果实。枇杷果实的表皮极薄，呈黄色，可食用，常常有一层柔软的绒毛覆盖。枇杷果肉很少，颜色接近奶油色或橙色，有的坚实饱满，有的柔软细腻。枇杷的果实多汁，口感清爽，微微带酸的同时又不乏甘甜可口。但在还没有完全成熟之前，枇杷果实的味道很酸。

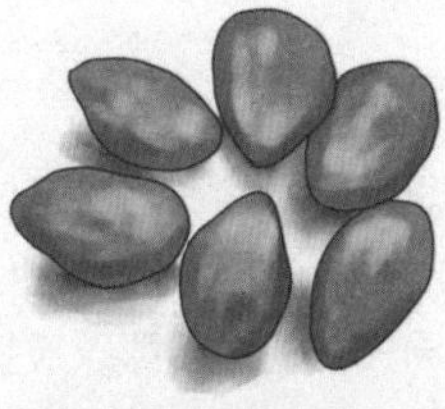

核完整的和磨成粉的枇杷核，都可做成香料或调味品食用

营养及药用功效

枇杷含丰富的钾元素和维生素 A。枇杷有利尿、滋补和强身健体的特殊功效，对促进消化、解暑、润肺止咳、预防感冒都有较好的作用。

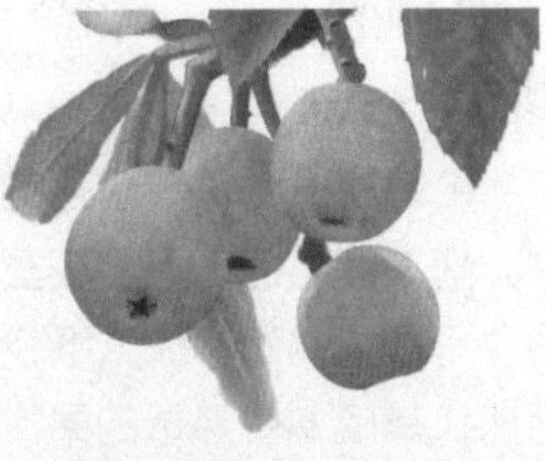

枇杷不仅味道鲜美、营养丰富，还有生津润肺、清热健胃的功效

成分	枇杷（每100克）
水分(%)	87
蛋白质(克)	0.4
脂肪(克)	0.2
碳水化合物(克)	12
热量(千焦)	196.7

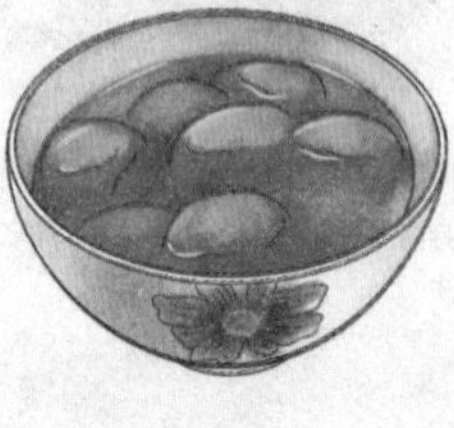

枇杷的味道鲜美可口，水煮常常呈现出独特的味道。

购买指南

在挑选枇杷的时候，肉质柔软、果皮光滑的果实就是最佳的选择。有些枇杷的果皮表面带有褐色的斑点，这样的果实的味道通常比没有斑点的果实更加鲜美可口。

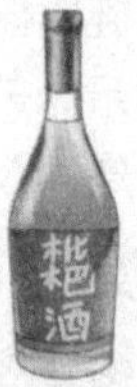

枇杷酒由鲜果去核后发酵而成，可以增强视力

食用技巧与吃法

不管带皮或不带皮、生食还是煮食，枇杷的味道都同样鲜美可口。在西式烹饪中，枇杷可以被用来制作水果沙拉、派、果冻以及果酱。除此之外，它还可以制酒或者做糖渍枇杷，也可以加工成罐头。另外，枇杷也可以和银耳搭配食用，枇杷银耳汤中的枇杷可从罐头枇杷中获取。

储存方式

由于枇杷被采摘下来的时候已经成熟，因此最好尽快食用。

杧果

杧果原产于印度，早在6 000多年以前就开始被种植。一个杧果的平均长度为10厘米左右，重量介于255 ~ 1 400克。杧果的果皮细薄光滑，多呈偏青绿色、浅黄色或者浅红色，并常常带有淡紫色、淡粉色、橙黄色或者鲜红色，果肉一般呈橘色或者橘黄色。杧果富含纤维素，其果肉多汁甘甜、爽滑细腻、芳香浓郁。

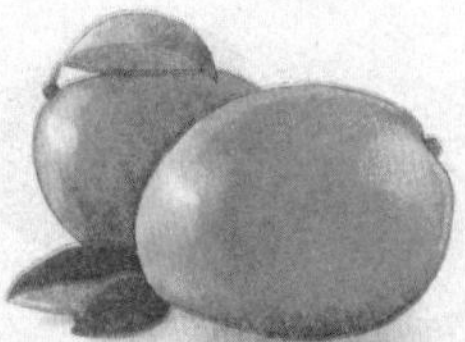

杧果酸甜可口，有“热带果王”的美誉。

成分	杧果（每100克）
水分(%)	82
蛋白质(克)	0.5
脂肪(克)	0.3
碳水化合物(克)	17
热量(千焦)	238.6

营养及药用功效

杧果不仅含有非常丰富的维生素A和维生素C，还含有大量钾元素，除此之外，杧果还能为人体提供一定的铜。杧果皮对口腔和皮肤均有刺激性，常常会导致人体出现过敏反应。未成熟的杧果有时会造成轻微腹泻。

购买指南

成熟的杧果会散发出甜美的迷人芳香，手指按压上去还会有轻微的凹陷。已经熟透了的果实，表面会出现少许黑色的斑点。总的来说，在购买杧果的时候应尽量挑选软硬适中的果实。

食用技巧与吃法

杧果可以去掉皮生吃，也可以用于烹饪菜肴，在西式烹饪中杧果常与其他水果混合制作水果沙拉。杧果还可以用来制作果酱、果冻、糖渍杧果以及杧果汁等。另外，杧果还可以被当作蔬菜使用，以配合各种肉类或者鱼类烹制佳肴。

储存方式

杧果属于比较耐储存的水果。尚未成熟的杧果放在室温条件下即可熟透，放入纸袋中可加快其成熟。熟透的果实在冰箱里通常可以保鲜1 ~ 2周。

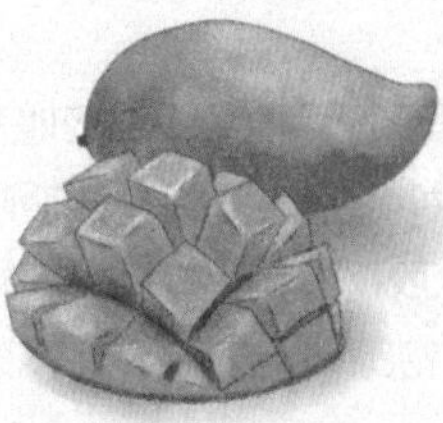

杧果可以去掉皮生吃，果肉多汁美味，还有生津止渴的功效

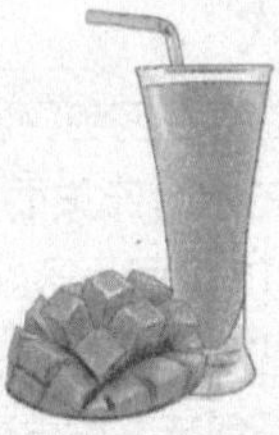

杧果汁是一种强效的抗氧化剂，对清洁血液非常有益

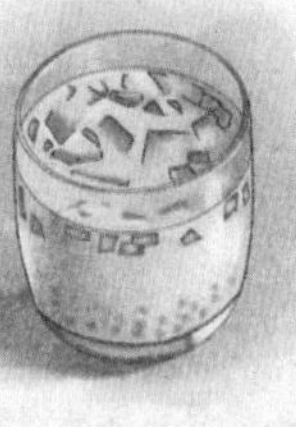

杧果西米露是老少皆宜的家常菜，还有祛痰止咳的功效

值得一试的佳肴

杧果鸡肉（4 人份）

1 只鸡（约 1 500 克），25 克鸡精，1 个洋葱，搓碎的肉桂粉末，2 个杧果，搓碎的芫荽末，30 毫升黄油，45 毫升花生油，适量的胡椒粉和食盐，少许碎柠檬皮。

1. 将鸡肉切块，与适量食盐、胡椒粉混合拌匀备用。把洋葱剁碎，杧果去皮以后切成两半，去核，再将杧果肉切片。
2. 取一个炒锅，倒入 1 汤匙食用油，在火上将黄油熔化。把鸡肉下锅翻炒 10 分钟，直至所有鸡块转为褐色取出备用，注意保温。
3. 取一个防火的砂锅，将余下的油加热，倒入洋葱末翻炒几分钟直至洋葱变软，呈透明状。加入杧果切片，双面轮流进行油煎。
4. 将鸡块、鸡精、柠檬皮、肉桂末以及芫荽末统统倒入砂锅，搅拌均匀以后，盖上盖子焖上 45 分钟即可。

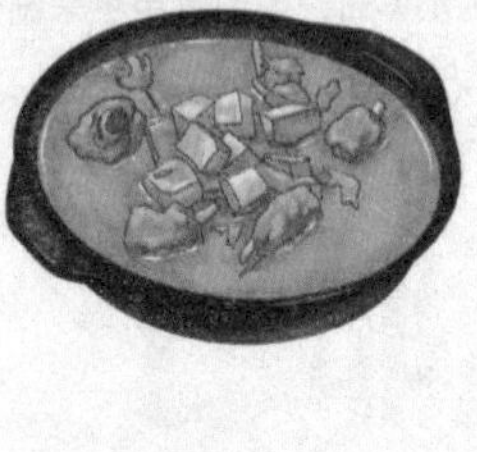

枣

枣树原产于中东，适宜在温暖的气候下生长。未成熟的枣的果肉常常呈青色，待完全成熟以后逐渐变成金色甚至棕色。枣中心细小的核实际上是一个角状的蛋白。枣最主要的 3 个品种分别是软肉枣、半干肉枣和干肉枣。

营养及药用功效

枣含糖量相当高，并且富含蛋白质、抗坏血酸、维生素 C、钙和铁等营养成分，因此枣属于营养价值非常高的水果。枣能提高人体免疫力，抑制癌细胞发展，还可以降低胆固醇、防治骨质疏松和贫血。此外，枣还有益心润肺、益气生津、养血安神、益智健脑的作用，是上好的滋补养颜佳品。

购买指南

挑选饱满、肉质松软、色泽鲜艳的枣，不能挑选那些颜色暗淡或者看起来被晒得干瘪、已经发霉甚至发酵的果实。

食用技巧与吃法

枣不仅仅可以作为新鲜水果单独食用，也可以用来制作风味各异的菜肴。如果要使干枣再度充满水分，只需将它们浸泡在水里数小时，直到完全浸透即可。由于枣所含糖分较高，本身的味道已经很甜，因此制作菜肴的时候需要考虑少加或完全不加白糖。

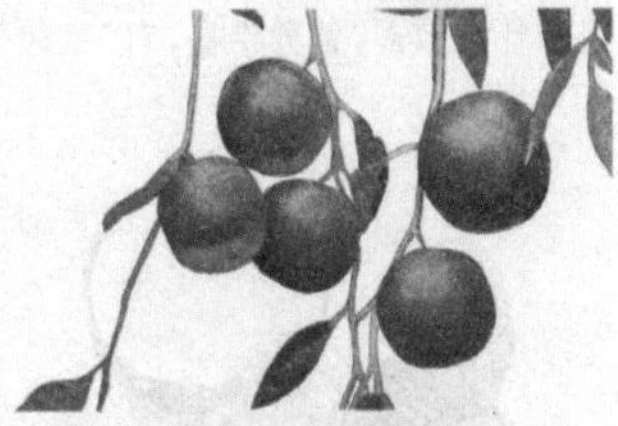

枣中维生素含量较高，有“天然维生素丸”的美誉

成分	枣（每 100 克）
水分 (%)	24
蛋白质（克）	1.9
脂肪（克）	0.5
碳水化合物（克）	33.1
纤维素（克）	2.3
热量（千焦）	1 134.4

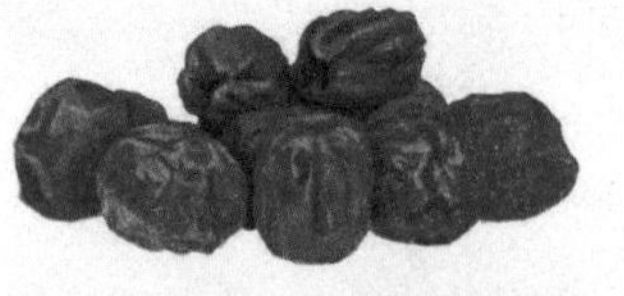

干枣富含钾元素，同时还含有大量对人体有益的铁、镁、铜、烟酸、维生素 B_6。枣具有保健强身的作用

储存方式

将枣储存在密封容器中，置于阴暗、凉爽而且干燥的地方，可防止枣的水分流失而变干。由于品种不同，枣的保存期限一般从 6 ~ 12 个月不等。新鲜的枣可以放在冰箱里冷藏，这样可以存放至少 2 周。为防止其被其他食物的气味影响，应将枣用保鲜膜仔细包装好后再进行冷藏。

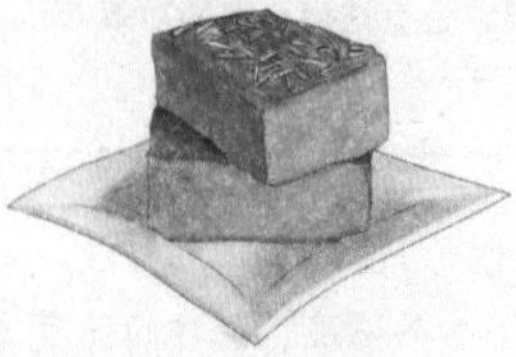

在北美洲，人们常用枣来制作甜味食品，比如蛋糕、曲奇等

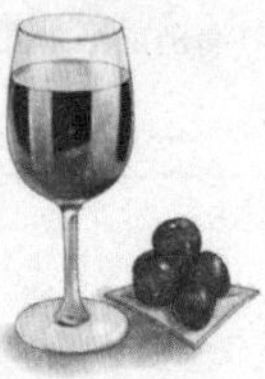

在阿拉伯国家，人们还将枣用于制烈性酒

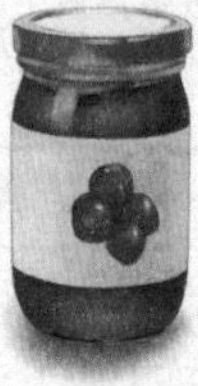

在印度，人们通常用枣来制作酸辣酱进行调味

椰子

椰子原产于东南亚和马来西亚诸岛。椰子树可以长至 30 米高，果实通常会长 5 ~ 6 串，每一串含有 12 个椰子。椰子外有一层纤维性外皮（果皮），有 5 ~ 15 厘米厚，外皮下面是坚硬的褐色外壳，里面是一层果肉，再往里面的空腔内充满了乳白色的液体，其被称为椰子水。

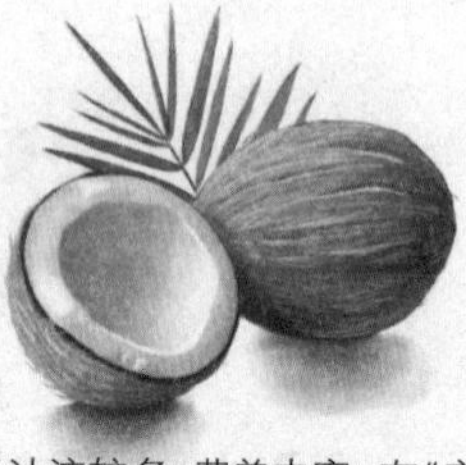

椰子汁液较多，营养丰富，有"宝树"的美誉

营养及药用功效

椰子的营养价值在于它的果肉是新鲜的还是干燥的，或是椰子汁还是椰子水。新鲜椰子富含钾，纤维素含量也很高，还含有铜、铁、镁、叶酸、锌和磷。椰肉的含油量很大，对补充营养和美容都有好处，椰子还有使人放松、利尿和补益脾胃的功效。未加糖的干椰肉富含钾、铜、镁，也含有纤维素、铁、锌、磷、维生素 B_6 和泛酸。椰子水可缓解肠道的病痛。

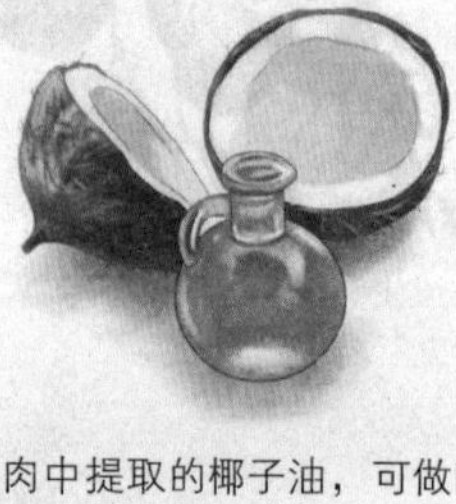

从椰肉中提取的椰子油，可做烹饪用油或做成椰子黄油

购买指南

要选含有椰子水并且没有裂开的椰子（这很容易鉴别，只需摇一摇果实），椰子要带有完好坚硬的"眼"。椰子有整个出售的，也有干燥后弄碎或切成薄片出售或烘烤后出售的，还有的制成罐装椰子汁出售。

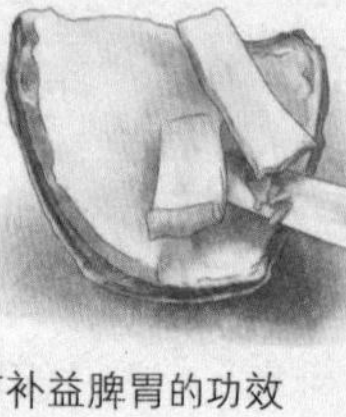

椰肉有补益脾胃的功效

食用技巧与吃法

先用一个尖头工具在外壳顶部的柔软区域（椰子的"眼"）穿一个孔。把外壳里的汁液倒入容器中，然后慢慢把椰子翻转过来在椰子自上而下 1/3 处（椰子"眼"之下），用铁锤或工具刀用力击打，把外壳分成两半，取出白色的果肉。在椰眼被刺穿、液体被倒出后，将椰子在 80℃烤箱里放 30 分钟，外壳就会裂开，果肉就很容易取出。

成分	未加工（每50克）	加糖、搓碎的干果肉（每50克）	不加糖、搓碎的干果肉（每50克）	椰子汁（每50克）
蛋白质（克）	1.7	16.8	7.6	4.5
脂肪（克）	16.1	23.8	2.7	3.5
碳水化合物（克）	12.2	2.6	4.6	48.2
纤维素（克）	1.8	0.5	9.4	2.8

储存方式

外壳没有打开的椰子在室温下可存放2～4个月。一旦打开，它可以在冰箱里冷藏1周，冷冻可以保存9个月。新鲜的椰子和椰子汁要放在冰箱里保存。干椰子要放在凉爽、干燥的地方，并要防风、防虫。

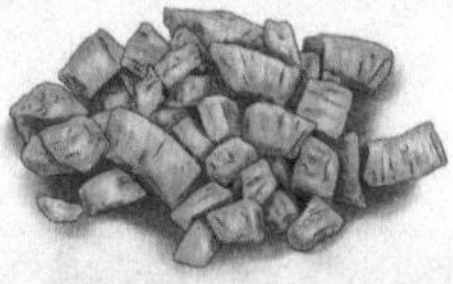

干椰肉能健脾开胃，还可用作配料或调味品加入菜肴中

值得一试的佳肴

椰汁虾（4人份）

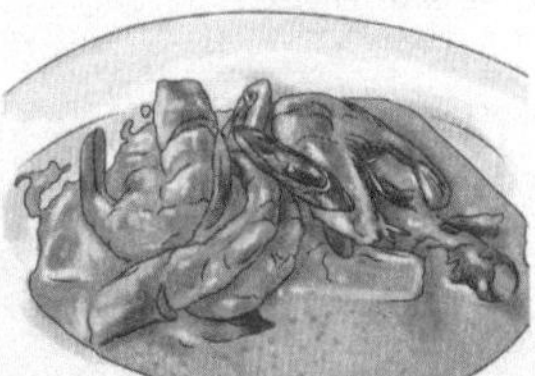

500克虾，1个柠檬，1个洋葱，2头大蒜，1个红色或绿色甜椒，10毫升花生油，1茶匙姜末，1茶匙咖喱粉，1茶匙姜黄根，250毫升椰子汁，1/2茶匙盐。

1. 将柠檬洗净切片。
2. 清洗虾，去不去壳皆可。
3. 洋葱去皮后切碎，大蒜切碎。将甜椒平分为两半，去籽，稍微切碎。
4. 在煎锅中把油加热，炒洋葱、大蒜和生姜，不要使洋葱变成褐色。加入甜椒、姜黄根粉和咖喱粉，把混合物再炒1分钟。加入虾，大约炒3分钟，直到虾变色。倒入椰子汁，不要盖锅盖，煨3~5分钟，不断翻动，直到汤汁变浓。

鳄梨

鳄梨，又叫牛油果、油梨、樟梨、酪梨，原产于中美洲或南美洲。鳄梨果肉呈黄绿色，肉质厚实，质地呈黄油状，口感像坚果。

营养及药用功效

鳄梨富含钾、叶酸以及丰富的维生素B_6，也含有镁、铜、铁和锌。鳄梨是一种极富营养的高能量水果，鳄梨脂肪含量很高，其含有大量的酶，可以加速脂肪的分解，有健胃清肠的作用。

购买指南

选择比较重但不粗糙、无黑斑的果实，太软的一般是熟过的。

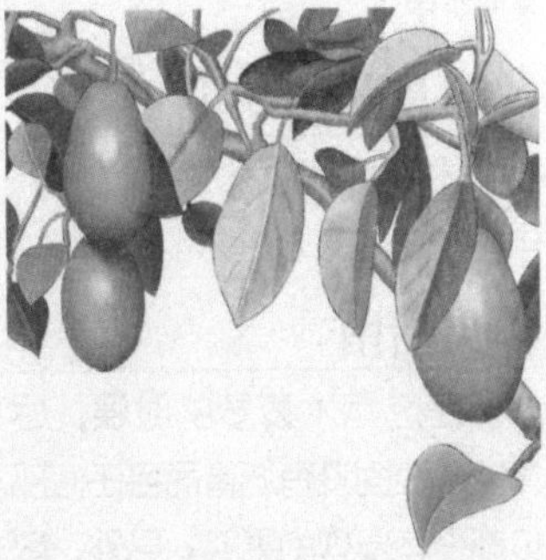

鳄梨含有丰富的脂肪酸等，有“森林奶油”的美誉

食用技巧与吃法

鳄梨通常生食，不常用来烹制。在西式烹饪中，人们经常是将其简单地切成两半后用酸辣沙司、蛋黄酱或柠檬汁、盐和胡椒来调味。食用时用不锈钢刀将鳄梨切成两半，如果肉粘在

成分	生鳄梨（每100克）
水分(%)	74.3
蛋白质(克)	2
脂肪(克)	15.3
碳水化合物(克)	7.4
热量(千焦)	673.9

核上，向反方向轻轻一拧，然后用刀一拨或用勺舀出即可。烹饪时鳄梨应最后放入。

储存方式

鳄梨在室温下可慢慢成熟。如想让鳄梨快点熟透，可用纸袋包装，置于冰箱里。整个的鳄梨可放在冰箱中保存 2 ~ 3 天，切开的鳄梨可放 1 ~ 2 天（可用柠檬汁将果肉腌一下以防褪色）。鳄梨冷藏可保存 1 年。

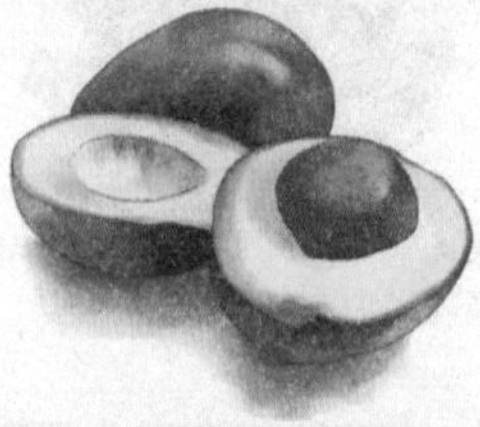

购买时，选择比较重但不粗糙、无黑斑的果实

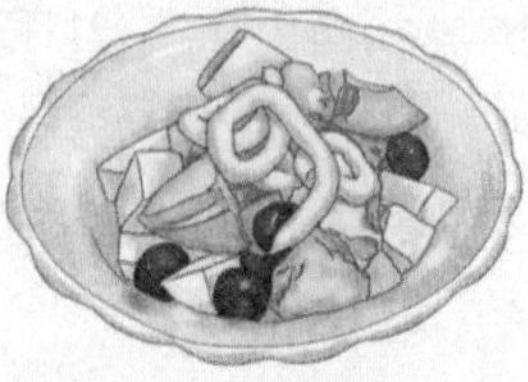

鳄梨通常生食，鳄梨沙拉是西式烹饪的主要方式

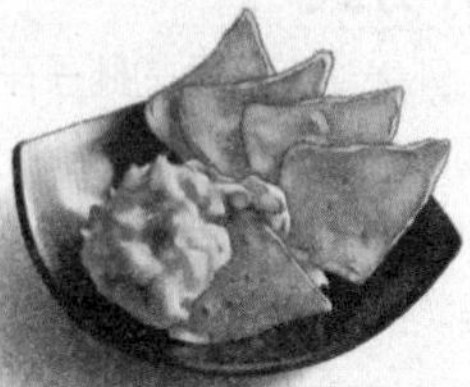

鳄梨墨西哥酱是最流行的墨西哥菜，一般蘸着主食食用

木菠萝

木菠萝，又叫波罗蜜，体积非常大，一个普通的木菠萝果实通常在 7 ~ 15 千克，某些特殊品种的果实可以重达 30 千克。木菠萝果肉只占到果实总重量的 30% 左右。

成分	木菠萝（每100克）	木菠萝的种子（每100克）
蛋白质(克)	1.5	19
脂肪(克)	0.3	1
碳水化合物(克)	24	74
纤维素(克)	1	4
热量(千焦)	410.2	1 603.2

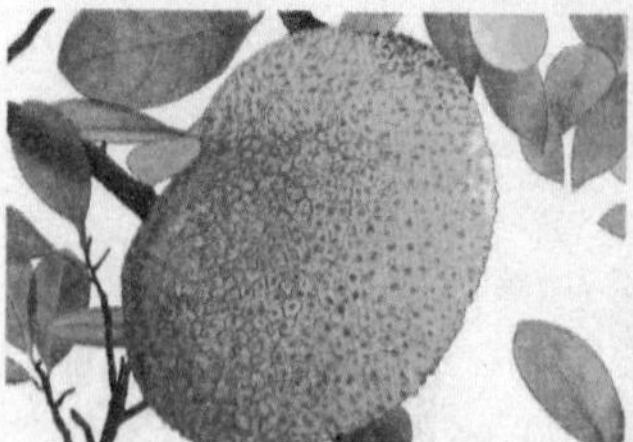

木菠萝味甘，性平，具有生津止渴的功效。木菠萝是世界上最大、最重的水果

营养及药用功效

木菠萝有止渴、通乳、补中益气的功效。

购买指南

在选购木菠萝的时候，尽量挑选表面没有淤青而且任何部位都没有发软的果实。另外，散发出浓郁香味的果实通常都是成熟度比较好的，属于绝佳的选择。

食用技巧与吃法

切木菠萝之前，先在手指和菜刀上抹一点油，防止果实里面的黏性汁液流出来将手指和菜刀粘住。切开木菠萝将里面的籽取出扔掉。

木菠萝在未成熟时只能作为一种烹饪蔬菜，成熟以后才可以当成水果食用。

储存方式

木菠萝在室温条件下一般能保存 3 ~ 10 天，切开的或已经成熟的果实应立即放入冰箱冷藏。通常，为了更好地保存，可在果实表面涂一种糖浆，这种糖浆、糖和水分的含量是完全相同的，而且还添加了少量的柠檬酸。

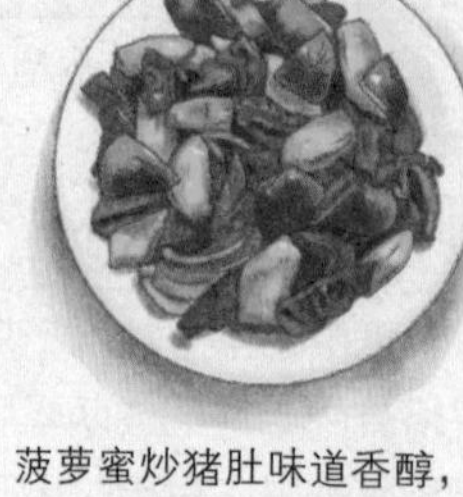

菠萝蜜炒猪肚味道香醇，有助于人们的身体健康

红毛丹

红毛丹又叫毛荔枝，在东南亚的许多地区都有种植。红毛丹果实成串生长，周身布满柔软的毛刺。红毛丹外壳松脆且容易剥开，果肉稍有些透明状，洁白晶莹，光滑柔嫩，浓郁多汁。不同品种的红毛丹，果肉的味道也稍有区别，有的甘甜可口、鲜香柔嫩，有的略带酸味，有的还酸味十足。

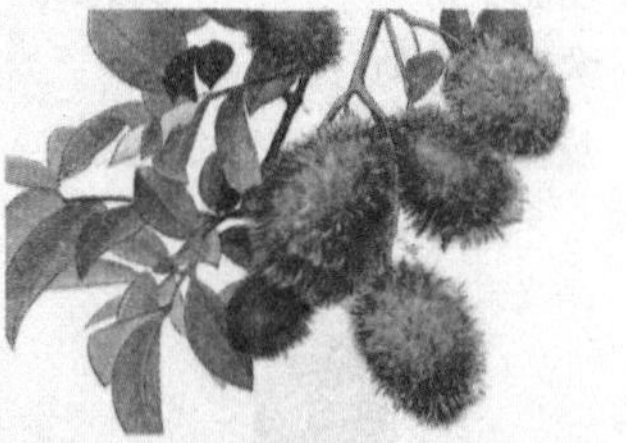

红毛丹维生素含量较高，有健发美肤的功效。在泰国，红毛丹有“果王”的美誉

营养及药用功效

红毛丹富含维生素C和大量的铁和钾元素，具有润肤养颜、清热解毒的功效。

购买指南

购买红毛丹时，挑选表面色泽鲜红、毛刺呈绿色且不潮湿的果实。

食用技巧与吃法

红毛丹通常可新鲜食用，在西式烹饪中，红毛丹和荔枝可互相代替。红毛丹可以做水果沙拉，也可以跟冰激凌搭配食用，还可以同多种蔬菜和肉类一块儿烹饪。

储存方式

红毛丹属于易腐烂的水果，需要放在避光、阴凉的地方贮藏，所以最好即买即食。即使放在冰箱里冷藏，保质期也不超过1个星期。红毛丹制成果浆或果酱后通常能够存放3～4个月。

成分	红毛丹（每100克）
水分(%)	82
蛋白质(克)	1.0
脂肪(克)	0.1
碳水化合物(克)	14.5
纤维(克)	1.1
热量(千焦)	267.9

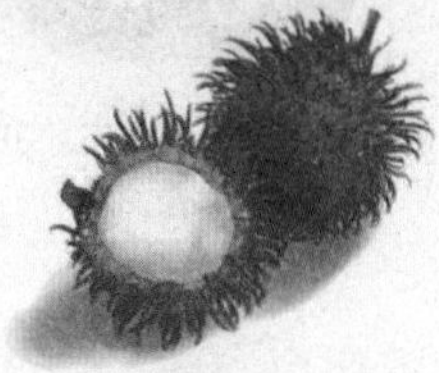

红毛丹去掉外壳即可食用里面的果肉

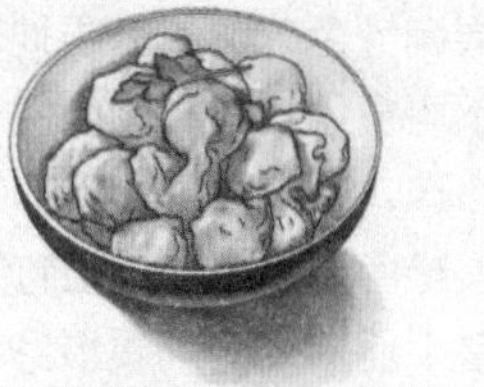

红毛丹虾球味道清爽、香甜可口，还有润肤养颜的功效

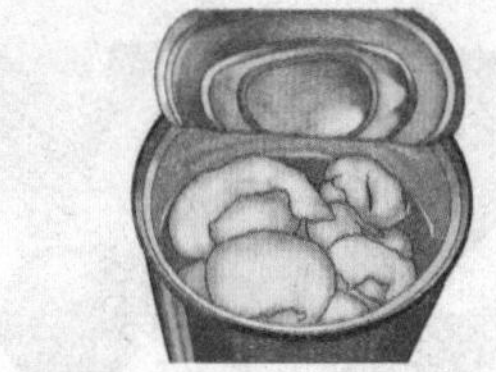

红毛丹罐头延长了红毛丹的保存时间，味道甘甜

番石榴

番石榴大多生长在热带和亚热带国家和地区。番石榴果实直径通常在5～7.5厘米之间，果皮较细薄并可食用，番石榴果肉内部含有大量颗粒较小的籽，这些籽质地较硬，不可食用。

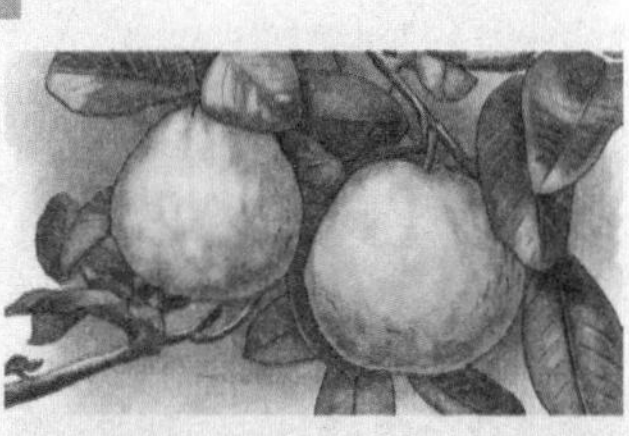

番石榴果实甘甜柔滑，有“吉卜赛果子”之称

营养及药用功效

番石榴含有相当丰富的维生素C和钾，对治疗糖尿病具有很好的效果，还含有一定量的维生素A、烟酸、磷和钙元素。番石榴具有收敛止血以及通便的功效。番石榴中维生素对老人和儿童的营养价值更高，可以补充体内流失的钙质，增强骨骼，促进儿童健康成长。

成分	番石榴（每100克）
水分(%)	86
蛋白质(克)	0.8
脂肪(克)	0.6
碳水化合物(克)	12
热量(千焦)	209.3

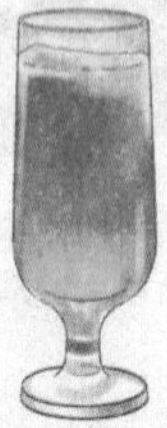

番石榴汁可以防治高血压、糖尿病，还具有减肥的功效

购买指南

尽量挑选表面光滑、没有瑕疵、软硬适中的果实。熟过了的番石榴通常会散发出一股相当难闻的气味，而尚未成熟的果实则味道苦涩，不适宜食用。

食用技巧与吃法

番石榴既可做新鲜水果生吃也可煮食，煮过的番石榴可以制成果酱、果冻、酸辣酱等各种酱料。在制作各种酱汁、水果沙拉、派、布丁、冰激凌、优格以及某些饮品的时候，加入番石榴也能增加风味。

番石榴既可以带皮也可以剥皮食用，食用前需将果实一分为二，可根据烹饪需要酌量加入。

储存方式

番石榴在室温条件下可自行成熟，用纸袋包装保存有助于加速其成熟。熟透的番石榴放在冰箱里可以保存几天。

山竹

山竹原产于马来西亚、菲律宾以及印尼等地。山竹的外观奇特，果实呈圆形，直径约7.5厘米。其外壳厚实坚硬，不可食用。剥开外壳以后，包裹着果肉的是一层偏红色的膜，其质地较厚，也不可食用。果肉颜色白皙，形似珍珠，味道甘甜。有的果肉中有淡粉色可食用核。山竹被公认为整个亚洲地区肉质最饱满、汁液最丰富的水果。

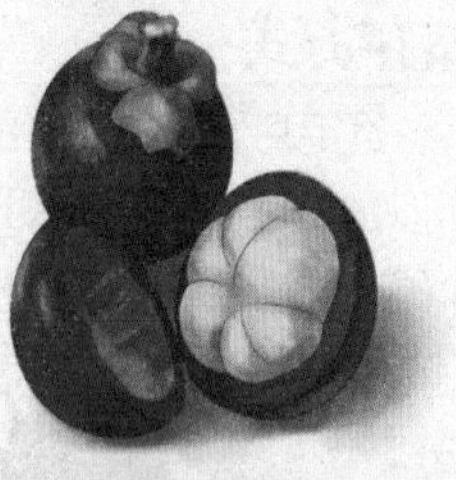

山竹一般种植10年才开始结果，其果实清香甜美

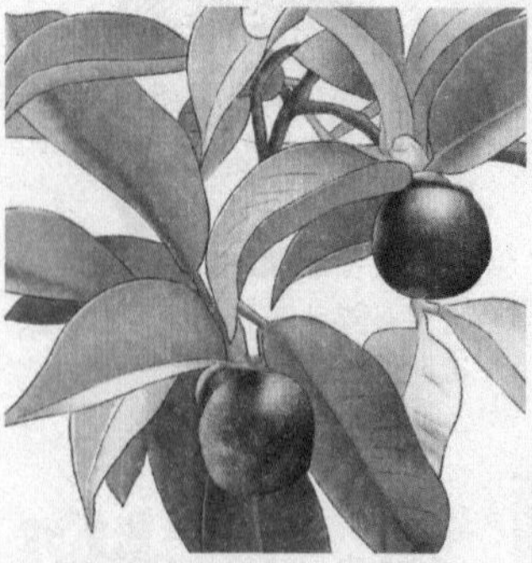

山竹酸甜可口，营养丰富，有“果中之后”之称

营养及药用功效

山竹富含钾和维生素C,还含有一定量的铁以及烟酸，具有清热降火的功效。

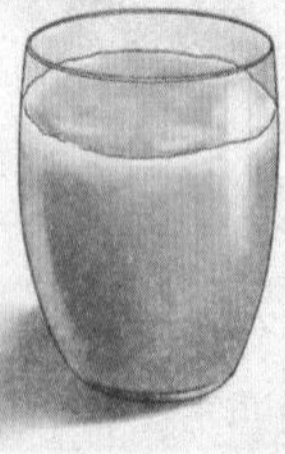

山竹哈密瓜汁具有益智醒脑的作用，特别适合脑力劳动者

成分	山竹（每100克）
水分(%)	84
蛋白质(克)	0.5
脂肪(克)	0.3
碳水化合物(克)	14.7
热量(千焦)	238.8

购买指南

最好在果实成熟的高峰期购买，山竹味道最佳的时候果皮呈紫色，轻轻按压表面会有轻微凹陷。尽量不要选质地太硬的山竹，这样的果实通常都已经熟过了。

食用技巧与吃法

山竹最好是生吃，在西式烹饪中可以跟草莓或者覆盆子一块儿制作成可口的甜品。

山竹在料理前通常需要剥皮，最好的方法就是用餐刀绕着果实的中心割一个口（注意不要伤及里面的果肉），稍微旋转几下就可以把皮去掉。

储存方式

山竹特别容易变质，放在室温条件下仅可保鲜 2 ~ 3 天，放入冰箱则可以保鲜 1 周。

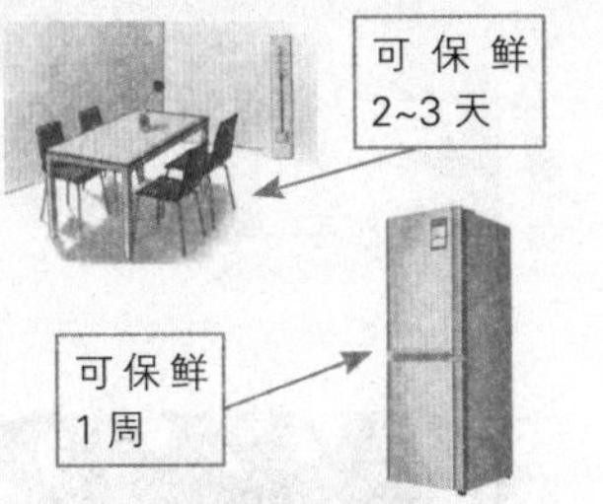

橄榄

橄榄是最古老的种植作物之一。据考证，橄榄很可能是在公元前 5 000 年到公元前 3 000 年之间起源于克里特地区，然后开始传向埃及、希腊、巴基斯坦和亚洲少数民族地区。如今，橄榄的种植仍是地中海地区国家经济的重要组成部分。

橄榄树通常会长到 3 ~ 7 米高。橄榄不可直接食用，必须浸软后再进行各种加工才可食用。

营养及药用功效

橄榄中钙和钾含量特别丰富，维生素 C 含量也很高。橄榄有健胃利肝、抗炎消肿、防止脱发的功效，还可以解河豚毒及酒毒。橄榄叶子还可降血压和降血糖。

成分	绿橄榄（每 100 克）	黑橄榄（每 100 克）
蛋白质（克）	28	16
脂肪（克）	2.5	2.5
碳水化合物（克）	0.3	1.5
纤维素（克）	0.8	0.5
热量（千焦）	96.3	104.7

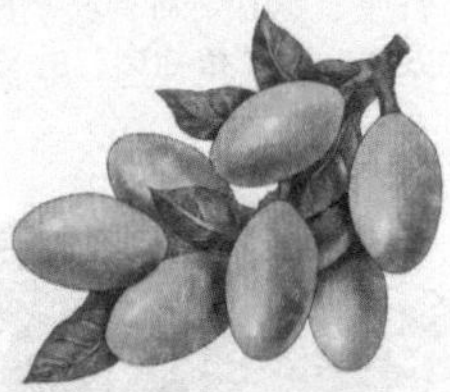

橄榄细嫩清香，具有消肿利咽，生津解毒的功效，有“天堂之果”的美誉

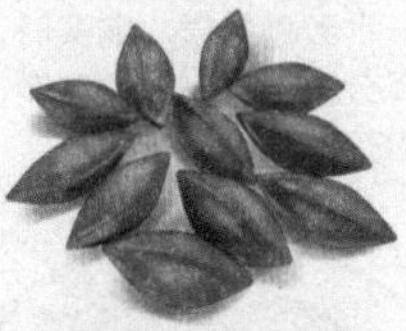

橄榄核具有解毒止血的功效，现在也用作工艺品

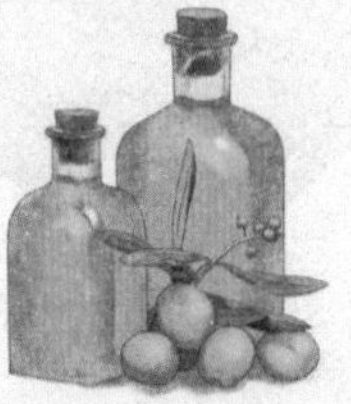

橄榄油耐高温性能好，易于吸收，是日常烹饪的理想油料

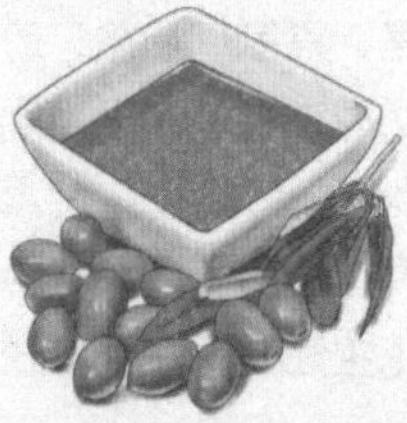

橄榄不管是生食，还是煮后食用，都具有解酒的功效

购买指南

橄榄通常散装、坛装或罐装售卖。购买散装橄榄时，要确定它们一直被保存得很好。

食用技巧与吃法

在西式烹饪中，橄榄十分重要，可用来做沙拉，还可用于烹饪许多特色菜包括橄榄酱、比萨、牛肉扇贝、牛肉合子、鸭等。在西班牙菜系中，橄榄很受欢迎。另外，橄榄可提炼出芳香的精油。

储存方式

橄榄置于密封盒中可保存 1 年，打开后需冷藏。也可放入盐水中密封保存。散装橄榄也应密封并冷藏保存。

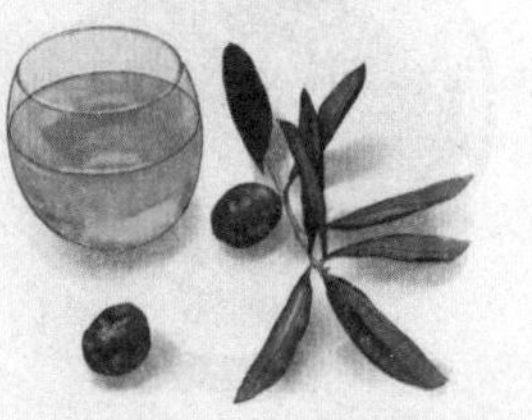

橄榄茶具有清肺利咽的功效，适合慢性咽喉炎者饮用

花生

花生有十多个品种，植株可以长至 75 厘米高，开黄色小花。开花后茎继续生长并伸向地面，可以穿透土层 2.5 ~ 7.5 厘米深，果实在地下生长并成熟。收获时通常把花生植株整个拔出后去根，然后去掉荚，在地里或干燥棚里干燥几天。

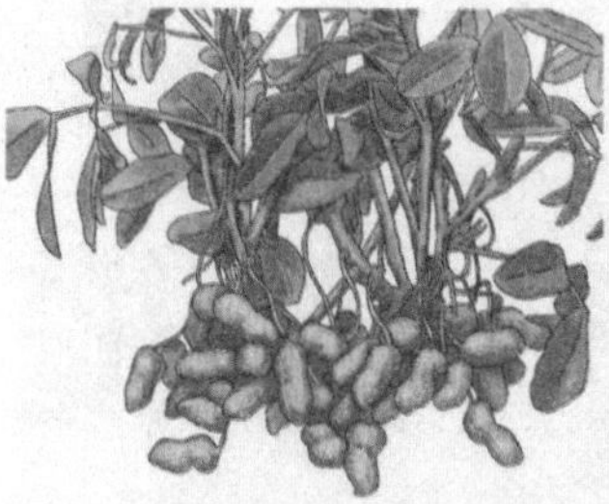

花生性平、味甘，对营养不良有很好的效果，有“植物肉”的美誉

营养及药用功效

作为一种营养食物，花生含有大量的蛋白质、脂肪和热量。生花生含有大量的维生素 B_1、烟酸、镁、钾、泛酸、铜、锌、磷和铁。烤花生含有镁、烟酸和钾、锌、铜、维生素 B_6。花生里的脂肪有 85.5% 为不饱和脂肪酸。花生可以预防心脏病、高血压、脑溢血以及动脉硬化。花生不仅可以促进新陈代谢、改善神经系统、增强记忆力，还能润泽肌肤，抗衰老，有延缓脑功能衰退的作用。

成分	生花生（每 50 克）	干烤后的花生（每 50 克）
水分 (%)	5.6	1.4
蛋白质（克）	13	11.8
脂肪（克）	23.8	24.8
碳水化合物（克）	9.3	10.7
热量（千焦）	1 180.5	1 226.5

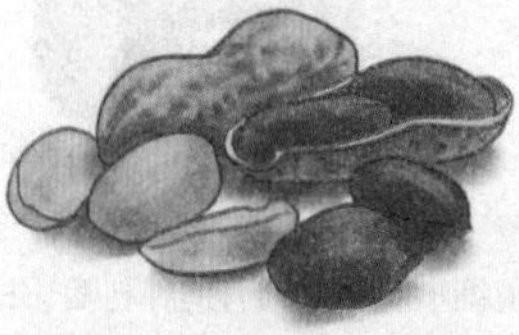

花生易受黄曲霉素的污染，黄曲霉素是一种致癌物质。购买时，应选择色泽分布均匀、颗粒饱满、味道清新的花生

购买指南

花生易受黄曲霉素的污染，黄曲霉素是一种致癌物质。为了避免食用这样的花生，购买时不要选择那种陈的、褪色的、发黑的、腐臭的或发霉的花生。

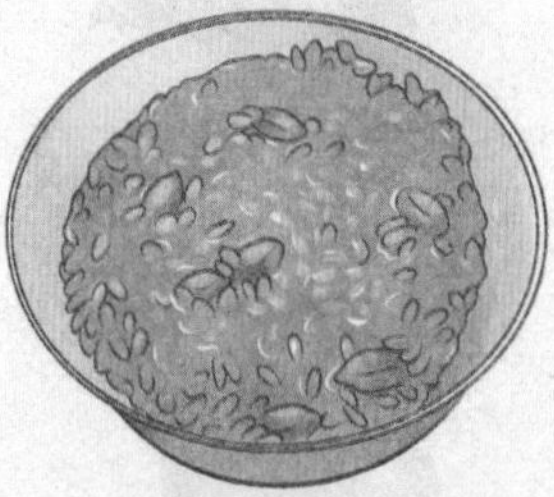

花生粳米粥具有补血养血的功效，还能使头发更加乌黑

食用技巧与吃法

花生可以整个或压碎食用，可以烘烤、煮制或炒食，放不放盐、去不去皮皆可。可以涂以蜂蜜、巧克力酱或油后食用。花生经常作为小食品食用，可以替代杏仁。

花生可与肉、鱼、禽一块儿烹制菜肴，也可入汤、做沙拉或做点心。花生的种子可提炼花生油，花生油用途广泛、味道柔和，耐高温，可多次炸。世界上 2/3 的花生都用来榨油。

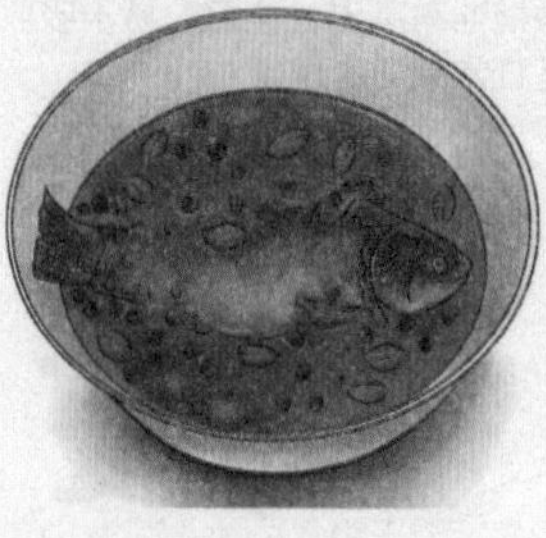

花生赤小豆鲫鱼汤可以有效治疗因营养不良造成的浮肿

储存方式

干花生比烤花生更易变质，可放在冰箱中储存。烤花生可放在阴凉而干燥、没有虫子的地方，也可以冷藏，烤花生冷藏可保存 6 个月。

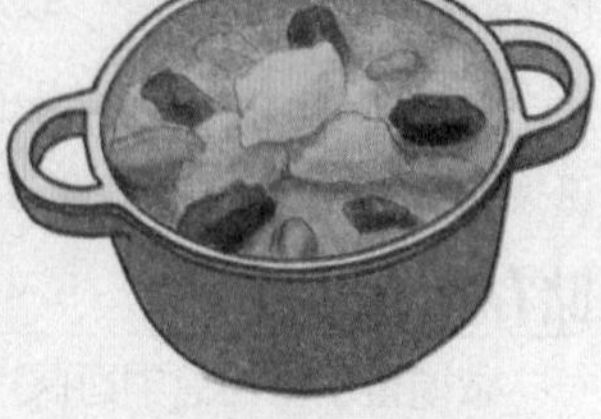

花生对胃和肺脏有很好的滋养作用，是秋季的养生佳品

核桃

核桃树的种植历史已有数千年。核桃树的品种繁多，其中原产于东南欧和西亚的品种可以生长 300 ~ 400 年，核桃树通常可以长到 0.9 ~ 2.4 米高。核桃的两瓣果仁表面凹凸不平，有 1/3 连在一起，其余的部分由一层薄膜分隔开。核桃果仁呈白色，味道浓郁，有一层极薄的皮。

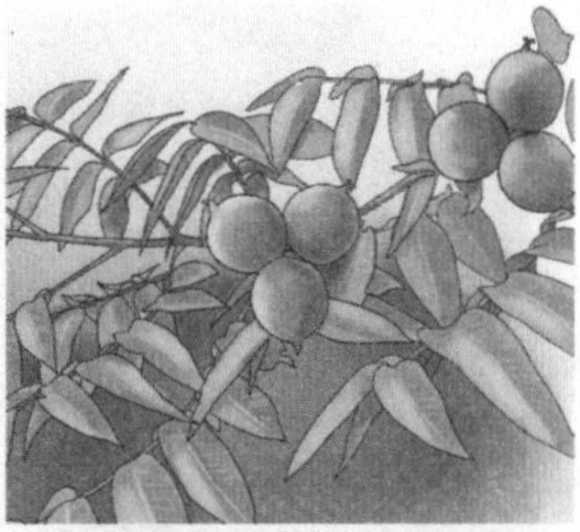

核桃营养价值丰富，具有健脑功效，有“万岁子”“长寿果”“养生之宝”的美誉

营养及药用功效

核桃中 86%的脂肪是不饱和脂肪酸。

核桃富含铜、镁、钾、维生素 B_6、叶酸和维生素 B_1，也含有纤维素、磷、烟酸、铁、维生素 B_2 和泛酸。干核桃能适度放松和去污。核桃可以减少肠道对胆固醇的吸收，对动脉硬化、高血压和冠心病患者有益，核桃有温肺定喘和防止细胞老化的功效，还能有效地改善记忆力、延缓衰老并润泽肌肤。核桃树叶中含有抗生物质，因此也有杀菌的功效。

成分	核桃（每 50 克）
水分 (%)	3.6
蛋白质（克）	7.2
脂肪（克）	31
碳水化合物（克）	9.2

购买指南

买带壳的核桃时，要选较沉、饱满的果实，壳要完好无缺，没有裂口和穿孔。买去壳的核桃时应该选脆的，不要选那些软的、枯的或是发霉的。

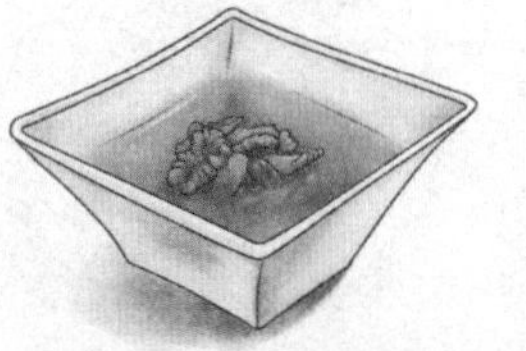

人参核桃汤营养价值高，具有补肺益肾和平定喘逆的功效

食用技巧与吃法

核桃可以整个食用，也可以切碎或磨碎食用，生食或烤熟食用均可。核桃通常被当作零食和小吃，在西式烹饪中也会用于制作甜点。

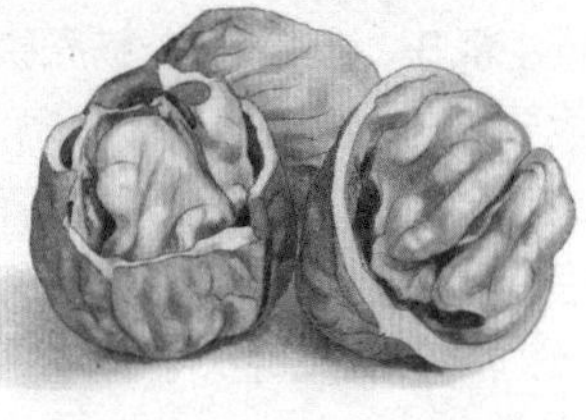

核桃仁有卓著的健脑效果和丰富的营养价值

储存方式

核桃要放在密封的容器中保存，远离潮湿和高温的环境。去壳的核桃只能保存 2 ~ 3 个月，带壳的核桃可以存放 6 个月，可放在冰箱里保存，以防止变质。核桃可以冷冻，去壳的核桃可以冷冻保存 1 年。

板栗

板栗，又叫栗子。有观点认为板栗原产于地中海盆地和小亚细亚。板栗树有 100 多个品种。板栗被包裹在一层有刺的外壳里，1 个板栗果实通常会包含 3 个独立的三角形的扁平小板栗。板栗的果仁呈米色，表面起皱，果仁外覆盖着一层棕色的薄膜，薄膜外是一层坚硬的、不可食用的红褐色外皮。改良培育的板栗树只产 1 个单个的大坚果，果肉更多，味道更可口。

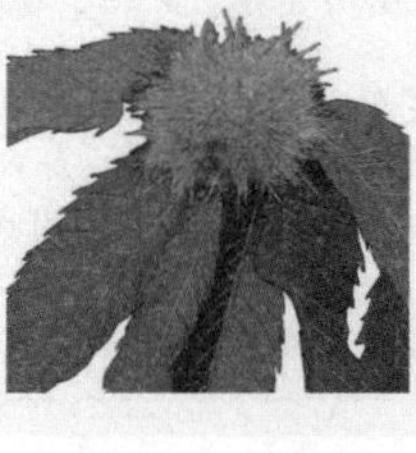

板栗甘甜醇香，是延年益寿的上等果品，因此具有“干果之王”的美誉

营养及药用功效

板栗中的碳水化合物有 40%由淀粉组成，实际上，板栗的

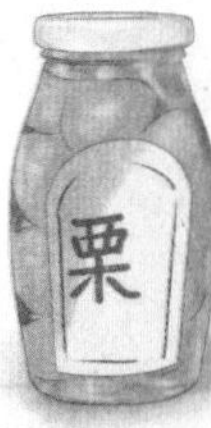

板栗罐头是由去皮的整个板栗加水或果汁制成的

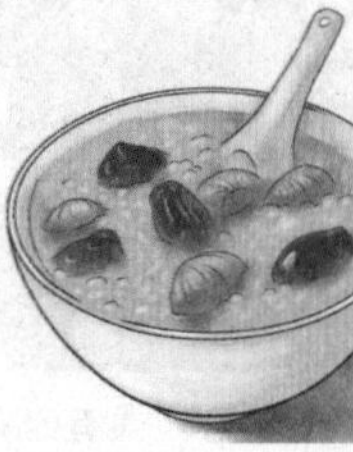

茯苓栗子粥具有滋补脾胃、益气解乏的功效

淀粉含量是马铃薯的2倍。新鲜板栗富含维生素C和钾，也含有叶酸、铜、维生素B_6、镁和维生素B_1。

煮好的板栗富含钾，也含有维生素C、铜、镁、叶酸、维生素B_6、维生素B_1、铁和磷。板栗对防治高血压、冠心病、动脉硬化、骨质疏松等病症有很好的效果，还有抗衰老的功效，常吃可延年益寿。

购买指南

要选那些比较重、坚硬、外壳致密而有光泽的板栗。轻而软、外壳色泽暗淡、起皱的板栗就不新鲜了，最好不要购买。

成分	新鲜板栗（每100克）	煮熟的板栗（每100克）
水分(%)	52	68.2
蛋白质(克)	3.0	2.0
碳水化合物(克)	44.2	28.0

食用技巧与吃法

去板栗皮要有耐心。板栗煮后趁热去皮会容易一些，但也很耗时。为避免板栗在烹饪过程中爆裂，用尖刀在板栗球形的那一面划一个十字形切口。可以用以下3种方法去板栗皮：第1种方法就是用一把非常锋利的小刀去除生板栗的外壳和薄皮；第2种方法是在每一个板栗上刺一个孔，然后烘烤，直到它们裂开，去皮前要将板栗冷却；第3种方法是在外壳上划一个切口，然后煮板栗并趁热去皮。需要注意的是，如果去皮前板栗没有煮熟，一定要在去皮后煮熟，否则会很难消化。

去皮的整个板栗常常加糖做成糖煮或糖渍板栗，还可以泡在酒里保存，或用来做果酱和板栗泥。板栗泥可被用来制作冷饮、布丁、蛋白粉、馅饼等食品。在欧洲，板栗通常同野禽和家禽一起烹饪。

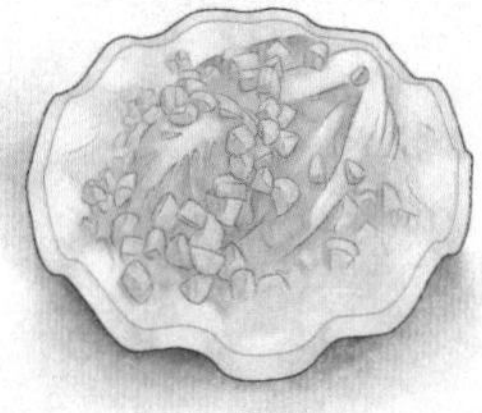

栗子炖白菜味道鲜美，还能有效治疗黑眼圈。

储存方式

将板栗放在凉爽、干燥、没有老鼠和害虫的地方保存。去皮的新鲜板栗可以在室温下存放1周，放入有孔的塑料袋可以在冰箱里保存1个月，冷冻可以保存6个月。干板栗可以在凉爽、干燥的环境下保存2个月，冷冻也可以保存6个月。

值得一试的佳肴

鲜栗炖鸭

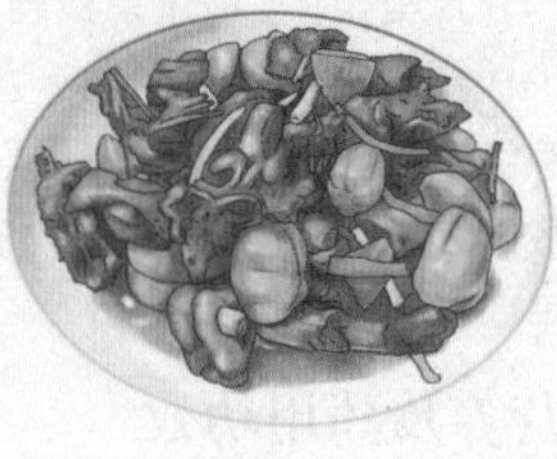

400克新鲜板栗肉，1 000克光鸭，3个青蒜，6片姜，1 000克磨豉酱，适量的味精、老抽、白糖、精盐、色拉油和绍酒，半碗汤水，少量淀粉。

1. 将板栗肉放在沸水里煮一下，然后剥去外壳。
2. 光鸭洗净，切成块，加入调味料，将青蒜切成段。
3. 鸭块中加入色拉油，用大火烹制3分钟，放入青蒜、姜、磨豉酱爆香，下鸭块一同爆香，加入绍酒、汤水调味，放入栗子肉同煮，待鸭块与栗子肉都熟了之后，下淀粉勾芡即可。

芝麻

芝麻是每年产一次油的植物，原产于印度尼西亚和东非。芝麻的高含油量使其很受欢迎，油脂占芝麻重量一半以上，芝麻因而具有很强的抗腐坏性。

芝麻植株很粗壮，平均高度在 60 厘米左右，开白色或粉色的花朵，芝麻籽颜色因品种而异。芝麻呈卵形，有坚果的味道，外面裹着一层可食用的薄壳。芝麻的荚会在芝麻籽成熟时裂开。

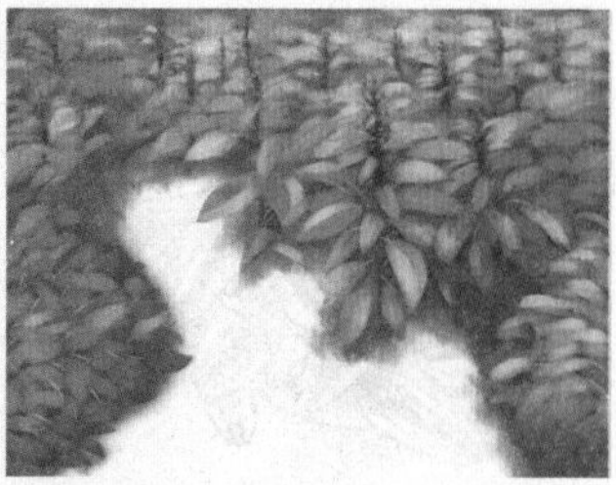

芝麻是我国主要的油料作物

成分	完整的干芝麻籽（每 75 克）
水分 (%)	4.7
蛋白质（克）	13.3
脂肪（克）	37.3
碳水化合物（克）	17.6

营养及药用功效

干芝麻籽富含镁、钾、铁、钙、磷、锌、铜、维生素 B_1、烟酸、叶酸、维生素 B_6、纤维以及维生素 B_2。

芝麻的脂肪含有 82% 为不饱和脂肪酸。芝麻籽的成分都容易被人体吸收。

芝麻有抗关节炎和润肤的功效，对神经系统也有益，还可帮助消化并加快血液循环，芝麻油可作优质按摩油。

由于芝麻体积小，咀嚼得很细是很困难的，磨碎后食用会很容易消化。芝麻常被制成芝麻油、芝麻糊或芝麻酱食用。

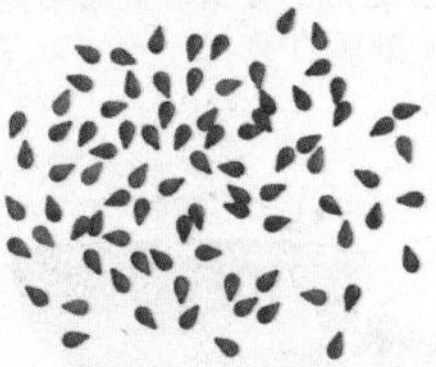

黑芝麻具有滋养肝肾、护肤瘦身的功效，还能够使头发变黑

购买指南

最好购买密封袋或玻璃瓶包装的芝麻，买散芝麻的时候闻一闻气味，新鲜的芝麻不会散发出难闻的气味。

食用技巧与吃法

芝麻籽可以直接食用，也可以简单烹饪或烤制后食用。芝麻籽可以用来装饰点心、面包、蛋糕等。芝麻籽可以磨成粉，芝麻粉不含凝胶，可以单独使用，也可与其他粉混合使用。简单烹饪或烤制过的芝麻籽可以磨制成糊状，变稠之后的糊称为芝麻黄油。芝麻糊经过一系列再加工后的产品为芝麻酱，它是一种非常受欢迎的调味品，在亚洲和中东，芝麻酱被用来为酱汁、主菜和甜品调味。

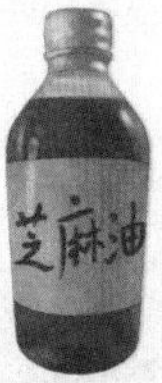

芝麻油是从芝麻籽中提取出来的油，风味独特且不易变质，非常适合用来煎制食品

储存方式

去壳的芝麻籽必须放在冰箱里，因为它们很容易变质。完整的芝麻籽可以放在密封的容器里保存，应远离高温和潮湿。芝麻籽可以冷冻。

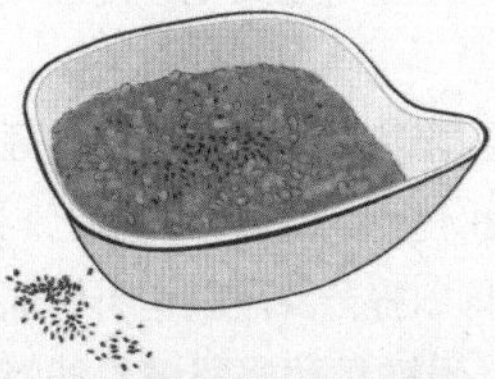

芝麻粳米粥味道香甜，营养丰富，可以使皮肤保持润滑

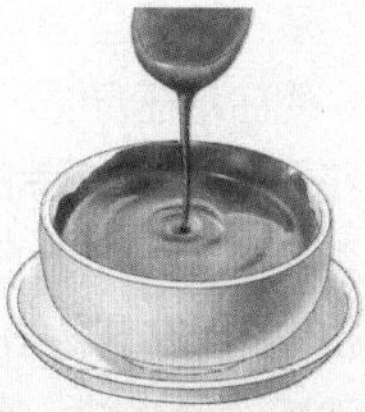

芝麻糊香味浓郁，老少皆宜，有助于人们的身体健康

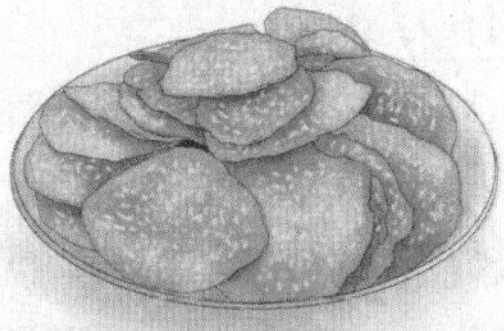

芝麻脆饼是香甜美味的食品，具有健胃补血的作用

葵花子

葵花是一年生植物，经济价值很高。葵花的黄色花盘很大，生长在粗而长并且带毛的秆的顶部，其直径可以达到 7.5 ~ 50 厘米。花盘里包含大量的花（有 20 000 个左右），这些花会长出种子。葵花子味道十分温和。

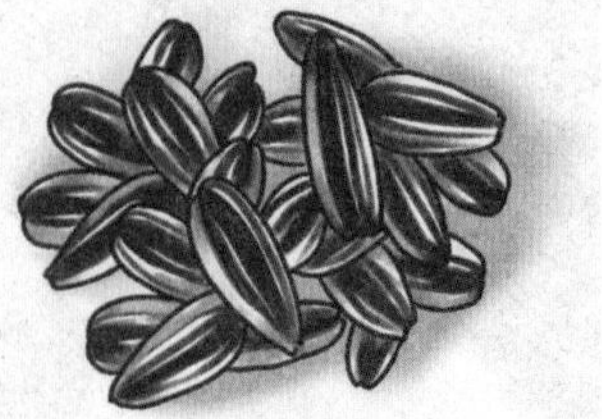

葵花子富含钾，适于高血压人群食用，因为它能促进钠的排出

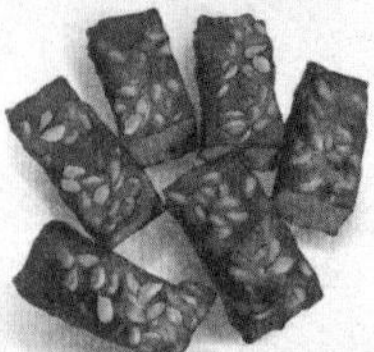

整个的葵花子可以为糕点增加独特的酥脆口感

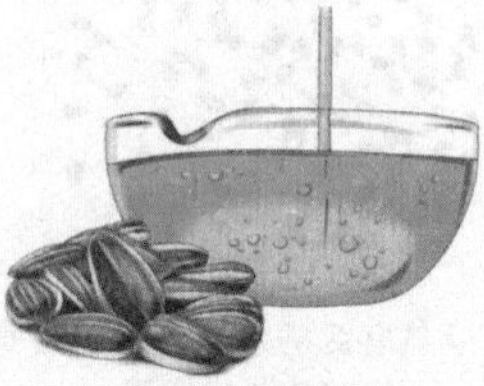

葵花子还可以用来榨油，所榨的油被誉为“保健佳品”

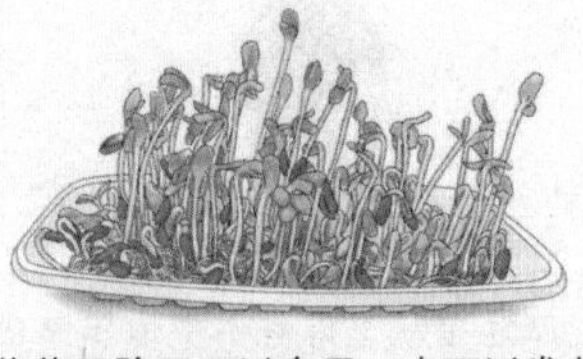

葵花子除了可以食用，也可以发芽后烹饪，味道清爽可口

营养及药用功效

葵花子的脂肪有 85% 为不饱和脂肪酸，其中 19% 为单不饱和脂肪酸，66% 为多不饱和脂肪酸。干葵花子营养价值很高，富含维生素 B_1、镁、叶酸、泛酸、铜、磷、钾、锌、铁、烟酸、维生素 B_6 和纤维，也含有维生素 B_2 和钙。此外，葵花子的脂肪和热量也很高。

用油烤的葵花子富含叶酸、磷、泛酸、铜、锌、镁、铁、维生素 B_6、烟酸、钾和维生素 B_1， 也含有维生素 B_2 和大量纤维。葵花子有促进排痰、缓解感冒、咳嗽和哮喘症状的功效。有时葵花子还被用来治疗贫血、胃溃疡、十二指肠溃疡和眼疾。

成分	干葵花子（每 75 克）	油烘制的葵花子（每 75 克）
水分 (%)	5.4	2.6
蛋白质 (克)	17.1	16.1
脂肪 (克)	37.2	43.1
碳水化合物 (克)	14.1	11.0

食用技巧与吃法

用手去除葵花子的壳需要时间和耐心。可以将它们放在种子压榨机或电子搅拌器里去壳，要在打开大多数壳而不损伤仁的前提下将壳去掉，将所有混合物投入冷水里，相对较轻的壳会浮在水面，可以将其撇去，然后尽快将子里的水控干并干燥。

市场上出售的葵花子有去壳的、带壳的、生的、烤制的、加盐的或不加盐的，通常是用饱和脂肪酸油烤制的，还含有很多添加剂，如阿拉伯树胶和味精等。其实可以在家烤制新鲜葵花子，把它们放在煎锅里，不放油，用中温烘烤，不断搅动或者把它们放在烘箱里烤 10 分钟。烘烤完后可在葵花子外面裹上少量油，使盐粘在表面。

葵花子可炒食或烤制后食用，也可以切碎、磨碎或发芽后烹饪。葵花子用途十分广泛，可以加入多种菜肴，因为它们富含蛋白质，所以在菜肴中加入葵花子可以提升菜品的营养价值，可以为沙拉、填塞料、酱汁、菜肴、蛋糕和酸奶酪增添独特的酥脆口感。

储存方式

将葵花子存放在凉爽干燥、没有老鼠和害虫出没的地方。如果葵花子已经去壳、磨碎、切碎或榨过黄油的话，将它们放在冰箱里以防变质，葵花子可以冷冻。

杏仁

杏树的高度通常在 6 ~ 9 米，米色的杏仁包含在杏肉内，杏仁外面覆盖着一层褐色薄皮，最外面包裹着一层壳，壳外还有一层纤维性的外壳，当杏仁完全成熟时，这层外壳会裂开。杏仁通常是干燥后食用，但是如果这层壳坚硬且比较嫩的话，也可以新鲜食用。

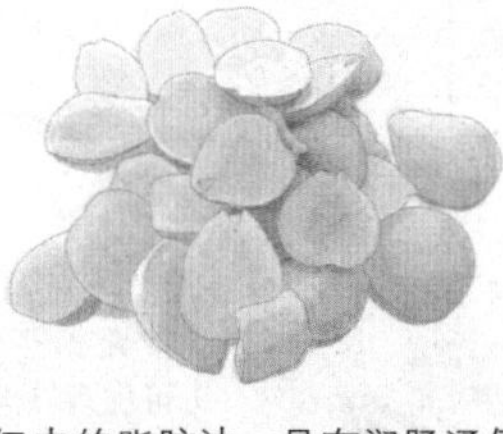

杏仁中的脂肪油，具有润肠通便的功效

营养及药用功效

杏仁脂肪的 86% 由不饱和脂肪酸组成，其中 65% 是单不饱和脂肪酸，21% 是多不饱和脂肪酸。甜杏仁是非常有营养的坚果，它富含镁、钾、磷、维生素 B_2、铜、烟酸、锌，也含有叶酸、铁、钙和维生素 B_1。杏仁能够降低胆固醇，并降低心脏病的发生率，还有润肺止咳和美容养颜的功效。

成分	干燥而未漂白的杏仁（每 75 克）
水分 (%)	4.4
蛋白质（克）	9.9
脂肪（克）	26
碳水化合物（克）	10.2
热量（千焦）	3.4

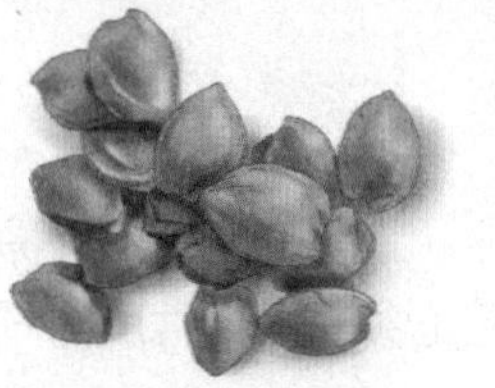

带壳、外壳无破损的杏仁比去壳的杏仁保存时间长

购买指南

杏仁常以不同方式加工后出售，有去壳的、带壳的、整个的、切开的、烤制的、去皮的、带皮的、加盐的、烟熏的等。

买去壳的杏仁时，选那些罐装或袋装的密封杏仁，这些封装形式在最大限度上保证了杏仁的新鲜。要在进货有规律的店里买杏仁。

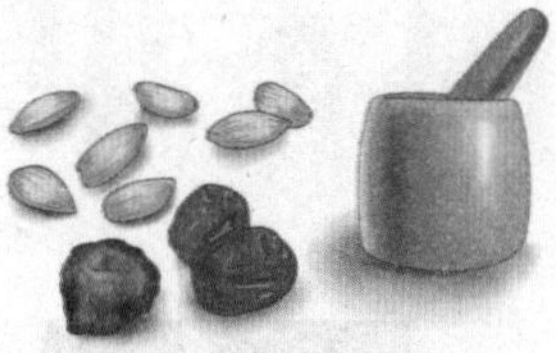

乌梅大枣杏仁泥对治疗心绞痛有特别的疗效

食用技巧与吃法

已被漂白的杏仁很容易去皮。先把杏仁用沸水煮 2 ~ 3 分钟，一旦其外皮开始膨胀就倒去水并冲洗杏仁，然后将杏仁放在凉水中冷却。用拇指和食指揉捏杏仁以去皮，然后可以烤制以使其干燥。

甜杏仁通常作为零食，也可做凉菜。苦杏仁一般入药，但不能多吃。整个的、切开的或磨碎的杏仁和鱼、鸡一起烹制出的菜肴尤为美味。

将杏仁磨碎，加入奶或热水，盖上盖，用低温煮 30 分钟。待冷却后放在薄细的棉布里，挤出液体，这就是杏仁奶。杏仁还可制成杏仁粉，在一些菜谱中，杏仁粉是某些粉类的替代品。

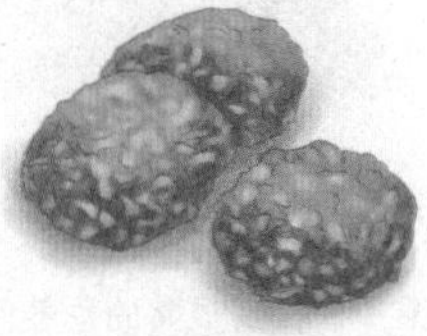

杏仁可用于制作各种食物，味道清新，营养丰富

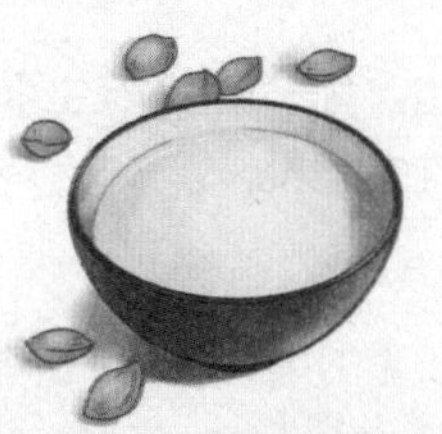

杏仁茶有助于滋润肌肤，是延年益寿的佳品

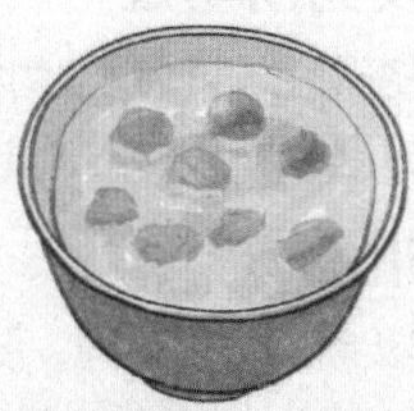

杏仁粥能够补肺、润肠，还具有养颜的功效

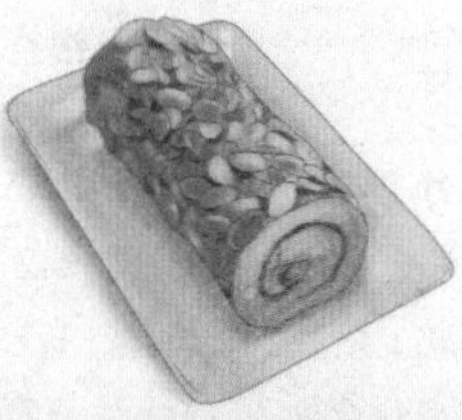

磨碎后加糖的杏仁可用来做杏仁糖，也常被用来装饰蛋糕

杏仁的烘烤方法如下：

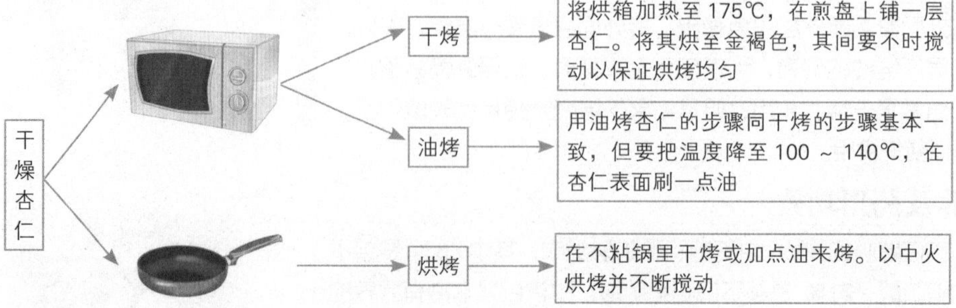
干燥杏仁
干烤
将烘箱加热至175℃，在煎盘上铺一层杏仁。将其烘至金褐色，其间要不时搅动以保证烘烤均匀
油烤
用油烤杏仁的步骤同干烤的步骤基本一致，但要把温度降至100～140℃，在杏仁表面刷一点油
烘烤
在不粘锅里干烤或加点油来烤。以中火烘烤并不断搅动

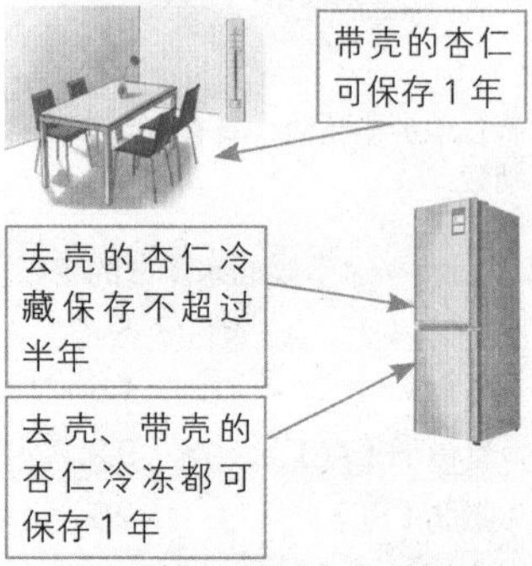
带壳的杏仁可保存1年
去壳的杏仁冷藏保存不超过半年
去壳、带壳的杏仁冷冻都可保存1年

用杏仁粉做的蛋糕品质上乘，美味可口。

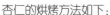

总之，杏仁可以干烤也可以用油烤制，还可以用烘箱或放在煎锅里烘烤。这些都可以达到干燥的目的。整个或切片、去皮或带皮烤制皆可。

储存方式

去壳或带壳的杏仁冷冻都可保存1年。带壳杏仁在凉爽干燥的地方可保存1年，去壳杏仁必须冷藏，存放时间不能超过半年。

银杏果

银杏树可以长到50米高。每个银杏树种群的最年轻的健在成员都可以追溯到几百万年前，中国是唯一有野生银杏的国家。

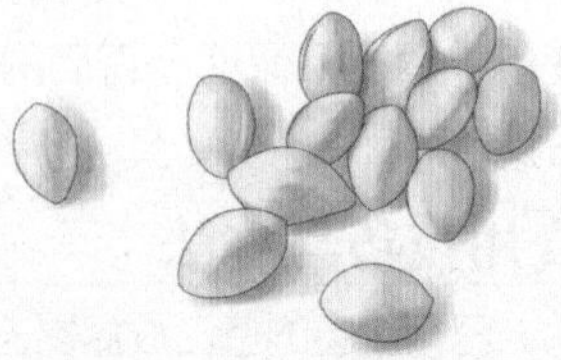

银杏果虽有很高的营养价值、药用价值，但是过量食用会导致中毒，每次不能超过10克

银杏果包裹着一层肉质的薄膜，薄膜呈橙黄色，色泽深浅不一。银杏果在出售之前，其薄膜会被去除，因为在采摘下来不久这层膜就开始腐坏，而且它所含的汁液会让人产生过敏反应。在薄膜之下是非常坚硬并光滑的米色的椭圆形外壳，里面含有小李子般大小的黄绿色果仁，果仁被一层带有淡淡树脂味的棕色薄皮包裹着。

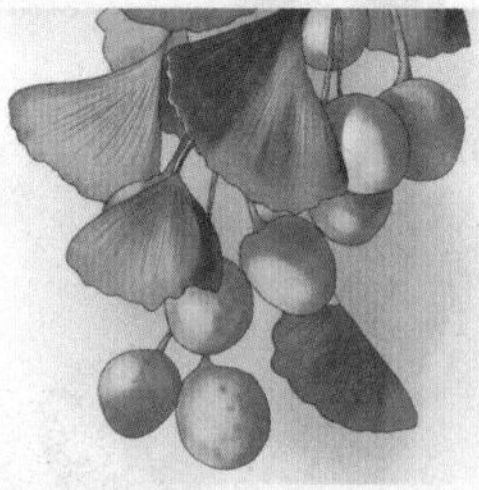

银杏果不仅具有很高的营养价值，对咳喘有很好的改善作用，还能够有效治疗小便频繁

成分	干银杏果（每50克）
水分(%)	12.5
蛋白质(克)	5.2
脂肪(克)	1.1
碳水化合物(克)	37
纤维(克)	0.3

营养及药用功效

银杏果富含钾、烟酸和维生素B_1，也含有一定量的维生素C、铜、磷、镁、泛酸、铁、维生素B_2和维生素A。

购买指南

购买新鲜银杏果时，要选那些比较重的果实，另外银杏果也有制成罐头出售的。

食用技巧与吃法

银杏果在食用前通常要烘烤。它们常被加入汤中或同蔬菜、海产品、猪肉和家禽等一起烹制菜肴。日本人用很多不同的方法来烹制银杏果，有时也把它们当作饭后甜点。

储存方式

将银杏果放在密封的容器中保存，要在远离高温和潮湿的环境下保存。

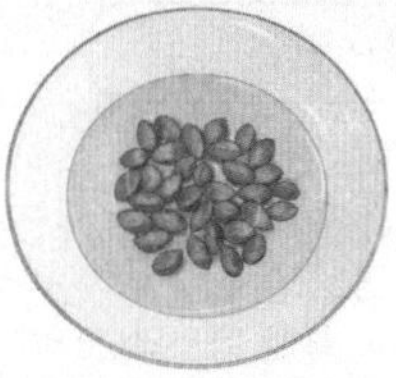

将银杏果在即将沸腾的水里泡几秒钟就可以很容易地去除银杏果的皮

腰果

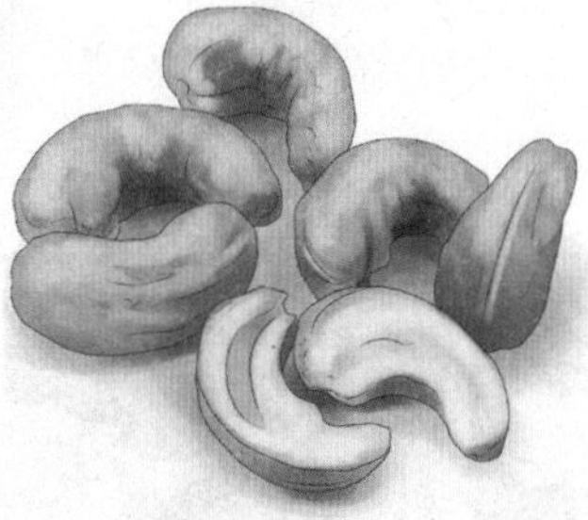

腰果含有丰富的营养物质，具有保护血管的功效

成分	干烘腰果（每75克）
水分 (%)	1.7
蛋白质（克）	7.7
脂肪（克）	23.2
碳水化合物（克）	16.4
纤维素（克）	0.9

腰果树通常可以长至 10 ~ 12 米高，果实悬挂在饱满、柔软且含有大量乳状汁液的梗上，每个梗只长 1 个腰果。腰果果仁外包裹着两层壳，壳又薄又光滑，非常坚硬，很难打开。在两层壳之间有一种被称为“腰果香油”的含树脂的油，这种油具有一定的腐蚀性，会灼伤人的手指和嘴唇。

营养及药用功效

烘干的腰果比其他任何坚果的脂肪含量都少，腰果中 76% 的脂肪为不饱和脂肪酸。腰果富含铜、镁、锌、钾、磷、铁以及叶酸，也含有烟酸、泛酸、维生素 B_1、维生素 B_6 和维生素 B_2。腰果能够保护血管，有效防治心血管疾病，还能提高机体抗病能力，另外，腰果还有延缓衰老和润肤美容的作用。

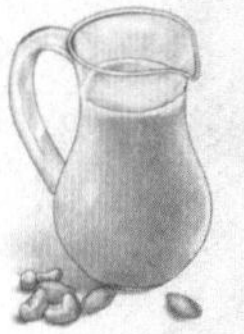

杏仁腰果露香滑可口，有助于滋养脾胃，还有美容养颜的功效，是保健的佳品

购买指南

腰果变质速度很快，所以一次不要购买太多。装在真空包装玻璃罐或罐头里的腰果是最新鲜的，不要买那些干枯或闻起来有异味的腰果。

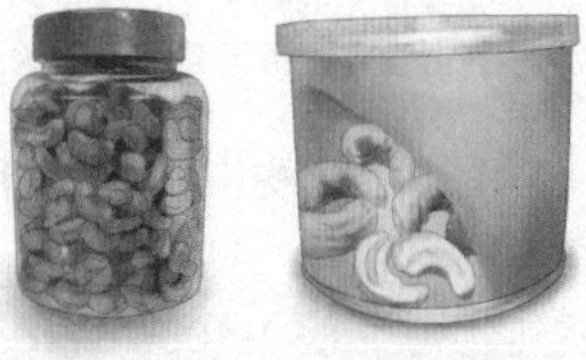

购买腰果时应选择真空包装或罐头包装的

食用技巧与吃法

腰果可以整个或切块食用，烘烤后加不加盐食用皆可。烹饪腰果所需时间远没有烹饪其他坚果那么久，因为腰果很快就会变软。烹饪时应该在食物出锅上桌之前才加腰果。

加工腰果是一个非常精细的过程。将采摘下来的腰果清洁后在潮湿的环境中储存 12 小时，直到它们变脆。

将这些变脆的腰果放在一个旋转的圆筒中烘烤，这样可以将腰果香油集中起来。完成了初次烘烤后，将腰果喷洒上水，冷却后干燥。这时候就可以去壳（通常由机器完成）、去皮了。最后，再次烘烤腰果，在烘烤的同时，给它们喷洒阿拉伯树胶、盐和水的混合物以调味。

储存方式

腰果在室温下很容易腐烂，但是放在冰箱里则可以保存 6 个月，冷冻起来可以保存 1 年。应把腰果放在密封好的容器中，以防止吸收其他食物的气味。腰果的梗很难保存，因为它们一摘下来就开始发酵了。

值得一试的佳肴

腰果虾仁

200克虾，1个蛋清，50克腰果仁，25克料酒，15克醋，2克盐，7克味精，25克淀粉，葱花、蒜片、姜各2克，10克香油，少许汤，1000克油。

1. 将虾洗净，剥出虾仁并挑去虾线。
2. 把蛋清打匀，加入料酒、盐和淀粉，将其调和均匀，放入虾仁并拌一下。
3. 锅内加油，将腰果炸好，捞出晾凉。
4. 再将虾仁放入油锅内，加热片刻倒出，沥净油。
5. 原锅放少量油，加醋、盐、味精、葱、蒜、姜、料酒和汤，将虾仁和腰果倒入并翻炒，淋上香油，出锅即可。

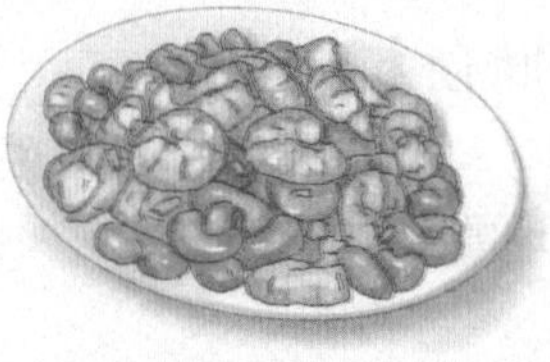

榛子

有观点认为榛树原产于小亚细亚，而后传入意大利、西班牙、法国和德国。榛树矮小而极具装饰性，喜欢生长在潮湿、温和的环境里。世界上的榛树有100多个品种。

榛子是一种圆形或椭圆形的干果，呈微黄色，覆有一层棕色薄皮。榛子表面覆盖着一层薄膜，在打开榛子前，这层薄膜必须去掉。

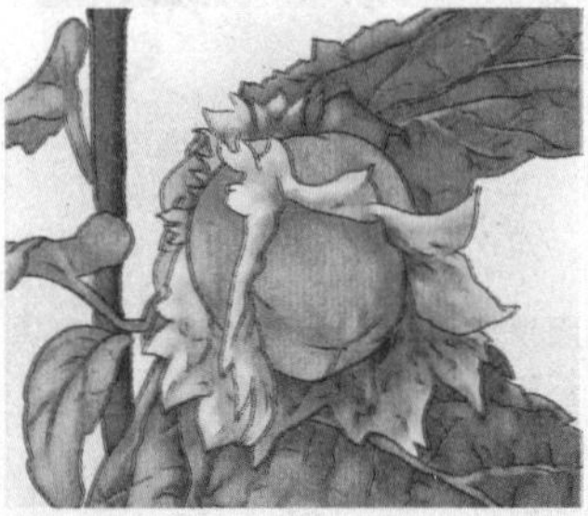

榛子营养丰富，含有人体所需的8种氨基酸，有“坚果之王”之称

营养及药用功效

榛子富含镁、维生素B_1、钾、维生素B_6、叶酸，也含有磷、锌、铁、钙、泛酸和纤维。它们所含的脂肪中有88%是不饱和脂肪酸，具有补虚、延缓衰老之功效。

成分	榛子（每50克）
水分(%)	5
蛋白质(克)	6.6
脂肪(克)	32
碳水化合物(克)	8

购买指南

市面上出售的榛子有去壳的也有带壳的，榛子以皮薄、仁多饱满的为优品。

食用技巧与吃法

榛子可以整个食用，也可以磨碎或切碎食用。新鲜的榛子和经干燥处理的榛子都很美味，通常被当作小吃或开胃食品。最新鲜的榛子是用玻璃罐或铁罐真空包装出售。

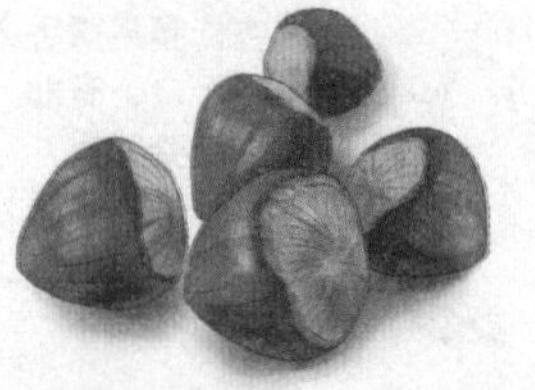

购买带壳的榛子时，要选那些壳上没有裂缝而且不带孔的。

榛子常被加入沙拉、酱汁、布丁和冰激凌中，磨碎的榛子可以加入蛋糕和小甜饼。榛子可用于制作奶油杏仁糖，也可用来制作夹心巧克力。

烤制榛子时，将它们放在一张煎盘上，放入100～110℃的烤箱里烘烤至金褐色，其间要不时搅动。

要去除榛子褐色的薄皮，烘烤至可以用一块厚布把皮搓掉。烘烤、磨碎、切碎都可提升榛子特有的香味。

储存方式

新鲜榛子尤其是去壳以后的榛子很容易腐烂，所以要尽快食用。榛子的脂肪含量不是特别高，可以把它们放在室温下远离高温和害虫的环境保存。去壳的榛子在凉爽干燥的地方可存放1个月，带壳的榛子冷藏可以保存3～4个月，冷冻可保存1年。

第四节 肉禽蛋类

猪肉

猪是杂食哺乳动物，人们饲养它的目的是获取猪肉和猪皮。猪的习性温顺，可以用任何食物来喂养，因此与其他饲养动物相比容易繁殖和饲养。猪身上有价值的地方不仅是肉，几乎每个部位都很宝贵，如腹部脂肪（猪油）、猪耳朵、毛发（猪鬃）、猪腿、猪脚和猪尾巴等。

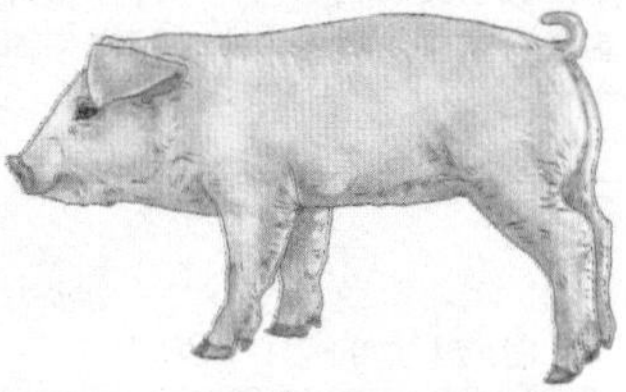

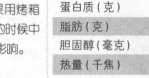

家猪是人类最早驯化的动物之一，也是全球最大的肉类食品来源之一

成分	猪肉（每 100 克）
蛋白质（克）	14.6
脂肪（克）	30.8
胆固醇（毫克）	69.0
热量（千焦）	1 385.6

营养及药用功效

与其他肉类相比，猪肉的维生素 B 族（维生素 B_2、烟酸尤其是维生素 B_1）含量更加丰富。猪肉还富含锌和钾，另外，其所含的磷元素容易被人体所吸收。猪肉的不同部位以及脂肪的去除程度会影响其营养价值。猪肉中的脂肪很容易去除，瘦猪肉在煮熟之后，脂肪和热量并不比其他瘦肉高。

食用技巧与吃法

猪肉必须煮熟才可食用，因为这是杀死猪肉里可能生长的所有寄生虫的唯一途径。猪肉应以低温进行烹制，如果用烤箱烤制，烤箱的温度应在 250℃左右，用炉子烹制或烧烤的时候中温即可。这样对猪肉的味道、汁液和柔嫩度也不会有所影响。

储存方式

猪肉可冷藏或冷冻保存。猪肉馅可冷藏 1 ~ 2 天，排骨和肉肠可冷藏 2 ~ 3 天，而肉块、煮熟的猪肉以及打开包装的预制食品都可冷藏 3 ~ 4 天。排骨和肉块可冷冻 8 ~ 10 个月，肉肠的冷冻期为 2 ~ 3 个月，火腿为 1 ~ 2 个月，未开封的预制肉类可冷冻保存 1 个月。

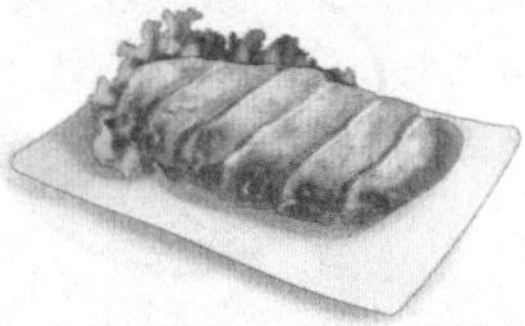

猪腰肉是猪肉最柔嫩的部位，特别适合干热烹饪法

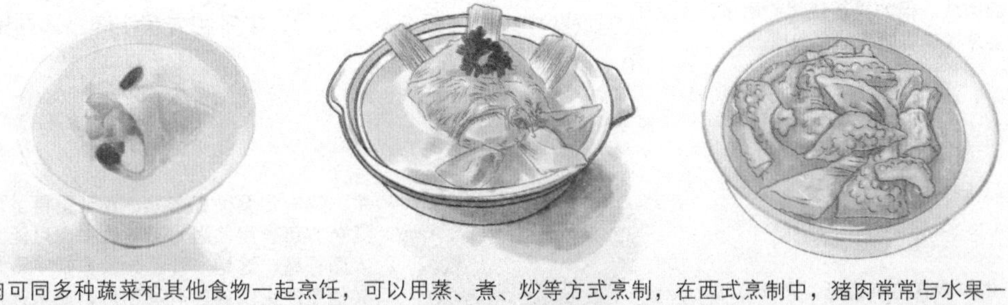

猪肉可同多种蔬菜和其他食物一起烹饪，可以用蒸、煮、炒等方式烹制，在西式烹制中，猪肉常常与水果一起烹制，味道十分可口。另外，猪肉还有很高的营养价值和药用功效。猪蹄黄豆煲还有滋润肌肤的功效，陈皮白术猪肚汤能够有效地解乏，苦瓜荠菜猪肉汤则有明目的功效

牛肉

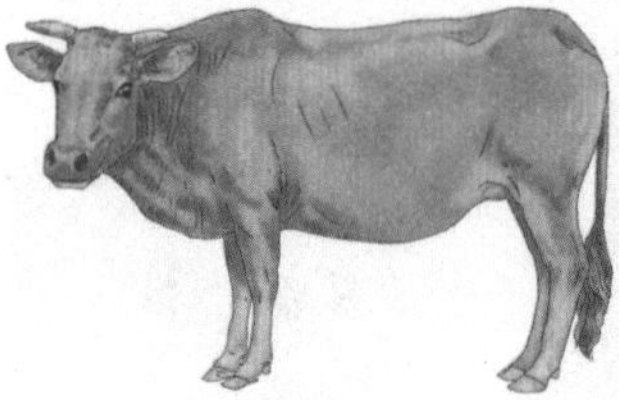

牛是反刍类哺乳动物，作为家畜的主要有家牛、黄牛、水牛和牦牛四个种类

成分	牛肉（每 100 克）
蛋白质（克）	20.1
脂肪（克）	1
胆固醇（毫克）	68
碳水化合物（克）	2.2
热量（千焦）	523.3

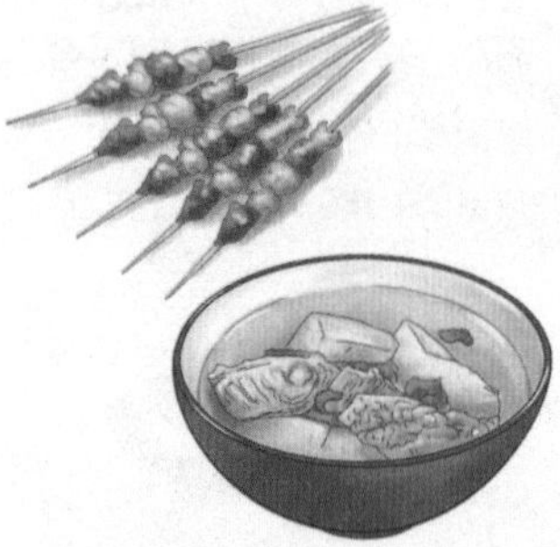

在购买牛肉前，一定要想好用什么方法烹制，如果要将牛肉炖制很长时间，就不必花高价钱去购买柔嫩的肉块。但如果是烧烤的话千万不要购买肉质坚硬的牛肉

牛在人类历史上扮演着重要的角色，是远古人类崇拜的对象，通常都被赋予一定的象征含义。公牛最早是在 4 000 多年前的马其顿王国、克里特岛和安纳托西亚被驯养的。

牛共有几百个品种，供人类食用的大约有 30 个品种，因为这些品种的牛通常能提供大量优质的牛肉。“牛肉”包括小母牛、母牛、小公牛、公牛以及专门用于食用的牛的肉。牛肉的质量在很大程度上受牛的年龄和饲养方式的影响。

营养及药用功效

牛肉是极好的蛋白质、钾、锌和一些维生素 B 类（如烟酸和维生素 B_{12}）的良好来源，还能提供易于吸收的铁和磷，另外，牛肉还含有大量的饱和脂肪酸和胆固醇。肥瘦相间的牛肉比较柔嫩，鲜美多汁。

购买指南

肥牛肉在烹制过程中部分脂肪会熔化，所以总重量会减少很多。如果你使用的烹饪方法可以将牛肉馅中的脂肪熔掉的话，可以购买脂肪含量稍高的牛肉馅，但是，如果在烹制过程中脂肪不能被熔化（如肉馅糕），最好使用较瘦的牛肉。

食用技巧与吃法

牛肉的烹饪时间可长可短，其可食用的生熟程度可分为非常嫩（内生而只是外面有点熟）、嫩、半生、适中和熟透几个级别，由于每个不同煮熟程度级别之间的时间差都非常小，因此牛肉烹制起来要相当仔细。

烹制牛肉的温度范围也很广，理想的温度主要取决于牛肉的类型。含有较多结缔组织的牛肉的柔嫩程度一般，应以低温长时间烹制，这会让坚硬的结缔组织里的胶原蛋白转化为凝胶。柔嫩的肉块应以高温迅速烹制，因为它们无须嫩化。

储存方式

牛肉可以冷藏和冷冻，牛肉馅可冷藏 1 ~ 2 天，牛排可冷藏 2 ~ 3 天，大块牛肉以及煮熟的牛肉可冷藏 3 ~ 4 天。牛肉馅或熟牛肉可冷冻 2 ~ 3 个月，牛排和大块牛肉冷冻可保存 10 ~ 12 个月。

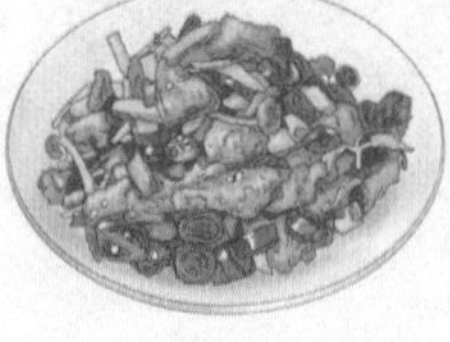

牛肉冷食热食皆可，烹饪方法多种多样。小炒黄牛肉鲜嫩可口，是老少皆宜的美味

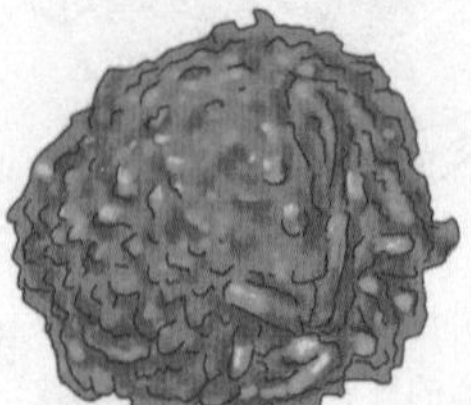

牛肉馅一定要彻底煮熟，直至不再呈现粉红色方可食用，因为不熟的牛肉可能含有大肠杆菌，这是一种会导致食物中毒甚至其他更严重疾病的有害物质，如果被消化系统特别脆弱的人群食用，可能会致命

羊肉

“羊肉”一般指年龄较大的绵羊，包括被阉割或未被阉割的成年公羊和成年母羊的肉，而羊羔肉来自年幼的绵羊。

绵羊的年龄越大，羊肉的颜色就越红润，肉质坚韧而且肥腻，味道也越浓烈。和其他肉类不同，羊羔肉和羊肉含有固体脂肪，它们在上桌的时候会迅速固化。由于这个原因，羊羔肉和羊肉应以非常烫的盘子盛装。

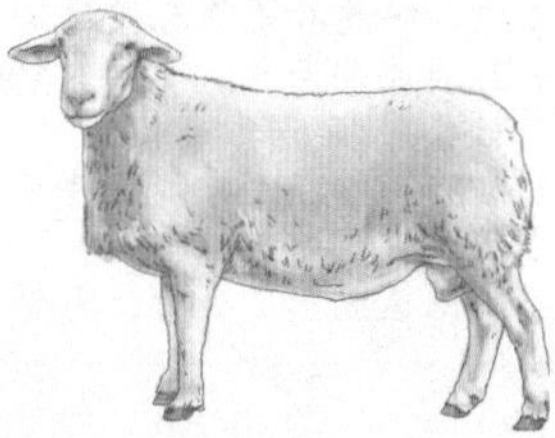

羊是性情温顺的家畜，有山羊和绵羊两种

成分	烤羊腿（每100克）
蛋白质（克）	28
脂肪（克）	7
胆固醇（毫克）	0.1
热量（千焦）	757.7

营养及药用功效

羊的年龄越老，羊肉就越油腻，其热量就越高。羊肉的大部分脂肪都可看得见，很容易去除。羊腿部肉、肋骨和腰部肉比肩胛肉瘦。

羊羔肉富含蛋白质、锌和B类维生素，其中烟酸、维生素B_2和维生素B_{12}的含量尤其丰富，羊羔肉中镁、钾和磷的含量也较高，并且易于吸收。

购买指南

羊肉的颜色、质地和味道取决于羊的种类、年龄以及饲养方式。从骨头的情况、脂肪和羊肉的颜色可以判断出羊羔肉与羊肉之间的差别。羊羔的前腿关节为软骨结构，而成年绵羊则为骨头结构。成年羊肉里的肥肉颜色要比羊羔肉里的肥肉颜色深，而且肉本身略呈红色而非粉红色。骨头占羊羔腿总重量的25%，在购买羊腿的时候要考虑到这个因素，以防不够食用。

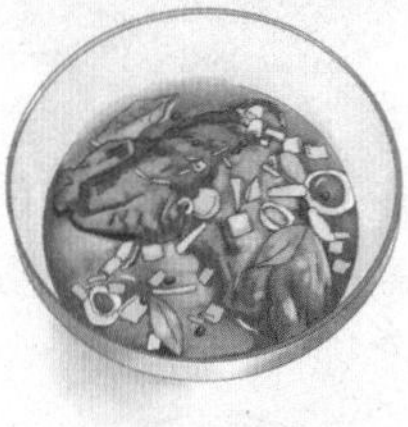

羊（羔）肉腌泡后味道最好，不太柔嫩的羊肉（肩胛肉、胸肉和胫部肉）如果准备以干热的方法进行烹制的话，尤其需要腌泡

食用技巧与吃法

羊羔肉通常用来烧烤，烧至略呈粉红色的羊羔肉最为可口。羊羔肉可分为三分熟（170 ℃）、五分熟（180℃）和全熟（190℃）。由于羊羔肉容易发干、变硬，因此应以中温烹制，而且烹制时间不宜过长。烤制羊腿、羊腰或去骨羊肩胛肉的时候，如果希望三分熟的话，每500克以160℃的温度烤制30分钟即可。羊肉炖制或水煮更鲜嫩，羊排可用来烧烤。在中国，涮羊肉是十分有特色的食品，还有滋养心肺的功效。

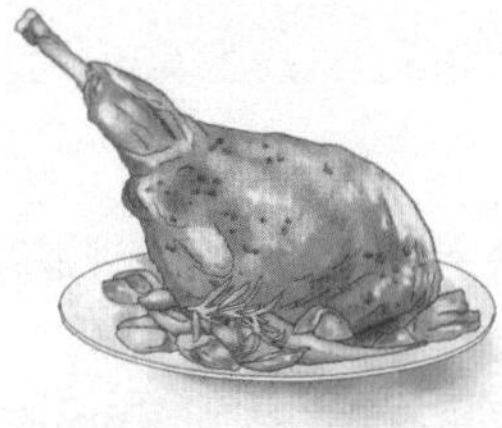

在许多国家，羊羔腿是复活节的传统菜肴

储存方式

羊肉的储存以冷藏为主。可以切成小块，用保鲜袋装起来速冻。

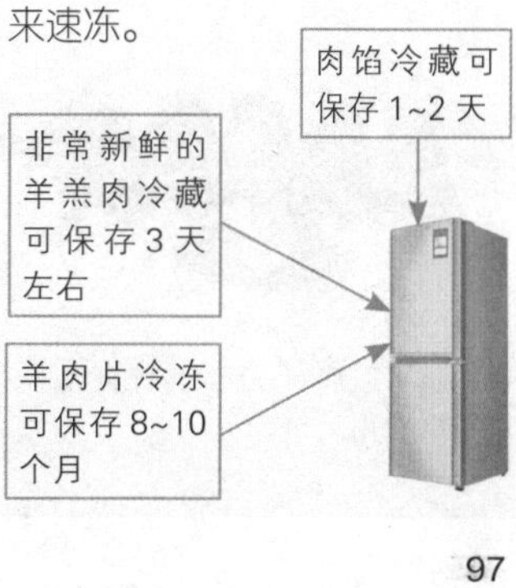
肉馅冷藏可保存1~2天
非常新鲜的羊羔肉冷藏可保存3天左右
羊肉片冷冻可保存8~10个月

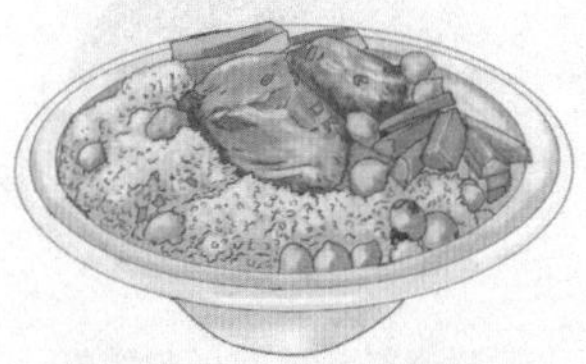

羊（羔）肉同样还是阿拉伯蒸粗麦粉等菜肴里的常见原料

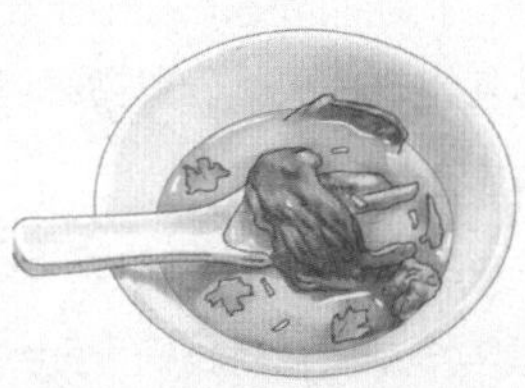

羊肉汤味道鲜美，营养丰富，还有驱寒温补的作用

值得一试的佳肴

粉蒸羊肉（2人份）

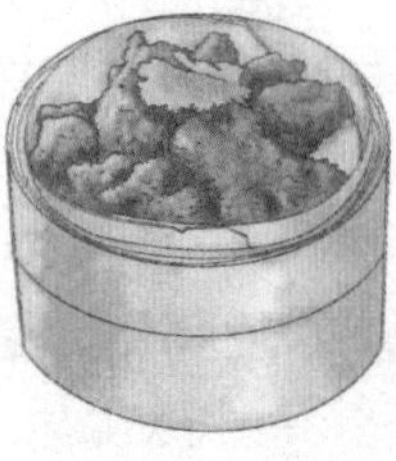

100克羊腩，5克红糖，2根大葱，1大匙绍兴酒，10克芫荽，5克盐，3张荷叶，3大匙蒸肉粉，少许花椒粉。

1. 将羊肉在水中浸泡2小时，清洗干净后切成5厘米长、3厘米宽的长方块。将葱和芫荽洗净后切末。

2. 将羊肉与葱、芫荽、调味料一起搅拌，拌的过程中掺蒸肉粉，搅拌均匀后备用。

3. 将荷叶在水中浸泡半小时后，捞出切成两半，把拌好的羊肉放在荷叶上，卷成春卷状。

4. 入蒸笼蒸2小时，再整齐地摆放在剩下的荷叶中。

鹌鹑

鹌鹑是一种小型迁徙鸟类。有一种观点认为，鹌鹑原产于亚洲或非洲，在10 000多年以前首次出现在欧洲。在那个时候，古埃及人已经开始饲养鹌鹑。圈养鹌鹑非常容易，现在鹌鹑在世界各地都有饲养。有些鹌鹑的头顶上长有一簇羽毛。驯养的鹌鹑通常在2～5千克，鹌鹑肉质精细可口。鹌鹑蛋上通常长有褐色斑点，体积很小，可以食用。

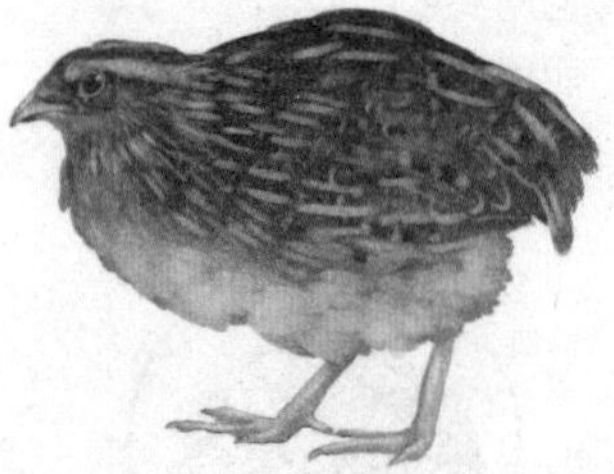

鹌鹑是最小的存活鹑鸡类动物，共有200多种

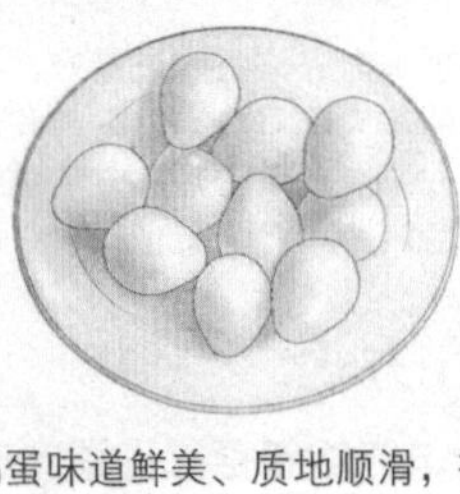

鹌鹑蛋味道鲜美、质地顺滑，被认为是一种美味的食物

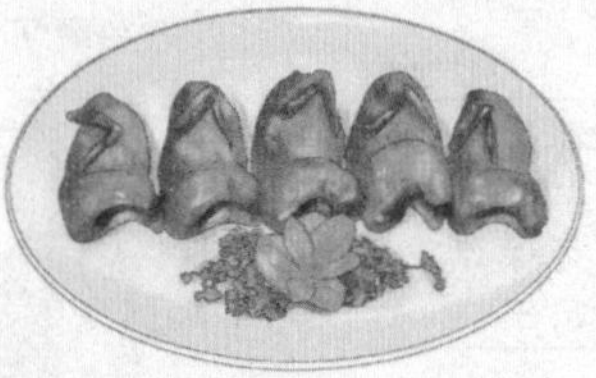

鹌鹑也可以烤制，因为其骨头细小，也可以食用

营养及药用功效

鹌鹑肉的蛋白质含量很高，脂肪和胆固醇含量相对低，有健脑滋补的作用。

成分	生鹌鹑肉（每100克）	带皮鹌鹑肉（每100克）
蛋白质（克）	22	20
脂肪（克）	5	12
胆固醇（毫克）	0.07	0.076
热量（千焦）	561	804

食用技巧与吃法

在烹制过程中注意不要让鹌鹑肉发干。鹌鹑的烹饪时间为20～25分钟。

鹌鹑蛋通常都用来水煮，作为小吃或装饰。熏制食用也非常美味。鹌鹑蛋因其鲜美的味道、顺滑的质地而闻名，在中国和日本被认为是一种美味的食物。

储存方式

新鲜的鹌鹑极易腐烂，应放在冰箱中冷藏保存并尽快烹制，最好不要放置超过2～3天。

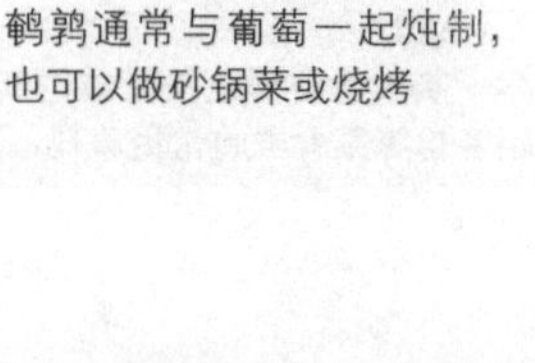

鹌鹑通常与葡萄一起炖制，也可以做砂锅菜或烧烤

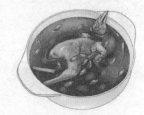

鸭子

鸭子在欧洲非常受欢迎，尤其在法国。此外，鸭子在亚洲烹饪中也扮演着重要角色，在中国烹饪中尤其如此。世界各地有80多个品种的鸭子，其中有些肥腻多肉、味美可口，营养成分也更丰富。

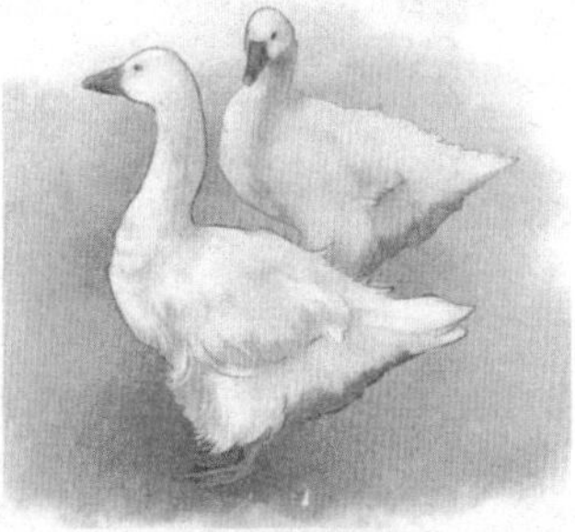

鸭子属于蹼足家禽类动物，肥腻多肉，味美可口

营养及药用功效

鸭子富含铁和B类维生素。鸭子不易消化，如果连同鸭皮一起食用更是如此。

成分	鸭肉（每100克）	带皮鸭肉（烤制）（每100克）
蛋白质（克）	24	19
脂肪（克）	11	28
胆固醇（毫克）	89	84

食用技巧与吃法

烤鸭烤制过程会消除鸭子的部分脂肪，如果在烹制之前用叉子在鸭子皮肤上戳几下，或者在旋转烤肉架上烤制，脂肪会流失得更多。如果以160℃的温度进行烤制，500克鸭肉需要20 ~ 25分钟。当脂肪熔化后，鸭皮变得松脆并呈金黄色。体型非常大的鸭子相对不那么柔软，可以用蒸汽蒸制或者用来制作鸭肉酱、肉馅糕或豆焖肉等。

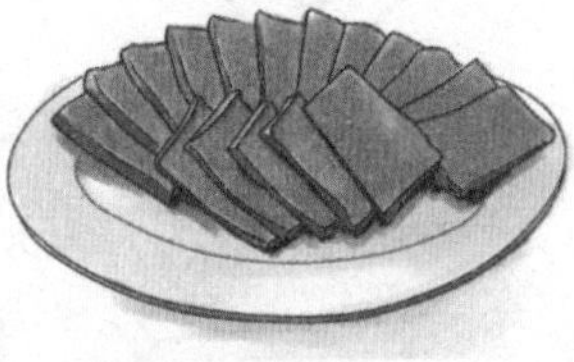

鸭血软嫩香滑，具有补血的作用，还能达到解毒的效果

储存方式

分好新鲜鸭肉每次的使用量，放入冰箱冷冻保存即可，如果可以加入调味品保存更好，以半煮熟状态保存也可以。

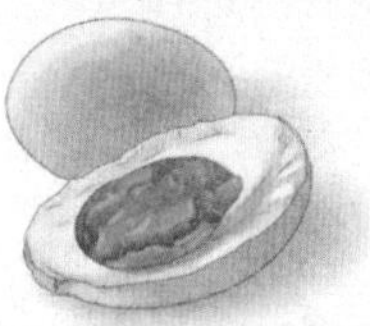

鸭蛋从不生食，因为鸭蛋里的细菌必须经过高温烹制才可杀灭。腌制的鸭蛋风味独特，还有滋阴清肺的功效

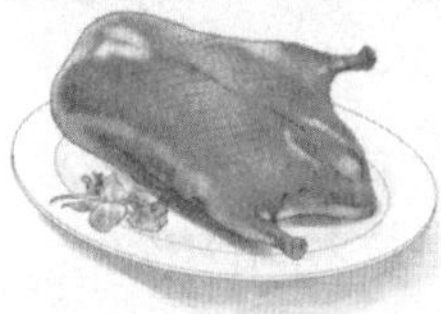

北京烤鸭是传统的中国菜肴，其准备过程就需要数小时，并在鸭子的表面淋上一层酸甜的调味汁，然后再加以烤制

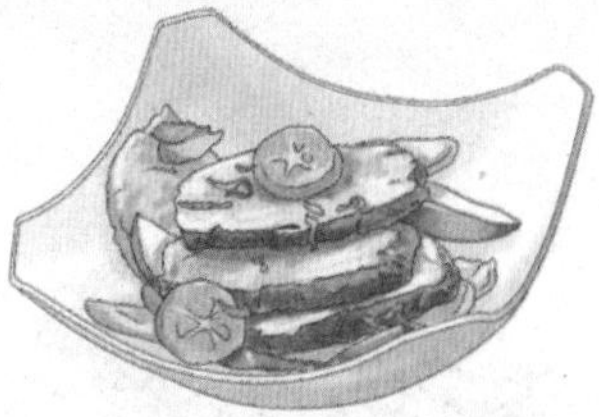

鸭子可与水果一起烹制，这是因为水果的酸度与鸭肉的肥腻形成互补，鲜橙烩鸭是一道经典的法国名菜

值得一试的佳肴

啤酒鸭（4~6人份）

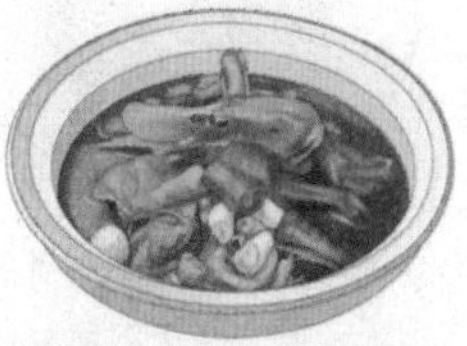

1只光鸭，2大匙冰糖，2瓶啤酒，少许芫荽末，3大匙酱油，适量盐。

1. 光鸭洗净，先用开水焯过后再冲净。
2. 将啤酒和所有调味料入锅烧开，然后放入光鸭，改用文火焖烧40分钟左右。
3. 焖制过程中经常翻动鸭身，使其受热均匀且入味，待酥软时捞出晾凉，将汤汁倒出备用。
4. 将鸭肉剁块，摆入盘中，淋上汤汁，并撒上芫荽末即成。

母鸡

饲养母鸡通常是为了获取鸡蛋，只有当它们不再具有生育能力以后才被宰杀。这个时候的母鸡重量在 1.5 ~ 3 千克不等，2.5 千克以下的母鸡最适合食用。

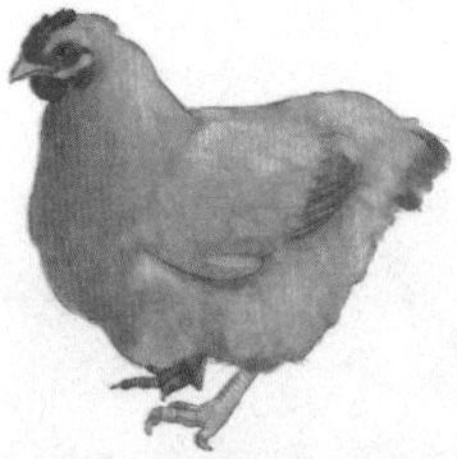

母鸡是人们饲养最普遍的家禽

营养及药用功效

母鸡富含蛋白质和烟酸，还能提供易于被人体吸收的维生素 B_6、磷、锌和钾等微量元素与营养成分。

食用技巧与吃法

母鸡是炖汤和炖菜的极好原料，母鸡肉用慢火长时间炖制会变得极为柔嫩。如果烤制的话，应先以少量的水炖制 1 小时左右。

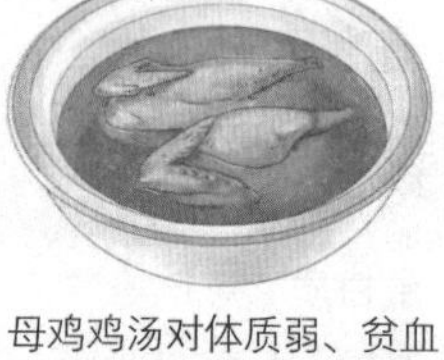

母鸡鸡汤对体质弱、贫血等症有很好的补益作用

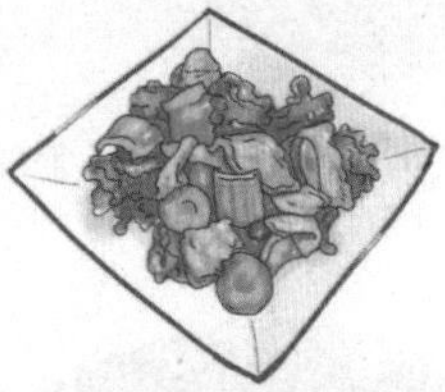

木耳鸡片工艺简单，是一道非常受人喜爱的保健菜肴

成分	煮熟的去皮母鸡（每 100 克）	未去皮母鸡（每 100 克）
蛋白质（克）	39	27
脂肪（克）	12	19
胆固醇（毫克）	83	79
热量（千焦）	992	1 193

火腿

火腿在西方曾经是皇室或特殊场合的备用食品，在罗马帝国时期受到相当高的推崇，只出现在最高统治者的餐桌上。

真正的火腿原料应是来自动物腿部的肉，人们也用猪肩胛肉来制作类似产品，但用肩胛肉制的火腿在柔嫩和鲜美程度上都稍逊一筹。尽管猪肩胛肉的制作方式与火腿相同，但不能冠以“火腿”的名称。胫是指动物前后膝盖的部位，制作火腿所用的肉就来自这个部位以下。

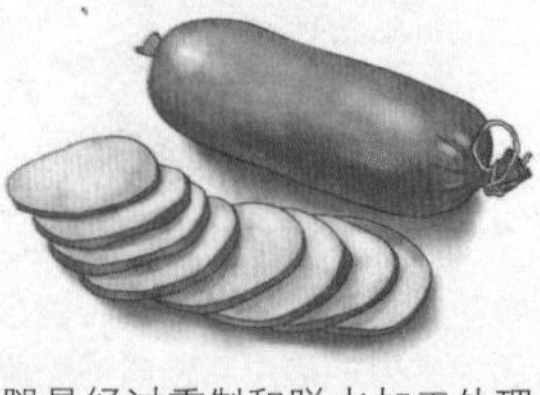

火腿是经过熏制和脱水加工处理后的猪肉

营养及药用功效

由于火腿通常都非常咸，所以最好适量食用，对于那些被建议限制饮食中的盐摄入量的人群更是如此。腌火腿的脂肪和热量比预制熟火腿高。只食用火腿的瘦肉部分可减少脂肪和热量的摄入量。火腿有健脾开胃、生津益血之功效。

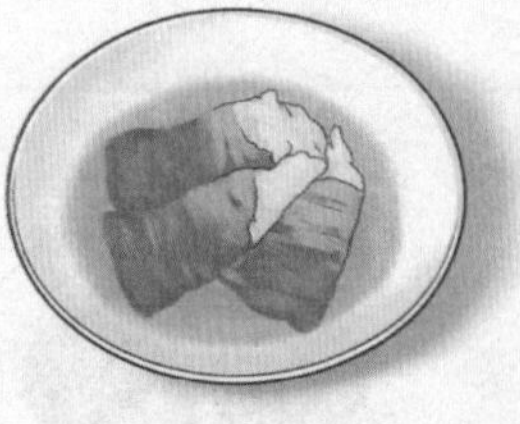

日常食用购买生火腿时可用浸泡的方法来去除火腿中的盐分，可浸泡一个晚上，但是小火腿或含盐量不大的火腿只需浸泡数小时即可

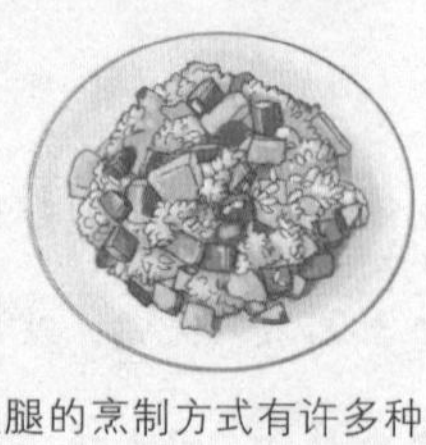

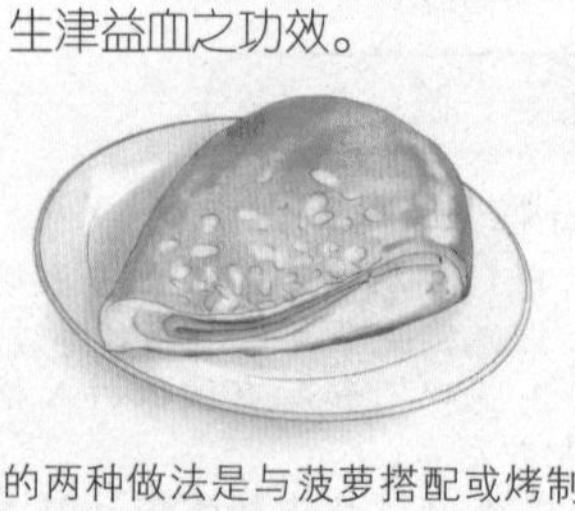

火腿的烹制方式有许多种，经典的两种做法是与菠萝搭配或烤制成油酥糕点。火腿冷食热食皆可，既可作为主食，也可用于制作各种食物，如煎蛋饼、油炸丸子、面条、什锦沙拉、烤面包、砂锅、肉冻、填充馅、烤三明治等。火腿骨头可用来做汤

食用技巧与吃法

火腿可以与蔬菜一起烹制，烹制出的味道鲜美可口。只是经过腌制后比较坚硬，在食用时用刀很难切开，用锯可以很方便地把火腿锯成薄片。另外，因为火腿在炖汤时不容易煮烂，可以在炖汤之前在火腿上涂抹白糖，不仅容易炖烂，还能增加汤的鲜美程度。在炖汤时加少许米酒，也能达到同样的效果。

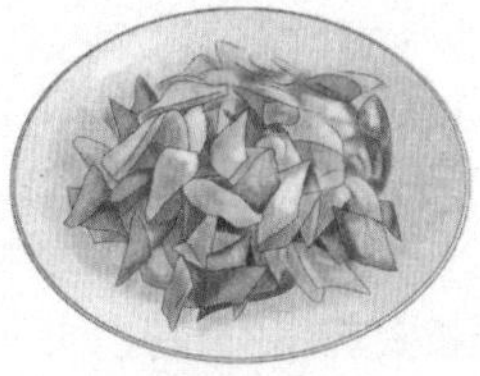

火腿炒瓜片

储存方式

火腿冷藏可保存 1 周。冷冻可保存 1 ~ 2 个月，但冷冻会使火腿的味道有所变化。

成分	烤制瘦火腿（每 100 克）
蛋白质（克）	25
脂肪（克）	6
胆固醇（毫克）	55
热量（千焦）	657

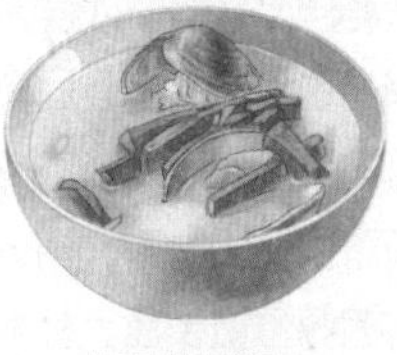

火腿蛤蜊汤

值得一试的佳肴

火腿烧茄子

50 克三明治火腿，150 克茄子，青椒、红甜椒各 1 个，1 块生姜，30 克猪油，10 克盐，8 克味精，2 克白糖，5 克蚝油，5 毫升生抽，适量淀粉。

1. 火腿切开，茄子去皮切条，青、红甜椒和生姜切片。
2. 烧锅中放入猪油，放入生姜、青甜椒、红甜椒、盐、火腿片炒至入味。
3. 再加入茄子、味精、蚝油、生抽，用大火爆炒，然后用淀粉勾芡，淋入麻油，翻炒几下出锅即成。

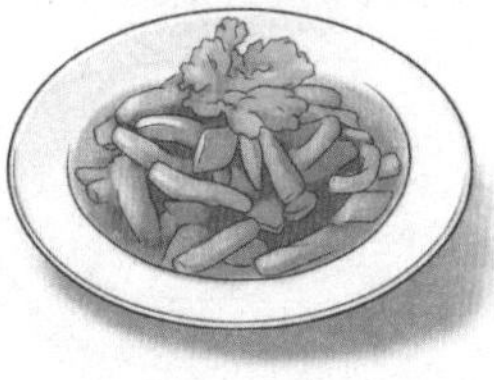

鸡蛋

鸡蛋主要由 4 个部分组成：蛋壳、薄膜、蛋清和蛋黄。蛋壳上通常覆盖着一层无味的矿物质油，部分油脂会堵塞小孔，防止鸡蛋变质，因此鸡蛋不宜清洗。蛋壳是保护鸡蛋的多孔、易碎的外壳，蛋壳上无数微小的孔可渗透空气、水和气味。蛋壳薄膜由 2 ~ 3 层蛋白纤维组成，粘贴在蛋壳内壁上，为防止真菌和细菌等的侵入而提供加层保护。蛋清由 87% 的水和 12.5% 的白蛋白（一种蛋白质物质）构成，占鸡蛋总重量的 2/3。蛋黄由大约 50% 的固体、16% 的蛋白质以及 30% 的脂肪组成。

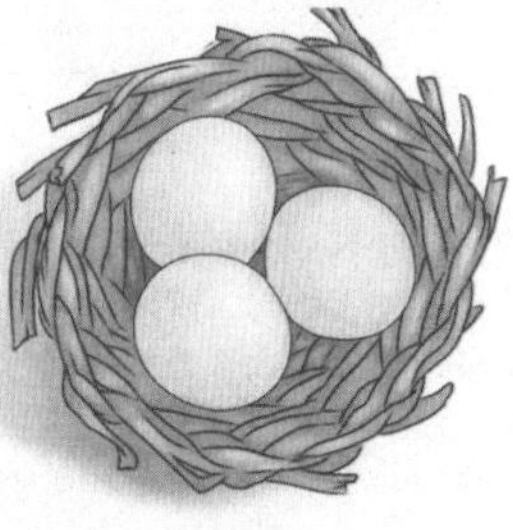

鸡蛋是优质蛋白的来源，被认为是“最营养早餐”

营养及药用功效

鸡蛋除了含有丰富的蛋白质和脂肪外，还含有维生素和矿物质，鸡蛋富含维生素 B_{12}，并且还能提供易于吸收的叶酸、泛酸、维生素 B_2、维生素 D、磷、锌、铁和钾。

鸡蛋含有丰富的 DHA 和卵磷脂，对神经系统和身体发育有很重要的作用，可以有效地改善记忆力并防止老年性智力衰退，还能起到健脑益智的作用。另外，鸡蛋还能防治动脉硬化、防癌以及修复受损的肝脏组织，并促进肝细胞再生。

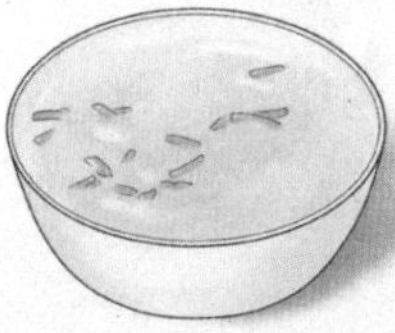

鸡蛋羹

成分	鸡蛋（每100克）
蛋白质（克）	14.7
脂肪（克）	11.6
碳水化合物（克）	1.6
胆固醇（毫克）	250

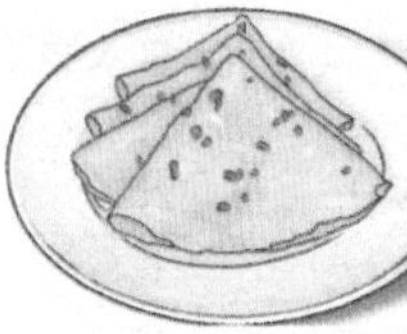

鸡蛋饼

购买指南

在购买鸡蛋的时候，首先应确保鸡蛋没有破碎，尽量挑选表面粗糙且无光泽的新鲜鸡蛋或冷藏的鸡蛋，因为它们可保存更久。有的鸡蛋包装盒上标有保质期限，鸡蛋只有在合适的温度（4℃以下）和湿度（70%～80%）下保存，标明的保质期才有效。

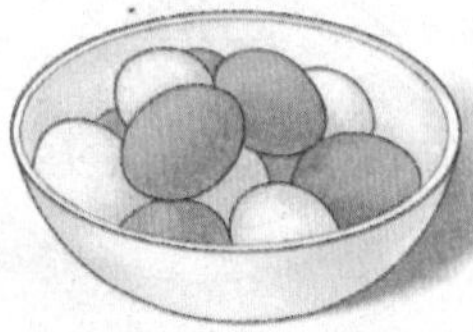

白壳蛋和红壳蛋之间的营养价值并无差别。鸡蛋蛋白为完善蛋白质，因为它能提供人体必需的几种基本氨基酸。鸡蛋蛋白不仅提供这些氨基酸，而且比例也非常理想

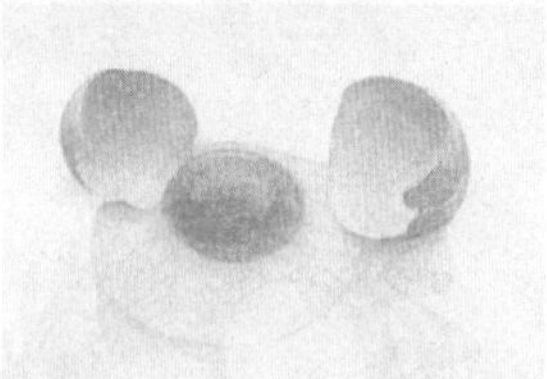

鸡蛋的营养成分在蛋清与蛋黄之间的分布并不均匀。蛋清提供了一大半蛋白质以及大部分的钾和维生素 B_2，而蛋黄则提供了维生素 A、维生素 D 以及多种维生素和矿物质

食用技巧与吃法

不要清洗鸡蛋，因为这会破坏鸡蛋表面的保护层，导致细菌渗入，如果蛋壳上有污点，可以用干布擦拭。

因为鸡蛋的水含量和蛋白质含量都比较高，所以最好以低温烹制，而且烹制时间要短。如果高温烹制时间过长，会让鸡蛋的质地犹如橡胶。

千万不要把鸡蛋尤其是蛋黄直接加入热的液体如汤类、白调味汁和牛奶蛋糊中，因为温度过高会导致鸡蛋凝结。相反，应将鸡蛋缓慢加热，在不断搅拌的同时，一点一点融入热的液体，然后搅拌，直至鸡蛋完全融入其中，再按要求进行烹制。

鸡蛋可单独食用，也可制作成各种食物，如蛋糕、酥皮糕点、冰激凌以及饮料等。鸡蛋还可当作稠化剂和黏合剂来使用，并可使各种食物口感更顺滑。鸡蛋可用多种方式烹饪，比较方便的有炒、煎、煮等，另外，鸡蛋也可以打散后加入调味料蒸制。煮制时要掌握好时间，煮的时间太短不能将细菌彻底杀死，时间太长会影响口感。鸡蛋同许多种蔬菜如黄瓜、辣椒等一起烹饪都很美味。

蛋黄用在面包、馅饼以及其他烘焙食物中可使这些食物呈现诱人的金黄色。

储存方式

鸡蛋在室温下搁置 1 天，相当于合理地保存 1 周。储存鸡蛋最好的地方是冰箱，鸡蛋在冰箱里保存 1 个多月依然很新鲜。

将鸡蛋放在冰箱门的背面，并不是最适合的地方，因为冰箱的门不断被开启会导致温度上的变化。将鸡蛋比较尖的那一端朝下，可以防止气室的压缩和蛋黄的移位。

未使用的生蛋清或蛋黄放在加盖容器内，并放在冰箱里可保存 4 天（为了避免蛋黄发干，可以用冷水浸泡，在使用之前只需排干水分即可）。轻微打散的鸡蛋或蛋清可冷冻 4 个月，蛋黄可单独冷冻，也可与蛋清一起搅拌之后冷冻。煮熟的鸡蛋千万不可带壳冷冻，因为低温会导致鸡蛋裂开。水煮硬壳蛋可在冰箱里保存 1 周。

值得一试的佳肴

肉馅鸡蛋卷（3 人份）

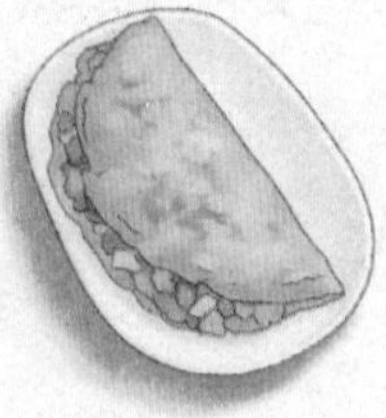

100 克鲜猪肉馅，少许蒜末、姜末，5 个鸡蛋，适量白糖、盐、油。

1. 将半个鸡蛋打入鲜猪肉馅中，搅拌至黏稠，把蒜末、姜末、盐、白糖一起拌入肉馅里，余下 4 个半鸡蛋打散，备用。

2. 将锅放在火上，烧热后慢慢将蛋液浇入锅中，煎成蛋饼，把肉馅平铺在蛋饼上，卷成蛋卷，接口处用蛋液黏住。

3. 将蛋卷放入蒸锅中，置于火上，用大火蒸约 10 分钟，取出晾凉后，切成小段即可。

第五节 水产类

鲤鱼

鲤鱼是世界上最早被养殖的鱼类，原产于中国，养殖历史已有数千年。如今，鲤鱼已成为一种世界性养殖鱼类。鲤鱼有2 900多个品种，分为食用鱼类和观赏鱼类两种。

营养及药用功效

鲤鱼富含蛋白质、矿物质，脂肪含量适中，生鲤鱼富含维生素 B_{12} 和磷。可降低胆固醇，防治动脉硬化、冠心病。

购买指南

在购买时不要让商贩清洗鱼，因为他们洗鱼的水反复使用，已被污染。

食用技巧与吃法

清洗鲤鱼时，先将鱼鳞、鱼鳃部分彻底去除，剪掉鱼翅、鱼尾。应注意的是，如果不是马上食用，不要剖鱼腹，否则会造成鱼肉的水分流失。

食用从冰箱里拿出的冰冻鱼，应提前泡在一盆清水里化冻，不要用微波炉化冻，那样会使鱼表面半熟或失去水分。化冻后，剖开鱼腹将鱼整理干净。剖鱼腹最好的办法是：用剪刀从鱼的肛门处往上剪，直至能方便地掏出腹内脏器为止。加工剖洗鲜鲤鱼时，应尽量把黑血放尽。鲤鱼鱼腹两侧各有一条细线状的白筋，在烹饪前应去除，否则会很腥。

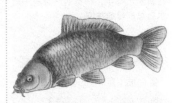

鲤鱼是肉厚刺少，营养丰富的佳肴

成分	鲤鱼（每100克）
蛋白质（克）	18
脂肪（克）	4.6
热量（千焦）	531.6

储存方式

冷冻前将鱼分条装入塑料袋，在烹饪时解冻。鲤鱼冷冻的话能保鲜2个月，保质7个月。

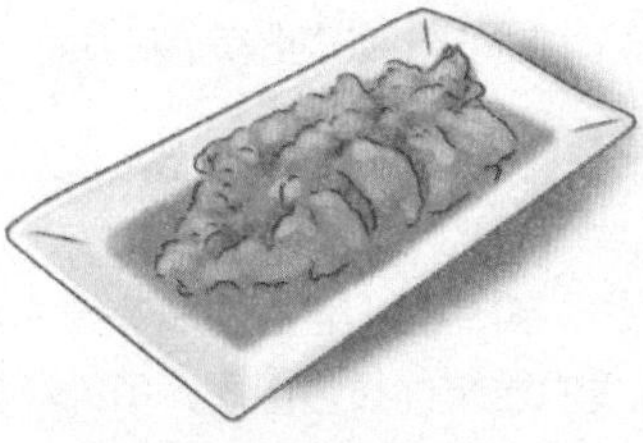

糖醋鲤鱼酸甜醇香，营养丰富，还有降低胆固醇的功效

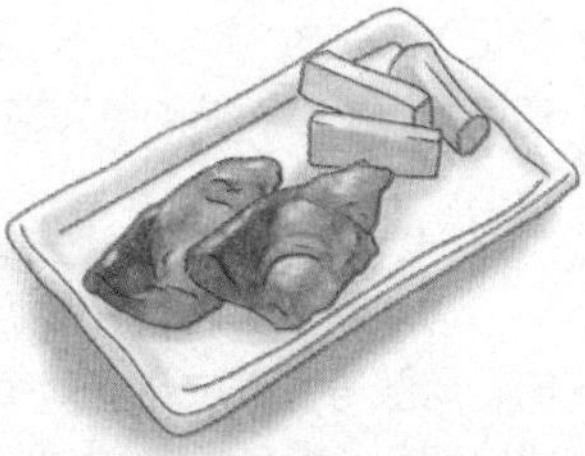

鲤鱼也可做成鱼块。红烧鱼块肉质滑嫩，还能够防治冠心病

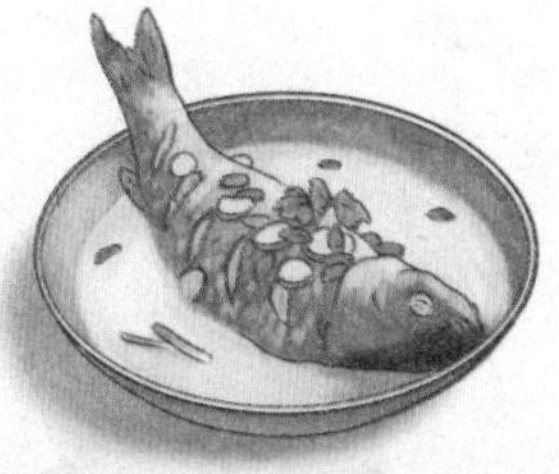

鲤鱼汤味道鲜美，具有滋补健胃的功效，还有催乳的作用

鲫鱼

鲫鱼是中国常见的淡水鱼类，其肉质细嫩，味道鲜美，有较高的营养价值。鲫鱼的食用范围很广，被视为上等食品。鲫鱼在中国除青藏高原外各地区、各种水域都有分布。

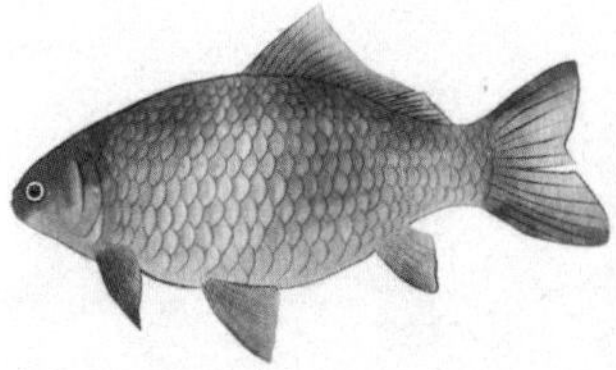

在自然水体中，鲫鱼的产量居于淡水鱼总产量的首位

成分	鲫鱼（每100克）
蛋白质(克)	17.4
脂肪(克)	1.3
热量(千焦)	380.9

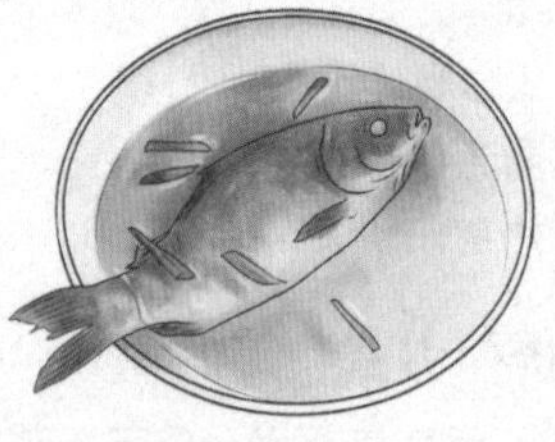

清炖鲫鱼味道鲜嫩清淡，还有健胃的功效

营养及药用功效

鲫鱼含有丰富的蛋白质、脂肪、碳水化合物、维生素、钙、磷等，具有通乳补虚的功效。

购买指南

选购鲫鱼尽量挑出产自江、湖或江湖支流的活水鱼，因其肉质肥厚，味道鲜美。其次是死水鱼，出自不通江湖的潭子、小河。还有一种人工养殖的则更次，肉质嫩但味道不那么鲜。

食用技巧与吃法

鲫鱼可用清蒸、汆或红烧等方式烹饪，可做成瓤鲫鱼、瓦糕鱼、酥鱼、萝卜丝汆鲫鱼汤、扬州鲫鱼面等佳肴。鲫鱼用来清蒸或煮汤营养效果最好，最好是在冬季食用鲫鱼。

鲫鱼在烹饪前，应去掉其咽喉齿（位于鳃后咽喉部位的牙齿），这样做出的鲫鱼尤其是清炖、红烧时泥味不会太重。

红烧或做汤一般选择每条在150克左右的鲫鱼，做酥鲫鱼每条在50克左右，250克左右一条的可在肚中塞肉再红烧或清蒸，250克以上的肉质较老，口感不好。

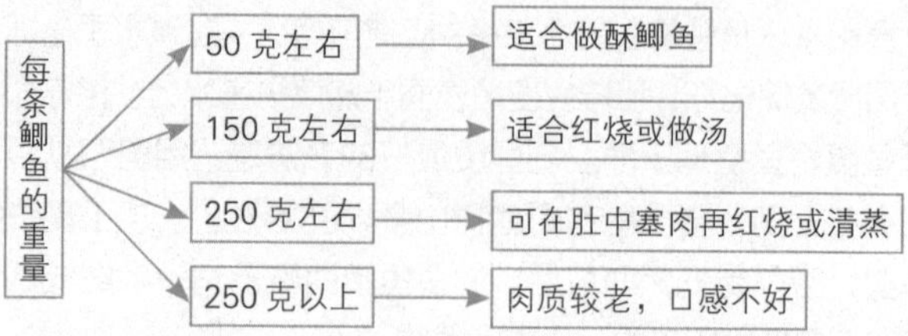

青鱼

青鱼为中国淡水养殖的“四大家鱼”（青鱼、草鱼、鲢鱼、鳙鱼）之一，个体大，生长迅速，肉质肥嫩，味道鲜美，刺大而少。青鱼尤以冬令时节的最为肥壮。

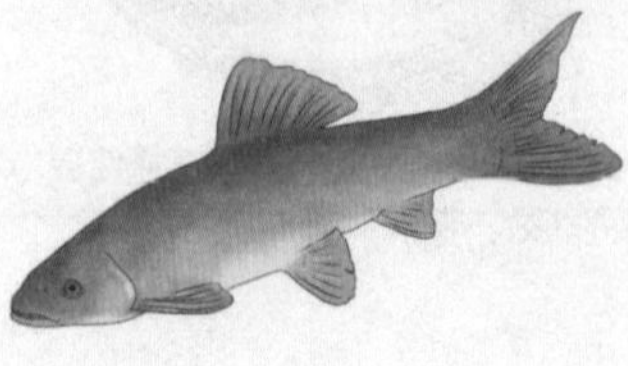

青鱼性平、味甘，具有补气的功效，还能够缓解烦闷

营养及药用功效

青鱼富含蛋白质、脂肪、钙、磷、铁、维生素 B_1、维生素 B_2、烟酸等营养成分。青鱼的蛋白质属优质蛋白质，鱼肉纤维比较细，组织蛋白质结构松散，水分含量多，易为人体所吸收。另外，青鱼肠子中不饱和脂肪酸含量十分丰富。

食用技巧与吃法

青鱼多用红烧、糖醋、红焖、溜片、熏制等方法烹饪。

青鱼在冬季腹部会鼓起，在剖鲜青鱼时须从腹部向尾鳍处剖开。而剖夏季的青鱼时则应从尾鳍部向腹鳍部剖开，这样可避免弄破苦胆。

另外，青鱼的腹部有一层黑膜，具有强烈的腥臭味，烹饪前应去除。鲤鱼子、两鳃、舌头及嘴唇被认为是佳肴。常见做法有蒸、烤、水煮或油煎等。

成分	青鱼（每100克）
蛋白质（克）	19.5
脂肪（克）	5.2

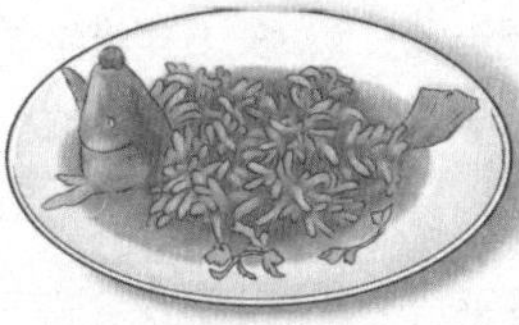

菊花青鱼是湘菜中的经典菜，能够有效改善营养不良

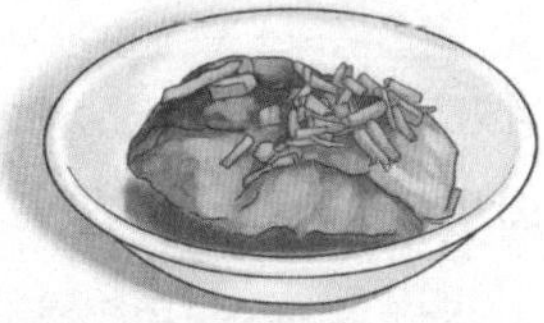

清蒸青鱼段工艺简单、滑嫩可口，具有滋补益气的功效

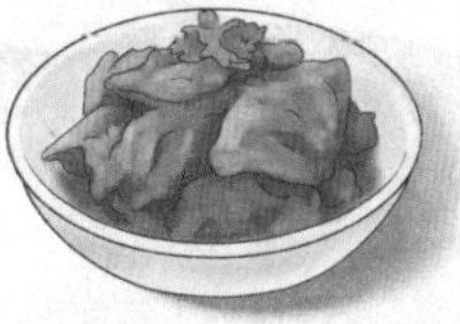

茄汁青鱼美味可口，还有养肝明目的效果

草鱼

草鱼是“四大家鱼”之一，属草食性鱼类。如今亚、欧、美、非各洲的许多国家都有养殖。

营养及药用功效

草鱼富含不饱和脂肪酸，对血液循环有益，还能防治肿瘤。另外，草鱼还有抗衰老和美容养颜的功效。

购买指南

草鱼与青鱼的外形很像，在购买时应注意鉴别。

食用技巧与吃法

草鱼可与番茄做成番茄鱼片，这是典型的浙江菜，味道清淡鲜美。另外，草鱼还可制成葱油鱼块。

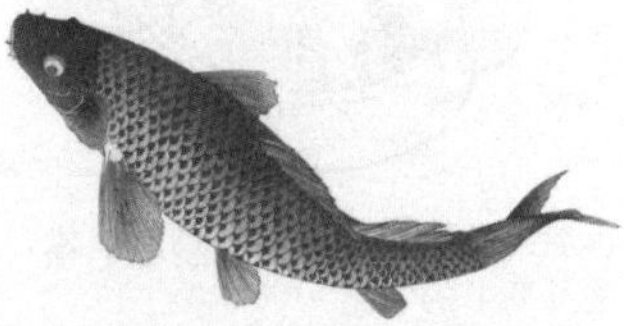

草鱼味道鲜美，营养丰富，还具有暖胃养颜的功效

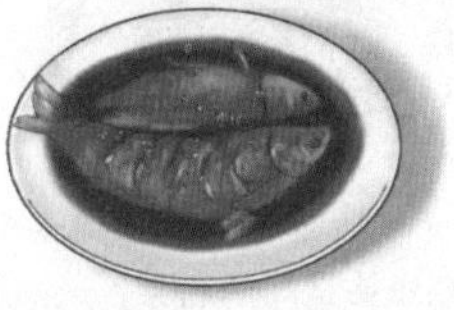

“西湖醋鱼”，也称醋熘鱼，这是一道杭州名菜

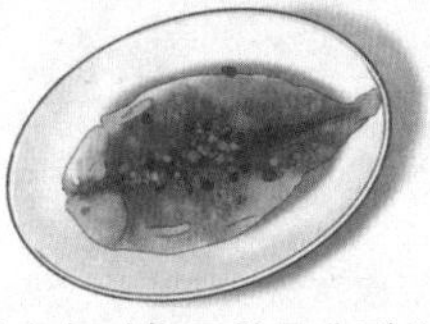

草鱼与豉椒同做是典型的湘菜烹饪手法

成分	草鱼（每100）
蛋白质（克）	18.5
脂肪（克）	4.3
热量（千焦）	468.8

值得一试的佳肴

葱油鱼块

750克草鱼，1个鸡蛋，2个洋葱，5段葱，3茶匙香油，2汤匙淀粉，1茶匙味精，3茶匙精盐，1 000毫升花生油，白糖、醋、料酒各半汤匙。

1. 草鱼去鳞、鳃、内脏，洗净，去掉脊骨。切成两片，然后切成7厘米长、5厘米宽的长方块，放姜丝、葱段、精盐、酱油腌片刻，加鸡蛋和面糊抓匀，然后裹上干淀粉，将洋葱切成薄片。

2. 将鱼放入热油锅中，炸黄后捞出。

3. 锅中放油，将姜、葱炸香，倒入料酒、糖、醋、清汤和味精，用淀粉勾芡，浇在鱼上。

4. 将鱼块煎熟，再加入适量水，炖煮成羹即成。

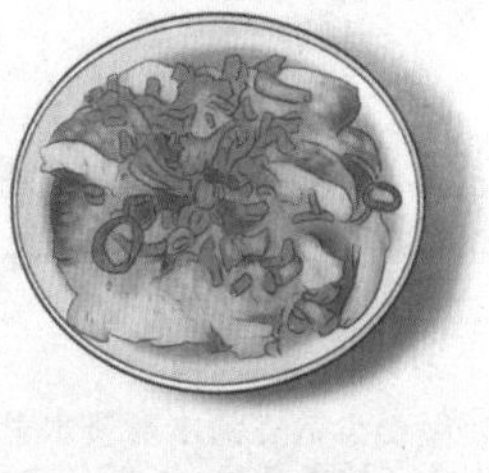

鲢鱼

鲢鱼广泛分布于亚洲东部，在中国各大水系随处可见，是中国淡水养殖的“四大家鱼”之一。鲢鱼主要种类有白鲢、花鲢两种，其头部最有营养。白鲢体色发白，鳞片细小，头较大，头部最肥，花鲢俗称胖头鱼。

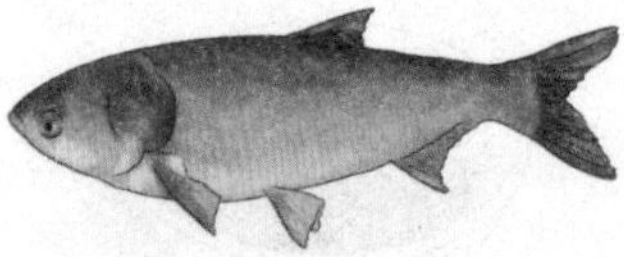

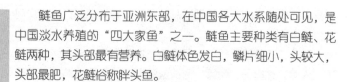

鲢鱼是饲养鱼类的上等鱼品，也是中国最常食用的鱼类之一

成分	鲢鱼（每100克）
蛋白质（克）	18.6
脂肪（克）	4.8

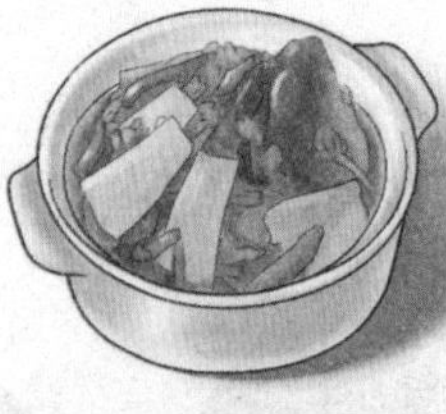

拆烩鲢鱼头肉质鲜美、汤汁滑嫩，是苏菜中的名品

营养及药用功效

鲢鱼含有丰富的蛋白质、脂肪、糖类、钙、磷、铁、B类维生素等。组成鲢鱼肉脂肪的脂肪酸有20种左右，具有美容养颜之功效。

购买指南

购买时需将鲢鱼和鳙鱼区分开来。二者的主要区别在于体色和头；鳙鱼的体色比鲢鱼深，夹杂不规则的黄黑色斑纹；鲢鱼呈银白色，头较小，头长与体长之比约为1 ∶ 4，而鳙鱼的头明显地大得多，头长和体长之比达1 ∶ 3。

食用技巧与吃法

鲢鱼肉细嫩鲜美，红烧、炖或做汤皆可，鱼头常用来红烧或炖。鲢鱼可制成剁椒鲢鱼、红烧瓦块鲢鱼、鲢鱼丝瓜汤、鲢鱼肉丸汤等佳肴。

鲢鱼胆汁有毒，吞服鱼胆往往会引起中毒，目前尚无特殊疗法，应引起重视，不要吞服鱼胆，以免中毒。

吃鱼头时要注意以下几点：不吃环境受到严重污染地区的鱼头；不吃头大、身瘦、尾小的畸形鱼的鱼头；不吃眼珠浑浊、向外鼓起的鱼头。另外，烹制鱼头时，一定要将其煮至熟透再食用。

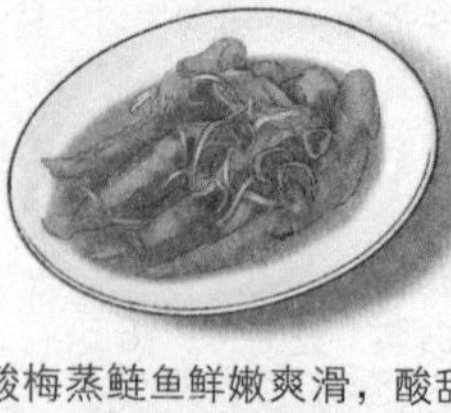

酸梅蒸鲢鱼鲜嫩爽滑，酸甜可口，具有健脾暖胃的功效

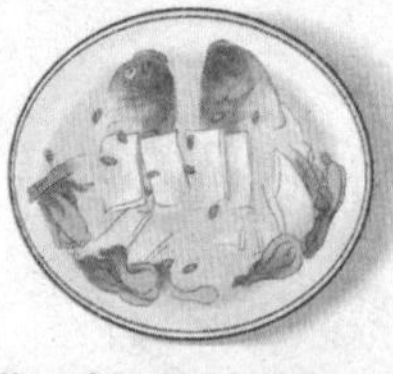

雪菜豆腐鱼汤做法简单，清淡鲜美，还有润肤的效果

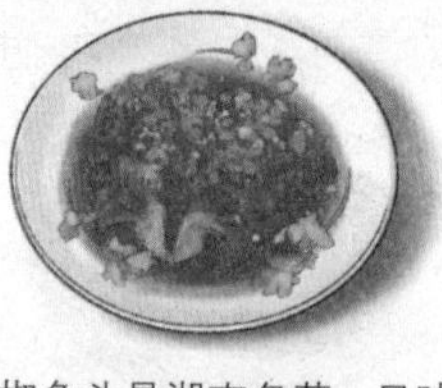

剁椒鱼头是湖南名菜，风味独特，有助于血液循环

河鲈

河鲈家族由九属组成，其下面又分为120多种鱼类，包括大眼鲰鲈和黄金鲈鱼等主要种类。

河鲈的身体呈扁平状。两个背鳍紧挨在一起，呈褐绿色，而其他的鳍为红色或类似橙色。河鲈的皮肤表面覆盖着粗糙的小鳞片，头部通常呈橄榄色，尾部呈白色。河鲈体表呈黄色，身体两侧有6 ~ 8条垂直的条纹。

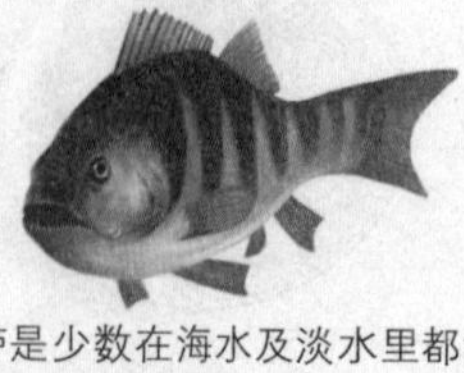

河鲈是少数在海水及淡水里都能茁壮生长的鱼类之一，因其肉质鲜美，有“尝罢河鲈不思鱼”之说

食用技巧与吃法

河鲈的鱼刺非常多，白色的鱼肉肉质紧实，脂肪含量低，味道鲜美。烹饪时应采用能突出其味道的烹饪方法。河鲈可整

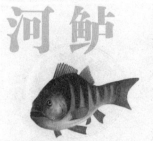

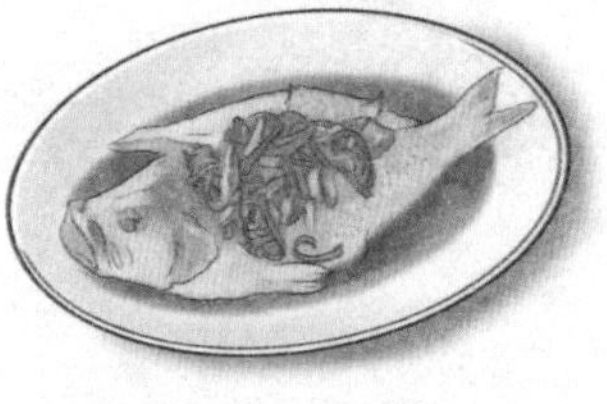

清蒸鲈鱼是一道不仅味道鲜美，还能补脑的菜品

条烹制，也可切片烹制。通常用水煮、蒸或油煎（稍微撒点面粉后即可用油煎制）等方式烹制。

河鲈最好在打捞之后尽快刮鳞，否则，在不去皮的情况下很难去除鱼鳞。另外一个办法就是在去鳞之前在沸水中煮几分钟。当心鳍片上的棘刺。

营养及药用功效

河鲈含有丰富的烟酸、维生素 B_{12}、磷和钾，能提供大量的优质蛋白和多种微量元素。

成分	河鲈（每 100 克）
蛋白质（克）	19
脂肪（克）	0.9
热量（千焦）	380.9

鳝鱼

近年来中国的鳝鱼畅销国外，更有冰冻鳝鱼远销美洲等地。鳝鱼身体细长呈蛇形，体表润滑无鳞，没有软刺。鳝鱼体表有不规则的黑色斑点，体色常随栖居环境的变化而有所变化。

营养及药用功效

鳝鱼脂肪中含有极丰富的卵磷脂，也含有丰富的二十二碳六烯酸（DHA）、二十碳五烯酸（EPA）和多种维生素，维生素 A 的含量尤其丰富，100 克烤鳝片中含有 5 000 国际单位的维生素 A。鳝鱼能调节血糖、增进视力，还具有增强记忆力和补气益血的功效。

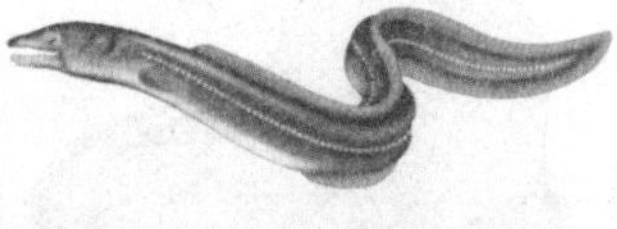

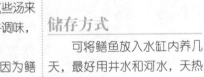

鳝鱼肉嫩味鲜，营养价值很高，在中国和日本都深受欢迎，常被当作名菜来款待客人

成分	鳝鱼（每 100 克）
蛋白质（克）	18
脂肪（克）	1.4
热量（千焦）	372.6

食用技巧与吃法

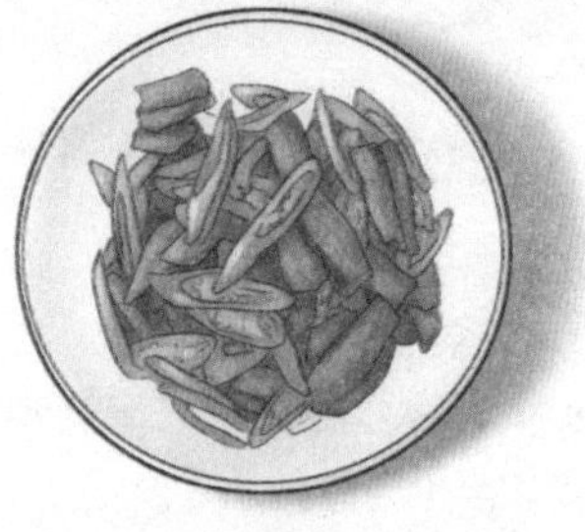

青椒炒鳝鱼菜质嫩滑，味道鲜香，还能够增强免疫力

鳝鱼与韭菜、莴笋丝等可一起炒，菜质嫩滑，味道鲜香。此外，也可与米饭合蒸做成鳝鱼饭。其原料是用手指粗的肥美鳝鱼，用鳝骨先煲汤，然后用这些汤来煲饭，鳝肉则拆成细丝并调味，饭将熟时放入焖熟。

死鳝鱼不能食用，因为鳝鱼体内含有胆氨酸，当鳝鱼死后，胆氨酸会产生有毒物质。

储存方式

可将鳝鱼放入水缸内养几天，最好用井水和河水，天热的季节应常换水。

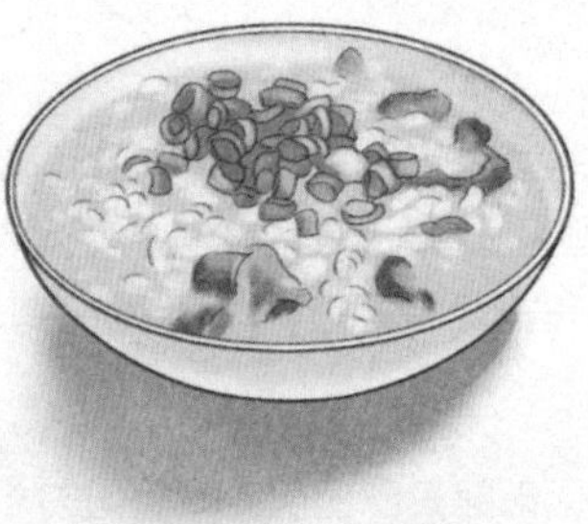

鳝鱼粥味道鲜美，能降低血糖

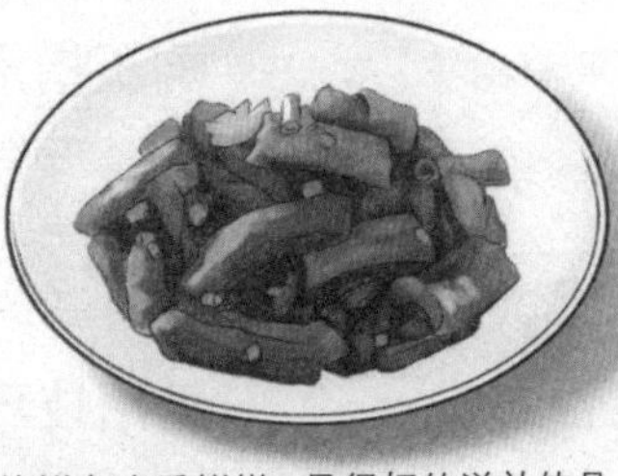

红烧鳝鱼肉质鲜嫩，是很好的滋补佳品，还能够增进视力

沙丁鱼

沙丁鱼体型很小，身体柔软。沙丁鱼共有6个品种，其中包括西鲱和美洲河鲱等。第一个沙丁鱼罐头出现在19世纪初，葡萄牙、法国、西班牙等现在是罐头沙丁鱼的主要生产国。

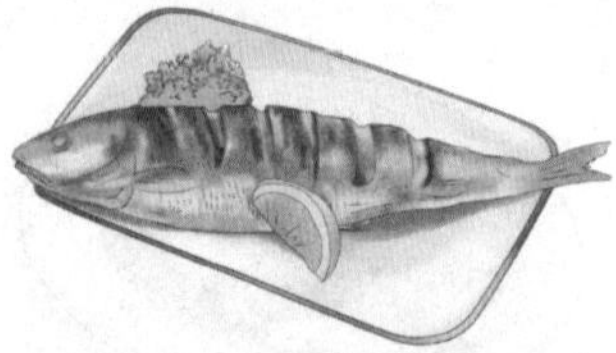

烤焦的沙丁鱼能缓解牙痛

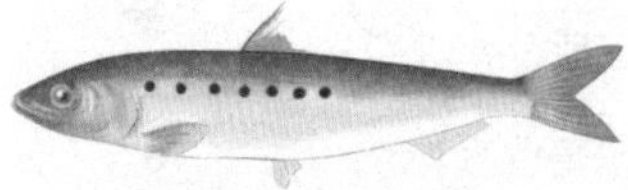

沙丁鱼是第一个以罐装方式来保存的鱼类

成分	沙丁鱼（每100克）
蛋白质（克）	19
脂肪（克）	5
热量（千焦）	355.8

营养及药用功效

沙丁鱼肉富含磷、烟酸和维生素 B_6，鱼骨头富含钙质。可防止血栓形成，对心脏病有特效。

食用技巧与吃法

沙丁鱼在烹制之前应刮鳞，去除内脏并清洗，然后切除头部。新鲜的小沙丁鱼只需清洗即可。罐装沙丁鱼通常打开即食，也可根据个人口味添加一点盐水，还可用柠檬汁浸泡。

储存方式

未开启的沙丁鱼罐头应不时地来回翻转，确保沙丁鱼的各个部位都能保持湿润。一旦开启，应将沙丁鱼罐头放入冰箱内保存。

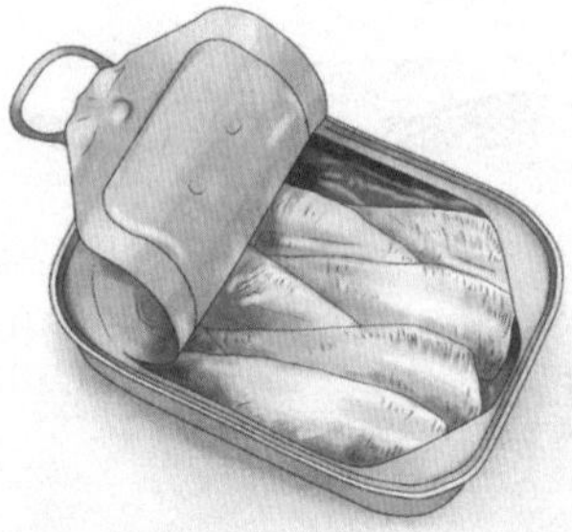

沙丁鱼鱼肉极易腐烂，市面上出售的通常是沙丁鱼罐头

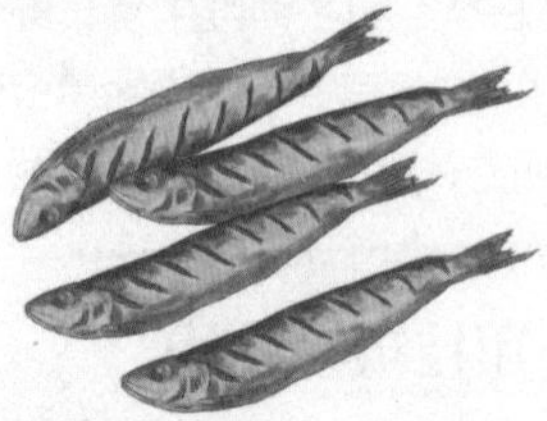

新鲜的沙丁鱼通常用来烧烤，味道香酥可口

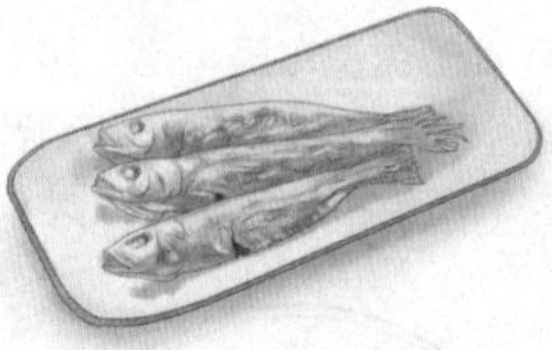

沙丁鱼也会腌制后出售，腌制的沙丁鱼有补脑的功效

鳗鱼

鳗鱼是一种海洋鱼，头小、腭大，有着尖利的小牙齿。鳗鱼的颜色取决于它的年龄和生活的水域。鳗鱼的背鳍、尾鳍和臀鳍形成一个巨大的鳍状物，遮盖了大半个身体。

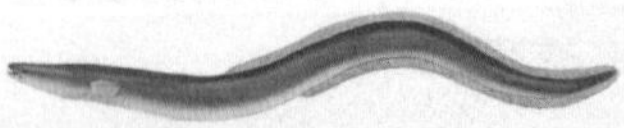

鳗鱼的脊椎骨里钙源丰富，有“理想的天然生物钙源”“人类钙质的天然供给者”的美誉

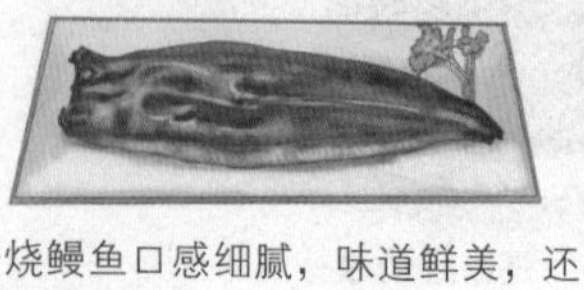

普烧鳗鱼口感细腻，味道鲜美，还能够增强体力

营养及药用功效

生鳗鱼富含维生素A和维生素D，脂肪含量很高，具有补虚养血的功效。

购买指南

鳗鱼有新鲜、熏制、腌制的，也有罐装的，新鲜鳗鱼通常被切成厚薄不同的鱼片或鱼块出售，也有在出售的时候依然活着的鳗鱼，这是由于死后的鳗鱼肉极易腐烂，而且其血液可能会有毒。

食用技巧与吃法

鳗鱼在烹制之前，应去除其厚鱼皮。将鱼切成3段，放入沸水中汆烫 1 ~ 2 分钟，以此来软化鱼皮，也可以稍微烤一下（鱼皮起泡之后容易撕掉），这两种方法不仅可用来去除鳗鱼皮，还可去除鳗鱼的多余脂肪。

应尽量避免使用油煎等方法来烹饪，因为这样会增加鳗鱼的脂肪含量，而且鳗鱼肉质紧实，热量渗透起来比较缓慢，在熟透之前可能就被烧焦了。如果用油烹制，应先用盐水煮 8 ~ 12 分钟，盐水里事先应放入 1 ~ 2 茶匙的柠檬汁。

储存方式

新鲜的鳗鱼极容易变质，放在冰箱里只能保存 1 ~ 2 天。

成分	鳗鱼（每 100 克）
蛋白质（克）	18
脂肪（克）	12
热量（千焦）	770

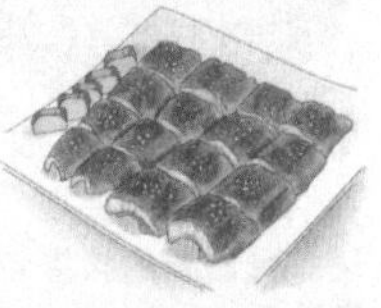

烤鳗鱼肉质肥美，香味浓郁，营养丰富，是滋补的佳品

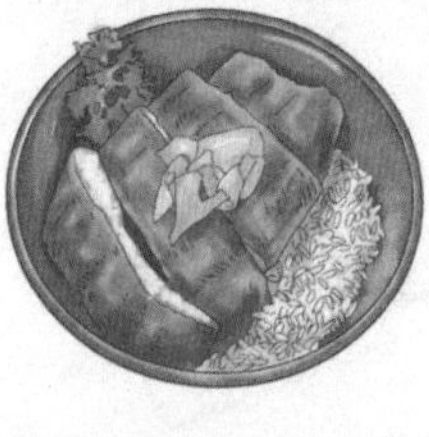

鳗鱼饭肉香扑鼻，调味酱既甜又咸，是繁忙中的美味快餐

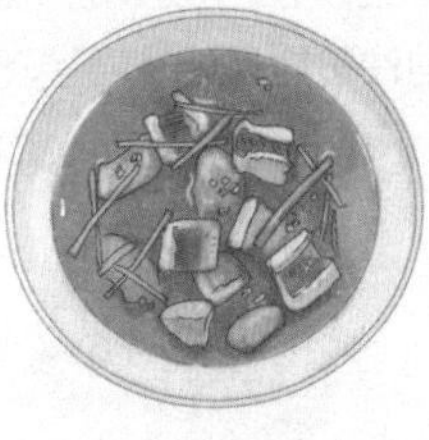

鳗鱼汤不仅营养丰富，对肺结核患者也十分有益

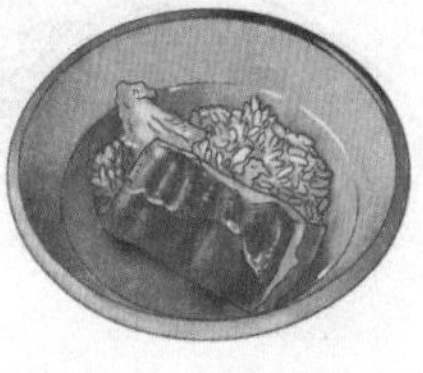

鳗鱼茶是一道味道浓郁的茶泡饭，能够缓解疲劳

金枪鱼

金枪鱼生活在地中海、太平洋、大西洋和印度洋等的温暖水域。自远古以来，人们就开始捕捞金枪鱼来食用。最常见的金枪鱼有蓝鳍金枪鱼、长鳍金枪鱼、鲣鱼以及黄鳍金枪鱼。金枪鱼的鱼肉肥腻紧实，因品种不同，色泽和味道有一定的区别。金枪鱼的体侧和腹部之间的鱼肉最为鲜美，备受青睐，价格也最昂贵。

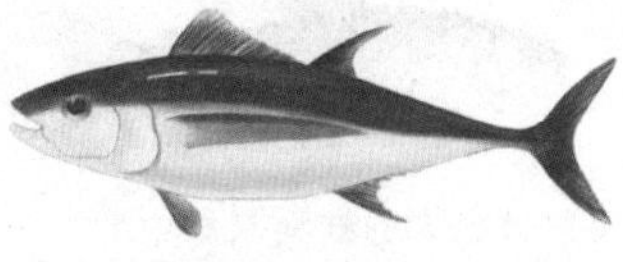

金枪鱼通过不停地游泳使水流经过腮部完成吸氧，因其能够跨洋环游，被称为“没有国界的鱼类”

营养及药用功效

新鲜的金枪鱼因品种不同，脂肪含量也不相同，有的精瘦，有的脂肪含量稍高些。金枪鱼有美容减肥、保护肝脏、防止动脉硬化、激活脑细胞的功效。

成分	新鲜金枪鱼（每 100 克）	油泡淡金枪鱼（每 100 克）	水泡淡金枪鱼（每 100 克）
蛋白质（克）	23	29	30
脂肪（克）	4	8	0.5
热量（千焦）	514.9	828.8	548.4

购买指南

市面上有新鲜的金枪鱼片和鱼块出售，几乎所有种类的金枪鱼都可以制成罐头。制罐头的金枪鱼有整条的，也有切成大块的。罐头中的鱼肉是用植物油、汤汁或水浸泡的。被泡在油里的金枪鱼最不干涩，脂肪含量也最高。

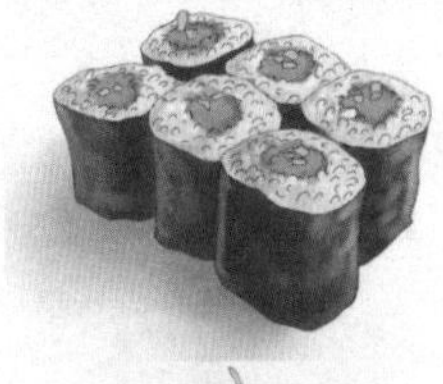

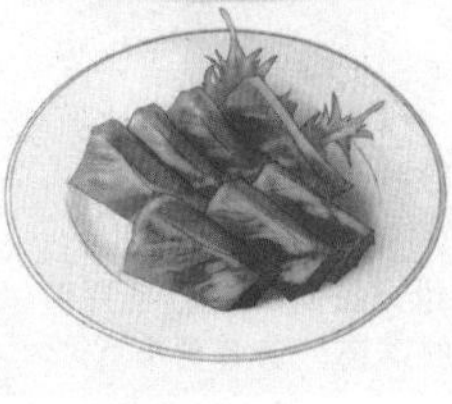

日本人特别喜欢生吃金枪鱼，常将它们用在生鱼片或寿司里面。

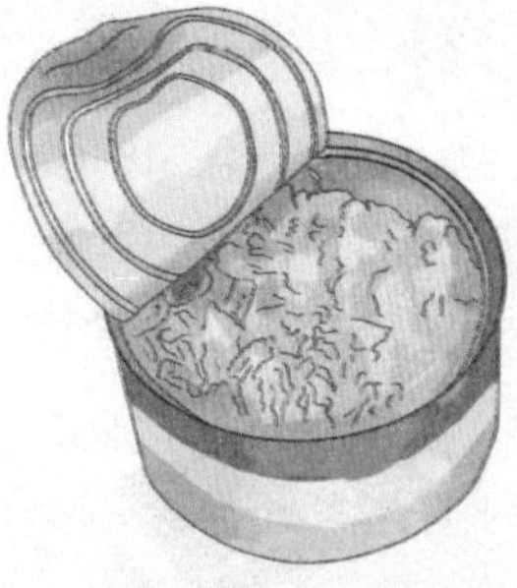

金枪鱼罐头蛋白质的含量较高，脂肪的含量较低

食用技巧与吃法

新鲜的金枪鱼可水煮、清蒸、烧烤、烘烤或烘焙。清蒸或以高汤煮制的金枪鱼味道尤佳。

味道强烈的金枪鱼在烹制之前，应在盐水里浸泡几个小时，然后用调味料进行腌泡。将金枪鱼用沸水煮 10 分钟再烹制，有助于消化。在烹饪时不应放过多的油。

刚刚捕捞的金枪鱼应尽快放血，在尾部上方 2.5 ~ 5.0 厘米处剖开即可。金枪鱼的鱼骨向身体两侧伸展，可以用刀片在鱼骨与鱼肉之间滑动，以剔除鱼骨。质量上好的淡水金枪鱼的鱼肉被包裹在一层颜色发暗、味道浓重的脂肪中，去除这一层脂肪可使金枪鱼的味道更加。

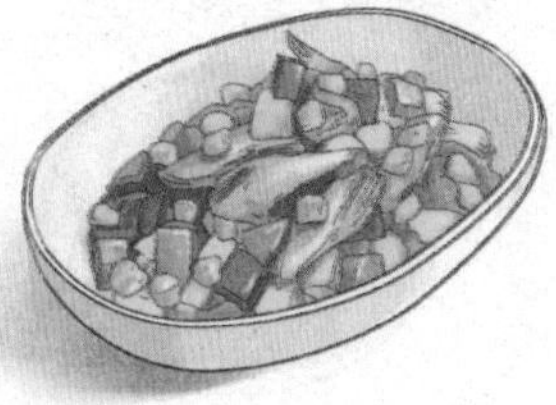

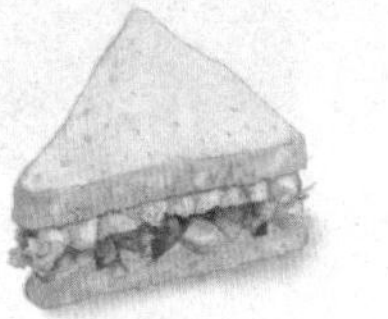

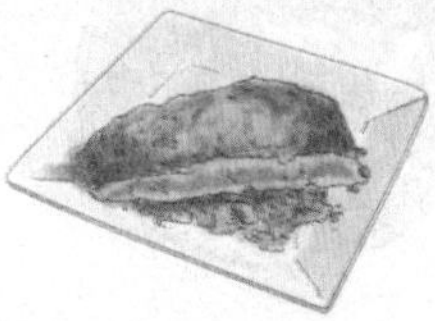

金枪鱼罐头的食用方式也多种多样，在西式烹饪中，罐头金枪鱼常常被加入沙拉、三明治中，有时也裹上面包屑进行烧烤

鳟鱼

最常见的鳟鱼有河鳟、虹鳟鱼、湖红点鲑、溪红点鲑。鳟鱼的养殖历史悠久，而虹鳟鱼尤其受到养鱼者们的喜爱。虹鳟鱼在寒冷清澈的水域生长良好，也可在温暖水域生活，是世界各地渔场养殖数量最多的鳟鱼。

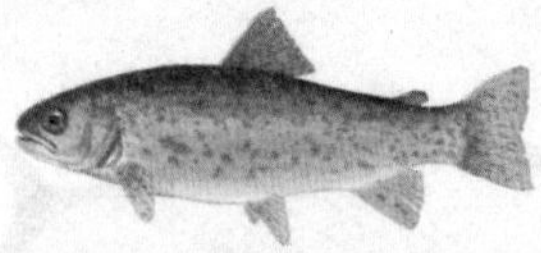

鳟鱼是庞大的鲑科家族中的一分子。身体扁长，牙齿尖利。鳟鱼因为肉质精美而受到高度青睐

成分	鳟鱼（每 100 克）
蛋白质（克）	21
脂肪（克）	7
热量（千焦）	620

营养成分

鳟鱼的脂肪含量中等，蛋白质含量比较丰富，含有各种维生素及人体所需的营养元素，且热量较低。

购买指南

市面上可买到新鲜和冷冻的鳟鱼，有整条出售的，也有经过修剪、切片或切成鱼排来出售的，鳟鱼通常不会制成罐头。

食用技巧与吃法

鳟鱼无须刮鳞，切片也非常容易。

鳟鱼的烹制方法越简单越好，最好不要破坏其鲜美的味道。熏制的鳟鱼味道很可口。另外，鲑鱼的做法也极适合鳟鱼。

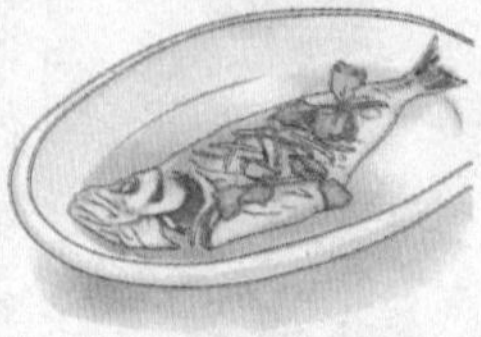

清蒸鳟鱼方法简单，还不会破坏鲜美的味道，营养更丰富

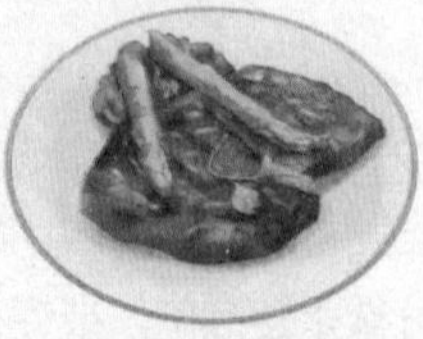

熏制的鳟鱼味道鲜美，香嫩可口，还有滋补脾胃的功效

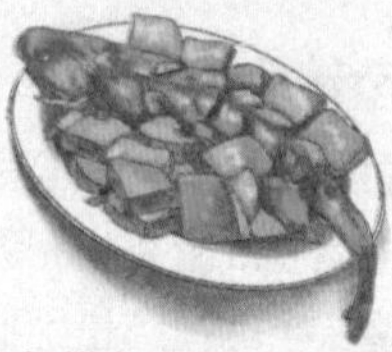

豆腐虹鳟鱼不仅肉质鲜嫩，还能够降低血脂

鲱鱼

鲱鱼的鱼子和鱼肉都极具商业价值。鲱鱼大多数时间都在海洋中度过，但每年春季会游回上游进行产卵。常见的鲱鱼种类有美洲鲱鱼、河鲱、西鲱、拟西鲱。

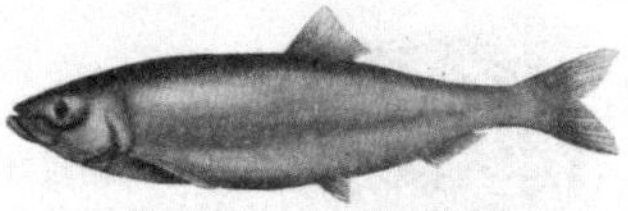

鲱鱼的鱼群非常密集，个体数量巨大，被认为是世界上产量最大的一种鱼。鲱鱼体内脂肪含量较高，是营养价值较高的鱼类

成分	鲱鱼（每100克）
蛋白质（克）	17
脂肪（克）	14
热量（千焦）	825

营养及药用功效

鲱鱼蛋白质含量很高，还富含多种维生素和微量元素，具有补虚利尿的功效。

购买指南

市面上出售的鲱鱼有新鲜的也有冷冻的，有整条的也有切片出售的。新鲜的鲱鱼肉呈白色，肉质柔软肥腻。

食用技巧与吃法

鲱鱼经常与极酸的配料如酸模、大黄和醋栗等一起烹制，这些物质可使鱼肉变得容易消化，还能软化鱼骨。在一些菜谱中，鲱鱼可代替青鱼和鲭鱼。

鲱鱼如果不切片，可整条烹制。如果烹制时间很短，小刺仍然会粘在脊骨上，食用时要小心。

储存方式

新鲜鲱鱼味道极佳，但容易变质，不宜长时间保存，所以在购买之后应尽快烹制。

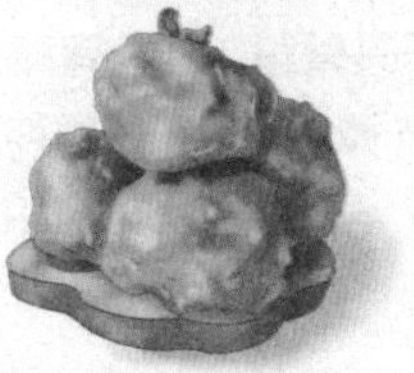

椒盐鲱鱼豆腐球

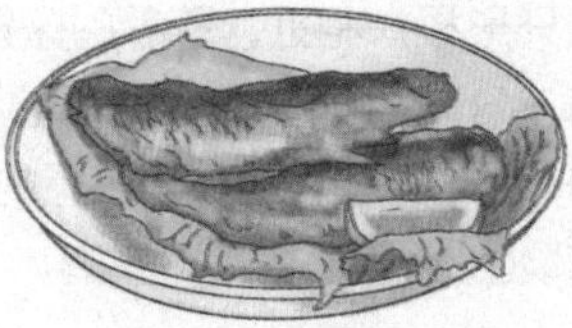

平底锅盐烤鲱鱼

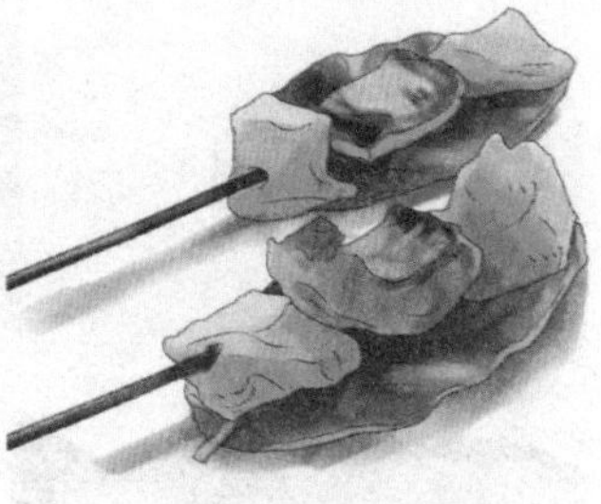

菠萝烤鲱鱼串

鲟鱼

鲟鱼是一种大型的洄游鱼，体重可达1吨，体长可超过4米。现在有25个不同的种类，其中包括白鲟、短鼻鲟、闪光鲟等。鲟鱼只生活在北半球的海洋和河流中，生命周期也特别长，有的可活到150岁以上。由于对鲟鱼及鲟鱼卵的市场需求巨大，多年来，鲟鱼被大肆捕杀，数量锐减，到了濒临灭绝的程度。

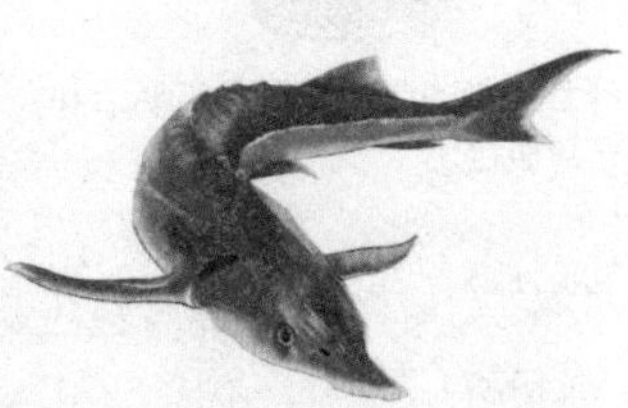

鲟鱼在1亿年以前就出现在地球上，有“水中活化石”之称

营养及药用功效

鲟鱼脂肪含量低，富含磷、钾和维生素 B_{12}，具有补虚养脑等功效。

购买指南

市面上出售的通常是冷冻或罐装的鲟鱼而非新鲜鲟鱼，也

成分	鲟鱼（每 100 克）
蛋白质（克）	16
脂肪（克）	4
热量（千焦）	444

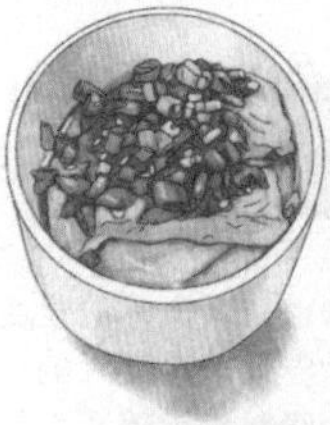
剁椒鲟鱼腩较好地发挥了鲟鱼肉多刺少的优势，非常可口

有熏制或者腌制的鲟鱼出售。新鲜鲟鱼的脉纹呈蓝色，当鲟鱼开始变得不新鲜的时候，脉纹就会变成棕色或黄色。

食用技巧与吃法

鲟鱼肉质可以同陆地动物的肉类相比，因此可按照肉类的烹制方法来进行烹饪，适合旗鱼和金枪鱼的烹饪方法也同样适合鲟鱼。熏制过后的鲟鱼冷食尤为可口。

由于鱼肉紧实，新打捞出来的鲟鱼在烹制之前最好搁置 48 小时，腌泡也可有助于软化鱼肉。为了去皮或使其更容易消化，可在热水中煮几分钟，或者在烹制前先将鱼肉用工具捶打一下。

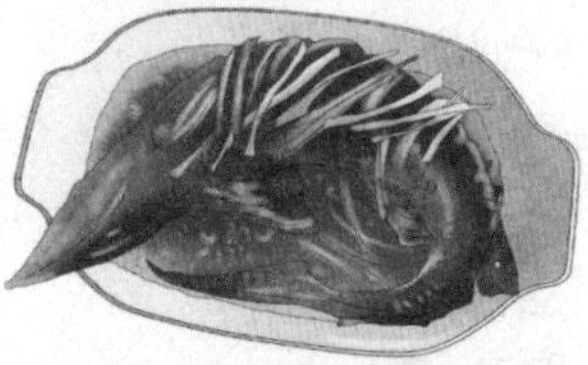
清蒸中华鲟清淡可口，入味自然，是补虚养胃的滋补佳品

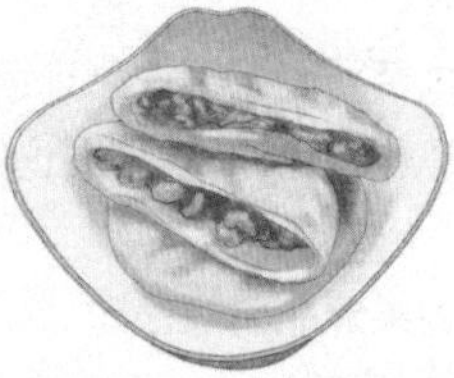
在俄罗斯，晒干的鲟鱼骨髓被用做鱼肉馅饼的馅

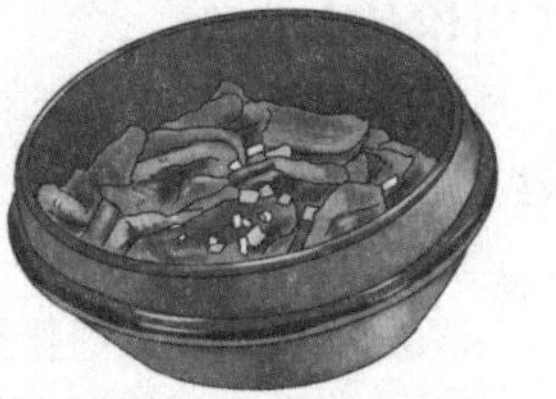
瓦罐鲟鱼香软嫩滑，口感独特，还有补中益气的功效

鲑鱼

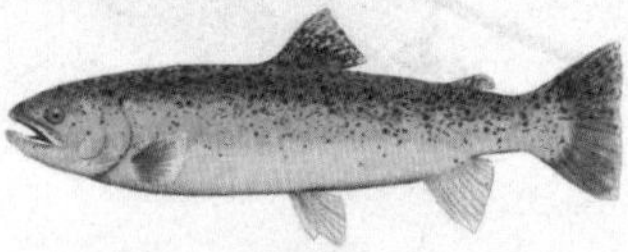
鲑鱼，又叫三文鱼，因其营养价值较高，有“水中珍品”之誉

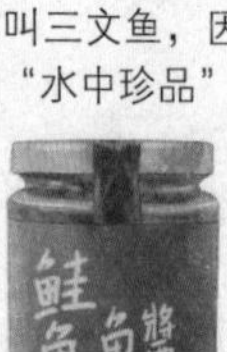

鲑鱼鱼酱通常用来制作三明治和鱼子烤面包

鲑鱼包括太平洋鲑属和大西洋鲑属。太平洋鲑属共有 9 类，主要包括王鲑、红鲑、银鲑、粉鲑和大马哈鱼等。鲑鱼与鳟鱼的外形极为相近，二者的区别在于其臀鳍，鲑鱼臀鳍上长有 12 ~ 19 根鳍刺。鲑鱼的体型修长、微扁，但在各鱼种之间稍有差别。鲑鱼表面长着光滑的鱼鳞，有各种不同的斑纹，鱼皮的颜色受鱼种和时节的影响。

营养及药用功效

王鲑的脂肪含量最高，红鲑、大西洋鲑和银鲑的脂肪含量中等，生的粉鲑和大马哈鱼的肉质精瘦。鲑鱼具有补虚养胃的功效。

购买指南

市面上出售的鲑鱼有新鲜、冷冻、熏制、腌制、干制和罐装等保存方式，不要购买发干发亮、边缘呈褐色或者水分流失的熏鲑鱼。另外，颜色发暗的鲑鱼较咸。

成分	王鲑（每100克）	红鲑（每100克）	银鲑（每100克）	粉鲑（每100克）	大马哈鱼（每100克）	大西洋鲑（每100克）
蛋白质（克）	20	21	22	20	20	20
脂肪（克）	10	9	6	3	4	6
热量（千焦）	753	703	611	486	502	594

食用技巧与吃法

鲑鱼热食或冷食味道都极好。鱼头后面的鱼肉比鱼尾部的肉更加鲜美。鲑鱼可以用许多方式进行烹制。

鲑鱼在烹制之前应刮鳞并去除内脏。鲑鱼无须清洗，擦拭即可。鲑鱼通常在烹制之前切成鱼片。

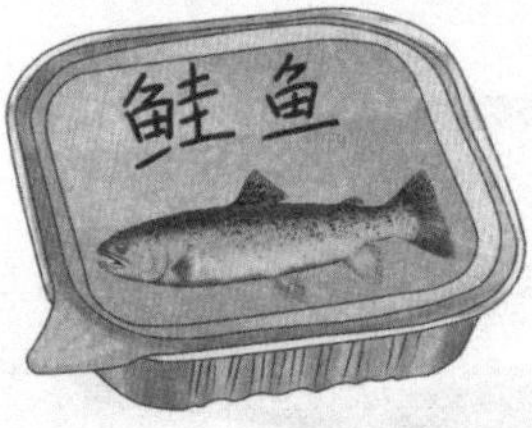

鲑鱼罐头是将烹制好的鲑鱼用其本身的鱼汤罐装而成。通常鱼骨都直接放进罐头内，这些骨头容易嚼碎，还可以提供钙质

鲑鱼子的味道也很鲜美，有时被称作“红鱼子酱”，但是真正地道的鱼子酱只能用鲟鱼子制成。

储存方式

鲑鱼的保质期相当短，在冰箱里冷藏保存的时间不宜超过 2 ~ 3 天。

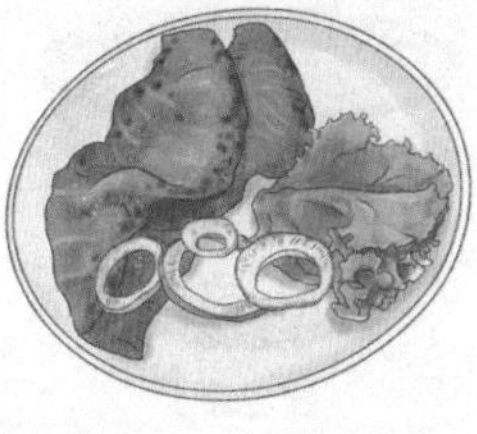

在西式烹饪中，熏制鲑鱼通常与切片甜洋葱搭配食用

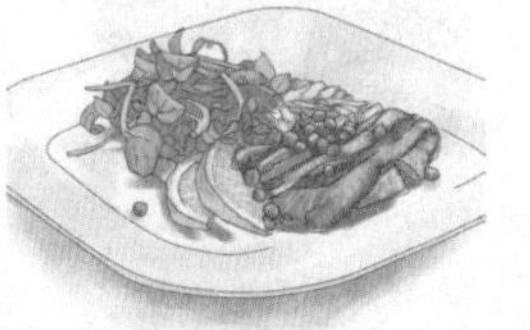

鲑鱼可以生食，经常用作沙拉的最后一道材料

鳕鱼

在中世纪，鳕鱼是欧洲最具商业价值的鱼类之一。由于它既可熏制又可干制或腌制，所以比较容易运输和保存。

鳕鱼的头部很大，嘴巴裂口深，从下颚处垂下一根细长的须。鳕鱼体长通常为 40 ~ 80 厘米，体重 1.8 ~ 4.0 千克不等。鳕鱼从头部至尾部贯穿一条颜色较浅的横线，厚实丰满的身体上覆盖着细小的鳞片，皮肤颜色会根据栖息地的不同而产生很大差别。法国人对腌制或干制鳕鱼以及新鲜或冷冻鳕鱼区分得很明确。

庞大的鳕科家族大约由 60 个不同的种类组成，这些鱼的肉质很香。最常见的鱼种有黑线鳕、银鳕、牙鳕、黑鳕和小鳕等。

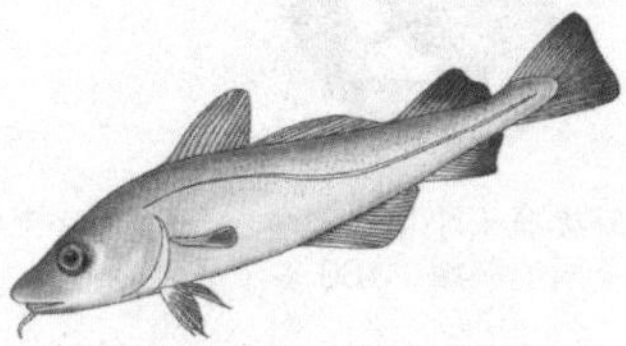

鳕鱼一直就是世界上捕捞量最大的鱼种

营养及药用功效

从鳕鱼肝脏提炼出来的油脂是重要的维生素 D 来源。鳕鱼奶白色的鱼肉精瘦鲜美，肉质紧实程度取决于鳕鱼的新鲜程度和大小。鳕鱼对心脑血管患者有很好的保护作用。

食用技巧与吃法

鳕鱼可以用多种方式进行烹制，蘸调味汁食用味道尤为鲜美。鳕鱼可被制成鱼肉罐头、 鳕鱼干或腌熏鱼，鳕鱼子可趁新

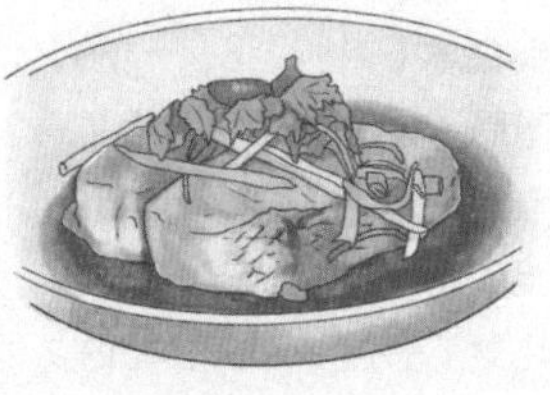

清蒸鳕鱼清淡爽口，简单易做，还有活血止痛的功效

成分	鳕鱼（每100克）	黑线鳕（每100克）	海鳕（每100克）	牙鳕（每100克）	黑鳕（每100克）	小鳕（每100克）
蛋白质（克）	18	19	17	19	17	17
脂肪（克）	0.7	0.7	0.9	1.3	1	0.4
热量（千焦）	343.6	364.2	318.1	380.9	385.1	322.3

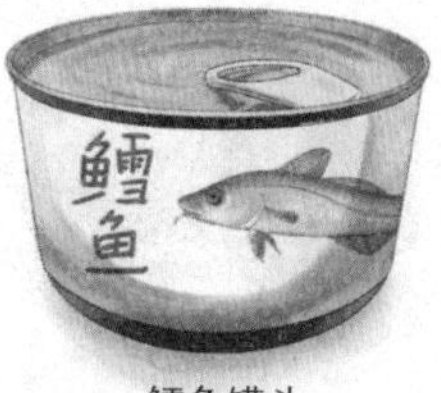

鳕鱼罐头

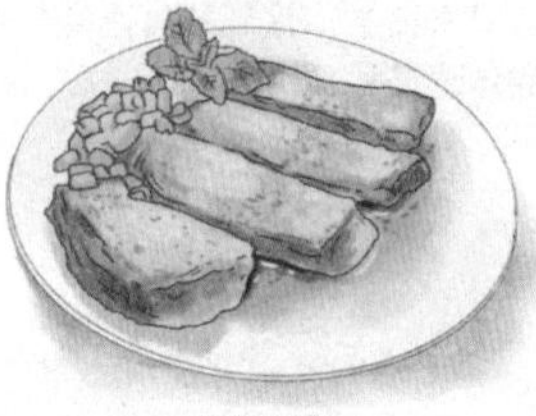

香煎鳕鱼

鲜食用，也可熏制或腌制。鳕鱼的舌头和肝脏也可食用。黑线鳕鱼通常用来熏制或腌制，小鳕鱼通常被制成鱼干。

为了去除腌制鳕鱼的盐分，将鱼放进容器内，置于水槽，上面有细水流注入，随着水槽里被注满水，盐分就会被冲掉。腌制的鱼干在烹制之前需要在水里浸泡 8 ~ 12 小时。煮鳕鱼的时候，不宜煮到沸腾，可放入清汤，用慢火炖 8 分钟左右，也可放入已经煮沸的液体稍煮一下，然后迅速地将锅从炉子上拿开，在一旁搁置 15 分钟。

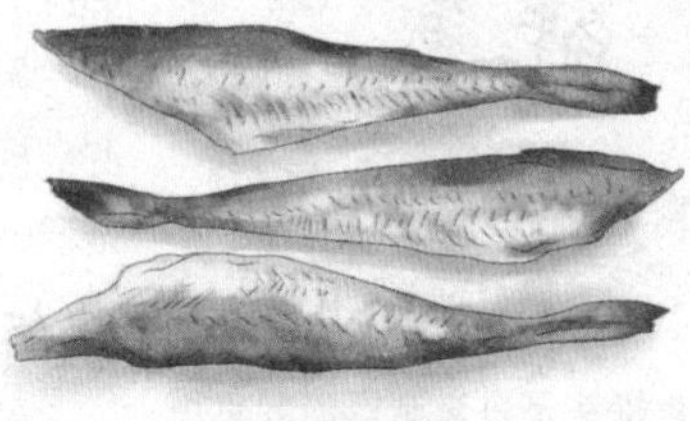

鳕鱼干

虾

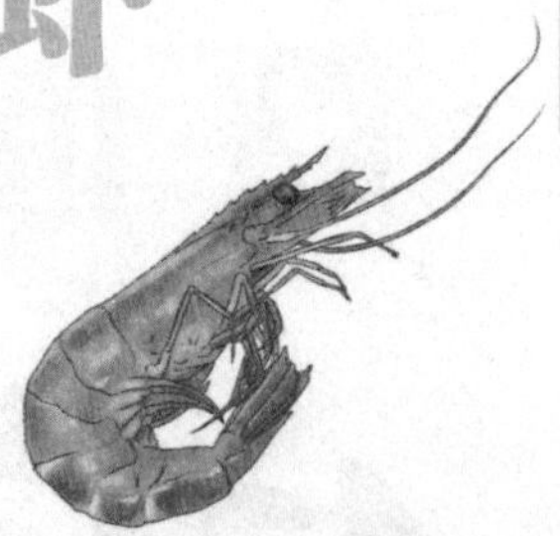

虾类属于小甲壳类生物，共有 9 个不同的科属，160 多个品种

成分	虾（每 100 克）
水分 (%)	76
蛋白质（克）	20
脂肪（克）	2
碳水化合物(克)	0.9
胆固醇（毫克）	153
热量（千焦）	443.7

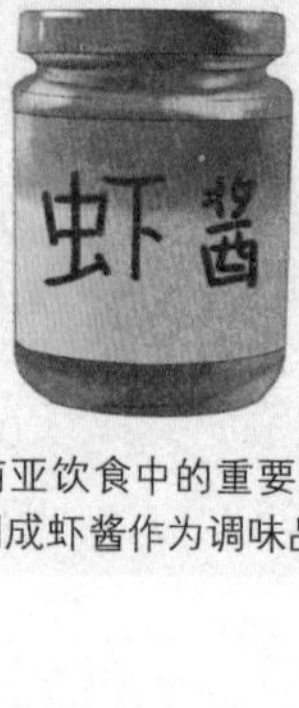

虾是东南亚饮食中的重要原料，通常将虾制成虾酱作为调味品

不同种类的虾，外表的颜色不同。虾煮熟后会变成粉红色，由原来的半透明变为不透明。最常见的虾类味道都极为鲜美，这其中包括深水虾，深水虾是最具商业价值的虾类，也被称作“粉红虾”。另一个具有商业价值的虾类是大虎虾，通常被称作“黑虎虾”。

营养及药用功效

虾类富含烟酸和维生素 B_{12}，蛋白质含量高，脂肪含量较低，有补肾壮阳的功效。

购买指南

不要购买发软、发黏、肉和壳相互脱离以及有氨水气味或者长有黑色斑点（尤其在头部和身体相连的部位附近）的虾。

由于虾的味道受解冻方式和时间的影响，因此，不要购买已经解冻过再冻起来的虾。最好的冷冻虾只需稍微冷冻一下。

食用技巧与吃法

虾一旦解冻，虾壳会特别难以去除，因此去壳工作应在解冻之前进行。

虾类在烹制的时候，身体会弯曲。烹制虾的时间不宜过长，因为这会导致虾肉变硬、变干。无论是去壳还是未去壳的虾，都可以用水或清汤来烹煮。

虾壳是极好的烹制虾肉的原料，可将虾壳放入沸水中以文火煮 10 分钟左右，然后从水中滤出虾壳，再将虾肉入汤汁中烹制，还可将生的虾壳磨制成粉，用来制作鲜美的调味品。

储存方式

虾在冰箱里冷藏可保存 2 天，冷冻可保存 1 个月。

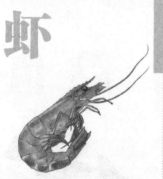

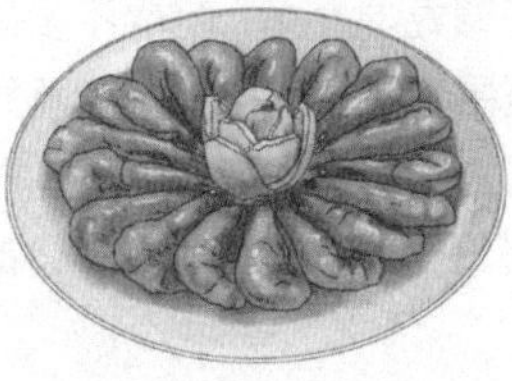

茄汁焖大虾肉质紧实，味道鲜美，还有补脑的作用

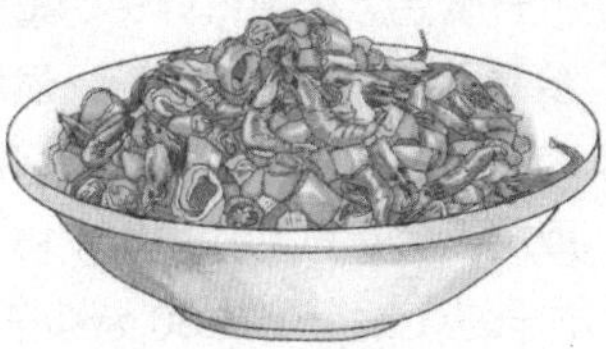

尖椒笋干炒虾清淡可口，搭配合理，还能够开胃化痰

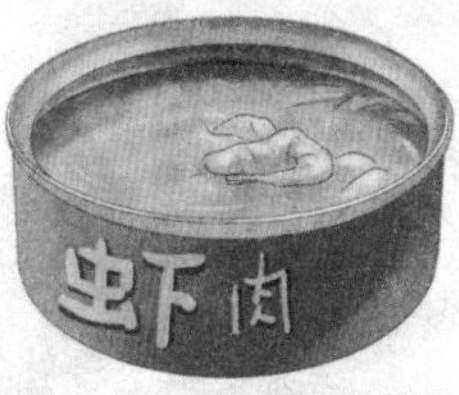

虾肉罐头延长了虾的保存时间，而且营养丰富

值得一试的佳肴

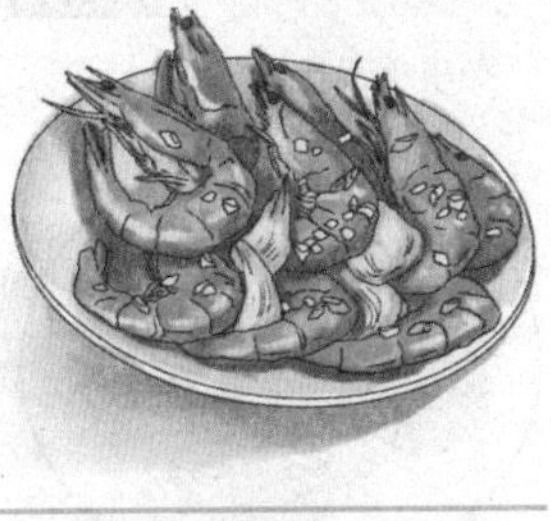

大蒜炒虾

500克新鲜的虾，15毫升橄榄油，4片蒜瓣，少许海盐。

1. 将虾洗净并控干。
2. 大蒜去皮，切成蒜末。
3. 将橄榄油倒入锅中，烧热。
4. 虾入油锅内迅速烹制，为了确保两侧的色泽同样红润，将虾翻一次。
5. 将锅子从炉上拿开，加入蒜末和海盐，完全覆盖在虾肉上面。

螃蟹

螃蟹生活在海水和淡水水域的岩石裂缝之间以及海藻丛中。螃蟹的外壳呈圆形，也有些呈心形，其发育不全的尾部和腹部缩在壳内，螃蟹壳的软硬程度取决于它蜕皮时间的长短。螃蟹的五对附肢中最前面的那一对会长成强大有力的钳子。

螃蟹可以食用的部分只占整体的1/4，包括身体、腿、钳子里的肉以及肝脏和螃蟹壳下面类似乳脂的物质。精瘦的白色肉质呈丝状，而且味道鲜美。

太平洋普通蟹的壳呈褐色。软壳蟹是指那些蜕去成熟的蟹壳但还未长出新壳的蓝蟹。出售的软壳蟹通常都是活的，但由于极为虚弱，看上去就像死了一样。

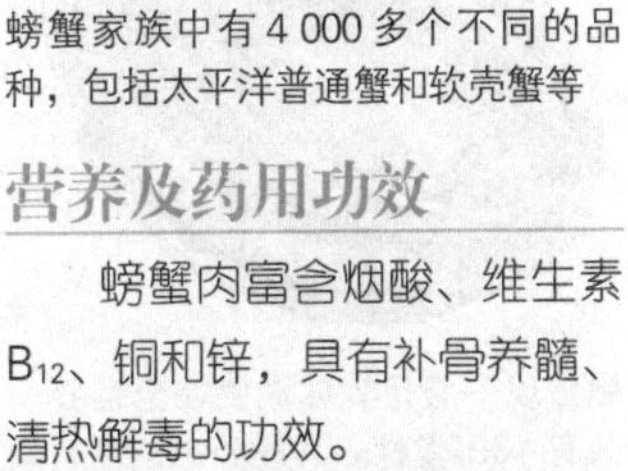

螃蟹家族中有4 000多个不同的品种，包括太平洋普通蟹和软壳蟹等

购买指南

市面上有活螃蟹出售，但是蟹肉通常都是煮熟、冷冻或罐装产品，无论是新鲜的还是冷冻的蟹肉都非常鲜美。购买活蟹时不要挑选那种腿已经不动的螃蟹，应从尾端抓住螃蟹，以免被钳住，买大螃蟹时尤其如此。在购买冷冻螃蟹时，不要购买那些已经发干或被冰霜包裹的螃蟹，这些都表明螃蟹已不新鲜。

食用技巧与吃法

螃蟹热食或冷食味道都非常鲜美，可以整只烹饪也可分解后烹饪。螃蟹蒸、煮或油炸皆可。

螃蟹的处理方法如下：在螃蟹壳与底面之间开口，从上面

营养及药用功效

螃蟹肉富含烟酸、维生素B_{12}、铜和锌，具有补骨养髓、清热解毒的功效。

成分	生螃蟹（每100克）
蛋白质（克）	18
脂肪（克）	1
胆固醇（毫克）	60
热量（千焦）	372.6

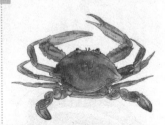

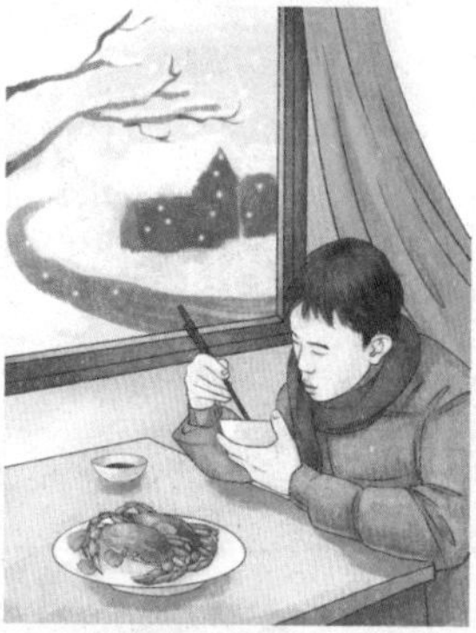

冬季不宜吃蟹

拉开蟹壳。如果打算将螃蟹肉盛在蟹壳内上桌，当心不要破坏蟹壳。摘除螃蟹腿和螯，然后以坚果钳子或其他较重的器具将肉从里面取出。活的螃蟹可放入加盐的沸水中烹煮，烹煮时间取决于螃蟹的大小，通常 15 厘米宽的螃蟹需要 10 ~ 20 分钟，大一些的螃蟹需要 30 分钟左右。

储存方式

螃蟹在捕捉之后不久即会死去，千万不要将其搁在室温下，应立即烹制或以湿布包裹，放入冰箱内冷藏，应在 12 小时内食用。煮熟的螃蟹可冷藏 1 ~ 2 天，整只的煮熟的或去壳的螃蟹可冷冻 1 个月左右。

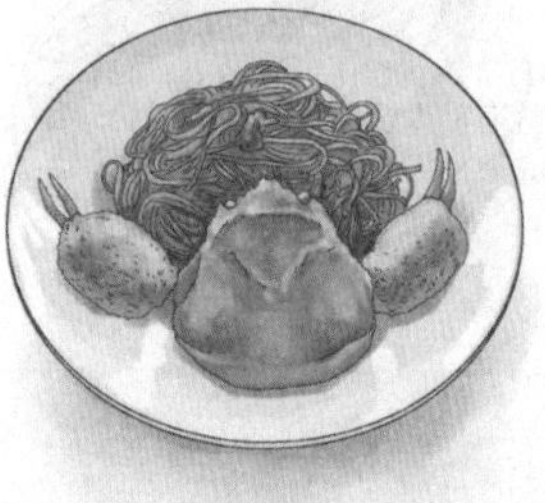

在西式烹饪中，螃蟹与意大利面食搭配食用也很可口

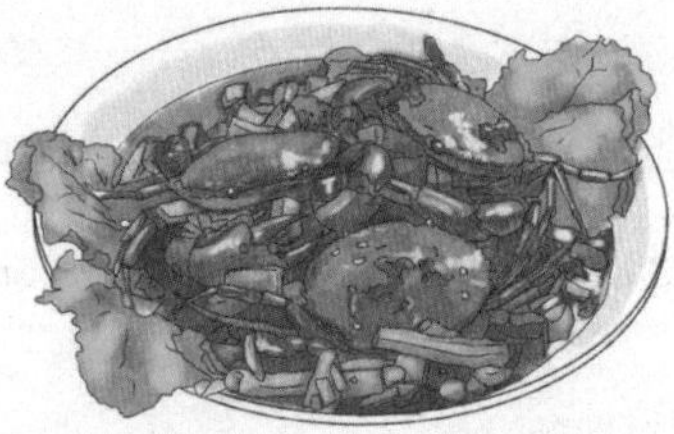

香辣螃蟹不仅香辣爽口，还是滋补的佳品

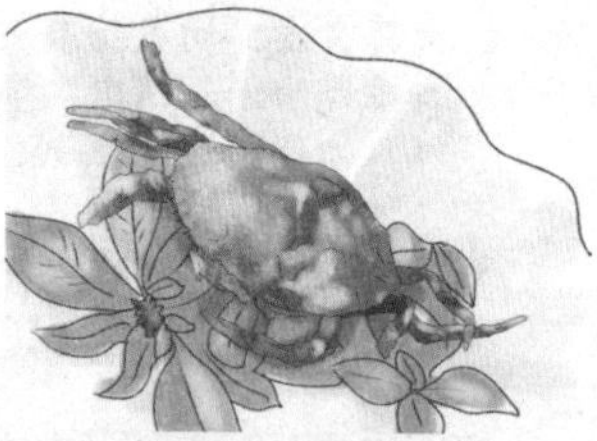

炸软壳蟹时，只需将腮和尾除去，以冷水洗净即可

鲍鱼

鲍鱼可食用的部位是灰褐色的肌肉和腹足，鲍鱼正是用腹足来附着在岩石上面的。鲍鱼的外壳通常呈微红色或粉红色，而外壳内部有一层珠质表皮。

营养及药用功效

鲍鱼富含维生素 B_{12}、烟酸和泛酸，还含有丰富的蛋白质。鲍鱼能够双向调节血压，还能抗肿瘤。另外，鲍鱼还有润燥利肠、养肝固肾的功效。

购买指南

鲍鱼稀有而昂贵，市面上出售的通常是罐装、脱水或冷冻的鲍鱼。在购买活的鲍鱼时，可触碰腹足看它们是否仍可移动。

食用技巧与吃法

鲍鱼生食熟食皆可，可水煮、烧烤、翻炒、清蒸或油煎。比较薄的鲍鱼片应在高温下烹饪，每一面大约烹制 30 秒钟。如果与其他菜肴一起烹制，应该快出锅时。再加入鲍鱼，烹饪时不要放盐，直至食用前再加盐。

给新鲜的鲍鱼去壳时，将刀片插入鲍鱼肌肉后面最薄的地方，来回划动刀片，直到肉从壳上脱落，接着再将整个腹足部

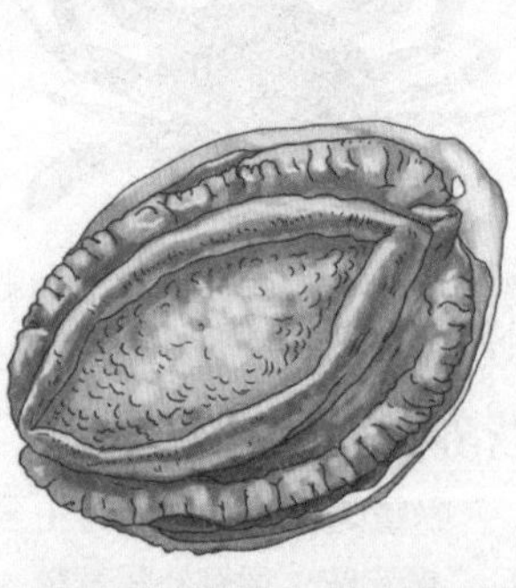

鲍鱼属于腹足软体动物，全世界一共有 100 多种。其外壳的边缘有众多小孔，有排水和排废气的作用

成分	鲍鱼（每 100 克）
蛋白质（克）	17
脂肪（克）	1
热量（千焦）	439.5

分摘除下来。生的鲍鱼需要彻底洗净。

储存方式

未去壳的新鲜鲍鱼用湿布包裹可在冰箱内冷藏 3 天，去壳的新鲜鲍鱼只能冷藏一两天。刚刚捕捞的鲍鱼应在盐水里浸泡两天，以此来排出腹部的杂质（应不断换水）。去壳的鲍鱼可冷冻 3 个月左右。

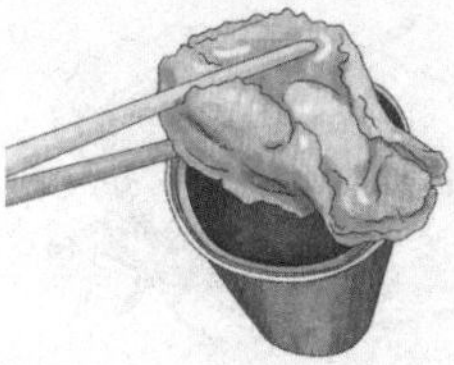

鲍鱼常做成罐头出售，这样可以延长保存时间

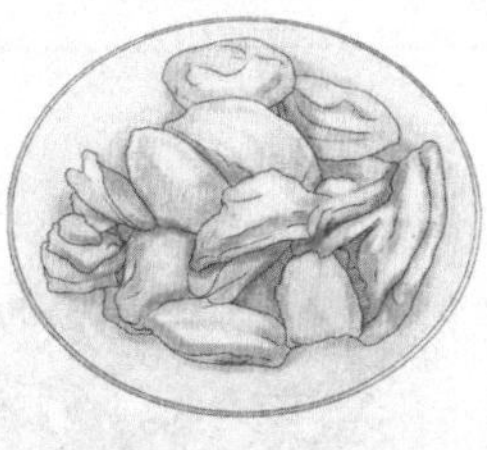

鲍鱼肉质紧实，味道鲜美，生吃鲍鱼口感也非常好

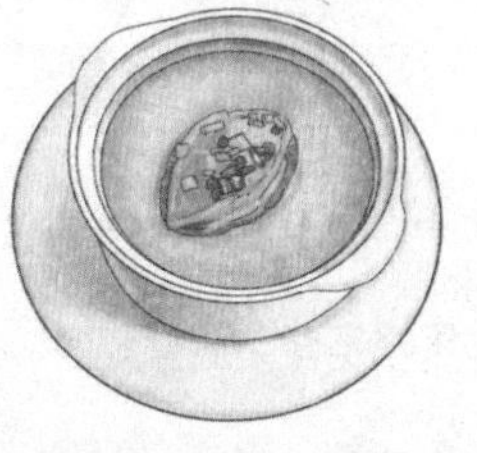

鲍鱼汤营养价值极高，能够滋阴补养，而且没有副作用

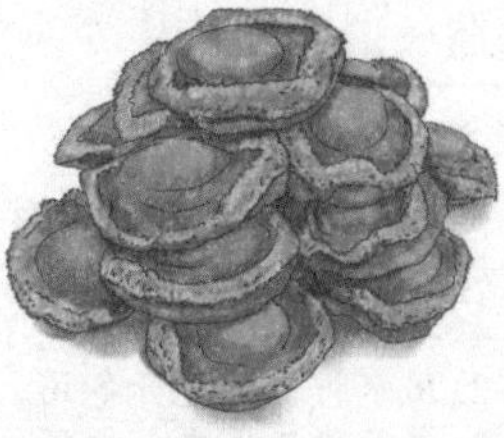

干鲍鱼不仅味道鲜美，而且是保健佳品

扇贝

扇贝属于双壳类海洋软体生物，外壳呈扇形，两个壳几乎一模一样，扇贝的年龄可以通过上层外壳的罗圈数量来计算。扇贝可以食用的部位是开启贝壳的壳内肌和生殖腺，大大的壳内肌为白色，味道鲜美可口。生殖腺部位的肉稍微呈片状，每当春末生殖腺成熟的时候，雌性扇贝的生殖腺变为漂亮的红色，而雄性扇贝的生殖腺则变成乳白色。

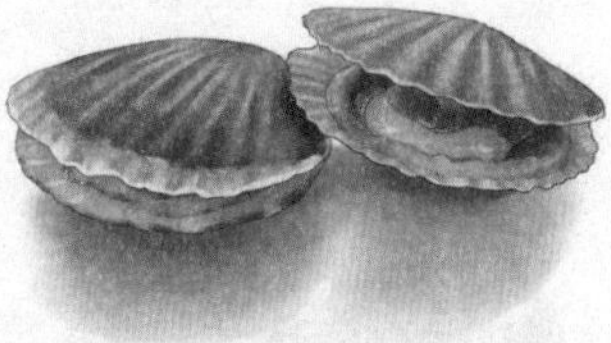

庞大的扇贝家族有 300 多个不同的品种，所有品种都可食用

成分	生扇贝（每 100 克）
蛋白质（克）	17
脂肪（克）	1
热量（千焦）	368.3

营养及药用功效

扇贝富含维生素 B_{12} 和钾，蛋白质含量丰富，脂肪较少，具有降低血脂的功效。

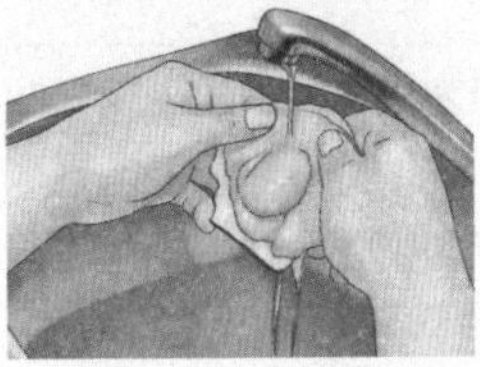

扇贝极容易变质，通常在捕捞之后马上去壳并清洗，然后以冰块覆盖。

购买指南

购买活扇贝时用手轻拍扇贝的外壳，它们会关闭。新鲜扇贝的肉质白皙、紧实、无味。购买时要看清楚扇贝是否经过冷冻，因为冷冻的扇贝必须要在解冻之前烹制。冷冻扇贝肉应紧实、湿润、有光泽。

食用技巧与吃法

扇贝的烹制时间不宜过长（通常3 ~ 4 分钟），否则就会变硬、变干并且失去鲜味。

储存方式

无论新鲜还是煮熟的扇贝，在密封容器内都可冷藏1 ~ 2天。冷冻可保存 3 个月。将扇贝解冻时，可以把它们放入煮沸的牛奶（已从炉子上拿开），或者放入冰箱冷藏室内解冻。冷冻扇贝直接烹制，味道会更加鲜美。

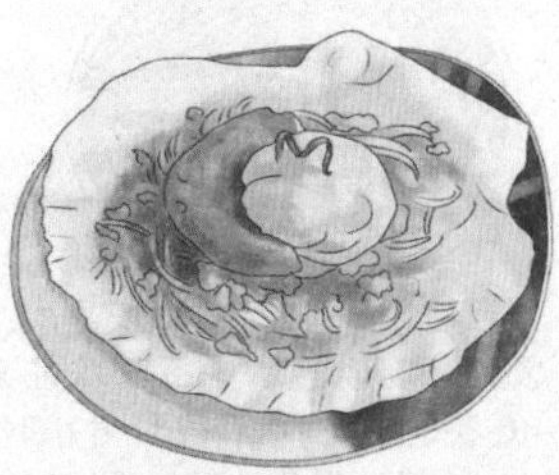

耐热的扇贝外壳经常被用来充当烹制工具或餐具。

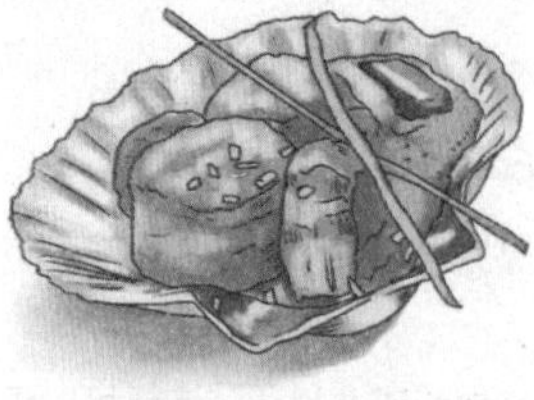
香烤扇贝色拉

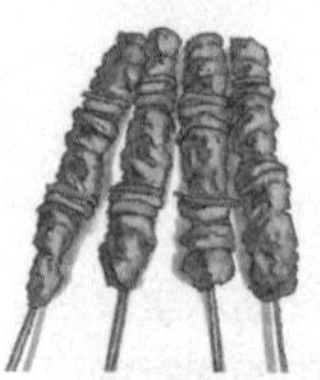
串烧扇贝肉

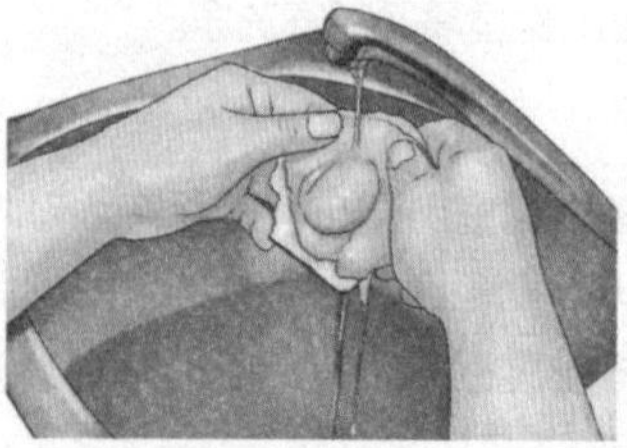
扇贝极容易变质，通常在捕捞之后马上去壳并清洗，然后以冰块覆盖

值得一试的佳肴

蒜蓉粉丝扇贝

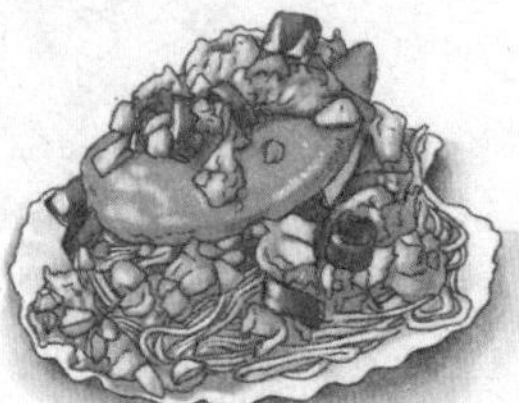

5只新鲜扇贝，适量的葱、姜，1小盘粉丝，适量的味精和盐，1头大蒜，适量的白糖、豉汁和红辣椒。

1. 把扇贝肉从贝壳上剔下，尽量保持完整、洗净。
2. 用水将粉丝泡开备用。
3. 将蒜蓉、姜末、白糖、豉汁拌在一起。
4. 把粉丝放在贝壳上，将扇贝肉放在粉丝上面，再把拌好的调料盖在扇贝上。撒一些红椒和葱末，码放在盘子里。
5. 上锅用大火煮，水开后5分钟即可取出。

蛤蜊

蛤蜊喜欢生活在浅水区，在世界各地的海域都有它们的足迹。大多数蛤蜊都长有坚硬的外壳。不同种类的蛤蜊，其颜色、形状和大小也有区别。外壳通常有褐色、暗褐色、浅灰色或白色。蛤蜊的肉质颜色也不同，有乳白色、灰色和深橘黄色等。

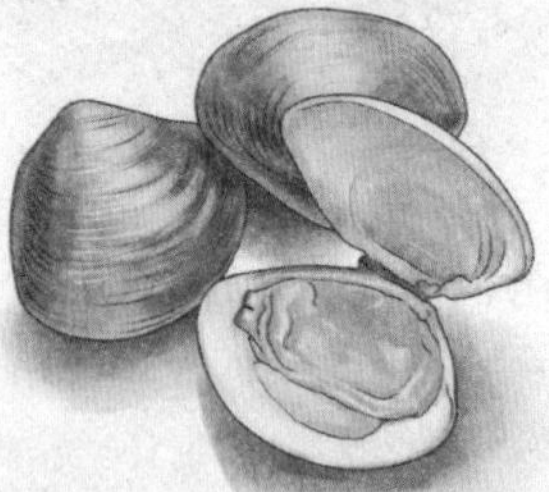
蛤蜊味道鲜美，有“天下第一鲜”“百味之冠”的美誉

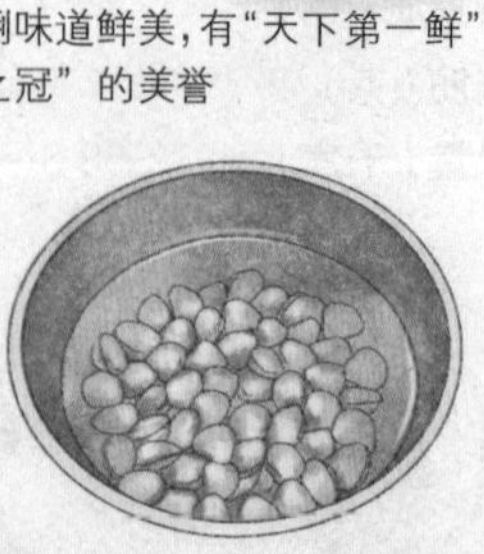
在烹制之前以盐水（每升水加入5～6茶匙的盐）浸泡1～6小时，可以去除贝壳里的沙子。浸泡时应不断换水，否则蛤蜊会因缺氧而死亡。

营养及药用功效

蛤蜊富含维生素B_{12}、钾和铁，脂肪含量很低，蛤蜊肉有抑制胆固醇合成和加速胆固醇排泄的作用，能够降低胆固醇含量。另外，蛤蜊还有利尿化痰、软坚散结和抗肿瘤的作用。

购买指南

市面上可买到新鲜（去壳或未去壳）、煮熟、冷冻或罐装的蛤蜊。在购买未去壳的蛤蜊时，一定要挑选仍然活着的。活蛤蜊的外壳是紧闭的，在轻拍外壳的时候，蛤蜊张开的外壳会缓慢关闭。尽量选择那些气味温和的新鲜蛤蜊，不要购买带有氨水气味的蛤蜊。

食用技巧与吃法

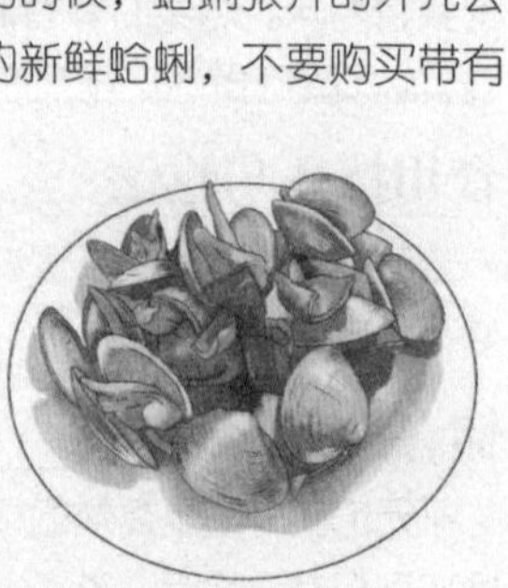
辣炒蛤蜊香嫩可口，是老少皆宜的家常菜品

最小的蛤蜊既可生食也可熟食，原味食用或蘸调好的作料酱汁食用，味道都极好。稍大些的蛤蜊肉质比较硬，必须煮熟了食用，可以将大蛤蜊肉切碎了放入调味汁和鱼汤。蛤蜊还可以做馅

或腌制食用。蛤蜊有时也可代替大多数食谱中的其他软体动物，如牡蛎、贻贝和扇贝等。

蛤蜊的烹制时间不宜过长，否则肉会变硬。水煮、清蒸或用微波炉烹制的时候，加热至贝壳开启即可。新鲜的蛤蜊应尽快食用。如果将蛤蜊冷藏一会儿，其外壳会比较容易打开，因为冷藏会使它的内收肌得以放松，此时刀片在两壳之间划动起来更加容易。当心不要破坏贝壳，保留贝壳里的液体，以此来保存或烹制蛤蜊肉。用干热的加热方式（如用烤箱烤或烧烤）加热几分钟、用高功率微波炉加热几秒钟或清蒸等也可打开贝壳。

储存方式

未去壳的新鲜蛤蜊如果用湿布包裹的话可冷藏 3 天。去壳的新鲜或煮熟的蛤蜊可保存 1 ~ 2 天。去壳的蛤蜊如果放在冰箱中冷冻并以其体液腌泡，冷冻期可达到 3 个月。冷冻的蛤蜊直接烹饪可在最大限度上保留其鲜味。

成分	生蛤蜊（每 100 克）
蛋白质（克）	13
脂肪（克）	1
胆固醇（毫克）	34
碳水化合物（克）	3
热量（千焦）	309

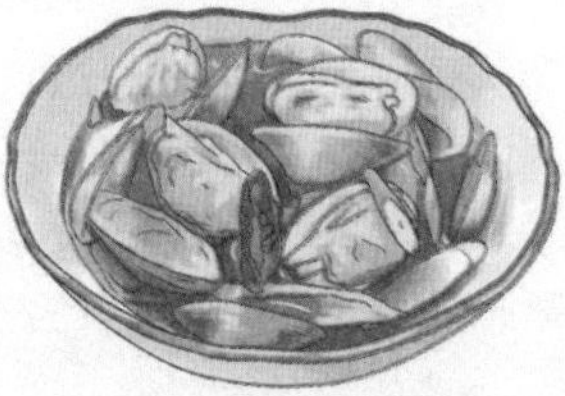

酒蒸蛤蜊可以更好地去除蛤蜊的腥味，味道更佳

贻贝

贻贝生活在沿海水域，它们分泌出成团的足丝，以此附着在沙堤、岩石以及其他物体上。贻贝的两片壳很薄，大小相当。贻贝种类繁多，各种类的含肉量以及肉的紧实度也都各不相同。最常见的贻贝是紫贻贝，外壳呈深蓝色，通常覆盖有因被腐蚀而留下的深红色斑点。人工养殖的贻贝没有污染，不含沙子和寄生虫，肉质也比天然贻贝更柔软，颜色更白。贻贝壳里通常会有灰色的小珍珠。

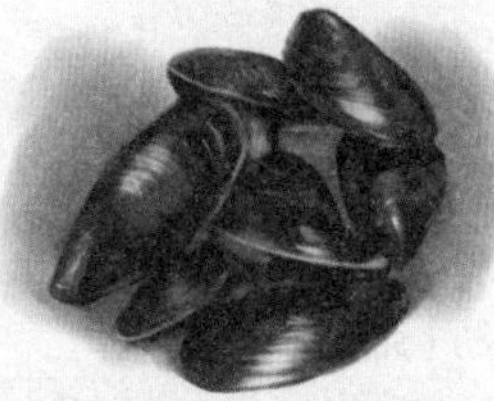

贻贝含有丰富的营养物质，具有补肝益肾的功效

营养及药用功效

紫贻贝富含 B 类维生素，如维生素 B_2、酸、叶酸和维生素 B_{12}，磷、铁和锌的含量也较为丰富，具有调经活血的功效。

购买指南

市面上有新鲜或罐装贻贝出售。活的贻贝外壳通常都是紧闭的，如果开启，轻拍贝壳，它们也会缓慢关闭起来。

成分	生贻贝（每 100 克）
蛋白质（克）	12
脂肪（克）	2
热量（千焦）	360

食用技巧与吃法

贻贝很少生食，烹制方法五花八门，可用来烧烤、翻炒、油煎、腌泡，也可以做馅或烤贻贝肉串等。分量很重的贻贝通常都含有泥沙，应丢弃，也可以在加盐的淡水（每升的水里面加 10 克左右的盐）里浸泡 1 个小时以上。

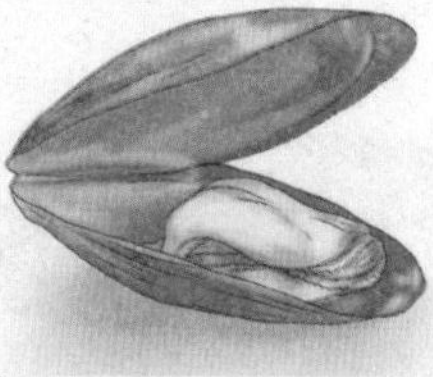

判定贻贝是否活着，可以将其两个贝壳来回移动，如果可以移动，就表明贻贝已经死亡

储存方式

未去壳的新鲜贻贝盛在容器内或用湿布包裹，放在冰箱里可冷藏 3 天。去壳贻贝泡在密封容器，并以液体浸泡，可冷藏 24 ~ 48 小时。

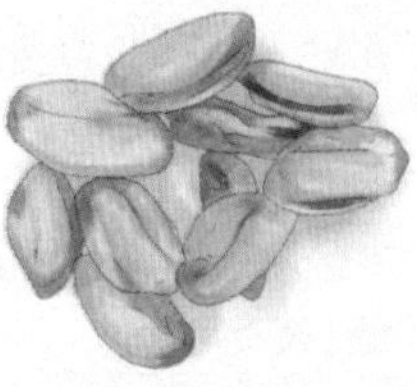

淡菜是贻贝的干制品，营养丰富，有“海中鸡蛋”之称

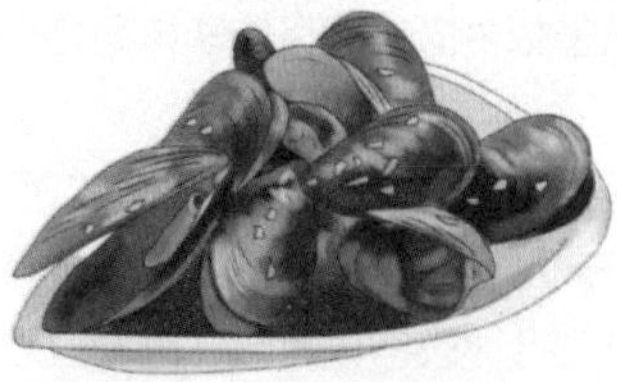

泰式蒸贻贝具有辛辣爽口的独特风味，颇受人们的喜爱

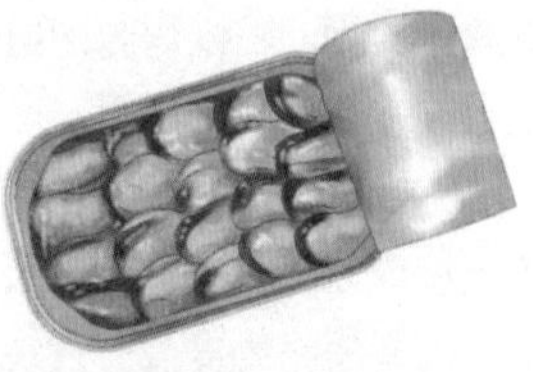

贻贝罐头除贻贝外还含有油、番茄和白葡萄酒等多种物质

牡蛎

牡蛎通常生活在热带和温带海域，外壳粗糙而且很厚，通常呈灰色或褐色，形状也不规则。

牡蛎肉肥厚并且有光泽，生殖季节的牡蛎肉质柔软而多汁。夏季时节的牡蛎也可以食用，只是味道稍逊一筹，并且更容易变质。

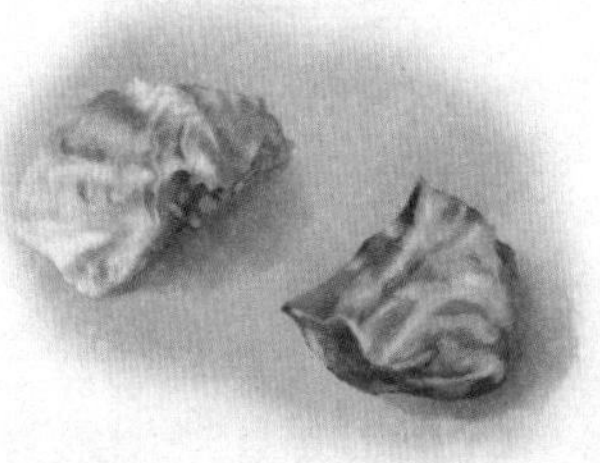

牡蛎肉质鲜美，具有安神养颜的功效

成分	生牡蛎（每100克）
水分（%）	80
蛋白质（克）	7
脂肪（克）	3
热量（千焦）	360

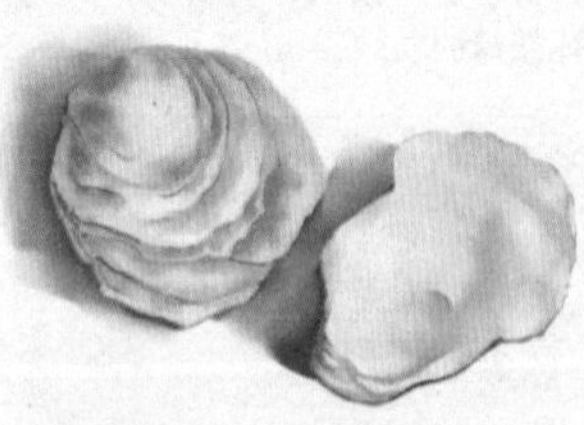

牡蛎壳中钙的含量非常丰富，可作为保健品的原料

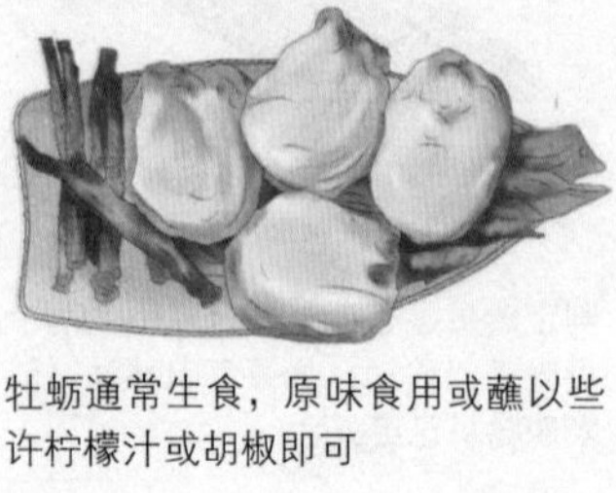

牡蛎通常生食，原味食用或蘸以些许柠檬汁或胡椒即可

营养及药用功效

牡蛎富含维生素 B_{12}、铁、锌和铜。牡蛎营养非常丰富，有补充体力的作用。

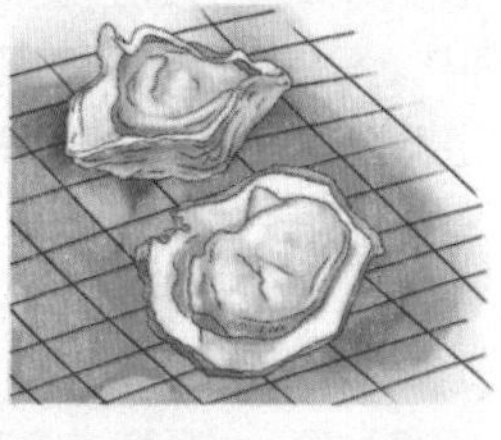

烤牡蛎香酥可口，做法简单，还能够强筋健骨

购买指南

不要购买未去壳的新鲜牡蛎，除非它们依然活着。活牡蛎通常都紧闭双壳，即使稍微有些开启，轻拍也会关闭。去壳的新鲜牡蛎肉应是紧实、丰满、有光泽的，用来保存牡蛎的液体也应清澈。

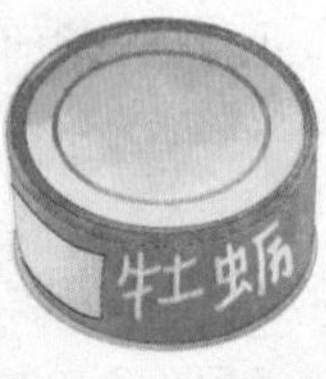

牡蛎罐头可以打开即食，但也可冲洗一下或进行腌泡处理

食用技巧与吃法

牡蛎通常生食，也可以多种不同的方法进行烹饪，通常用来制作成汤类、蚝油或烤食。如果预先去壳的牡蛎新鲜的话可以生食，但是鲜美程度不如未去壳的牡蛎。

牡蛎在没有打开之前是不可能判断其新鲜度的，千万不要食用肉质松弛、干瘪的牡蛎，烹饪前应将其放在干净且新鲜的清水中。

牡蛎煮的时间哪怕稍长一点，牡蛎肉都会呈糊状而且咀嚼不烂。通常煮制时间不应超过 5 分钟，牡蛎肉边缘开始发皱时就应从水中捞出。

储存方式

去壳牡蛎应用原有体液进行保存，冷藏可保存 10 天左右，冷冻可保存 3 个月。不要用袋子或密封容器来储存，否则牡蛎将会因无法呼吸而死亡。牡蛎在低于 1℃或高于 14℃的环境下不能存活，另外去壳牡蛎不要进行冷冻。

鱿鱼

鱿鱼属于头足类软体动物，柔软的身体由一个透明的软骨所支撑。鱿鱼的颜色会根据栖息地的不同而有所不同，通常是白色的外皮长有红色、褐色、粉红色或紫色斑点。鱿鱼可食用的部位是它的触角和口袋状的身体。

营养及药用功效

鱿鱼富含维生素 B_2 和维生素 B_{12}，可促进骨骼发育。

购买指南

在购买新鲜鱿鱼的时候，挑选湿润、肉质紧实而且稍有海腥味的鱿鱼。

食用技巧与吃法

鱿鱼不能烹制太久，因为如果烹制时间过长，鱿鱼肉会变得坚硬并且会失去鲜味。

以中温翻炒或油煎的话需要 1 ~ 2 分钟，用调味汁煮制的话需要 10 分钟，在烤箱里烤制则需要 15 ~ 20 分钟。

储存方式

无论新鲜或煮熟的鱿鱼都可在冰箱内冷藏 1 ~ 2 天。刚刚捕捞的鱿鱼应先冷藏 1 ~ 2 天，以使它们变得更加柔软。

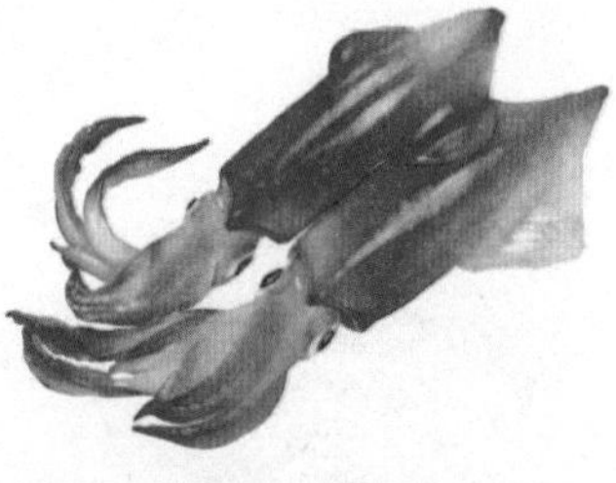

鱿鱼香嫩醇滑，味道鲜美，能够有效治疗贫血

成分	鱿鱼（每 100 克）
蛋白质（克）	16
脂肪（克）	1
热量（千焦）	385

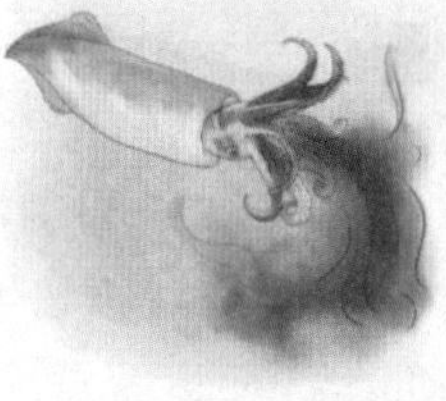

鱿鱼遇敌时会释放黑色液体保护自己，食用时要将墨囊除去

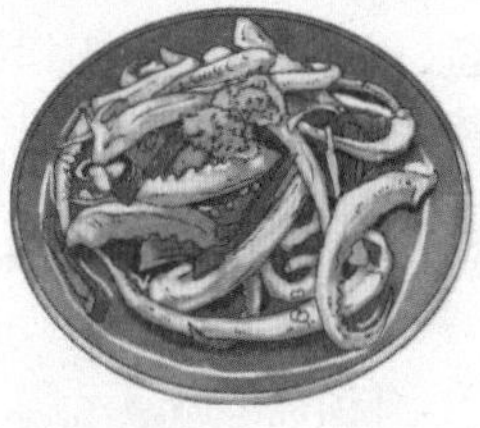

铁板鱿鱼肉质紧实，稍微有弹性，可以改善肝脏的功能

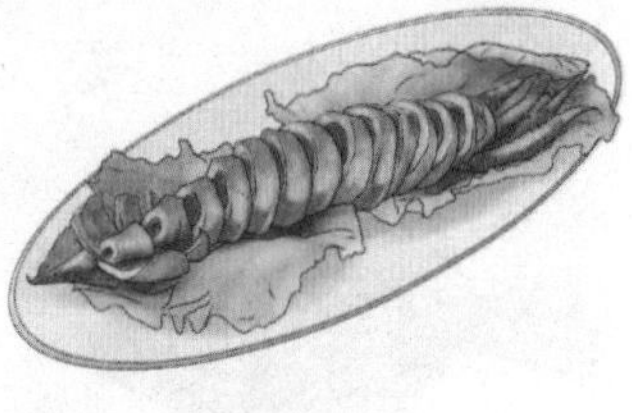

鱿鱼干是由鱿鱼经过一系列工艺制作而成的，是滋补佳品

章鱼

章鱼属于无壳头足类软体动物，嘴巴弯曲而突出，嘴长在身体中央，四周有 8 只触手，每只触手上通常都长有两个排吸管。章鱼所有的器官都长在头部，包括可以分泌出墨汁的腺体。由于章鱼以周围环境的颜色作为掩护，呈现出五颜六色的体色。

营养及药用功效

章鱼富含蛋白质、钙、磷和铁等营养元素及微量元素对人体有益的成分，具有补血益气的功效。

食用技巧与吃法

处理章鱼时，先将其触角从身体上剪下来，再将腹部由里往外翻出来，去除肠子。摘除头上的眼睛和嘴巴，然后就可开始给章鱼去皮了。去皮前最好反复击打章鱼，并在沸水中汆烫 2

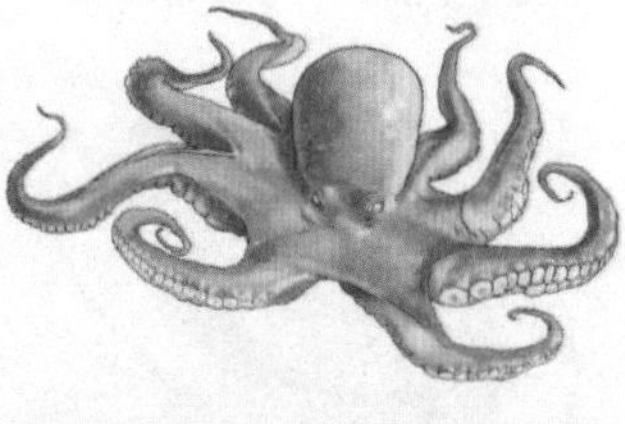

章鱼肉质肥厚，是延年益寿的佳品

成分	章鱼（每 100 克）
蛋白质（克）	15
脂肪（克）	1
热量（千焦）	305.6

分钟，这样会更容易去皮。

章鱼可用烧烤、水煮、翻炒、油炸或清蒸等方式烹制，低温慢慢煮制的章鱼比较鲜嫩，如果先以沸水汆烫，烹制时只需 45 分钟就可以了，如果不先汆烫而是直接烹饪的话，需要 60 ~ 90 分钟。

储存方式

新鲜或煮熟的章鱼可在冰箱内冷藏 1 ~ 2 天，冷冻大约可保存 3 个月。在冷藏或冷冻之前应将章鱼清洗干净。

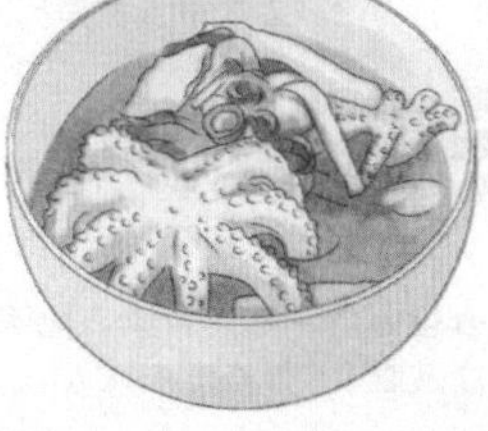

清蒸章鱼肉质紧实鲜美，还能达到补血益气的效果

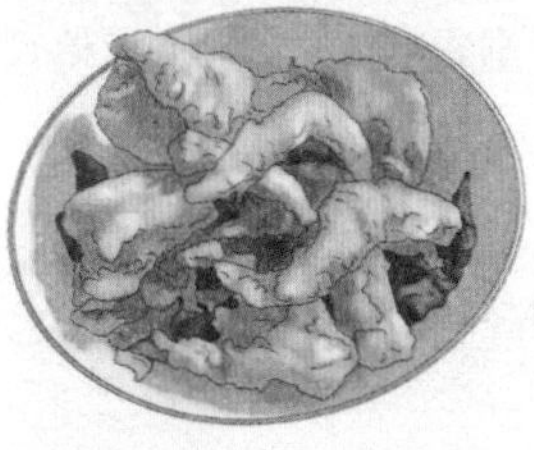

炸章鱼新鲜香脆，外酥里嫩，是补充营养的美味佳肴

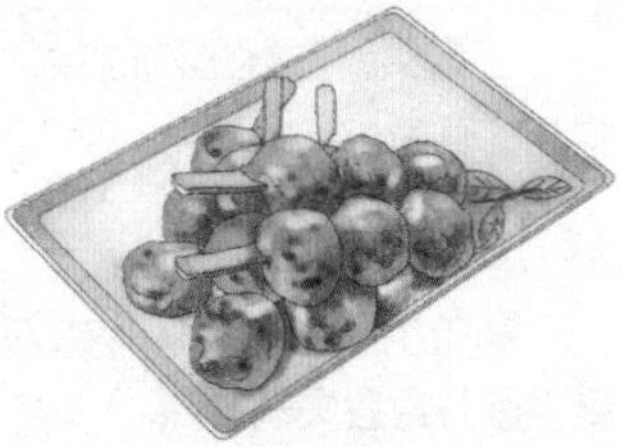

章鱼小丸子色鲜味美，由多种原料制成，深受大家喜爱

鲽鱼

大西洋和太平洋里的鲽鱼数量非常多，鲽鱼容易与鳎鱼有所混淆，但是真正的鳎鱼只在欧洲的沿海附近有所发现。

常见的鲽鱼品种包括有：普通鲽鱼、冬比目鱼、女巫比目鱼、黄尾比目鱼、檬鲽、夏比目鱼等。因品种不同，鱼肉的色泽和味道也各不相同。

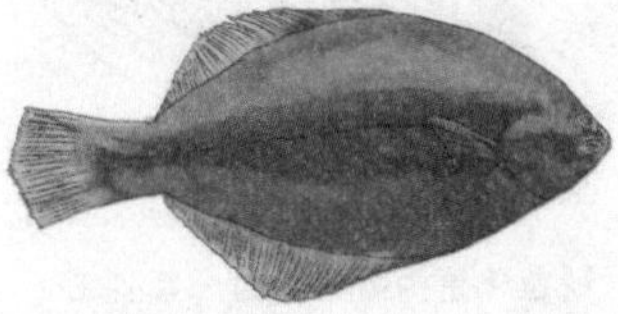

鲽鱼，又叫比目鱼，因眼睛在身体的同一侧而得名

成分	生鲽鱼（每 100 克）
蛋白质（克）	19
脂肪（克）	1.2
热量（千焦）	385.1

营养及药用功效

鲽鱼的脂肪含量较低，并且含有丰富的蛋白质、各种维生素，以及人体所需的微量元素。鲽鱼对高血压、高血脂患者，尤为适用。

购买指南

普通鲽鱼和比目鱼的鱼刺都比较多，通常切片销售，有新鲜的，也有冷冻的。

食用技巧与吃法

鲽鱼通常用来烧烤或油煎，在烹制之前应刮鳞，但无须去皮。应尽量采取不破坏鲽鱼鲜美味道的方法进行烹制。

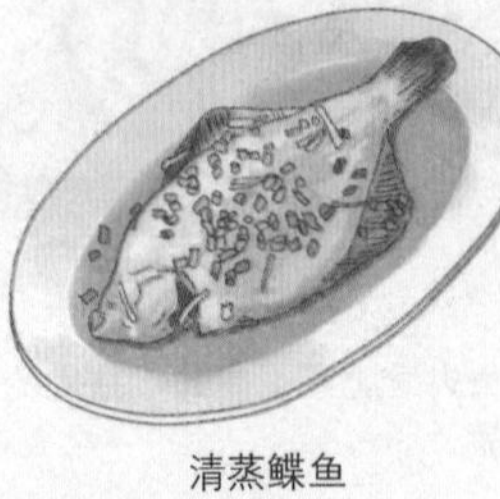

清蒸鲽鱼

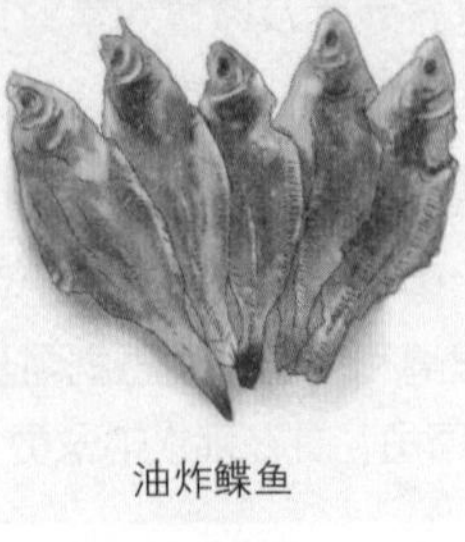

油炸鲽鱼

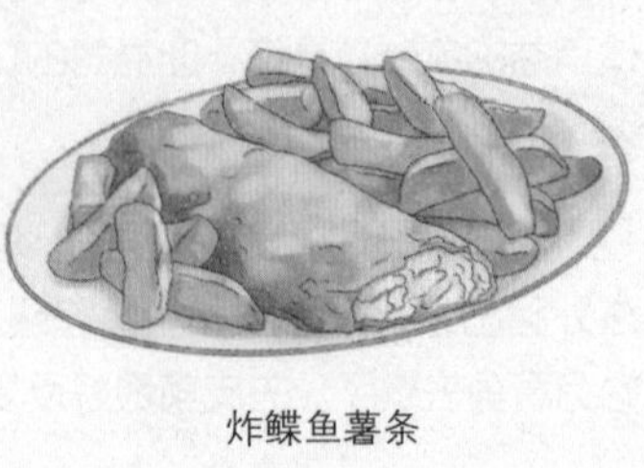

炸鲽鱼薯条

第六节
其他类

油类

油类的使用始于原始时期，人类最初使用的油类是熔化了的动物脂肪。在 6 000 多年以前，地中海盆地就已经栽培了橄榄树，最早的压榨油可能是芝麻油或橄榄油。除了作为食物，油类还被当作燃料使用，尤其是用来照明。

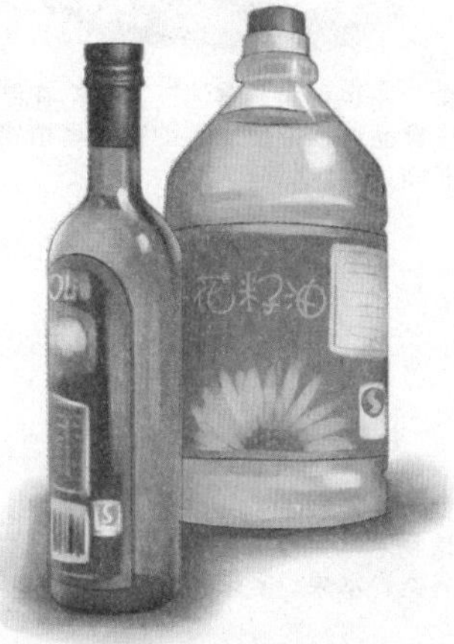

油类主要含有脂肪、维生素 A、维生素 D 和维生素 E，是非常有价值的能量来源

营养及药用功效

油类既不含蛋白质，也不含碳水化合物，植物油还不含胆固醇。由于所有油类的主要成分都是脂肪，因此油类的热量特别高，能为人体提供大量能量。

每一种油都是由几种脂肪酸联合构成，不同种类油，脂肪酸比例也各不相同，有饱和脂肪酸，也有单不饱和脂肪酸和多不饱和脂肪酸。单不饱和脂肪酸和多不饱和脂肪酸比饱和脂肪酸健康。

植物油中的棕榈油和椰子油的主要成分为饱和脂肪酸，与动物脂肪相同，所以在室温下呈固态。大多数植物油如花生油、红花油、芥菜籽油、玉米油、亚麻籽油、坚果油、麻油、大豆油和葵花籽油等主要都是由多不饱和脂肪酸构成，因此在室温下为液态。建议食用那些主要由单不饱和脂肪酸组成的油类。富含单不饱和脂肪酸的油类有芥菜子油、橄榄油和花生油等。

油类名称	饱和脂肪（克）酸（每 100 克）	单不饱和脂肪（克）酸（每 100 克）	多不饱和脂肪（克）酸（每 100 克）
花生油	16.9	46.2	32
红花油	9.1	12.1	74.5
芥菜子油	7.2	55.5	33.3
椰子油	86.5	5.8	1.8
玉米油	12.7	24	58.7
胡桃油	9.1	22.8	63.3
橄榄油	13.5	73.7	8.4
棕榈油	49.3	37	9.3
葡萄籽油	9.6	16.1	69.9
麻油	14.2	39.7	41.7
大豆油	14.4	23.3	57.9
葵花子油	10.1	45.2	40.1

多不饱和脂肪酸含量高的植物油包括玉米油、红花油、大豆油、葵花籽油和麻油等，这些油的味道都比较独特。

购买指南

市面上出售的油种类丰富，购买前阅读标签上的成分非常重要，因为品牌不同，油里所含添加剂成分也各不相同，有些油里不含添加剂。

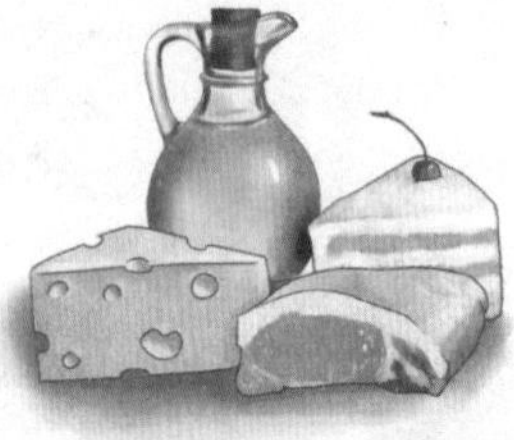

食用油也称为“食油”，是指在制作食品过程中使用的动物或者植物油脂

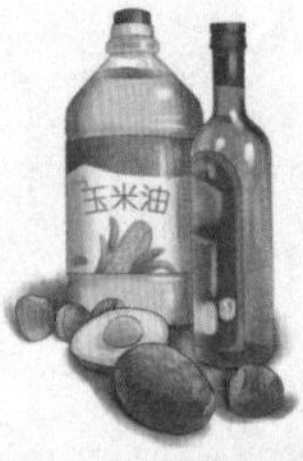

植物油的主要来源是豆类、种子、谷类、水果、坚果和棉花

食用技巧与吃法

植物油的用途非常广泛，通常既可以用来烹饪其他食物，又可充当一些食物的原料，如调味汁、蛋糕等。

如果希望降低饮食中脂肪的摄入量，最好以蒸制来代替油煎或翻炒。用原汁、酱油等代替油类也可以。

油里的脂肪酸含量决定油的燃点，相应地也决定了其用途。油的燃点越高，其所能承受的温度就越高。用来油炸食物的油类的燃点应在 250℃以上，葵花籽油、花生油和芥菜籽油都符合这个标准。

反复使用的油类，每使用一次，其燃点就会降低，油的质量也会降低。在使用过的油里添加新鲜的油并不会提高油的质量，最好的办法就是以新油取代旧油。为了防止热油飞溅，在食物入油之前应尽可能地排干水分。

油炸食物时可用食品温度计来监测油温。这样一来，食物可在最合适的油温下入锅，并且可以在烹制过程中调整油温，从而将油温控制在燃点以下。一次不宜炸太多食物，这会降低油温，导致食物吸收太多的油而失去原有的味道。每次油炸少量的食物，食物才会呈金黄色，外脆里嫩。

为了保证油类反复使用的安全性，可遵照以下指南。

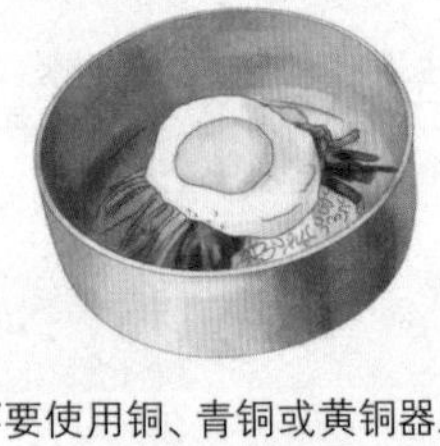

不要使用铜、青铜或黄铜器皿，这些材质会导致油类氧化和变质，最好使用不锈钢器皿

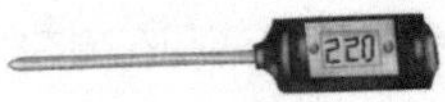

不要加热至超过燃点的温度，为了安全起见，温度应保持在230℃以下

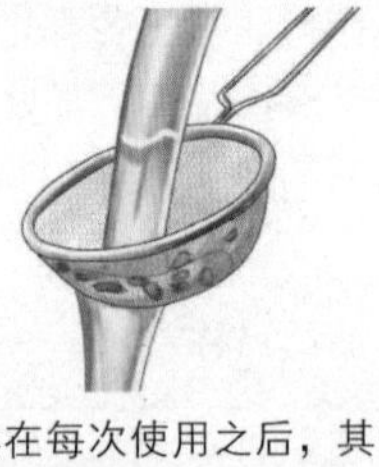

油类在每次使用之后，其中残留的食物颗粒或其他残余应过滤掉

另外，同一批油反复使用的次数不宜超过 5 ~ 7 次。起烟、颜色过于暗沉、有酸腐气味、起泡沫或者煎炸食物不产生泡沫的油类都应丢弃。

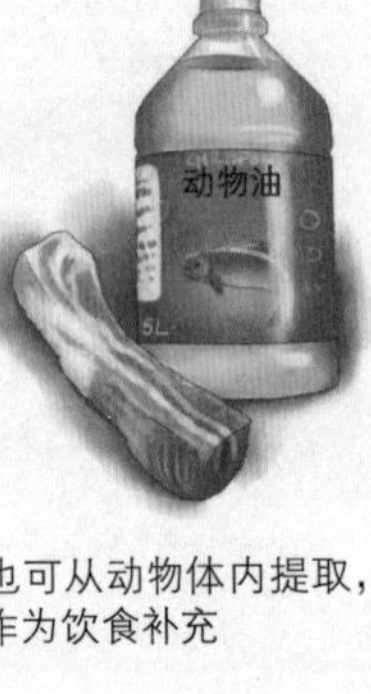

油类也可从动物体内提取，动物油主要作为饮食补充

储存方式

油类应以密封容器装盛，置于阴凉、干燥的地方。最好是用窄而深的密封容器盛放。亚麻籽油在密封容器内只能保存几个月，而一旦开封只能保存数周。冷压油在冷藏的时候容易变硬，形成大量略带白色的薄片，但这种现象既不影响油的质量，也不影响其味道，在室温下又可恢复液态。

盐

从人类的祖先开始定居，盐就开始被用于调味和腌制食品，在多数情况下，腌渍食物的口味胜过干货。

营养及药用功效

盐能提供大量的钠，对人体来说，钠扮演多种至关重要的角色，它能促进蛋白质和碳水化合物的代谢和神经脉冲的传播以及肌肉收缩，还能调节激素和细胞对氧气的消耗、控制尿量生成、口渴以及产生液体（血液、唾液、眼泪、汗液、胃液和胆汁）等。盐对生成胃酸也非常重要。

盐的摄入量大部分（77%）来自食物。存在于食物中的盐是无形的，所以我们对食物里应该添加多少盐通常都没有定量的认识，当我们逐渐习惯于盐的味道的时候，我们判断咸味的能力就随之减弱。我们摄入的盐总量中将近 1/4 甚至 1/3 的含量来自我们撒在食物上的盐分。

购买指南

市面上销售的盐通常有粗盐、精盐、晶体盐和食用盐等。食用盐通常由岩盐和海盐制成，一般添加有碘。

市面上还出售含有少量氯化钠或不含氯化钠的各种盐的替代物，这些产品通常含有氯化钾，有苦涩的味道，患有肾病的人如果大量食用，会导致肾功能失调。

食用技巧与吃法

食盐在烹制食物时的用途十分广泛。它可有效地抑制细菌和真菌的生长，这使它成为极好的防腐剂而被广泛地应用于肉类熟食、卤汁、奶酪和鱼类等食物当中。食盐还可以保持食物的色泽、味道和质地，针对蔬菜尤其如此。食盐还可用来减缓发酵面包、蛋糕、曲奇和其他烘烤食物中酵母的生长速度。食盐可掩盖苦味，还可刺激食欲。加工食品、餐厅食物以及一些药物（轻泻剂、镇静剂和一些抗酸剂）的含盐量都很高，应适量食用。

储存方式

将盐放在密封容器内，置于干燥的地方。大米可以吸收水分，所以可以在盐瓶里加入少许生米粒以防止盐结成块。

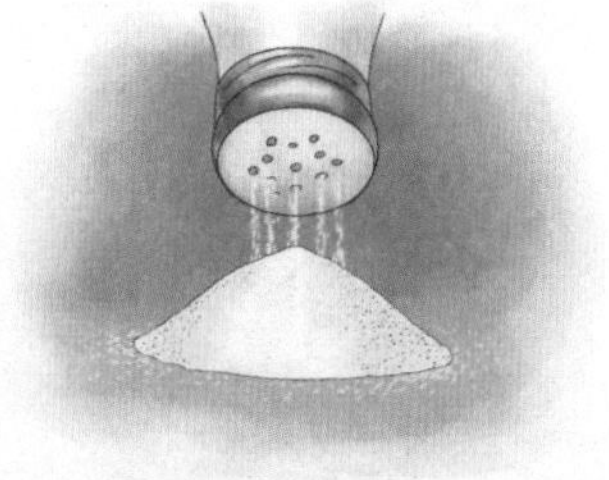

盐是人体机能的基本要素，是珍贵的调味品和食物防腐剂，有“白色的黄金”之称

成分	精盐 （每 100 克）
钠（毫克）	39 311
镁（毫克）	2

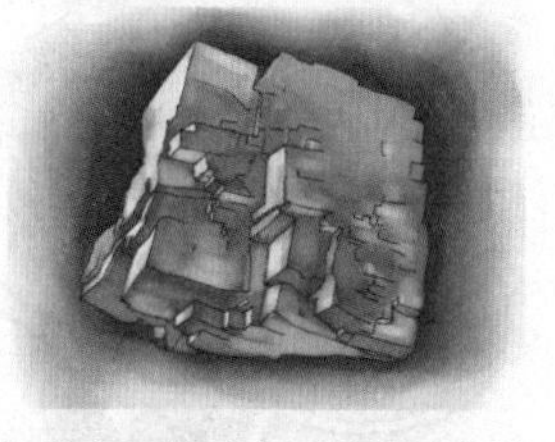

岩盐得自于地质变迁时期的自然矿产中，除了钠和氯化物，几乎不含别的矿物质

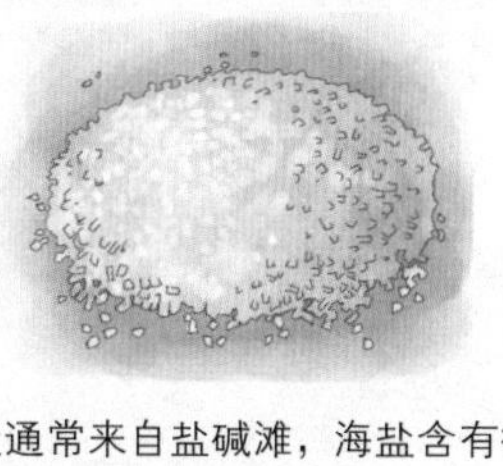

海盐通常来自盐碱滩，海盐含有微量矿物质，如钙、镁、钾、溴化物和其他各种微量元素

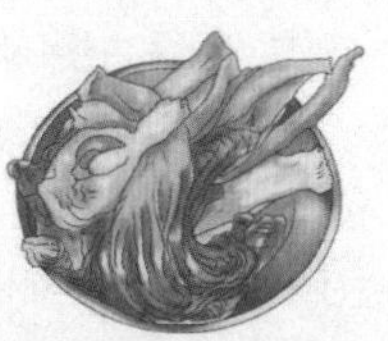

避免食用含盐量高的食物，尤其是腌制的食物

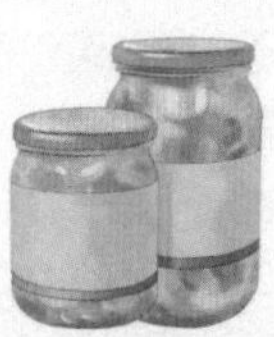

罐头蔬菜在食用前进行冲洗，以减少食盐的摄入量

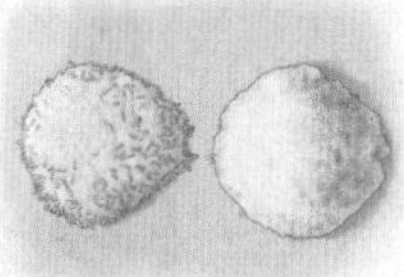

仔细阅读食物标签，少食食盐替代物，如小苏打、味精等

酱油

酱油在中国的食用历史已有2 500多年，是中式烹饪中的重要原料。酱油从中国传入日本，后由日本传入欧洲国家。

酱油通常含有酒精，这是谷物在发酵的时候产生的，而未添加谷物的酱油则只含有一点点甚至不含酒精。酱油中含有2%的乙醇，这是在酱油发酵成熟之后添加进去的，目的是防止真菌和真菌生长。

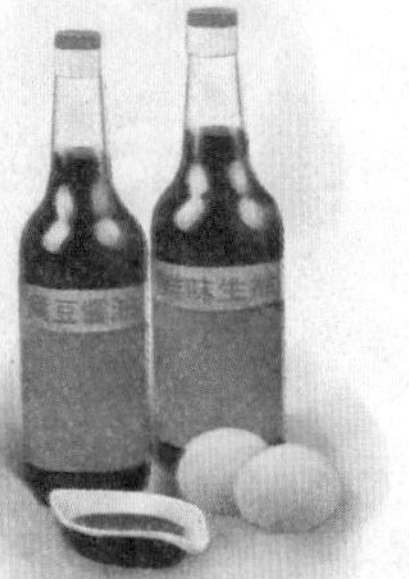

酱油是原产于中国的调味品，传统的中国酱油由整颗大豆和谷物粉制成

成分	酱油（每15毫升）
水分(%)	71
蛋白质(克)	0.8
碳水化合物(克)	1.2
热量(千焦)	31.4

营养及药用功效

大部分酱油都非常咸，因为它们当中的钠含量比较高。在吃完经酱油调过味的食物后会感觉口渴，因为人体内需要更多的液体来使这些多余的钠新陈代谢。

由于顾及到要求控制饮食含盐量的人群，在过去几年里出现了含钠量低的酱油。每汤匙的这种酱油只含有479毫克的钠。按照传统方法制作的日本酱油与味噌具有相同的药性，所有这些都是发酵的结果。

食用技巧与吃法

酱油可代替食盐，还能为食物添加一种独特的味道。

储存方式

酱油的瓶子一旦开启，应放入冰箱内冷藏。合成酱油可在室温下保存。

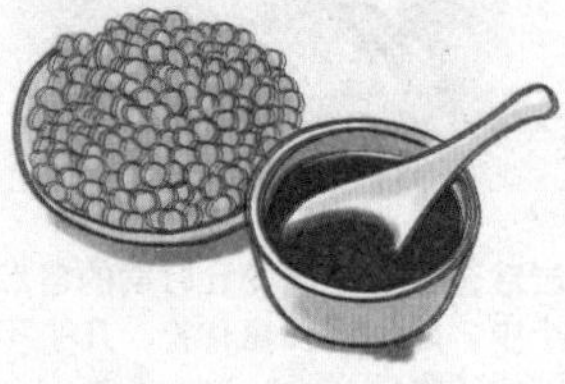

中国的酱油中大豆的使用比例高于谷物

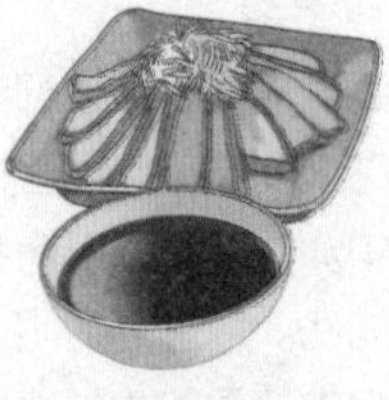

酱油可被当作卤汁或蘸汁，还可以为食物调味和上色

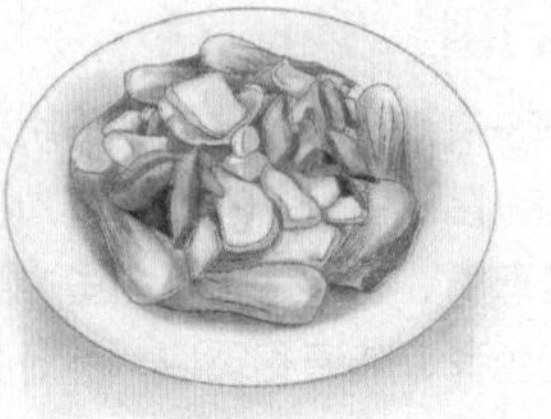

酱油还是烹制豆腐的基本调味品，可与多种原料搭配食用

醋

常用的醋是用大米、麦芽制成的，此外，还有用苹果酒、蔗糖、红枣、橙子、香蕉和椰奶等为材料制成的各种风味的醋。

营养及药用功效

醋的主要成分是水。醋中碳水化合物含量较低，热量也极低，每汤匙醋的热量为8.4千焦。

未经高温杀菌的醋含有各种营养物质，包括大量的钾和磷。经过高温杀菌的醋几乎不含有矿物质。

乙酸的比例越高，醋的味道就越酸。大多数醋的乙酸含量为4%～12%。醋如果食用过量，会刺激胃黏膜。如果出现消化问题，可以柠檬汁代替。

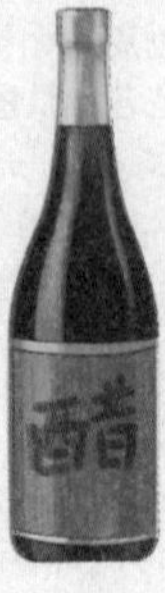

醋是通过使用细菌将酒精溶液制成的含有4%～12%乙酸溶液的液体调味品

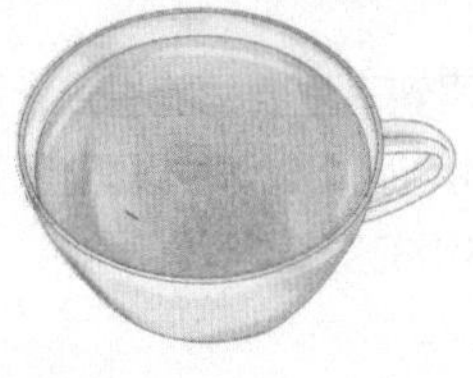

每杯水里可加入两茶匙的醋，在餐前或必要时刻服用，能刺激食欲，促进消化

食用技巧与吃法

大部分中国醋和日本米醋的味道都很柔和，可以用来为汤类和糖醋菜肴等提味。

醋在烹饪各种食物时都有所应用。作为调味品，它可以用来制作芥末等。醋中含有酸性物质，所以可以用来防止水果和蔬菜（苹果、香蕉和茄子等）氧化，减缓酶破坏维生素 C 的速度，还可以抑制腌制食品和罐装食品里有害菌的生长，从而延长它们的保质期限，还能为食物增添独特的味道。醋也可以加入到肉类、家禽和野味等的卤汁或干豆里面，在为干豆调味的时候，应该在烹饪过程快结束时再添加醋，因为醋里面的酸性成分会使豆类表皮变得坚硬。

由于大多数醋可替换使用，所以它们都可以用来调节不同食物的味道，然而有些醋具有专门的用途。

香醋与其说是醋，还不如说是调味汁。香醋的味道比较清淡，不宜煮沸，应待食物快要煮熟的时候再加入香醋。为一些热的食物如烤肉、调味汁等调味，也可等到准备上桌的时候添加。在草莓上洒些香醋，会混合成一股奇妙的味道。

成分	醋（每 100 毫升）
水分 (%)	66
蛋白质（克）	9.8
脂肪（克）	0.3
钠（毫克）	836
铁（毫克）	139

储存方式

醋可在室温下无限期保存，自制醋应放在冰箱里冷藏。醋即使变得浑浊，并开始形成醋母，也仍然可以食用。

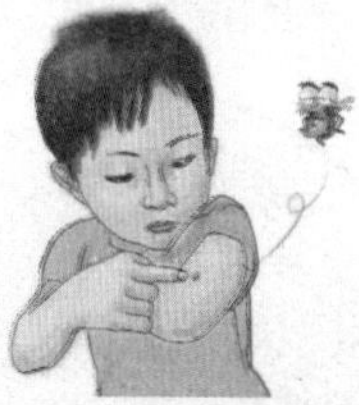

醋有众多药性，未经高温杀菌的醋尤其如此。醋可用来处理伤口、昆虫叮咬等

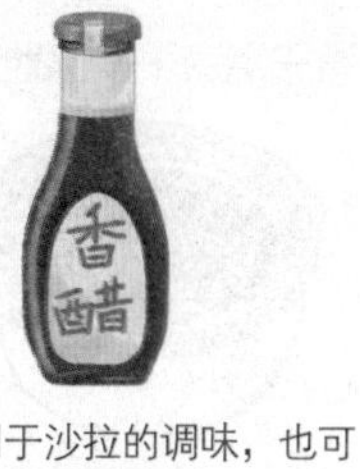

香醋可用于沙拉的调味，也可为其他各种食物如肉类、禽类、鱼类、汤和面食等调味

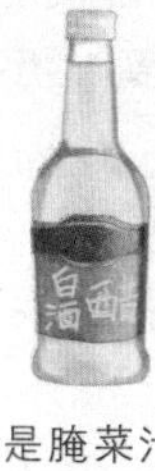

白酒醋是腌菜汁和其他保存食物的液体的理想原料之一

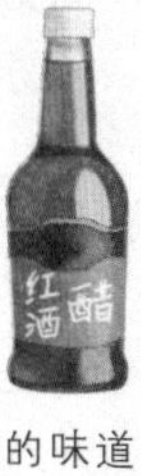

红酒醋的味道比较浓烈，可以为清淡的食物提味

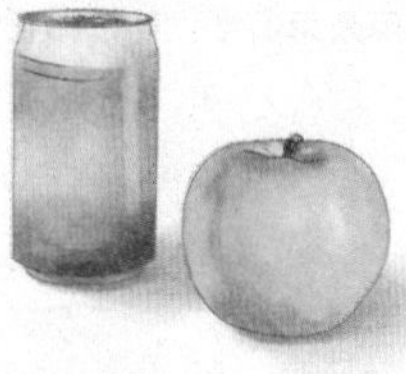

苹果醋味道浓郁，可给食物添加一丝苹果的味道

生姜

生姜原产于东南亚。长期以来，生姜以它的香味和药性而为人们所熟知。生姜长在地面以上的茎秆可长到 1.4 米高，主要通过地下茎繁殖。生姜种类繁多，生姜肉质的颜色有沙色、黄色、白色和红色等。生姜外面有一层薄薄的可以食用的外皮。

营养及药用功效

生姜具有许多药性，是一种对健康十分有益的食物。生姜有滋补、防腐杀菌、利尿和防止痉挛的作用；还可退烧并刺激食欲。生姜还可助消化，缓解肠胃胀气，对咳嗽、感冒、晕车和风湿痛等都有疗效。由于生姜会刺激消化系统，所以应适量食用。

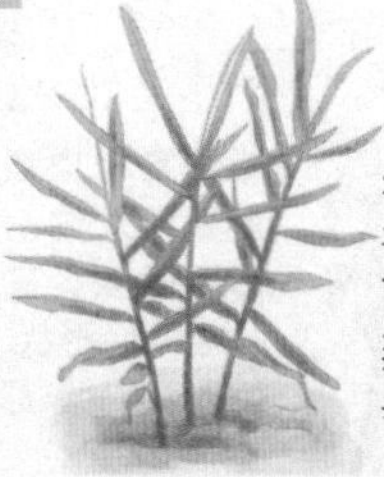

生姜是一种多年生植物的地下茎，香味浓烈，味道极其辛辣

成分	生姜（每100克）
钙（毫克）	24
镁（毫克）	3
磷（毫克）	3

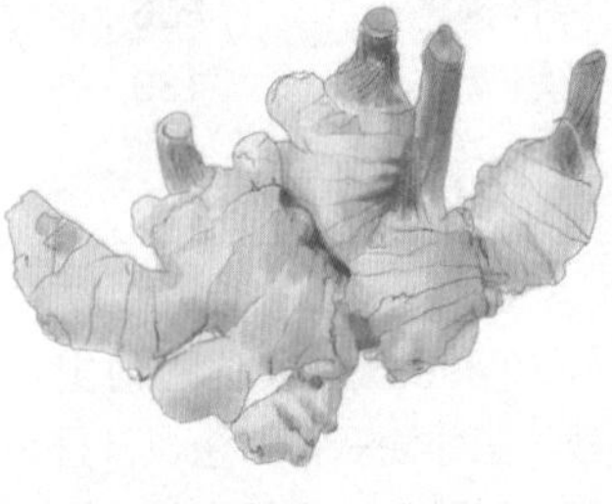

在购买新鲜生姜的时候，挑选紧实光滑、未长菌斑的生姜

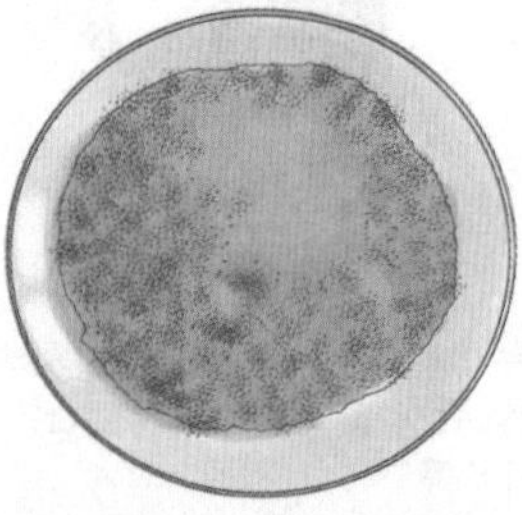

生姜粉在西方国家食用广泛，常用来为蛋糕、姜饼和蜜饯等提味

购买指南

市面上可购买到新鲜生姜，也可买到干生姜和腌生姜，生姜还可磨成粉、制成糖姜或蜜饯生姜，也可以切成薄片以醋腌制，应根据不同用途选择适合烹饪或直接食用的生姜。

食用技巧与吃法

新鲜生姜是亚洲烹饪的基本配料之一。生姜可为甜味或咸味食物，如汤类、肉类、家禽、海鲜、蔬菜、米饭、面食、豆腐、卤汁、调味汁、水果、蛋糕和饮品等调味。生姜还可用来制成果酱和糖果。生姜精油是一些啤酒和软饮料（姜汁汽水）的成分之一。生姜特别适合与苹果和香蕉搭配食用。新鲜生姜的味道比干生姜和生姜粉要强烈，干生姜和生姜粉只是作为替代品使用。有些咖喱里面也放有生姜粉。

新鲜生姜可切片、磨碎、剁碎或切成姜丝使用。和大蒜一样，生姜的味道浓淡取决于其加入菜肴中的时间。在烹制快结束的时候放入生姜其味道最为浓烈，如果喜欢比较温和的味道，可在刚开始烹制的时候放入。

储存方式

新鲜的生姜可在冰箱冷藏 2 ~ 3 周，在使用之前去皮即可。生姜可原样冷冻，也可在没有解冻的情况下去皮、切割。糖姜可放置很久，没有明确的保质期。腌制生姜的罐子一旦打开，应置于冰箱内冷藏。姜粉应放入密封容器内，置于阴凉干燥的地方存放。

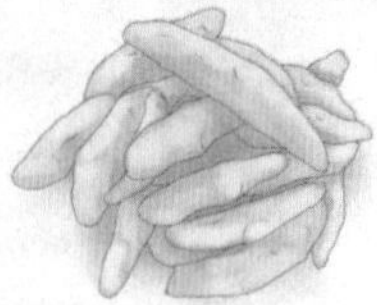

嫩一点的姜可以制成腌菜，在日本，腌生姜是寿司和生鱼片的传统搭配辅料

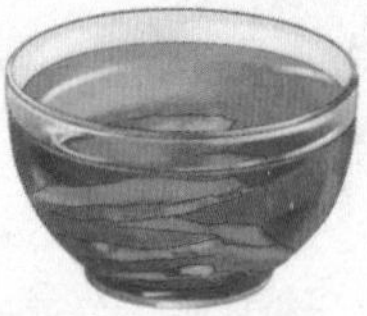

稍老一点的姜可以用来制姜汁。姜汁红茶不仅可以去冷散寒，还有解毒杀菌的作用

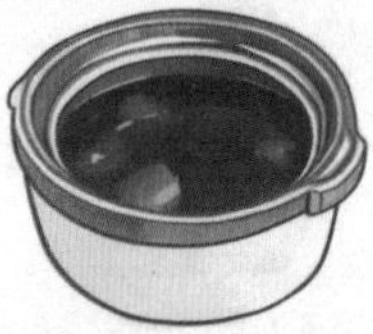

姜汤补暖，具有防止感冒的功效，还可以使人们轻松远离“空调病”

辣椒

辣椒原产于中南美洲，在 7 000 多年以前就开始种植，一直作为药物、调味品和蔬菜使用。直到 15 世纪晚期哥伦布发现新大陆后，辣椒才逐渐为欧洲人所熟知。辣椒作为调味品比蔬菜更受欢迎。红辣椒粉是由红色辣椒晒干之后精磨而成的。

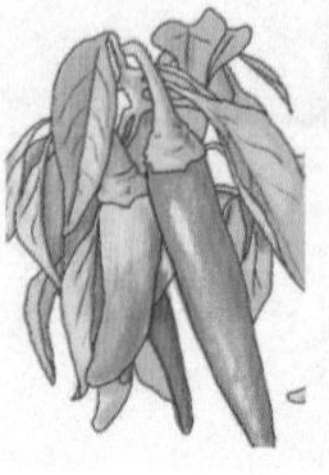

辣椒属于肉质浆果，大约有 10 个种类，它们的大小、形状、颜色和口味都差别很大

营养及药用功效

辣椒所含营养成分的比例因种类不同而变化很大，红辣椒的维生素 A 和维生素 C 的含量通常要比绿辣椒高。辣椒的辣味来自其辣椒素，这是一种味道极为强烈的生物碱。辣椒素能刺激唾液分泌、胃液产生，因此有助于消化。

购买指南

干辣椒的表皮起皱属于正常现象。购买时尽量挑选色泽鲜艳、有光泽而且未长斑点的果实，辣椒粉的颜色应均匀，而且味道宜人。

食用技巧与吃法

辣椒是一种极为重要的调味品，可晒干、腌制、烹制或制成辣椒泥、辣椒酱，可与多种食物搭配食用。它特别适合用于色泽暗淡或口味寡淡的食物。

在切新鲜辣椒或干辣椒的时候，避免用手触摸自己的脸部，尤其是嘴唇和眼睛；在处理完辣椒之后，一定要用肥皂和热水将手、刀具和砧板清洗干净。

用辣椒调味而不致辣眼的比较保险的一个做法就是：先用油翻炒辣椒，然后再用这部分油烹制菜肴。吃辣椒时若觉得灼热难耐，最好喝一点酸奶或吃点面包、米饭、甜食等。

储存方式

新鲜辣椒可直接放入冰箱内冷藏。用纸袋包裹后置于冷藏室，可保存 1 周左右。 辣椒也可以冷冻保存，但是最好先以沸水汆烫 3 分钟，在冷冻之前将辣椒去皮。辣椒还可腌制或晒干。辣椒用塑料袋包裹放在冰箱里冷冻可保存 6 ~ 8 个月。辣椒粉应放在密封容器内，置于阴凉干燥的地方。

成分	新鲜辣椒（每 100 毫升）
水分 (%)	88
蛋白质 (克)	2
脂肪 (克)	0.2
碳水化合物 (克)	9.6
纤维素 (克)	1.8
热量 (千焦)	167.4

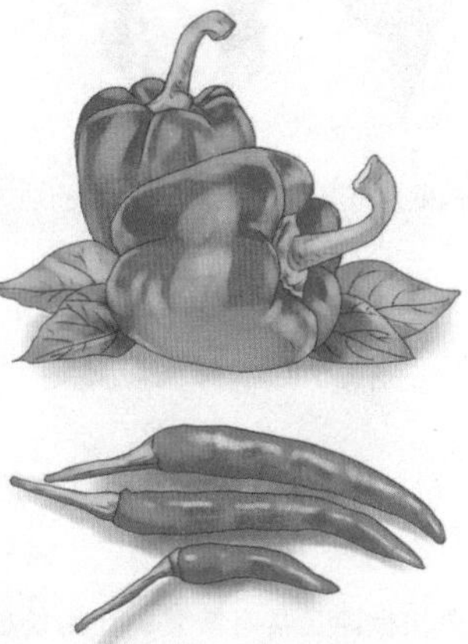

在辣椒的种类当中，灯笼椒和朝天椒尤其具有烹饪价值

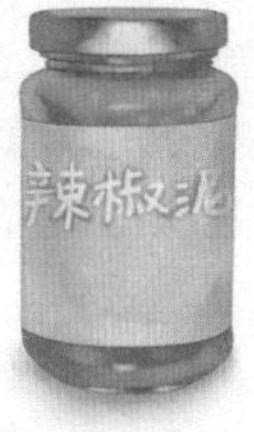

辣椒可制成辣椒泥，辣椒泥是与其他食物均匀混合制成的

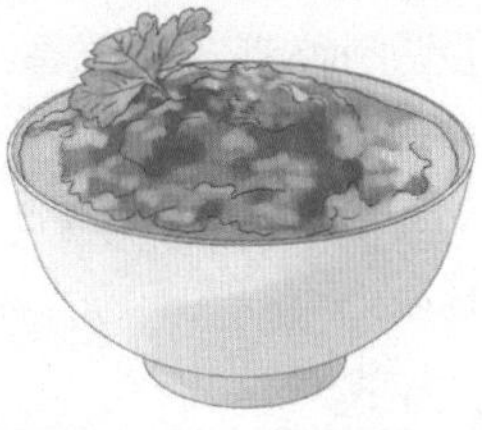

用辣椒、盐和油制成的辣椒酱可与多种食物搭配食用

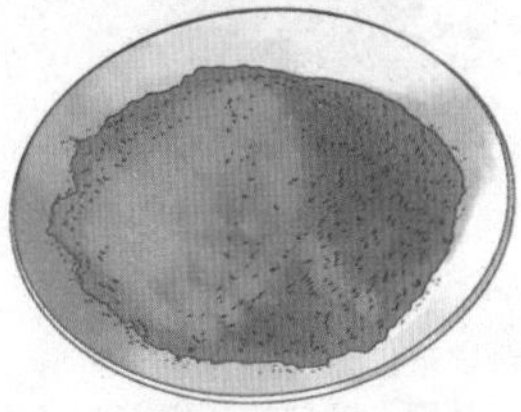

红辣椒粉可以为多种食物提味、上色和调味

值得一试的佳肴

辣椒爆炒鳝片（3 人份）

400 克鳝鱼，150 克鲜红辣椒，10 克姜丝，10 克蒜末，5 粒花椒，8 毫升料酒，少许胡椒，10 毫升高汤，适量的糖、盐、酱酒等。

1. 将鳝鱼开膛，去掉内脏后清洗干净，然后用刀侧把鳝鱼拍平，再切成 1 厘米的段，用盐和料酒腌制 5 分钟左右。

2. 将油烧热，先把鳝鱼用温油滑一次，捞出，再将锅烧热，将姜丝、花椒、蒜末煸出香味后放入鲜红辣椒，并炒成五成熟，这时再加入鳝鱼段、调料和高汤，爆炒 2 分钟即可。

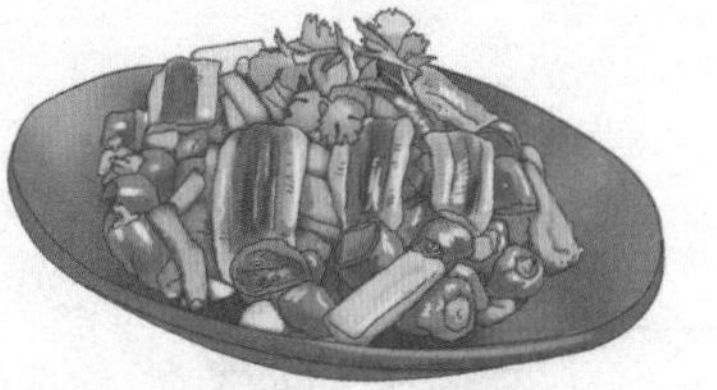

胡椒

胡椒是原产于印度的藤本植物，自古代开始就被广泛食用。胡椒属植物共有几百种，最常见的黑胡椒和白胡椒都是来自同一种植物。

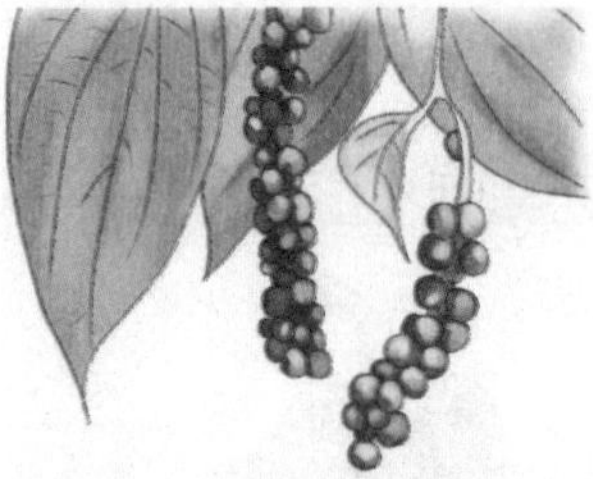

胡椒具有温中下气、消痰解毒的功效

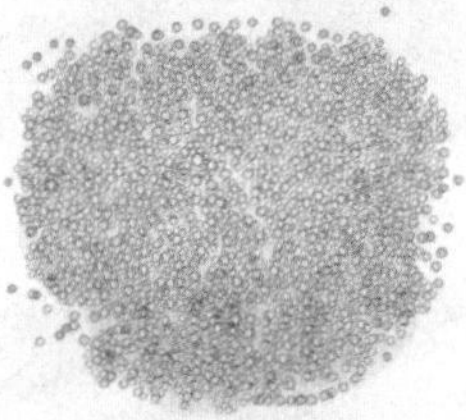

白胡椒除了具有散寒的药用价值外，通常为颜色较浅的菜肴如家禽类和鱼类等调味

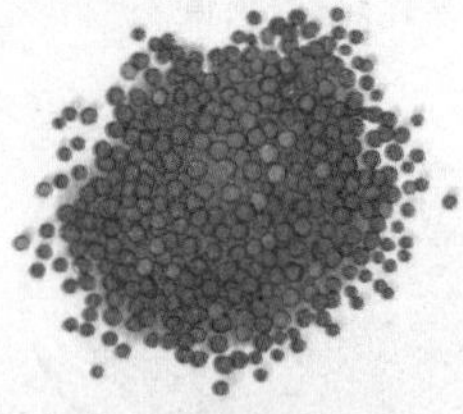

如果希望最大限度地保留其香味，应购买整颗、沉甸的胡椒粒，在使用之前再将其磨碎

营养及药用功效

胡椒具有增加体力、导致兴奋、祛风止痛和杀菌等作用。胡椒含有胡椒碱，可刺激胃黏液外膜，也可促进唾液分泌和胃液的产生，帮助消化。

成分	黑胡椒粉（每4克）	白胡椒粉（每2克）
钙（毫克）	9	6
磷（毫克）	4	4
铁（毫克）	0.6	0.3
钾（毫克）	26	2
镁（毫克）	4	2

购买指南

市面上出售的胡椒有完整的颗粒、胡椒粉、胡椒酱和调味胡椒等。

食用技巧与吃法

胡椒是世界上最受欢迎的香料之一，汤类、蔬菜、肉类、冷荤等在内的菜肴都可以加入胡椒。在烹调饮食中，用于去腥解膻及调制浓味的肉类菜肴。兼有开胃增食的功效。

如果烹饪时间超过 2 个小时以上，胡椒粉的味道和香气都会流失。为了防止味道变苦，应在烹制过程快结束的时候加入胡椒粉。

储存方式

胡椒粒可在室温下保存，胡椒粉可保存 3 个月。

肉桂

肉桂树大约有 100 种，最主要的是锡兰肉桂和中国肉桂。中国肉桂可长到 12 米高，这种肉桂在东南亚是野生的，在印度尼西亚和其他亚洲国家也有栽培。与锡兰肉桂相比，中国肉桂的香味更为浓烈，树皮也更厚。

收割肉桂的方式是先砍下生长了 3 年的嫩枝，然后纵向切成两三块。去除外层树皮，待树皮干燥后，里层树皮蜷缩成薄片管状物，长约 10 厘米，直径 1 厘米左右。

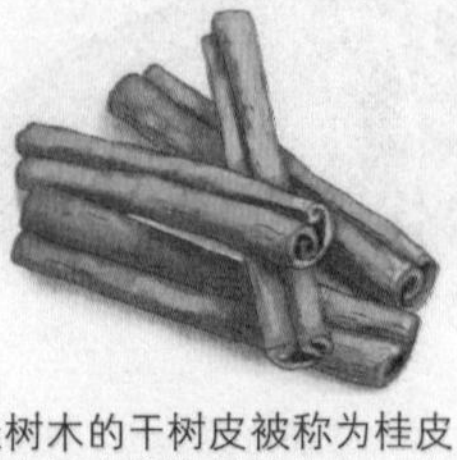

肉桂树木的干树皮被称为桂皮，是世界上最古老的香料之一

营养及药用功效

肉桂有防止痉挛、防腐杀菌、驱虫等功效，还有导致兴奋的作用。在茶水或其他饮品里加入肉桂粉，可缓解消化道疾病和腹泻。

购买指南

人们习惯用肉桂干品来做调味料。市面上出售的肉桂有棍状、粉状和精油等形式，肉桂粉的味道比肉桂棍更为香浓，但保存时间不及后者。购买时以外表面细致，皮厚体重，不破碎，油性大、香气浓、甜味浓而微辛，嚼之渣少者为佳。

食用技巧与吃法

肉桂可用来为各种食物如汤、炖菜、禽肉类等调味。在西式烹饪中，肉桂还可以为曲奇、苹果馅饼、油炸圈饼、小圆面包、布丁、烤薄饼、蜜饯、酸奶和糖果等调味。亚洲厨师还使用肉桂花蕾、肉桂叶及干的浆果烹饪。

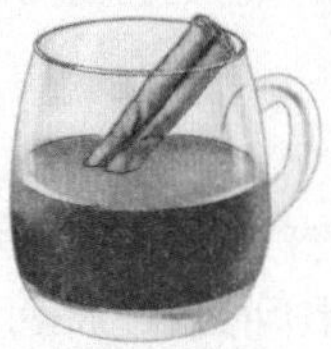

在法国，肉桂还被放入烫热的葡萄酒里

储存方式

肉桂应放入密封容器，置于阴凉干燥的地方保存。

成分	肉桂（每2克）
钙（毫克）	28
铁（毫克）	0.8
钾（毫克）	11

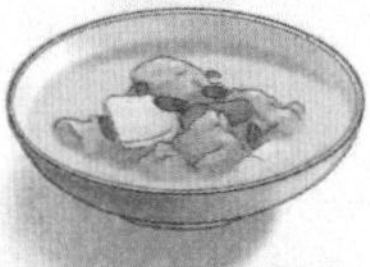

肉桂是炖菜、禽肉类等食物时，非常理想的调味品

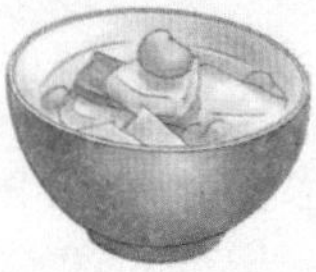

在中欧、意大利和加拿大等地区，常用肉桂来为汤类等提味

芫荽

芫荽原产于地中海盆地，芫荽籽是世界上最早的香料之一，3 500 年以前，在埃及就已经有栽培的芫荽。芫荽生长周期短，还有很强的抗寒性。芫荽、葛缕子、茴香、莳萝和茴芹是亲缘植物，干燥芫荽籽呈黄褐色。

营养及药用功效

芫荽有许多药用功效，可助消化、减轻风湿，缓解关节疼痛、感冒和腹泻。咀嚼芫荽籽还可消除大蒜的气味。

成分	新鲜芫荽（每4克）	芫荽籽（每2克）
钙（毫克）	4	7
磷（毫克）	1.4	7
钾（毫克）	22	23
镁（毫克）	1	6

购买指南

要挑选新鲜、清脆而且鲜绿的芫荽。在购买干芫荽种子的时候，挑选整颗的种子，味道更为香浓。

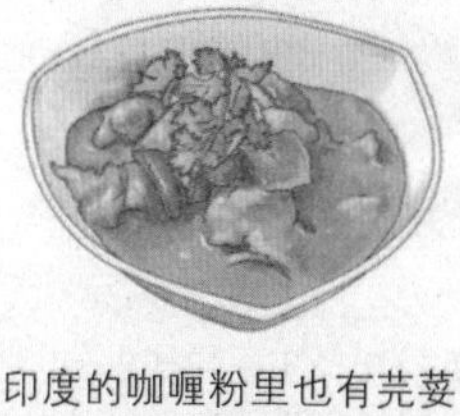

印度的咖喱粉里也有芫荽，芫荽与生姜搭配味道很好

食用技巧与吃法

芫荽可作为调料或用来装饰菜肴，可放入沙拉、汤类和调味汁中。新鲜芫荽应直到食用前再清洗，否则香味会在短时间内消散。洗新鲜芫荽

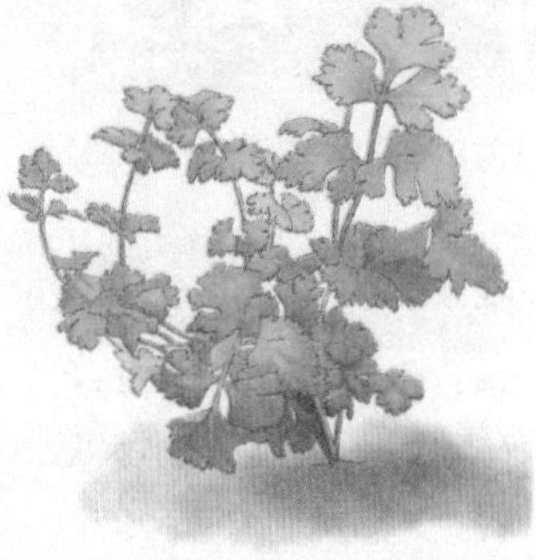

芫荽味辛、性温，不仅是菜肴提味的佳品，还具有治疗风寒的功效

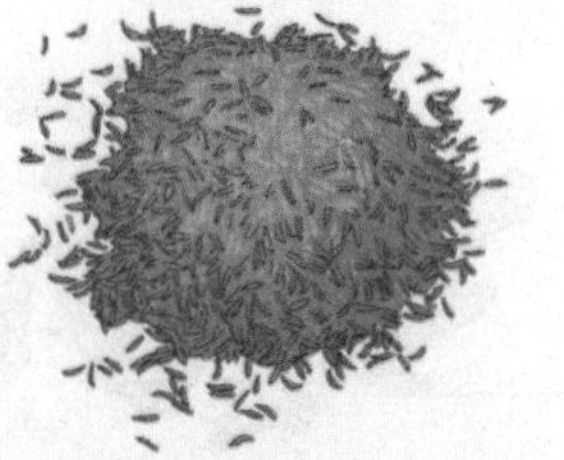

干芫荽籽可在凉水中浸泡 10 分钟左右，排干水分之后香味可散发出来

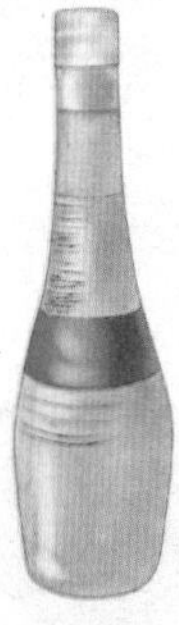

芫荽可以用来制作利口酒，还是可可粉的成分之一

时可将其放在冷水中轻轻晃动。

储存方式

新鲜的芫荽极易腐烂。如果将芫荽根部插入水中，用塑料袋包住枝叶，放入冰箱可保存 1 周。用湿布包裹芫荽叶，放入透气的塑料袋并放入冰箱内冷藏可保存 2 ~ 3 天。

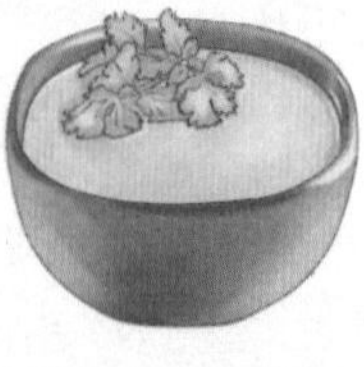

新鲜芫荽可作为调料或用来装饰菜肴，可放入汤类中

干芫荽叶应避免光线照射及虫咬，一般采用阴干方法制得，并存放于低温、干燥环境下。干芫荽籽放入密封容器内，置于阴凉、干燥的地方可保存 1 年左右。

丁香

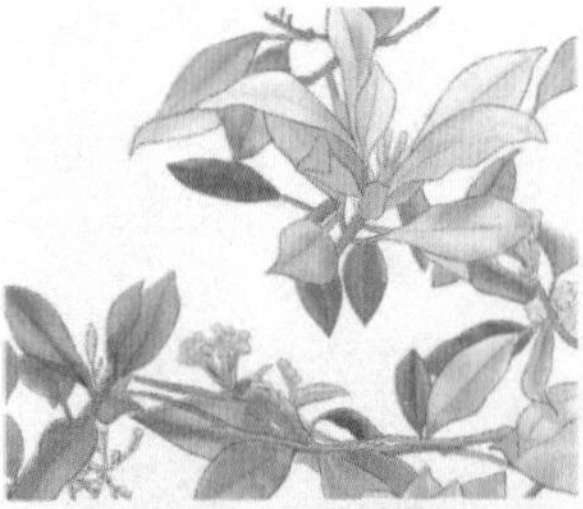

丁香对治疗胃寒痛胀有很好的疗效

成分	丁香粉（每 2 克）
钙（毫克）	14
铁（毫克）	0.2
钾（毫克）	23
镁（毫克）	6
维生素 C(克)	2

丁香树原产于印度尼西亚群岛，作为香料使用的部分是干花蕾，其香气扑鼻、持久，外形与小指甲相像。亚洲使用丁香已有 2 000 多年的历史，欧洲人大约在 4 世纪时开始使用丁香，中世纪时才真正推广开来。在生产香草醛（合成香草醛）、香水、肥皂、药剂（牙齿麻醉药）、漱口液和口香糖的过程中都会用到丁香。

营养及药用功效

丁香可缓解神经痛、痉挛和肠胃胀气，并有助于消化。丁香的精油里含有 70% ~ 85% 的丁子香酚，可缓解牙痛和耳痛。丁香有兴奋作用，但如食用过量，会刺激消化系统。

购买指南

在判断丁香的质量时，可将它放入清水中，质量好的丁香应垂直悬浮，如果丁香沉入水中或水平漂浮，就表明丁香已不新鲜了。

食用技巧与吃法

丁香常与洋葱一起用于炖菜或焖肉，还可为卤汁和醋汁调味，也可以加入咖啡里。丁香与大蒜、洋葱和胡椒搭配食用味道很好，但丁香通常不与其他香草混合。

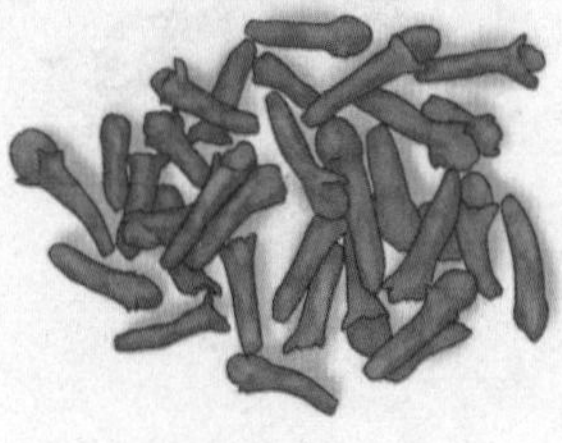

最好购买整颗的丁香，因为丁香的香味保质期比较长

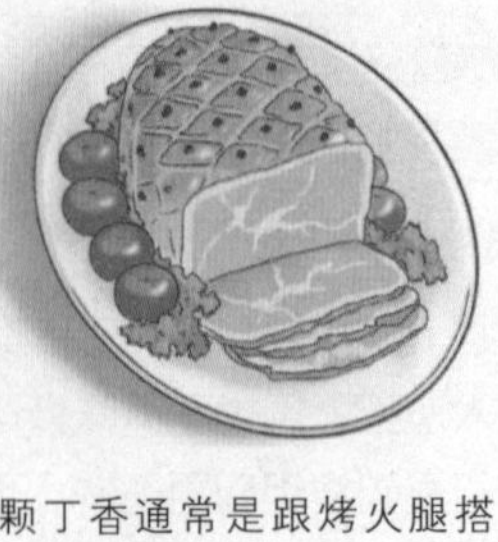

整颗丁香通常是跟烤火腿搭配，味道清香鲜美

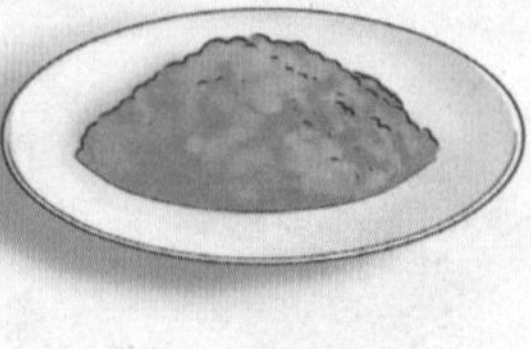

中国的五香粉是丁香与桂皮和肉豆蔻一起混合制成的

薄荷

薄荷原产于地中海，在温带地区被广泛种植。有些薄荷略带苹果的味道，还有的味道类似柠檬。不同种类的薄荷香味浓淡也有差异，胡椒薄荷和留兰香是最受欢迎的，因为这两种薄荷香味都极浓。

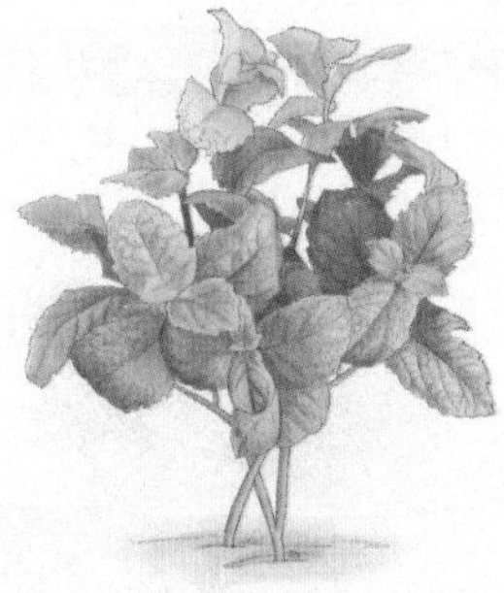

薄荷是一种多年生芳香植物，共有25个种类

成分	干薄荷（每100克）
水分(%)	9.6
蛋白质(克)	6.8
纤维素(克)	31.1
热量(千焦)	870.7

营养及药用功效

薄荷含有薄荷醇，该物质可清新口气并具有多种药性，可缓解腹痛、胆囊问题和痉挛，还具有防腐杀菌、利尿、化痰、健胃和助消化等功效，用于治疗头痛和肌肉疼痛的各种药膏里常含有薄荷醇。大量食用薄荷可导致失眠，但小剂量食用却有助于睡眠。

购买指南

干薄荷叶(在微波炉里进行脱水的薄荷叶除外)通常呈深绿色。

食用技巧与吃法

新鲜的和干燥的薄荷都可食用，可加入凉汤、热汤、调味汁、蔬菜（大白菜、黄瓜、豌豆、番茄、马铃薯）、肉类、野味、鱼类和冰激凌等食物里。薄荷最好不要与其他香料混合使用。

储存方式

新鲜薄荷在冰箱里冷藏可保存数天。干薄荷用密封容器盛装并置于阴凉干燥的地方，可保存两年以上而香味依旧。

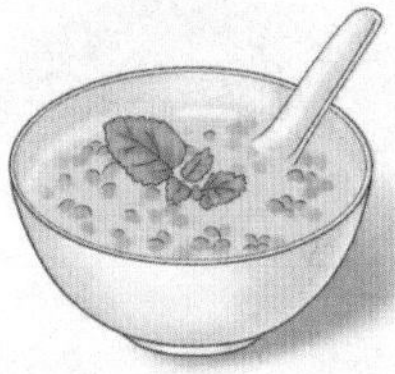

薄荷绿豆粥不仅清爽提神，还有预防流感的功效

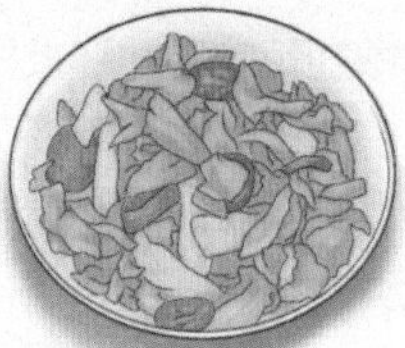

薄荷蔬果沙拉做法简单，清爽可口，还有消暑减肥的效果

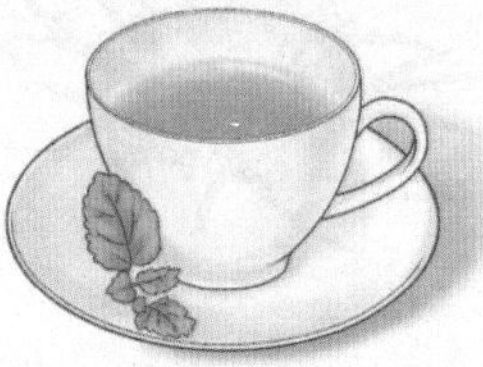

在开水中放一小把干薄荷叶，泡10分钟即是一杯薄荷茶

孜然

孜然是原产于地中海地区的一种草本植物，它作为香料的历史已有数千年。

孜然的茎秆纤弱，高度在30 ~ 50厘米之间，叶子分裂成许多细窄的小叶片，与茴香相似。孜然的花呈白色或略带粉色，每朵花上会长出两颗长圆形种子，种子呈黄褐色，长有纵向条纹。

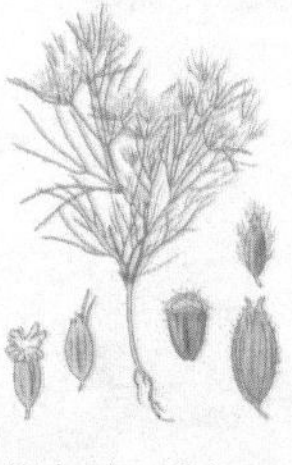

孜然子味道浓烈、香气逼人，夹杂些许苦味

营养及药用功效

孜然可利尿、镇静、缓解肠胃气胀，并有助于消化。

购买指南

最好购买颗粒完整的种子，因为与孜然粉相比，整粒的种子味道更香浓，保存时间也更长。

成分	孜然（每2克）
钙（毫克）	20
磷（毫克）	10
铁（毫克）	1.3
钾（毫克）	38
镁（毫克）	8

食用技巧与吃法

孜然是阿拉伯国家、印度和墨西哥菜肴中的常见配料。它还是辣椒粉、咖喱等香料的基本成分之一，是北非的主要香料之一。在东欧各国，人们也在面包、肉类熟食和一些奶酪里面添加孜然。

将孜然籽烘烤并碾碎，可让其香味完全散发出来。在碾碎之前，如用油稍微翻炒一下，味道会更香。

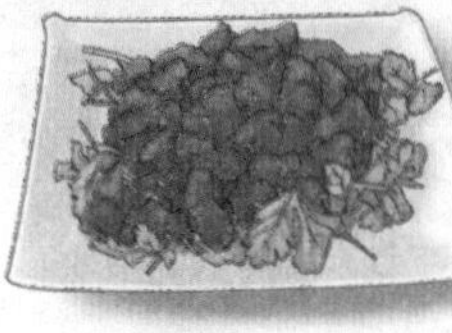

孜然不仅能够去除羊肉的膻味，还具有开胃的功效

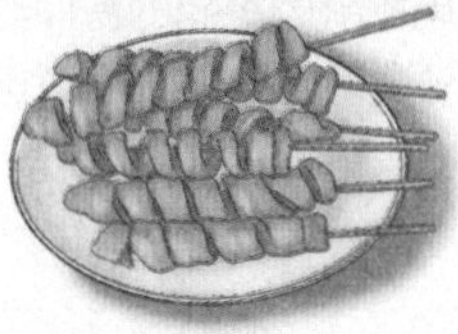

烤面筋是一种风味小吃，加上孜然的点缀，更是清香

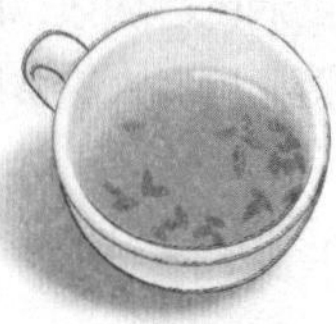

在水里加 1 匙孜然子，煮沸后泡 10 分钟即可泡成孜然茶

藏红花

藏红花是最古老的香料之一，原产于小亚细亚，其花柱和花朵被用做调味品和染色剂。8 世纪时，藏红花被引入西班牙，最后流传到法国。

在藏红花的所有种类里，番红花的评价最高，目前在世界各地都有种植。藏红花植株高度约为 15 厘米，香气扑鼻，辛辣苦涩。

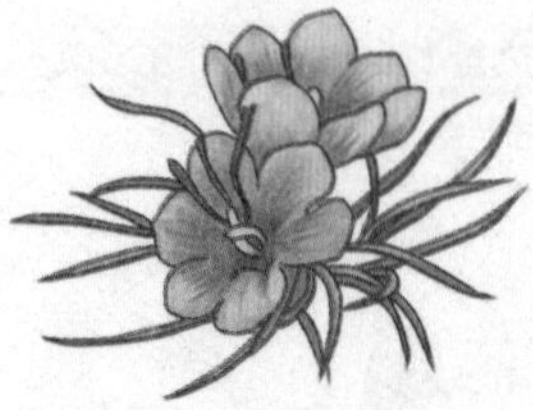

藏红花是世界上最昂贵的香料——平均 10 万朵才能长出 500 克藏红花

营养及药用功效

藏红花含有一种被称作苦藏花素的苦涩物质。藏红花可防止痉挛、健胃，缓解肠胃气胀，助消化，还有导致兴奋的作用，另外，藏红花还可调节经期。

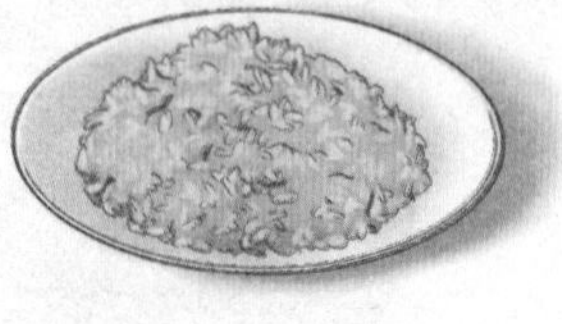

藏红花在这道烤米饭中，不仅是香料的作用，还能够安神

成分	藏红花（每2克）
水分（%）	11.9
碳水化合物（克）	0.7
磷（毫克）	2.5
钾（毫克）	7.2
热量（千焦）	13

购买指南

购买藏红花的柱头，不要买花粉，因为花粉通常都掺杂有其他物质，或者通过加水或油来增加分量。最上乘的藏红花应为橙棕色，味道芳香浓郁。陈的藏红花会散发一股霉味。

食用技巧与吃法

藏红花是阿拉伯和印度烹饪的主要调味品，还是浓味鱼汤和西班牙肉菜饭的基本原料。藏红花不宜使用太多。用黄油或油烹制时，温度不宜过高。将藏红花浸于热的液体（可使用食谱上要求的液体）中 15 分钟左右，可以使藏红花的色泽更匀称。藏红花还被用来为家禽、海鲜和鱼类等上色。

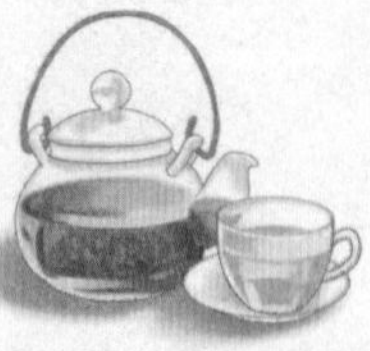

藏红花茶能够养血补血、排毒养颜，特别适合女性饮用

储存方式

应将藏红花放进密封容器内，置于阴凉、干燥的地方保存。

百里香

百里香是一种多年生植物，原产于地中海地区，自从古代开始就被作为香料和药物使用。

百里香主要生长在热带气候条件下，温带地区也有一年生的百里香。百里香植株高度为 1.2 ~ 3.6 米，大约有 60 个品种，包括野生百里香和柠檬香型百里香等。

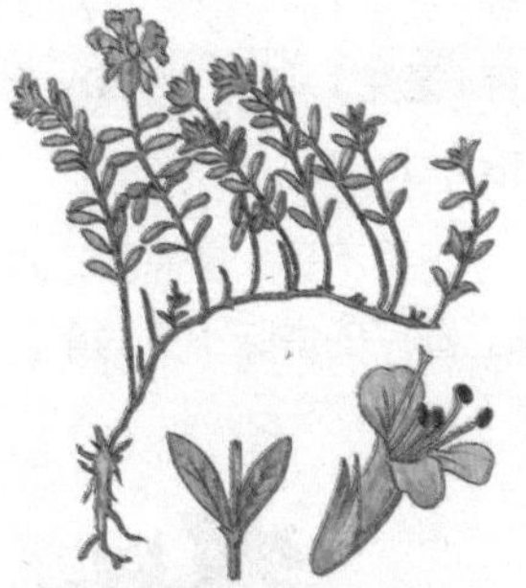

百里香的香味在开花时节最为浓郁

成分	百里香粉（每 1 克）
钙（毫克）	26
磷（毫克）	3
铁（毫克）	1.7
钾（毫克）	11
镁（毫克）	3

营养及药用功效

百里香具有利尿和防止痉挛等功效，还有壮阳、兴奋和祛痰的作用。百里香可排汗、调节经期、缓解肠胃以及清肠通便，其精油含有麝香草酚和香芹酚，因此它具有极好的防腐杀菌和驱虫等特性。

购买指南

尽量购买整棵百里香，因为整棵百里香叶子要比百里香粉末的香味浓郁。

食用技巧与吃法

新鲜的百里香适合为干豆类、调味汁、鸡蛋、蔬菜、肉馅以及烤肉和烤鱼等调味。新鲜的和干燥的百里香都比较耐煮，是汤类、炖菜、什锦砂锅、番茄汁等的理想调味品。如果是整棵使用，在上菜前应将茎去除。与欧芹和月桂树叶一样，百里香也是香料包的成分之一。另外，百里香防腐杀菌的药性使它成为受欢迎的肉类熟食和卤汁的配料。

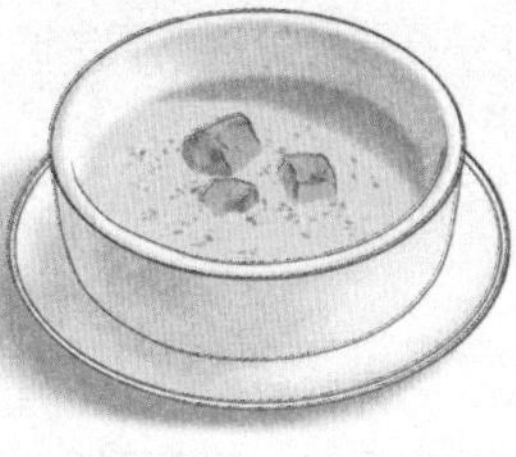

百里香作调味品，常为汤类增加香味，使其更加美味

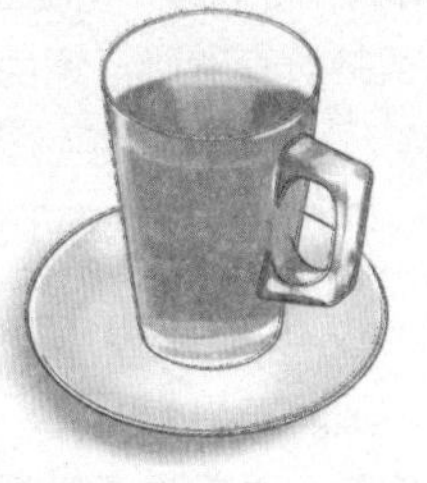

将干百里香叶煮 2 ~ 3 分钟，泡上 10 分钟，便为百里香茶

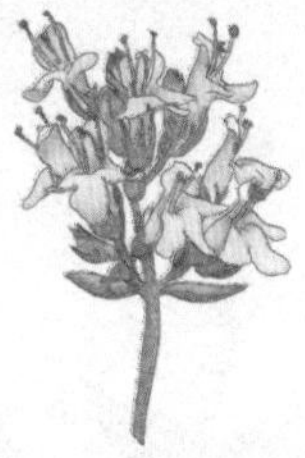

百里香与醋混合能产生一种奇妙的香味

茴芹

茴芹原产于地中海西部地区和埃及。14 世纪，茴芹被引进欧洲并广为种植。茴芹果实有两种，即大茴香和八角。八角原产于中国东南部，在中亚较为常见。八角的味道和属性几乎与大茴香一致，只是味道比大茴香更为浓烈刺鼻，香味持续的时间也比大茴香长。烹饪菜肴时只需放几颗八角就足够了。

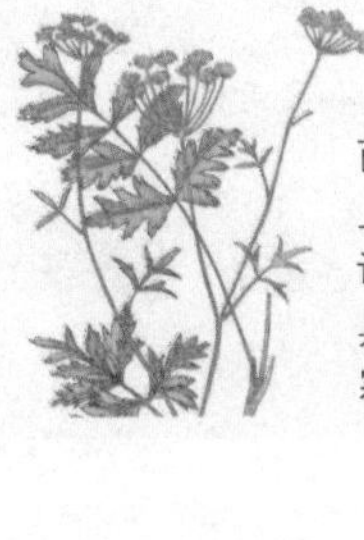

茴芹是世界上最古老的调味品之一，具有温中散寒的功效

营养及药用功效

茴芹具有利尿、祛风止痛、健胃、刺激消化、防止痉挛、祛痰等功效，还可充当兴奋剂。茴芹还可以增强心脏跳动、抑制肠胃气胀、止咳和防止哮喘等。茴芹的精油里含有茴香脑，

成分	茴芹籽（每2克）
钙（毫克）	14
磷（毫克）	9
铁（毫克）	0.7
钾（毫克）	30

购买指南

如果不是大量需要，为了保证茴芹的香味不会消散，每次不宜购买太多。

这种物质在茴香里也有所发现。

食用技巧与吃法

茴芹叶的味道比果实更为可口，无论生食或熟食都可以。茴芹是西式烹饪中常用的香料，可用来给沙拉、汤类、奶油、奶酪、鱼类、蔬菜和茶水等调味。茴芹果实的使用更为普遍，它们既可给甜食也可为咸味菜肴提味。茴芹还可代替蜜饯、蛋糕、馅饼和面包等食物中的桂皮和肉豆蔻，或与它们混合使用。茴芹的用途非常广泛，可用来制作甘草糖、止咳糖、糖果以及各种酒类饮品。茴芹是阿拉伯和印度菜肴中的常见配料。

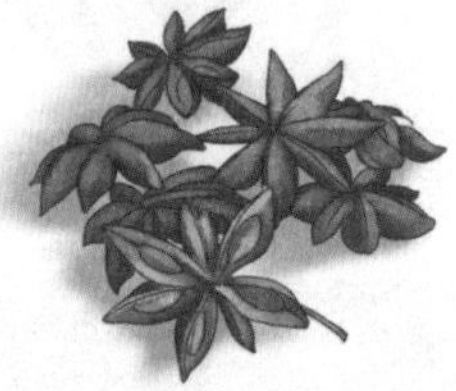

在亚洲，茴芹的果实八角被用来为肉、米饭、咖啡和茶等调味

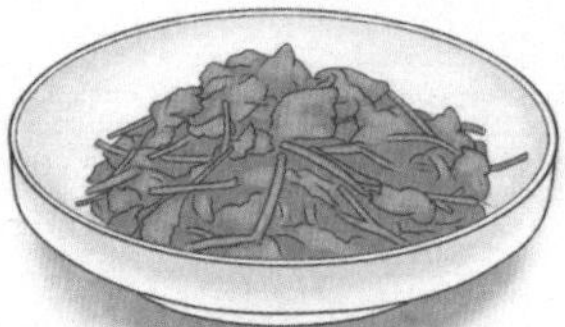

人们除了凉拌茴芹外，还通过咀嚼茴芹来清新口气

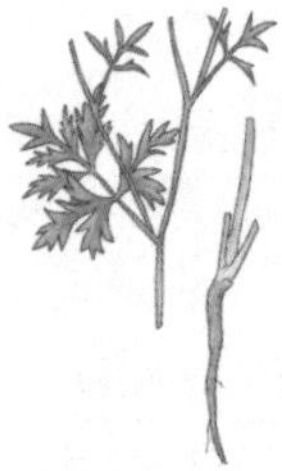

茴芹的根部有时也可用来酿造葡萄酒

鼠尾草

鼠尾草原产于地中海地区。鼠尾草的种类多种多样，有些是草本植物，有些是灌木，分布最为广泛的是普通鼠尾草和庭院鼠尾草。鼠尾草可长至30 ~ 90厘米，其矛状树叶呈灰绿色，厚实并长有叶脉。紫色的铃状花朵在茎秆顶端成簇生长，树叶和茎秆上覆盖有银色绒毛。

在市面上出售的干鼠尾草叶有整棵的，也有片状的和粉状的。

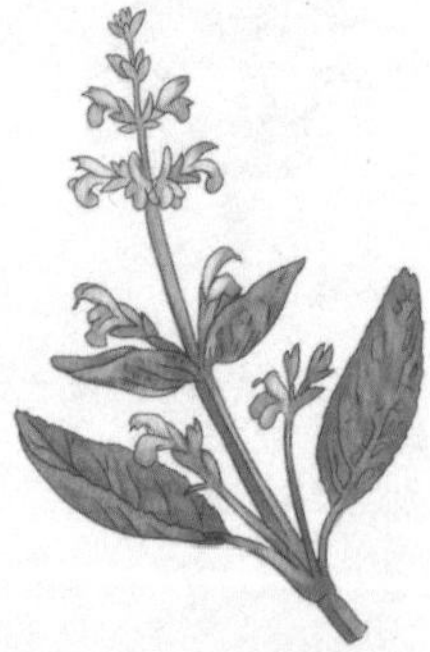

鼠尾草是一种多年生芳香植物，结合了二十多种植物的药性，因其药性在西方被当作“万能药”

成分	鼠尾草（每1克）
钙（毫克）	5
铁（毫克）	0.3
钾（毫克）	3

营养及药用功效

鼠尾草具有滋补、防止痉挛、防腐抗菌、利尿和清洁伤口等功效，对喉咙疼痛和口腔溃疡也有疗效，并且可调节经期、刺激食欲并减缓肠胃气胀。

食用技巧与吃法

鼠尾草的香味浓烈刺鼻，夹杂些许樟脑的味道，可为各种食物增添沁人的香味。鼠尾草非常适合跟奶制品和油腻食物一起烹饪，有时也会加入葡萄酒、啤酒、茶和醋。

鼠尾草的味道浓烈，用量不宜太多，以免掩盖其他配料的味道。由于鼠尾草不耐高温，也不宜长时间烹制，所以应在烹制过程即将结束的时候再加入鼠尾草。

储存方式

干鼠尾草叶可保存1年以上。

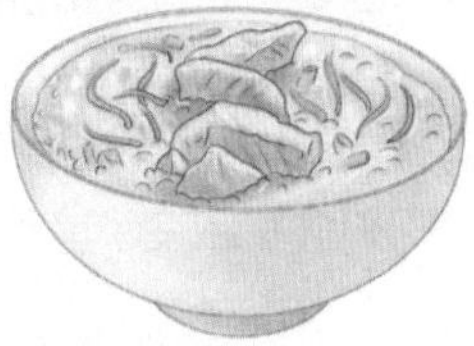

在烹制油腻的肉制品时可添加一些鼠尾草以帮助消化

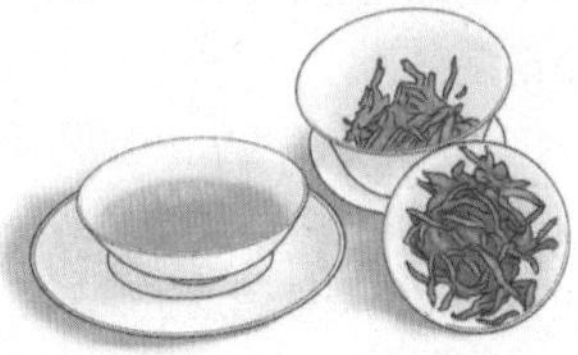

加入 1 茶匙干鼠尾草叶煮沸，泡上 10 分钟即为鼠尾草茶

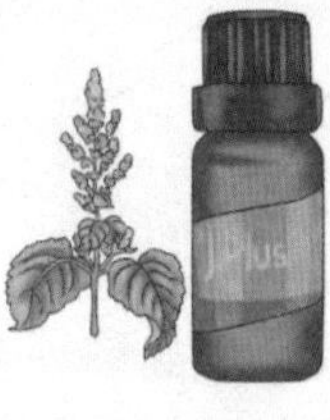

鼠尾草精油具有美容养颜的效果，还能够抗菌消炎

奶油

奶油呈乳白色，质地匀滑。在欧洲，“奶油”一词是指由至少含有 30% 脂肪的牛奶制成的乳制品。

营养及药用功效

奶油相当油腻，其热量很高，62% 的脂肪都由饱和脂肪酸组成。它含有胆固醇，每 30 毫升奶油的胆固醇含量在 10 ~ 38 毫克。

成分	淡奶油（15%脂肪含量）	发泡奶油（35%脂肪含量）
水分 (%)	77.5	59.6
蛋白质（克）	0.8	0.6
脂肪（克）	4.6	10.6
碳水化合物（克）	1.2	0.8
胆固醇（毫克）	16	38

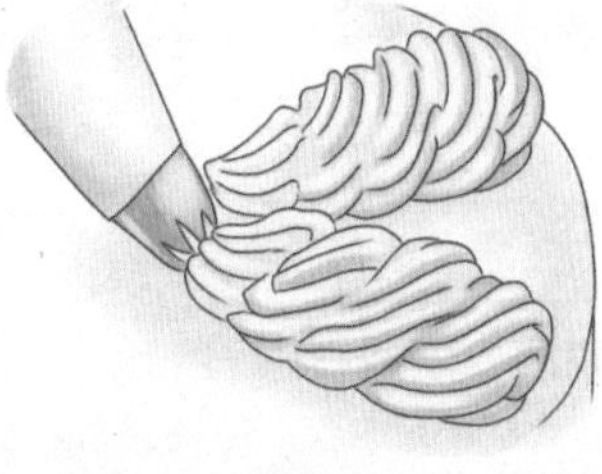

奶油是将牛奶在阴凉的地方隔离 24 小时，然后用长柄勺从表面撇去浓缩的脂肪制作而成的

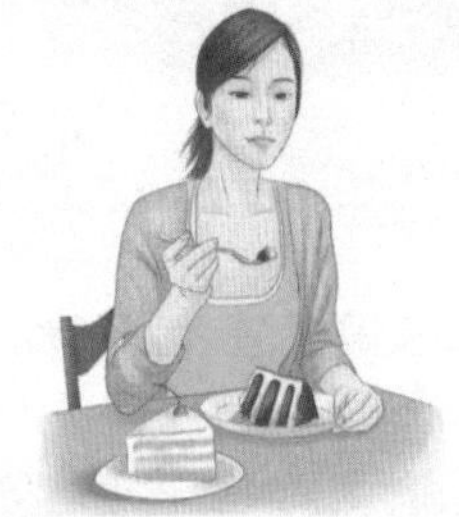

奶油是夹心蛋糕的基本原料，有时也用于装饰酥皮蛋糕

购买指南

奶油在出售之前都要经过巴氏杀菌和均质处理，有的还会用普通方式或超高温方式杀毒。

由于奶油里细菌含量比牛奶高，因此其所需加热的温度要高于牛奶，奶油至少要在 65.6 ~ 68.3℃的温度下加热 30 分钟，或在 76.7 ~ 79.4℃的温度下加热 16 秒。

购买时注意查看包装上的保质期。

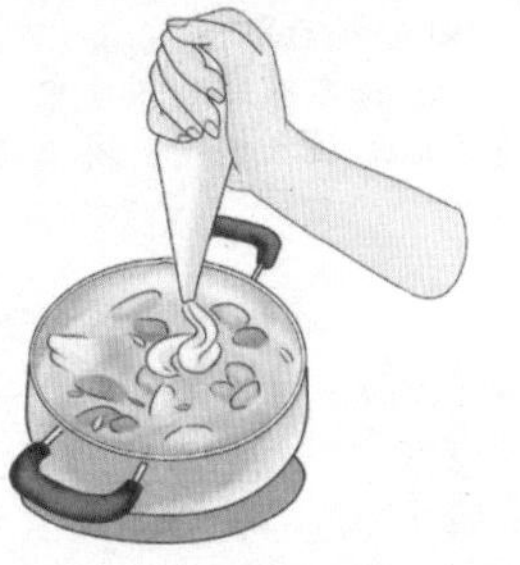

奶油应在烹饪过程快结束时再加入，以防止其结成块。奶油不宜煮沸，可以小火炖制

食用技巧与吃法

奶油在西式烹饪中应用广泛，常被添加到咖啡、酸酱油、汤、调味汁、煎蛋饼、砂锅、甜点、糖果和利口酒中。因为人们日益关注食品的脂肪和热量，牛奶和酸奶也就越来越频繁代替奶油。

发泡奶油可用于装饰酥皮糕点、蛋奶酥、馅饼、冰激凌、

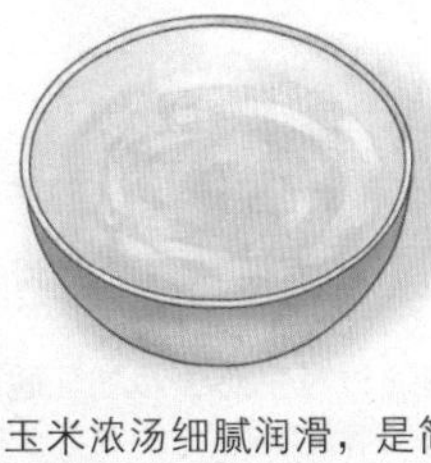

奶油玉米浓汤细腻润滑，是简单易做的美味佳肴

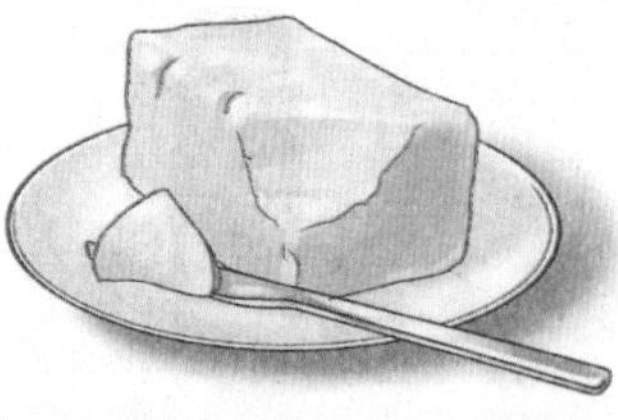

含 35% 脂肪的奶油的热量要低于同体积的黄油的热量

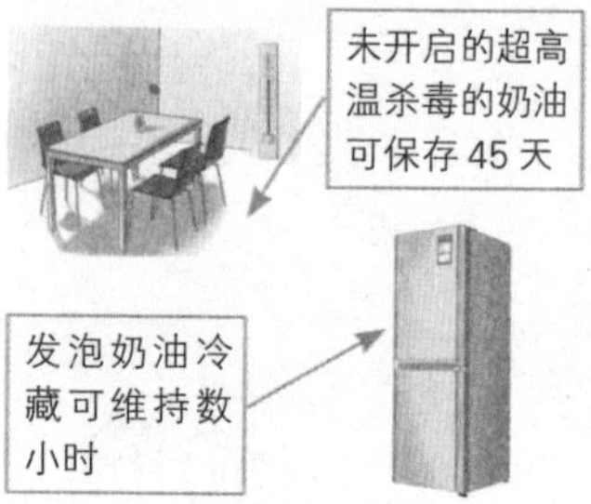
未开启的超高温杀毒的奶油可保存 45 天
发泡奶油冷藏可维持数小时

水果奶油布丁、调味汁和水果等食物，也是夹心蛋糕和松饼的基本原料。

奶油发酸之后，仍可使用，尤其是用于烹饪。但是，与工业酸奶油相比，其用途相对狭窄，因为巴氏杀菌改变了其乳酸，使它尝起来有种苦涩的味道。

发泡奶油应一直击打，直到可以冷藏为止，如果可能，应使用冷冻器皿将奶油冷藏 30 分钟，如果赶时间，可放入冷冻室里。在奶油开始起泡沫之前，不要在奶油里添加任何东西。

储存方式

鲜奶油容易变质，除非经过高温杀菌和杀毒或超高温处理并以无菌容器进行包装。

奶油应在冰箱里冷藏并在保质期内食用。奶油不宜冷冻，因为冷冻会改变奶油的味道，而且会使奶油形成粒状质地，经过冷冻的奶油也不能搅拌起泡。

值得一试的佳肴

奶油冬瓜球

500 克冬瓜，20 克炼乳，10 克熟火腿，适量精盐、鲜汤、香油、淀粉、味精。

1. 将冬瓜去皮洗净，并削成圆球状，放入沸水中略煮，然后倒入冷水中使之冷却。

2. 将冬瓜球排放在大碗内，放盐、味精和鲜汤，上笼用大火煮 30 分钟后取出。

3. 将冬瓜球放入盆中，汤倒入锅中加炼乳煮沸后用淀粉勾芡。将冬瓜球放入锅内，淋上香油搅拌均匀，撒上火腿末即可出锅。

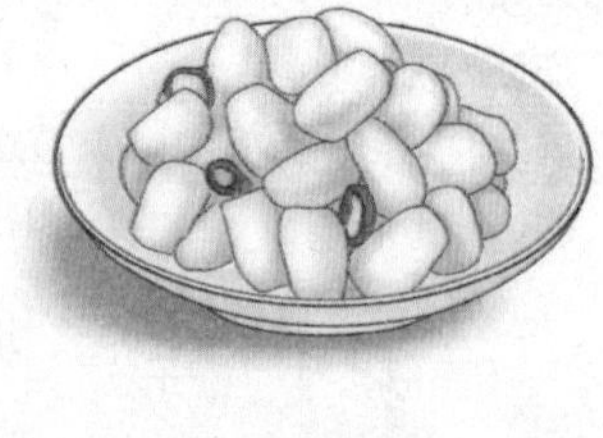

酸奶

有观点认为酸奶原产于保加利亚。酸奶是希腊、土耳其、蒙古、中东及亚洲一些地区的传统食品。

市面上的酸奶种类非常丰富，包括固体酸奶（最古老的酸奶）、搅拌酸奶（瑞士的发明）以及冷冻酸奶、酸奶饮品和干酸奶等产品。

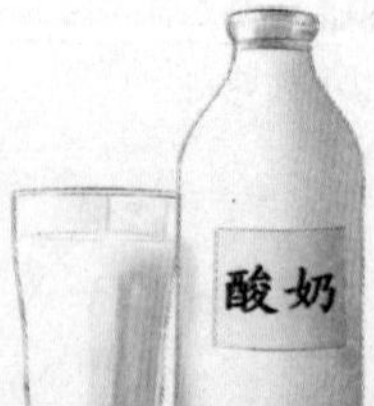
酸奶

酸奶是通过在牛奶里添加乳酸菌而获得的发酵乳制品

营养及药用功效

酸奶是极好的蛋白质、钙、磷、钾、维生素 A 和维生素 B 的营养来源。未添加甜味剂的原味酸奶的营养价值几乎与制成该酸奶的牛奶一致。

酸奶能修复被抗生素破坏的肠菌，对消化系统有很大的益处。有观点认为，酸奶中的嗜酸细菌是活性的且有治病作用，可用来治疗阴道炎。

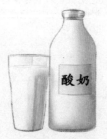

食用技巧与吃法

酸奶可单独食用，也可与其他食物混合食用。在西式烹饪中，酸奶可以添加到开胃菜和甜味菜肴如汤、沙拉、肉类、家禽类、鱼类、米饭、意大利面、面包、蛋糕、甜点和饮料当中。

酸奶在许多地区尤其是中东和印度，都是烹饪的重要原料。

酸奶还是众多热汤和冷汤以及与烤肉搭配食用的冷调味汁的基本原料，还可以作为肉类、家禽类和野味的腌泡汁来使用。

无论是否经过液化、搅拌起泡或酸化处理，原味酸奶都可代替奶油使用。当酸奶代替奶油时，可加入一点点玉米淀粉，以防止酸奶性状发生改变。酸奶在烹制之前应该在室温下搁置1～2小时。酸奶不宜煮沸，因酸奶中的有效益生菌在加热后会大量死亡，营养价值降低，味道也会有所改变。因此应尽量在烹饪过程的最后一刻再加入酸奶。太稀的酸奶可用奶粉进行稠化。

储存方式

通常酸奶不宜放置在室温下。酸奶冷藏可保存2～3周，尽管冷冻不会影响酸奶里的发酵剂，但酸奶不宜冷冻，这是因为酸奶冷冻后，所含有的有益菌会受到破坏，影响酸奶的营养效果。

容器最好选市场上卖的那种冰箱和微波炉兼用保鲜盒，这种容器密封效果好，酸奶不易变质。

用来制作酸奶的干燥发酵剂可在室温下保存6个月，冷藏可保存12个月，冷冻可保存18个月。

成分	酸奶（每100克）
蛋白质（克）	9
碳水化合物（克）	12
胆固醇（毫克）	30
热量（千焦）	2721

购买指南

只要味道仍然可口，而且没有长出明显的真菌或气泡（开始发酵的标志），酸奶即便超过保质期仍可食用，表面上聚集的液体并不意味着酸奶开始变质。

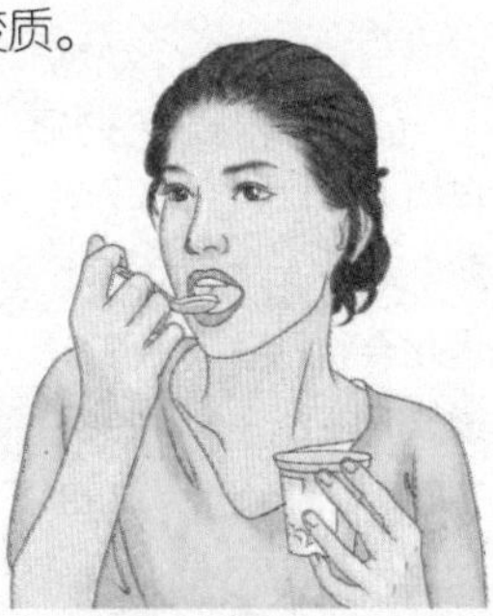

酸奶不仅能促进消化，而且能够降低胆固醇，是减肥的佳品。空腹不宜喝酸奶。因为空腹饮用酸奶会杀死乳酸菌

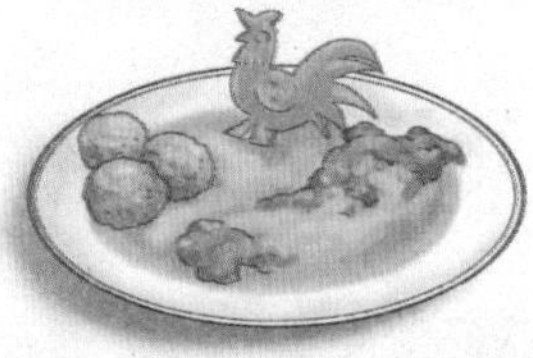

在印度烹饪中，酸奶可以与咖喱搭配食用，比如酸奶咖喱鸡

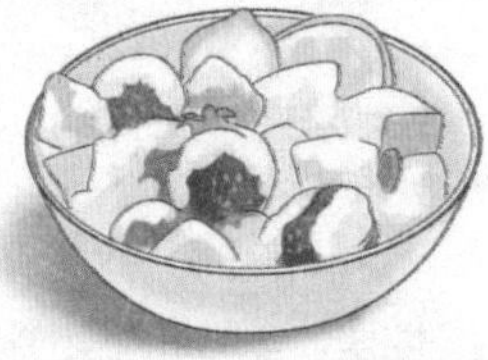

酸奶沙拉是酸奶与水果和蔬菜的混合物，通常作为凉菜食用

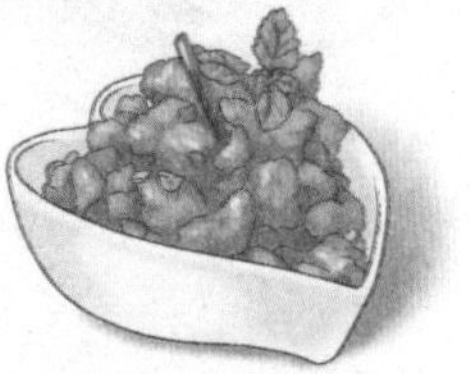

在肉类烹饪中，酸奶可以起到嫩化肉质的作用

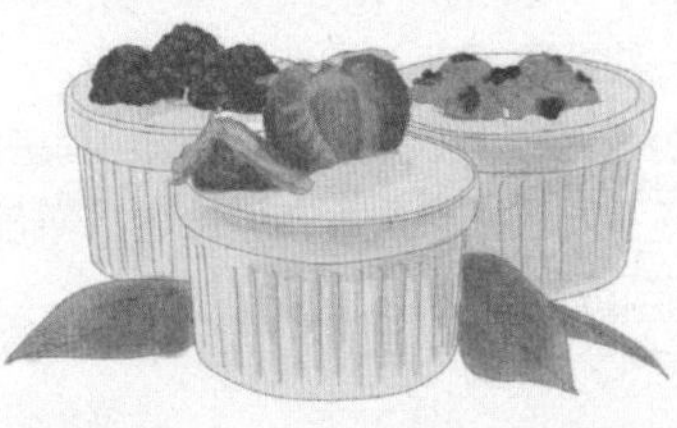

定期饮用酸奶可以延年益寿。酸奶含有能帮助消化乳糖的细菌，有促进消化的作用。临睡前饮用酸奶能够缓解失眠的症状

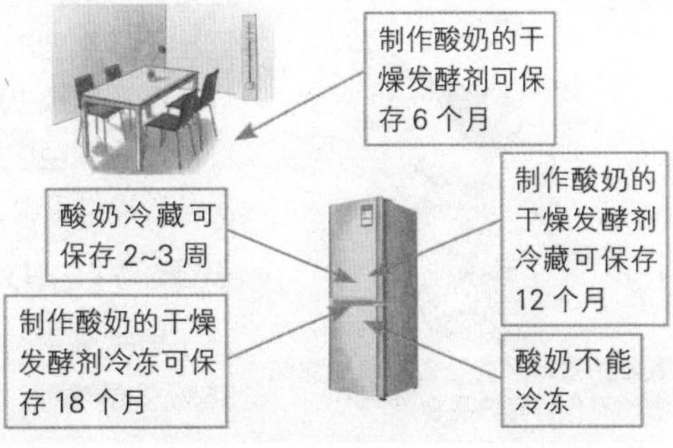
制作酸奶的干燥发酵剂可保存6个月
酸奶冷藏可保存2~3周
制作酸奶的干燥发酵剂冷藏可保存12个月
制作酸奶的干燥发酵剂冷冻可保存18个月
酸奶不能冷冻

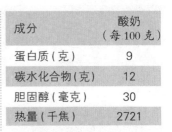

奶酪

奶酪是牛奶或奶油或二者混合物经过凝结和排干水分后所得的一种乳制品。世界上共有 1 000 多种奶酪，其中法国生产的奶酪就有 350 多种。

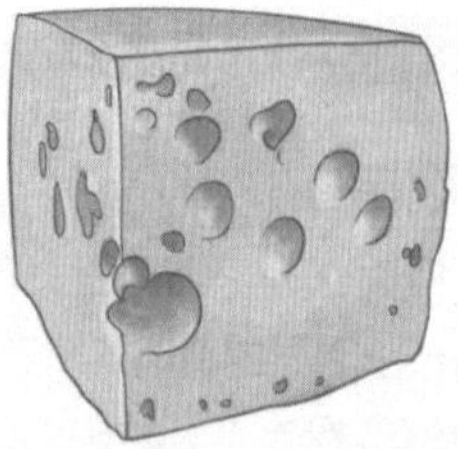

奶酪由牛奶发酵而成，营养丰富，有“奶黄金”之称

成分	奶酪（每100克）
蛋白质（克）	27.25
脂肪（克）	23.5
碳水化合物(克)	3.5
热量（千焦）	996.3
钙（毫克）	799

营养及药用功效

奶酪有补钙的功效，还能够增强人体抵抗力。

食用技巧与吃法

奶酪可作为小吃或正餐的一部分来食用。新鲜奶酪经常用于烘焙。除了在烹饪中作为主要原料外，奶酪还可做调味品、填充馅、肉类和蔬菜的涂层以及甜点的原料。

如果将奶酪提前磨碎或切片，奶酪会熔化得更快。如果将奶酪添加到调味汁里，应以文火烹至奶酪熔化，不要将奶酪煮沸，因为这样会导致蛋白质流失。为含有奶酪的菜肴调味时，一定要记住大多数奶酪都是咸味的，因此要适当少放盐。

储存方式

所有奶酪都可在冰箱里进行冷藏，应以塑料包装纸或铝箔纸包好，放在冰箱温度最高的位置。奶酪还可在 10 ~ 12℃温度下保存，但不宜在室温下搁置太久，否则会发干甚至变质。冷冻的奶酪最好在冰箱里解冻，这样可以将奶酪质地的改变程度降到最低。冷冻奶酪可直接用于烹饪。

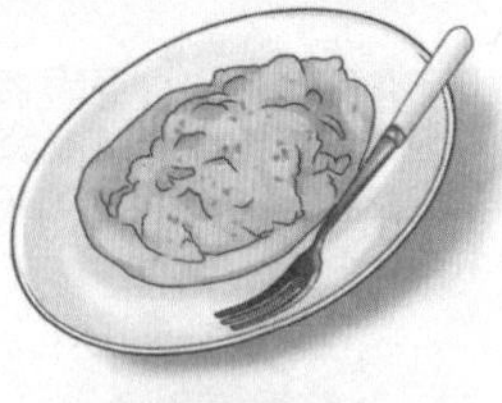

奶酪土豆口感细腻，营养丰富，奶酪使土豆具有特别的风味

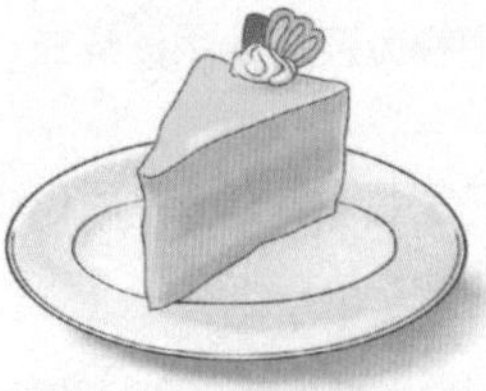

轻乳酪蛋糕有软滑的口感，奶酪的浓香

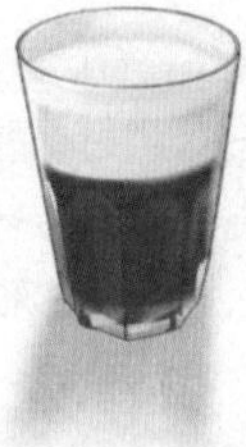

煮好茶后加入小块干酪煮 5 分钟即成独具咸鲜味的奶酪茶

蜂蜜

地理、季节和生物等因素决定蜂蜜的数量和质量，葡萄糖和果糖的比例决定蜂蜜的浓度，蜂蜜因花蜜来源的不同而有所差异，不同种群的蜜蜂倾向于采集不同种类的花蜜，所以就会产出不同类型的蜂蜜，每一种蜂蜜都有一种独特的味道。

花蜜来源决定蜂蜜的色泽、口味和质地。蜂蜜的颜色有白色、红色、金黄色以及深浅程度不同的褐色，而有些蜂蜜几乎都是黑色，通常来说，蜂蜜的颜色越深，味道就越浓。

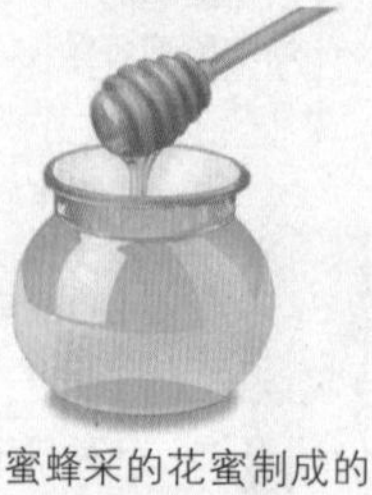

蜂蜜是用蜜蜂采的花蜜制成的甜味物质，可作为营养品食用

营养及药用功效

通常来讲，蜂蜜中的碳水化合物由 5% 的蔗糖、25% ~ 35% 的葡萄糖、35% ~ 45% 的果糖以及 5% ~ 7% 的麦芽糖

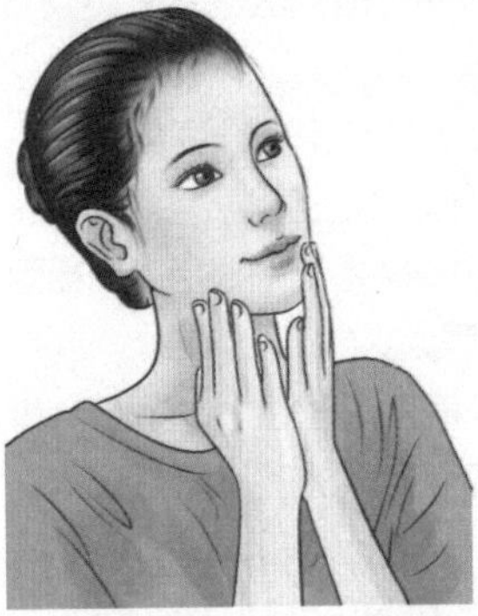

蜂蜜具有明目悦颜的功效，也用于美容产品制造业

组成。以体积计算，蜂蜜的热量高于蔗糖，5 毫升蜂蜜含 268 千焦热量，而 15 毫升蔗糖热量是 201 千焦；但是以重量计算，蜂蜜的热量较低，21 克的蜂蜜含有热量是 268 千焦，而同等重量的蔗糖则含有 352 千焦。这种差别是由于蜂蜜的含水量比较高。

蜂蜜只含有少量维生素和矿物质，与蔗糖相比，其营养价值并不具优势，因为蜂蜜比较甜，因此使用量也较小。

成分	蜂蜜（每100克）
水分(%)	16
蛋白质(克)	0.4
碳水化合物(克)	78

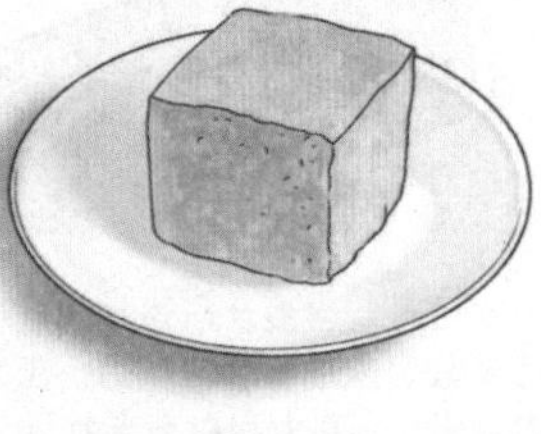

蜂蜜蛋糕不仅松软可口，味道香甜，还有提高免疫力的功效

购买指南

市面上出售的蜂蜜有液体的也有晶体的。蜂蜜乳浆质地非常细，蜂蜜乳浆是通过将精细的蜂蜜颗粒添加到液态蜂蜜中来引起结晶而得到。在购买蜂蜜的时候，应查看标签以确认它是 100% 的纯蜂蜜，即只含有蜂蜜，而未掺有任何其他成分。

食用技巧与吃法

蜂蜜可代替食谱中的蔗糖使用，但考虑到蜂蜜更甜，因此应减少使用量，1 杯糖可以用半杯或 3/4 杯蜂蜜替换，应减少 1/4 的使用量，还应调整烹饪时间，温度也应调低，因为在烹制或烘焙过程中，蜂蜜很容易在很短的时间内使食物变成棕褐色。

蜂蜜在室温下容易结晶（低温会加速结晶过程），但是将容器置于热水中加热 15 分钟即可恢复其液体状态。

储存方式

蜂蜜如果盛放在密封容器内，置于阴凉干燥的地方，几乎可无限期地保存，因为其酸性和高含糖量能够抑制微生物的生长。蜂蜜也可冷冻保存。

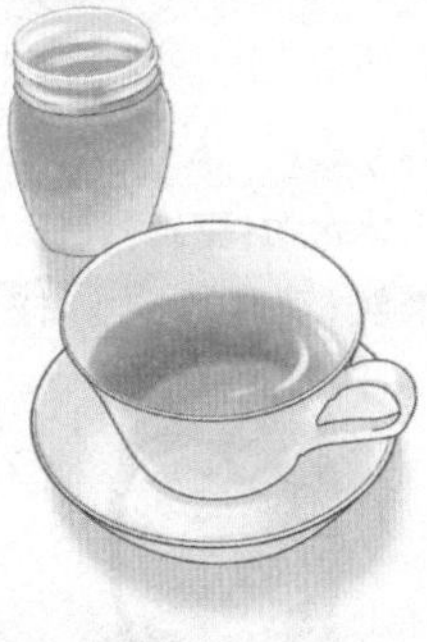

蜂蜜水能够促进消化，还有护肤美容的功效

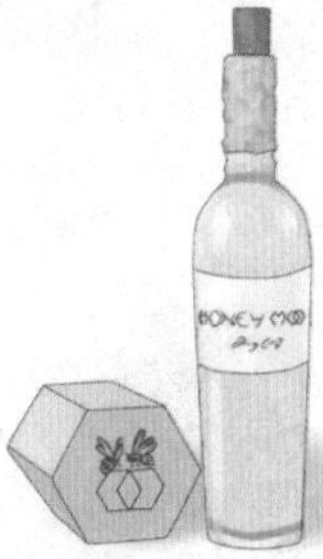

蜂蜜酒是用发酵蜂蜜和水制成的，基本成分是蜂蜜

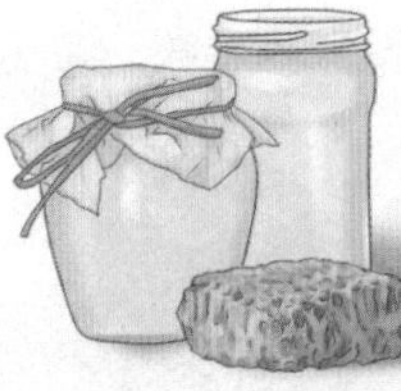

色泽较浅、味道温和的蜂蜜有丁香蜂蜜和苜蓿蜂蜜等

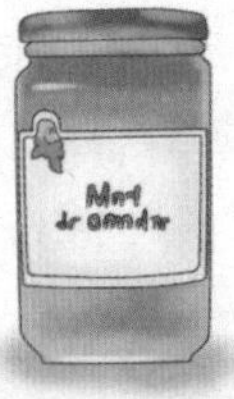

味道非常柔和、质地较稀的蜂蜜有刺槐蜂蜜等

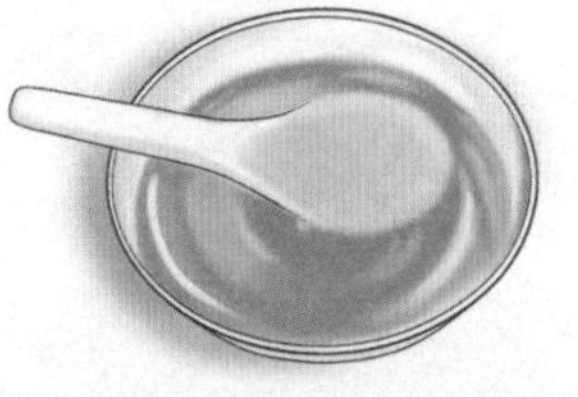

味道浓烈的红褐色蜂蜜有石南花蜂蜜等

巧克力

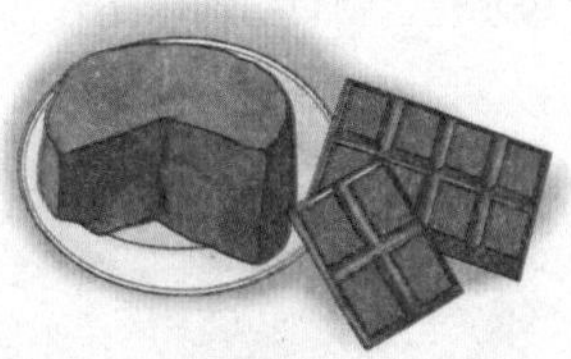

根据可可粉含量及所添加的成分可将其分为未加糖的巧克力、黑巧克力、牛奶巧克力和白巧克力

成分	可可粉（每30克）
蛋白质（克）	5.4
脂肪（克）	7.8
碳水化合物（克）	15.6
纤维素（克）	12

可可粉是由可可豆提炼而成的一种产品，也是制造巧克力的基本成分。

可可豆由豆尖、外皮（或种皮）和胚种组成，豆尖是唯一可以食用的部分，但必须首先经过处理。其加工程序包括发酵、分类、烘烤、冷却、碾碎和研磨。自1847年第一根巧克力棒问世后，可可豆被大量运用到巧克力生产上。

制作巧克力是一门复杂的工艺，制作过程包括以下几个步骤：首先，将巧克力浆与糖和可可油混合，然后加热并搅拌，以此获得质地柔软的巧克力酱，接下来进行冷却，将可可放在可以结晶的温度的环境里，这样就可以获得巧克力。

营养及药用功效

巧克力含有可可碱和咖啡因，含量根据巧克力种类的不同而有所差异。

与大众观点恰恰相反，在做体力运动之前食用巧克力并不会为人体提供更多能量，因为肌肉所使用的能量是在体内储存至少18小时的糖原，所以并不建议在开始体力活动之前摄入巧克力。

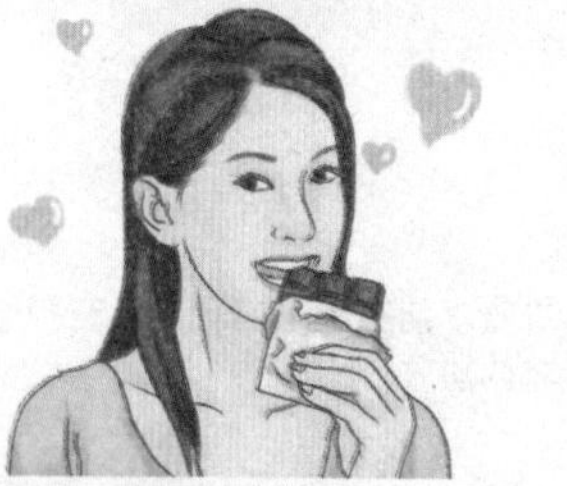

巧克力含有苯（基）乙胺，这是一种作用于大脑神经传送体的化学物质，它可以使人产生类似恋爱时的愉快感觉

购买指南

优质巧克力气味芬芳，呈有光泽的黑色或棕色，掰开之后质地纯净，没有白色斑点或小孔（充塞的气泡）等。放进嘴里或与皮肤接触的时候，有光滑、均匀的感觉。质地柔软的巧克力的可可油含量高于坚硬易碎的巧克力。

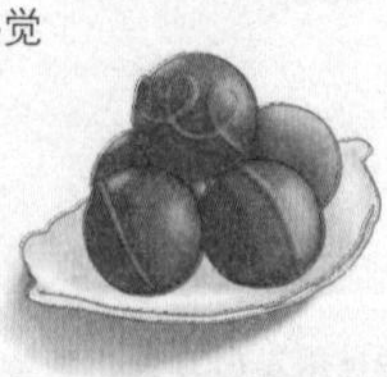

黑巧克力具有很好的抗氧化能力，还能够防止心脏病的发生

食用技巧与吃法

在烹饪过程中，可可里的淀粉会发生变化，从而使巧克力更容易消化，味道也更可口。

可将巧克力掰成小块，在不加盖的双层气锅里以文火缓慢加热。重要的是烹制时间不宜过长，而且要不断搅拌。当温度达到64℃的时候，将巧克力取出。

储存方式

巧克力应在室温下（大约18℃）保存，如果包装未破损，可保存几个月。巧克力应远离潮湿和高温，在相对恒温的环境下进行保存。巧克力也可放进冰箱冷藏或冷冻保存，这会使巧克力的表面形成一层略带白色的可可油薄膜，它不会导致巧克力变味，熔化的时候薄膜也会消失。

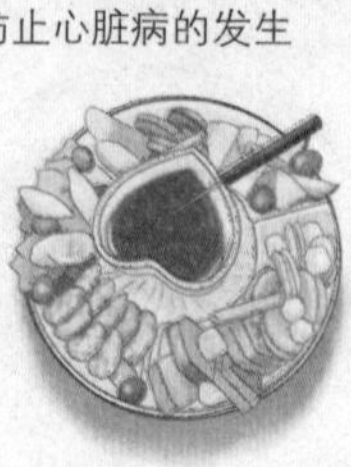

巧克力火锅源自瑞士，主要涮的是各种水果和甜点

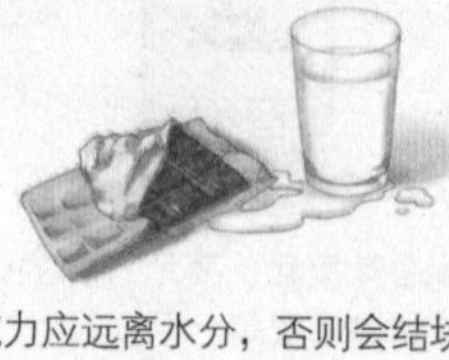

巧克力应远离水分，否则会结块

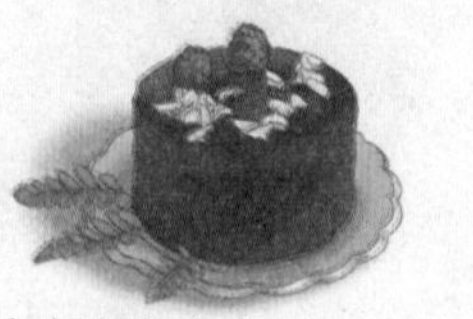

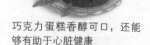

巧克力蛋糕香醇可口，还能够有助于心脏健康

茶

从古代开始，茶叶就已经被用来冲制饮料，其受欢迎程度胜过咖啡。

从茶树上采摘下来的茶叶被用来制成红茶（发酵）、乌龙茶（半发酵）或绿茶（未发酵），茶的不同种类取决于不同的制作工艺。

营养及药用功效

茶含有众多物质，如钾、镁、咖啡因、精油、酶、单宁酸、酚类化合物以及少量茶碱和可可碱等。如果是原汁茶水，每 170 克的茶里只含有 8.4 ~ 12.6 千焦热量。

茶叶的咖啡因含量（2.5% ~ 4.5%）比咖啡豆（1% ~ 2%）还高，然而，由于泡一杯茶所使用的茶叶较少，茶水的咖啡因含量也相对较低。与食用纯咖啡因食物不同，饮茶会使血压轻微下降。茶是一种兴奋剂，可有助消化，对人体还有其他多种功效。

食用技巧与吃法

在西式烹饪中，茶叶可以用来为各种食物尤其是冰冻果子露和酥皮糕点提味。李子和其他水果干浸泡在茶水里可散发一种宜人的味道。另外，绿茶可用来为荞麦面调味。

茶的制备过程是跟随时代变化不断发展的。过去人们习惯将茶叶进行煮制，而如今最受欢迎的方式还是浸泡。

只要遵循几条简单的规则，泡制好茶其实并非难事。将煮沸的开水倒入茶壶中，使茶壶变热，然后倒掉开水，添加茶叶。如果希望泡制浓度适中的茶，一杯水可添加 1 茶匙茶叶，如果是一壶茶的话再添加 1 茶匙茶叶。倒上热水，浸泡 3 ~ 5 分钟，搅拌茶水，使茶的香气散发出来，然后就可以倒出来饮用了。水温和浸泡时间至关重要，如果沸腾的时间过长，水就会平淡无味，冲出来的茶也就没什么特别之处。最理想的是，在水刚要完全沸腾之时，就将水倒在茶叶上。泡制时间长短对茶的味道、苦涩程度以及咖啡因含量也都有影响，通常 3 ~ 5 分钟，如果希望茶水更浓，可再添加些茶叶，但不要延长浸泡时间。如果只想简简单单地泡一杯茶，茶包是一个不错的选择。

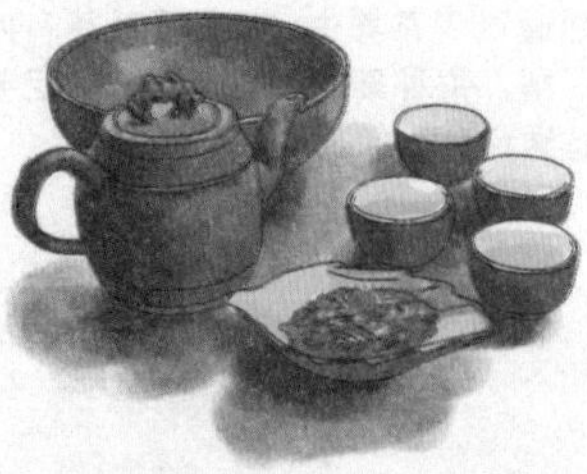

茶是世界上仅次于水的主要饮料，具有强身健体的功效

成分	茶（每 100 克）
水 (%)	87
咖啡因（毫克）	50

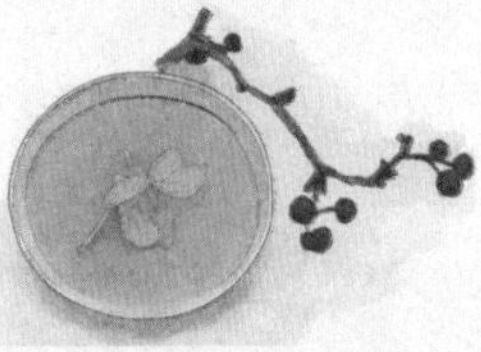

银耳茶具有润肺止咳的功效

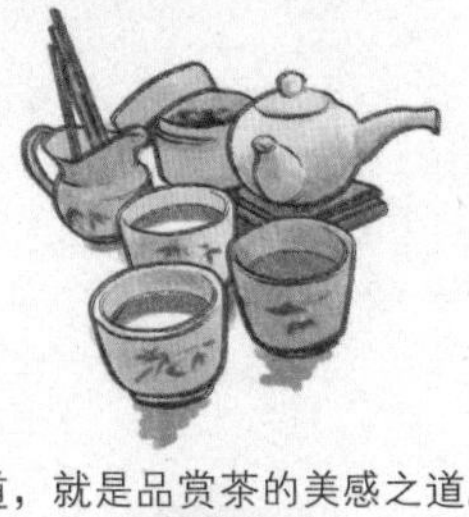

茶道，就是品赏茶的美感之道。茶道是一种烹茶饮茶的生活艺术，一种以茶修身的生活方式

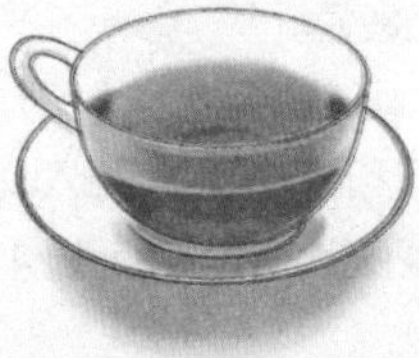

红茶的生产涉及 5 个步骤：萎凋、揉捻、发酵、干燥和定级。红茶的主要产地有斯里兰卡、印度和中国，其中印度的香茶闻名遐迩，如果味大吉岭茶

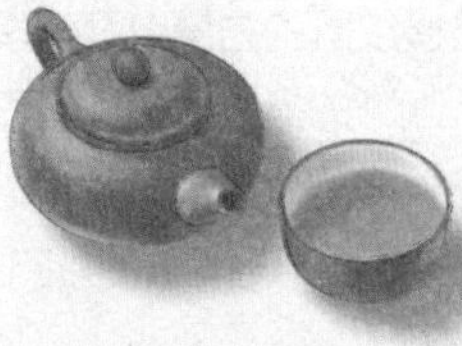

乌龙茶源自中国福建，是经过部分发酵的茶，它的特点就是介于红茶与绿茶之间。其泛绿的褐色茶叶味道比绿茶醇厚，比红茶柔和

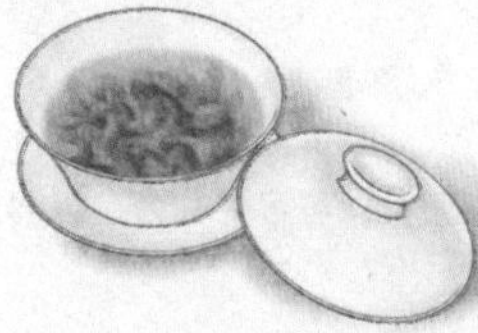

绿茶未经发酵，味道比红茶更为苦涩，具有降血脂的功效。绿茶在中国、日本和穆斯林国家十分受欢迎。绿茶在中国被誉为“国饮”

不同国家的文化背景不同，泡茶方式和饮茶习惯也不太一样。在欧洲，热茶既可原味饮用，也可以添加糖或奶，还可加入柠檬、橘子、香草汁、杏仁汁或丁香等为茶水增香。在北美特别受欢迎的冰茶是由一些拼凑而成的原料或速溶茶粉制成的，事先会添加甜味剂和香料以及各种食品添加剂。冰茶的浸泡时间是热茶的两倍，先从茶水中取出茶包或茶叶，添加糖分，并用柠檬片或其他水果进行装饰。待茶冷却后，在单宁酸的作用下，茶水也许会变得有些浑浊。

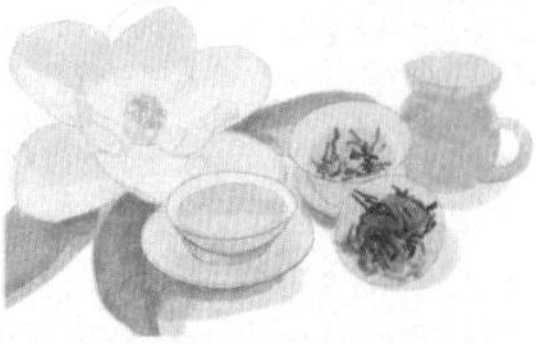

想通过喝茶养生，就必须对茶有所了解。每种茶的性质不同，一定要选适合自己的茶

储存方式

将茶叶放进密封容器内，置于阴凉、干燥（低于 30℃）的地方保存。最理想的储存方式是将茶叶保存在金属密封容器内，这样可以防潮并防止串味。茶叶不像咖啡容易变质，保质期可达到 18 个月，但是为了最大限度地保持香气，应在 6 个月之内饮用完毕。

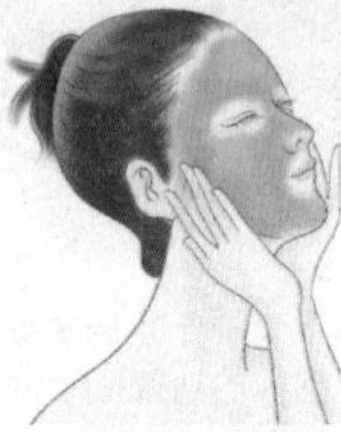

绿茶含有的茶多酚，有很强的抗氧化性，可以延缓衰老

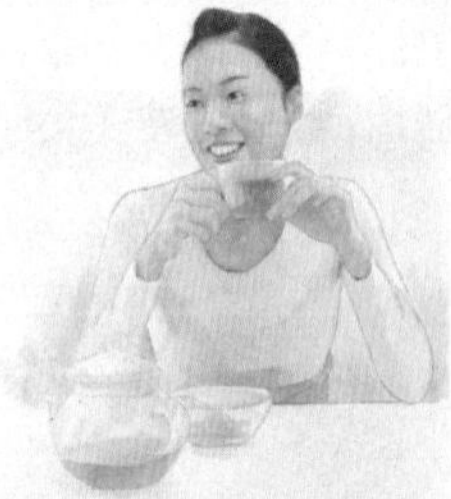

凉茶可以消除人体内的暑气

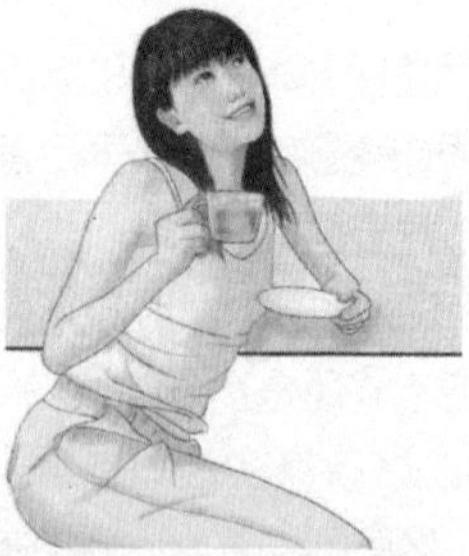

午后喝茶对人好处多多

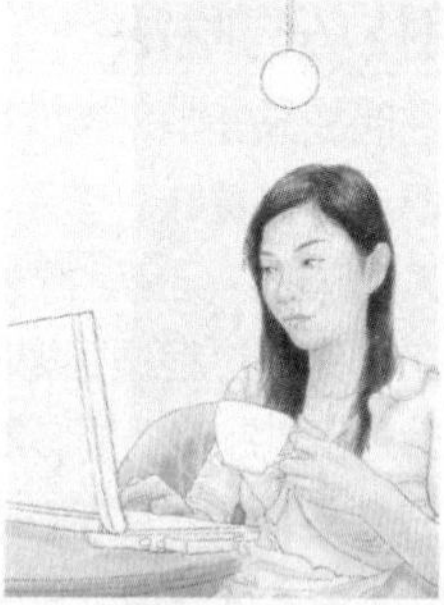

睡前喝茶会影响睡眠

咖啡

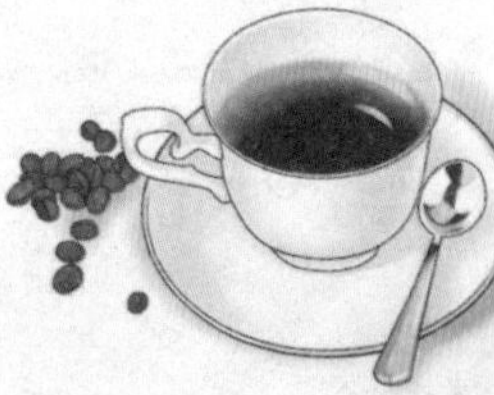

咖啡与茶叶、可可并称为“世界三大饮料”

咖啡由咖啡树的种子制成，咖啡树是原产于埃塞俄比亚和热带非洲高原上的一种常青灌木。阿拉伯栽培者大约在 1575 年便开始种植咖啡，1616 年后咖啡由荷兰人传入欧洲，在 18 世纪咖啡被引进到菲律宾和拉丁美洲。此后，咖啡得以被广泛传播，并在全球范围内饮用。

营养及药用功效

咖啡豆含有大约 100 种物质，包括咖啡因、单宁酸、油和氮化合物等。咖啡是一种兴奋剂，对人体会产生很多影响。它可利尿、刺激中枢神经和呼吸系统、扩大血管、使心跳加速、增强横纹肌的力量以及缓解大脑和肌肉疲劳。

咖啡的最大日摄取量受咖啡种类、咖啡的泡制方式、个人承受程度、其他含咖啡因物质（如茶、可可和可乐等）的摄入以及某些药物的服用等因素的影响。咖啡的建议日摄取量应不超过 4 杯。

食用技巧与吃法

可以在咖啡里添加糖、牛奶或奶油，还可以用小豆蔻子、酒精、巧克力粉或肉桂等进行调味。咖啡还可用来制作糖果和甜点。咖啡是一些利口酒的原料之一。

成分	咖啡（速溶）（每 100 克）	咖啡（调制）（每 100 克）
咖啡因（毫克）	44~100	64~124

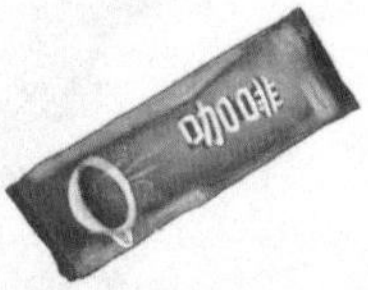

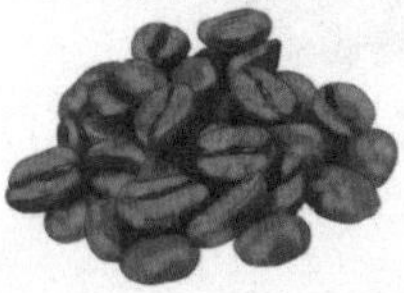

购买咖啡时，最好少量购买真空包装的咖啡，购买足够短期内饮用的量即可。为了在最大限度上保证咖啡的味道，最好购买整颗的咖啡豆，在使用前研磨即可

从专业角度来讲，泡制咖啡是一门有着特殊规定的严格的艺术，选购好的咖啡是泡制好咖啡的第一步，基本原则是最大程度地提取咖啡粉末里的咖啡因和其他物质，同时限制单宁酸的量。

自己动手煮咖啡既可极其简单，也可相当复杂，这就要看饮用者是选择速溶咖啡还是挑选不同种类的咖啡豆亲自研磨了。

泡制优质的咖啡，有以下几条原则应注意：

泡制时间不宜过长，否则会增加单宁酸的含量。如果水的温度适当，并与咖啡粉末混合得较好的话，2 分钟已经足够。

不要将咖啡煮至沸腾或重新加热，为了最大限度地提取可溶性物质，应用 90 ~ 95℃的水泡制咖啡。

咖啡壶要彻底清洗，油腻和残余物质一定要清除，否则会影响咖啡的味道。

储存方式

咖啡应远离空气和光线，最理想的保存方式就是以不透明的密封容器装盛，置于冰箱里保存。

研磨咖啡在室温下可保存 7 ~ 10 天，冷冻可保存 1 个月。咖啡豆在冰箱里可保存数月。真空包装的研磨咖啡可保存 3 个月左右，而加压包装（从金属容器里将空气抽出）的咖啡可保存 3 年以上。

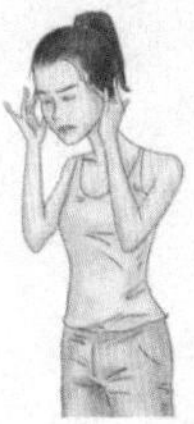

习惯大量饮用咖啡的人停止饮用咖啡，会出现头痛、易怒、肌肉紧绷和神经过敏等症状，而摄入咖啡因，症状消失

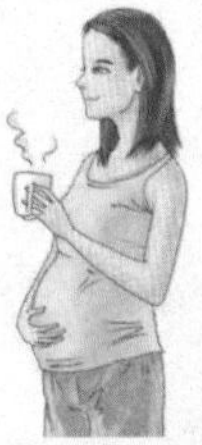

怀孕及哺乳期间的妇女饮用咖啡应适量，因为咖啡因会渗透至胎盘，而且会出现在母乳里

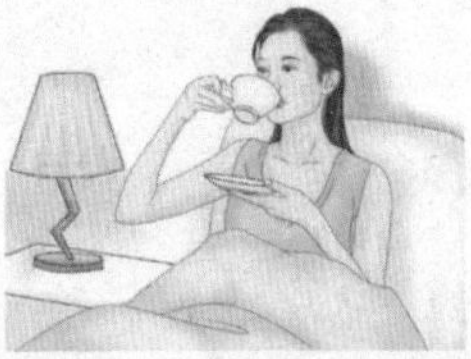

喝咖啡会引起人的精神兴奋，在喝完咖啡的 4 小时内，咖啡因会影响睡眠

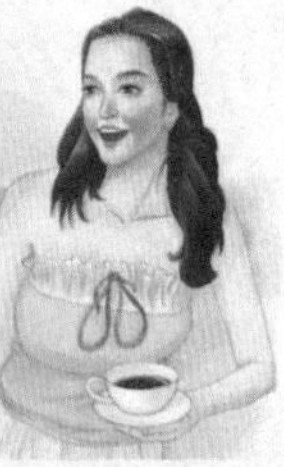

心情好的时候喝一杯咖啡，可以在品味咖啡香醇的同时，感受到生活的美好

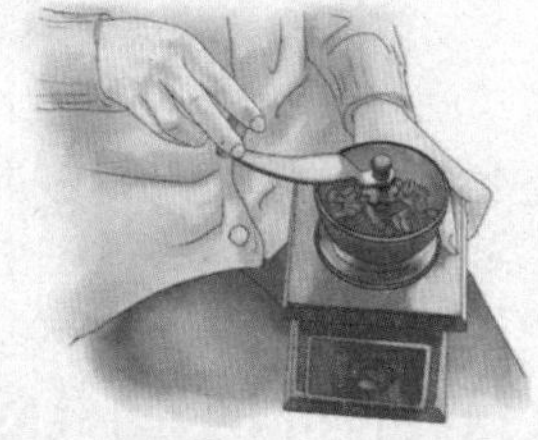

泡制咖啡时，咖啡豆应在使用之前进行研磨

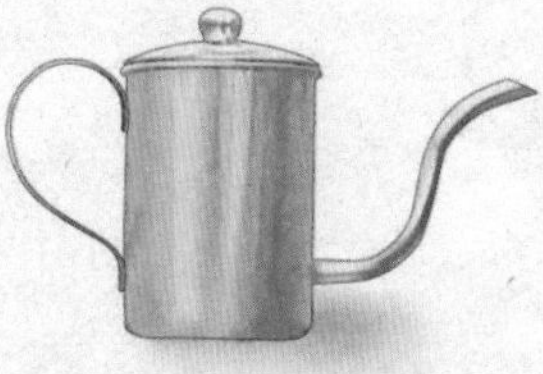

不要使用金属咖啡壶或咖啡杯，因为这种材质会改变咖啡的味道

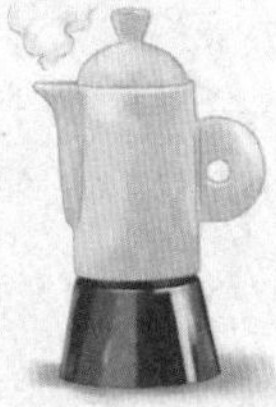

使用新鲜的冷水煮到快要沸腾（90 ~ 95℃）即可，否则咖啡会变得淡而无味

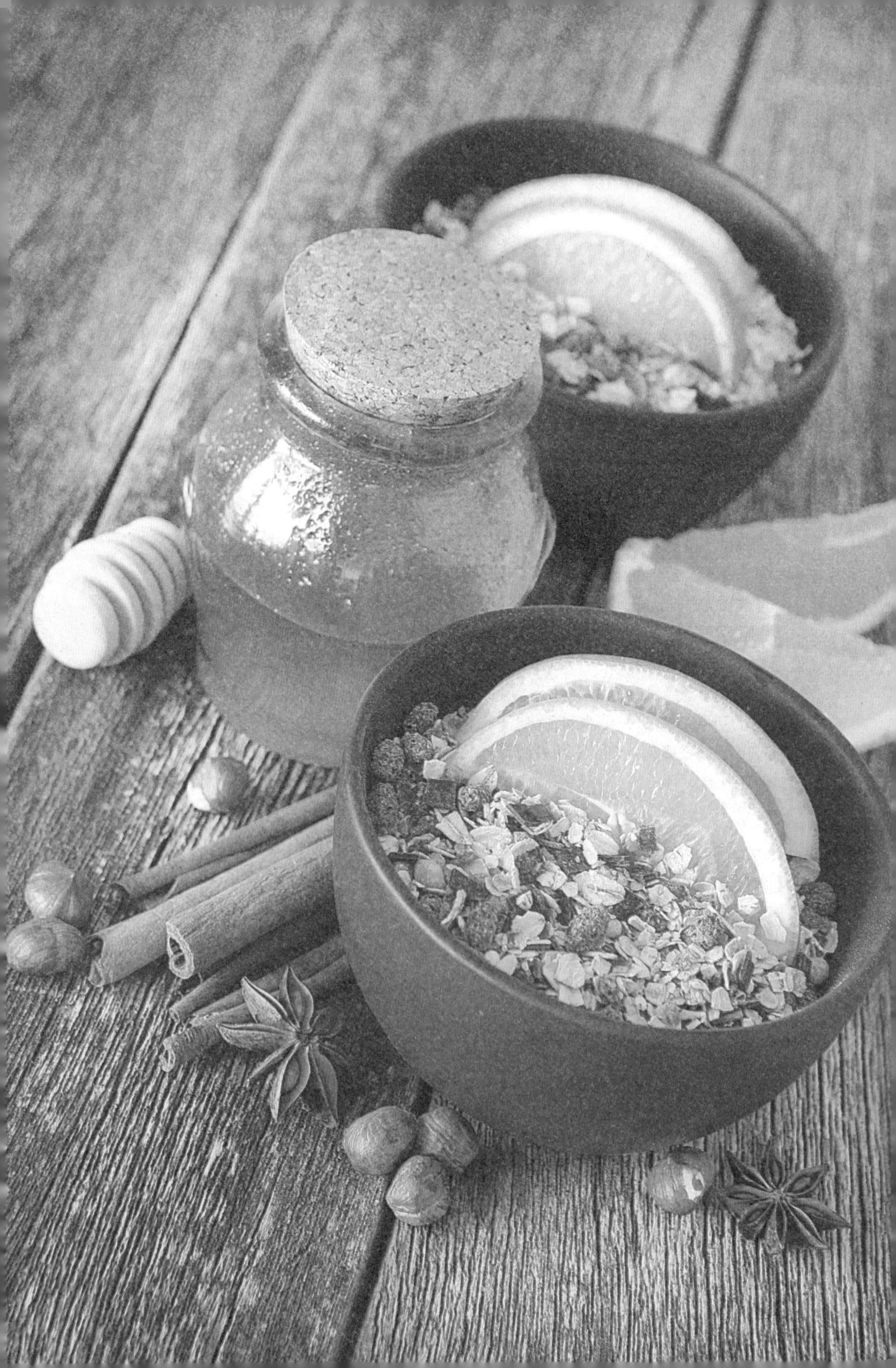

下篇

对症食疗方 吃出健康来

面对日常生活中的常见病，该吃什么不应吃什么必须有所讲究，一旦吃错了，会加重病情，让患者忍受更严重的病痛折磨，只有吃对了才能够祛病健身，还会有养生保健、益寿延年的良好作用。针对多种常见大小病，结合各种食材的药用功效，搭配部分中药材推荐和配伍方剂，本篇将告诉您最健康、最科学的吃法。

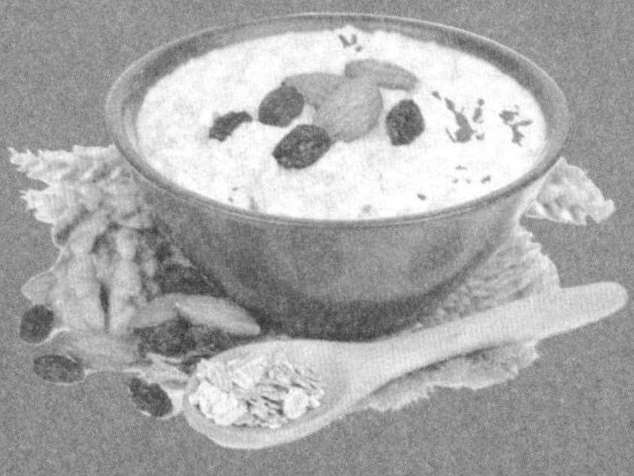

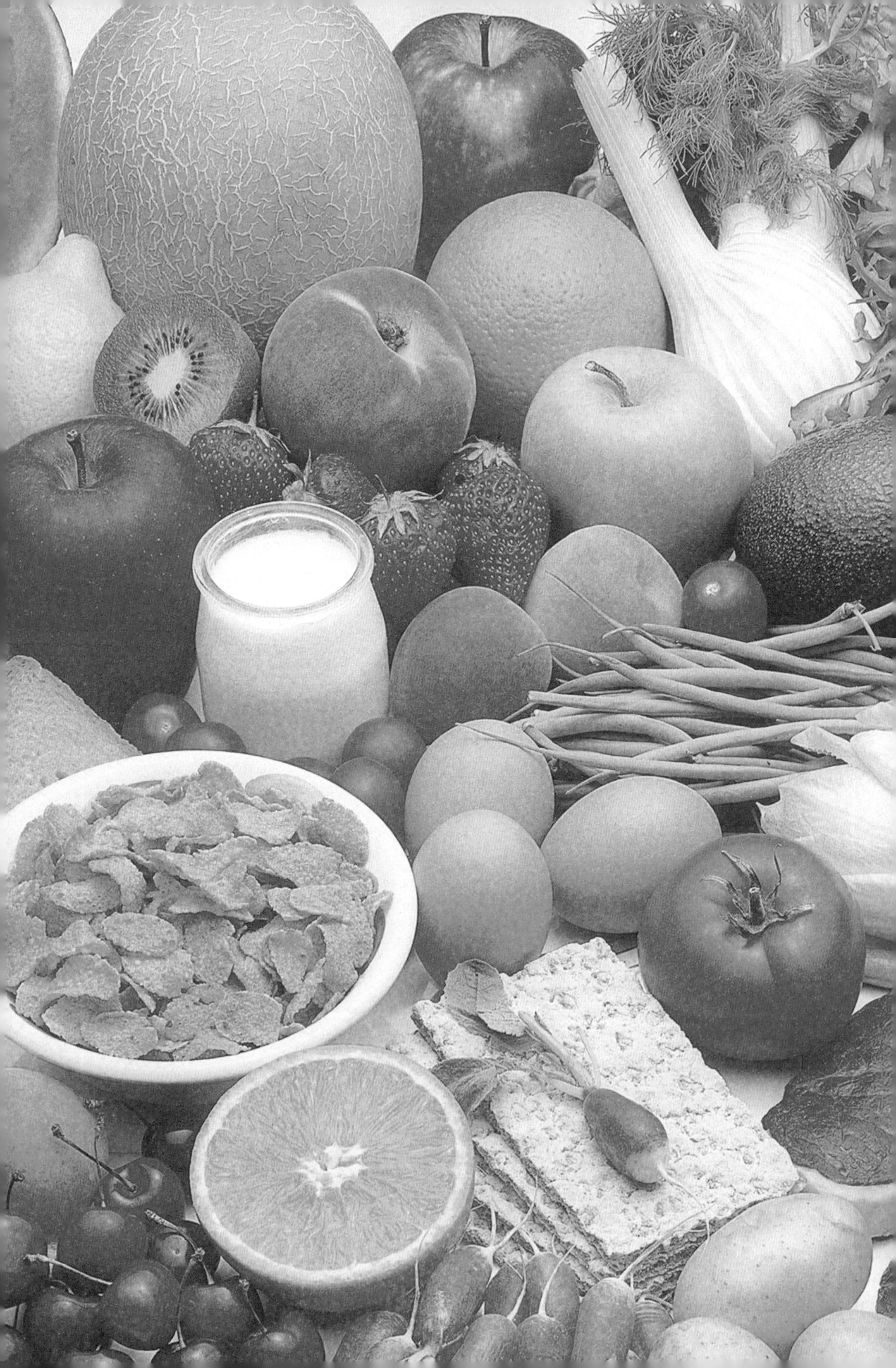

第一章

心脑血管疾病对症食疗

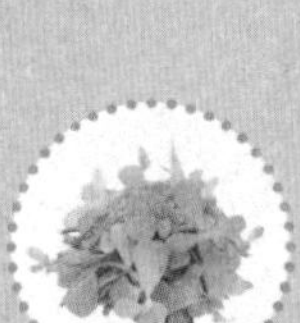
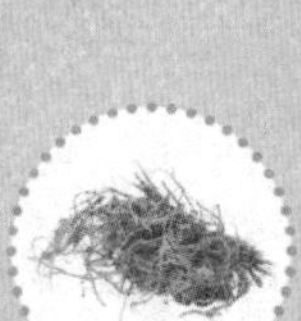
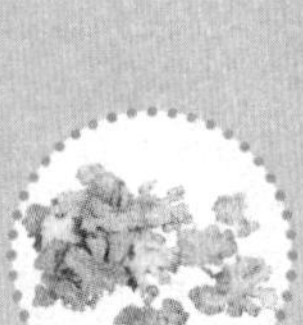
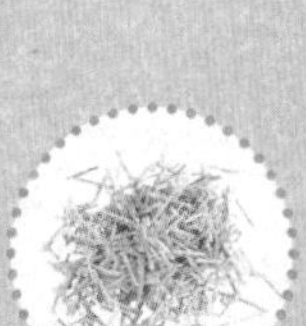

高血压

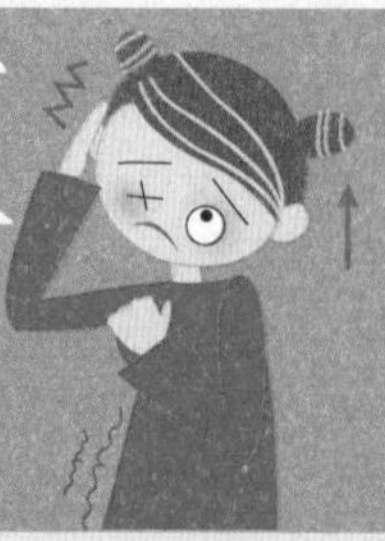

[病症陈述] 高血压是最常见的慢性病，也是心脑血管疾病最主要的危险因素，轻度高血压无明显自觉症状。脑卒中、心肌梗死、心力衰竭及慢性肾脏病是其主要并发症。

[病症分析] 高血压病发生率随年龄增长而升高，女性在更年期前患病率略低于男性，但在更年期后迅速升高，甚至高于男性；高纬度寒冷地区患病率高于低纬度温暖地区，高海拔地区高于低海拔地区；与饮食习惯有关，盐和饱和脂肪酸摄入越高，平均血压水平和患病率也越高。

[饮食原则] 高血压患者应多食一些含钾、钙丰富的食物，多吃绿色蔬菜和新鲜水果以及谷薯类食物。尽量少喝冷饮；忌食油腻、辛辣食物；忌烟酒、浓茶等。

【对症食材推荐】

绿豆 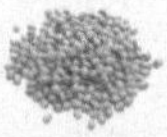	降压降脂、保肝、清热解毒、利水消肿的功效	大蒜 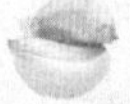	大蒜能杀菌，促进食欲，调节血脂、血压、血糖，可预防心脏病
芹菜 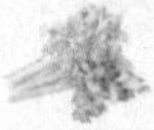	清热除烦、平肝降压的作用，对高血压有食疗作用	荠菜 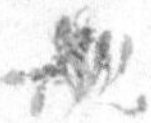	荠菜所含的胆碱、乙酰胆碱、荠菜酸钾等成分有降低血压的作用
洋葱 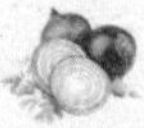	具有散寒发汗、降血脂、降血压、降血糖、抗癌之功效	苦瓜 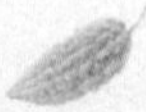	具有清暑除烦、清热消暑、解毒明目、降血糖、降血压的功效
冬瓜 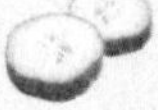	具有清热解毒、利水消肿、降糖降压的功效，对高血压有一定的治疗作用	茄子 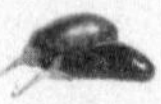	茄子含有黄酮类化合物，能降低血液中胆固醇含量，可调节血压、保护心脏
马齿苋 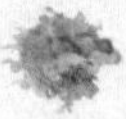	具有清热解毒、消肿止痛的功效，对高血压患者有较好的降压作用	韭菜 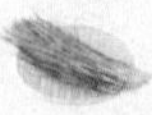	韭菜中的含硫化合物具有降血脂及扩张血脉的作用，适用于治疗高血压
莲藕 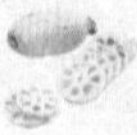	莲藕可清热润肺、降压降脂，对高血压患者有较好的食疗作用	胡萝卜 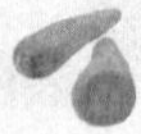	具有健脾和胃、补肝明目、降压止咳等功效，对于高血压有食疗作用
玉米 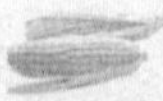	含有丰富的钙、硒和卵磷脂、维生素E等，可预防高血压	马蹄 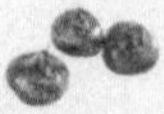	马蹄中含有不耐热的抗菌成分——荸荠英，对降低血压有一定效果
木耳 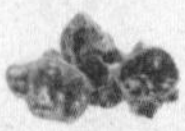	含有丰富的钾，是优质的高钾食物，可有效降低血压	海带 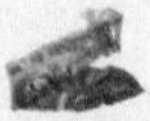	海带中钙的含量极为丰富，可降低人体对胆固醇的吸收，并且降低血压
紫菜 	紫菜中含有食物纤维卟啉，可以促进排钠，预防高血压	豆腐	豆腐能益气宽中、生津润燥、清热解毒、和脾胃、抗肿瘤、降血压

香蕉	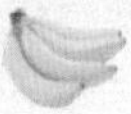	香蕉中富含的钾能降低机体对钠盐的吸收，故其有降血压的作用	猕猴桃	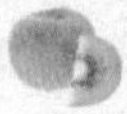	猕猴桃属于高钾水果，能有效降低血压，非常适合高血压患者食用
兔肉	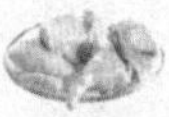	兔肉可以阻止血栓的形成，并且对血管壁有明显的保护作用	泥鳅	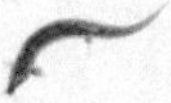	泥鳅属高蛋白低脂肪食品，对高血压患者有较好的疗效
海蜇	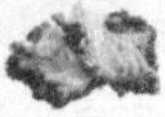	海蜇能扩张血管，减弱心肌收缩力，有效降低血压	海参	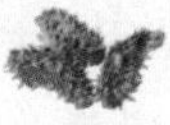	海参含胆固醇低，脂肪含量相对少，对高血压病人堪称食疗佳品

【对症食疗搭配速查】

❶【芹菜+木耳+兔肉】炒食，可降压降脂，适宜高血压患者食用。

❷【马齿苋+蒜蓉+荠菜】 炒食，可消炎杀菌、降血压。对高血压患者有益。

❸【银鱼+豆腐+紫菜】煮汤，营养全面，可有效降低血压。对高血压患者有益。

❹【香蕉+梨】榨汁饮用，含钾量高，非常适合高血压患者食用。

❺【苦瓜+芹菜+莲藕】榨汁，降血糖、降血压。对高血压患者有一定食疗效果。

❻【马蹄+猕猴桃】榨汁，可降低血压，非常适合高血压患者食用。

❼【海参+胡萝卜】炖汤，富含蛋白质、胡萝卜素，还可降低血压、血脂，非常适合老年人食用。

【对症药材推荐】

菊花	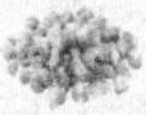	具有疏风、清热、明目、解毒的功效，对高血压有疗效	山楂	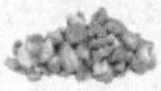	山楂所含的三萜类及黄酮类等成分，具有显著的扩张血管及降压作用
玉米须		能泄热通淋、平肝利胆，对高血压亦有一定的降压作用	决明子		具有清热明目，润肠通便的功效，对高血压有较好的疗效
天麻	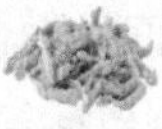	能治疗高血压，还可增加外周及冠状动脉血流量，对心脏有保护作用	三七		具有活血化瘀、去瘀生新的独特疗效，能扩张血管降低血压
丹参	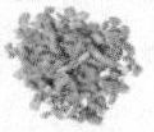	能扩张外周血管、降低血压，改善缺血再灌注损伤，对高血压有一定的疗效	荷叶	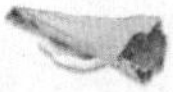	有清暑利湿、升发清阳、凉血止血等功效，可降低血压
泽泻	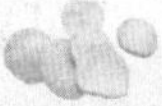	具有利水、渗湿、泻热的功效，有一定的降压作用	绞股蓝		具有益气养血、养心安神等作用，可作为高血压患者的辅助药物

【对症方剂配伍速查】

❶【菊花+山楂+荷叶】水煎服，可清热明目、降压降脂，适宜高血压患者服用。

❷【玉米须+泽泻+决明子】水煎服，可泄热通淋、利水渗湿。

低血压

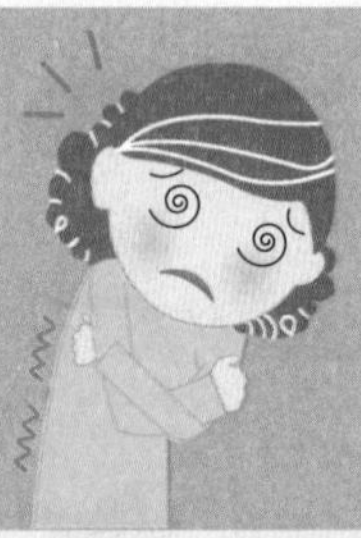

[病症陈述] 低血压指由于血压降低引起的一系列症状，如头晕和晕厥等。低血压可以分为急性低血压和慢性低血压。一般认为成年人肢动脉血压低于 90/60 mmHg即为低血压。

[病症分析] 病情轻的症状有：头晕、头痛、食欲不振、疲劳、脸色苍白、消化不良、晕车船等；病情严重的症状包括：直立性眩晕、四肢冷、心悸、呼吸困难、共济失调、发音含糊，甚至昏厥，需长期卧床。这些症状主要因血压下降，导致血液循环缓慢，远端毛细血管缺血，以致影响组织细胞氧气和营养的供应，二氧化碳及代谢废物的排泄。尤其影响了大脑和心脏的血液供应。有部分人群无此症状。

[饮食原则] 宜多食具有益气补血、促进血液循环的药材和食材，如人参、党参、黄芪、当归、猪肝、猪蹄、羊肉、龙眼肉、土鸡等；适量摄取动物脂肪高、胆固醇高、热量高的食物，如肉禽类、蛋奶类食物；宜适当多吃富含蛋白质、铁、铜、叶酸、维生素B_{12}、维生素C等“造血原料”的食物，如绿叶蔬菜、水果。少吃胡萝卜、西红柿、山楂、马蹄等有降压功效的食物；忌食生冷及寒凉、破气食物，如菠菜、芹菜、冷饮等。

【对症食材推荐】

牛肉 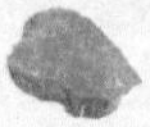 补脾胃、益气血、强筋骨，对低血压有食疗作用

羊肉 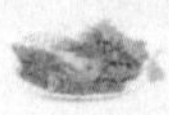 益气补虚、促进血液循环，适用于低血压患者

猪蹄 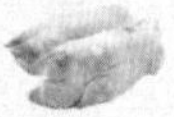 补虚弱、填肾精，是老人、女性和低血压患者的食疗佳品

猪肝 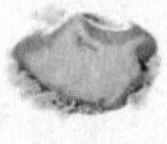 常食猪肝可调节和改善贫血患者造血系统的生理功能，适用于低血压症

猪肚 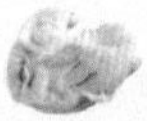 有补虚损、健脾胃的功效，对低血压患者有一定的疗效

龙眼肉 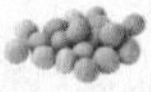 龙眼肉是传统的补血补益药，具有补益心脾、养血宁神等功效，可用于低血压症

荔枝 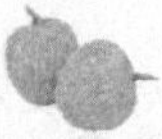 补肝肾、健脾胃、益气血，对低血压患者有一定的疗效

榴梿 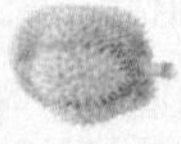 榴梿营养价值极高，经常食用可以强身健体，对低血压亦有疗效

樱桃 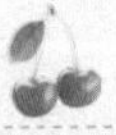 具有益气、健脾、和胃、祛风湿的功效，可防治缺铁性贫血、低血压等症

【对症食疗搭配速查】

❶【猪肚+土鸡】炖汤，能补虚损、温中下气，对低血压患者有帮助。

❷【猪蹄+龙眼肉+猪肝】炖汤，是老人、女性和低血压患者的食疗佳品。

❸【榴梿+荔枝+樱桃】做成水果拼盘食用，补气益血、健脾益胃，适宜低血压患者食用。

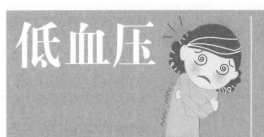

【对症药材推荐】

人参 	人参具有大补元气的作用，可用于治疗低血压	党参 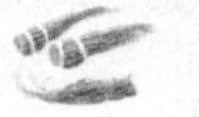	能补气补血，能使血液中的红细胞数和血红蛋白显著增加，可用于治疗低血压
黄芪 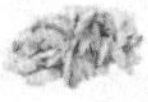	能补气固表、利尿消肿、排脓托毒、敛疮生肌，对低血压患者有一定疗效	桂枝 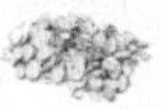	具有发汗解肌、温通经脉、助阳化气、平冲降气的功效，可用于治疗低血压
甘草 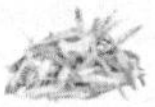	能补脾益气、清热解毒、调和诸药，对低血压有一定的疗效	当归 	性温，能补血活血、润燥滑肠，对血虚所致低血压患者有益
太子参 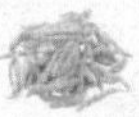	性平，能补气生津，用于气虚津伤，对低血压患者有益	川芎 	性温，能行气开郁、活血止痛，对低血压患者有一定疗效

【对症方剂配伍速查】

❶【人参+甘草】水煎服，可大补元气、补益五脏，可用于治疗低血压。

❷【黄芪+桂枝】水煎服，可补气固表、温通经脉，可用于低血压症的辅助治疗。

❸【党参+当归】水煎服，可补气益血，适宜低血压患者服用。

❹【太子参+川芎】水煎服，可补气活血，适宜低血压患者服用。

冠心病

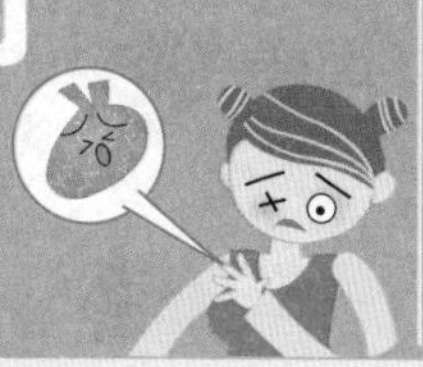

[病症陈述] 冠状动脉粥样硬化性心脏病简称冠心病，是由于冠状动脉粥样硬化病变致使心肌缺血、缺氧的心脏病，分为隐匿型冠心病、心绞痛型冠心病、心肌梗死型冠心病及猝死型冠心病。

[病症分析] 此病是多种因素长期综合作用的结果，不良的生活方式、当人精神紧张或激动发怒时容易诱发冠心病；血脂异常者、高血压、糖尿病、肥胖等患者也是冠心病的高发人群；吸烟更是引发冠心病的重要因素。此病好发于45岁以上的男性、55岁以上或者绝经后的女性，并有一定的遗传性。

[饮食原则] 冠心病患者宜选择具有扩张冠脉血管、促进血液运行，预防血栓作用的中药材和食材，如丹参、田七、川芎、香附、桃仁、红花、当归、玉竹、山楂、菊花、黑木耳等；多吃含有抗氧化物质的食物以及膳食纤维含量较高的食物，如茄子、土豆、芹菜、大蒜、胡萝卜等。忌吃高胆固醇、高脂肪的食物，如螃蟹、动物内脏、肥肉、蛋黄等，否则容易诱发心绞痛、心肌梗死；忌吃高糖食物，如甜点、糖果、奶油、碳酸饮料、冰激凌等，否则会加重肥胖，诱发糖尿病；忌吃使心率加快、增加大脑耗氧量的食物，如咖啡、浓茶、白酒等。

【对症食材推荐】

芹菜 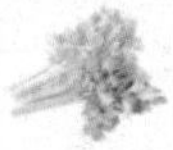 具有清热除烦、平肝降压、凉血止血的作用，对冠心病有食疗作用

橘子 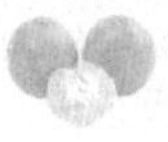 具有开胃理气、生津润肺、化痰止咳等功效，可用于冠心病

山楂 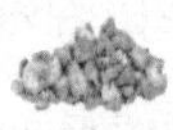 能消食化积、理气散瘀、收敛止泻，对冠心病患者有较好的食疗作用

生姜  具有发汗解表、散寒的功效，对寒凝血瘀型冠心病有食疗作用

茄子 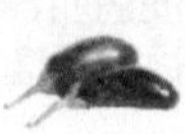 具有抗氧化功能，能降低血液中胆固醇含量，预防冠心病的发生

大蒜 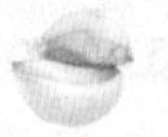 蒜能杀菌，促进食欲，调节血脂、血压、血糖，预防冠心病

土豆 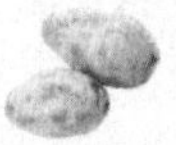 土豆富含维生素、钾、纤维素等，能增强机体免疫力，预防癌症和冠心病

银耳  具有强精补肾、润肠益肾、补气血的功效，对冠心病有一定的食疗作用

黑木耳 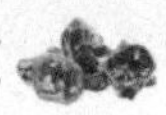 能防止血液凝固，有助于减少动脉硬化、冠心病等致命性疾病的发生

白萝卜  常吃白萝卜可降低血脂、软化血管、稳定血压，还可预防冠心病

【对症食疗搭配速查】

❶【山楂+银耳+橘子】煮汤，理气散瘀、补气血。对冠心病患者有益。

❷【茄子+大蒜+姜末】炒食，消炎杀菌、发汗解表，适宜冠心病患者食用。

【对症药材推荐】

玉竹  有较好的强心作用，临床上常用于风湿性心脏病、冠心病、气阴两虚证的治疗

丹参 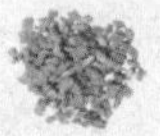 能扩张外周血管、降低血压，对动脉硬化、冠心病、心肌炎均有一定的疗效

田七 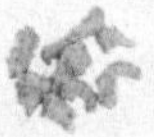 具有活血化瘀、去瘀生新的独特疗效，可用于治疗心肌缺血、冠心病及休克

桃仁 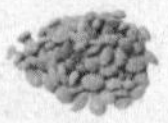 桃仁具有破血行瘀、润燥滑肠的功效，可用于冠心病的治疗

红花  具有活血通经、去瘀止痛的功效，临床上常用来防治心脑血管疾病，如冠心病等

桂枝 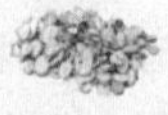 具有发汗解肌、温通经脉、助阳化气、平冲降气的功效，可用于治疗冠心病

香附 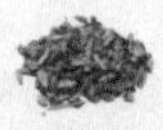 具有理气解郁、调经止痛的功效，对冠心病有一定的疗效

当归 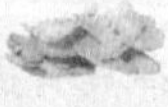 能增强心肌血液供应，对心肌缺血、冠心病、心律失常有明显的改善作用

山楂 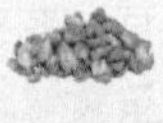 山楂有活血化瘀的功效，有助于消除局部瘀血，可用于治疗冠心病

菊花 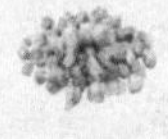 能增加冠脉血流量，加强心肌收缩和增加耗氧量，强化心脏功能

【对症方剂配伍速查】

❶【玉竹+菊花+山楂】水煎服，可强心健脾，对冠心病患者有疗效。

❷【桃仁+红花+当归】水煎服，可破血行瘀、补血活血，适用于冠心病患者。

贫血

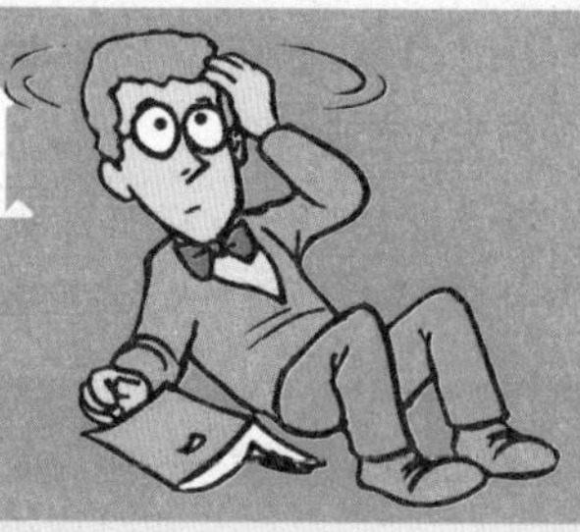

[病症陈述] 在一定容积的循环血液内如果红细胞计数、血红蛋白量以及红细胞比容均低于正常标准称为贫血，分为缺铁性贫血、出血性贫血、溶血性贫血、再生障碍性贫血。

[病症分析] 贫血可能是一种复杂疾病的临床表现，症见头晕、眼花、耳鸣、面部及耳轮色泽苍白、心慌、心速、夜寐不安、疲乏无力、指甲变平凸而脆裂、注意力不集中、食欲不佳、月经不调。妇女发病较多。造成贫血的原因有：①造血的原料不足。②血细胞形态的改变。③人体的造血功能降低；④红细胞受到过多的破坏或损失。此病儿童、妇女较常见。

[饮食原则] 贫血患者宜选用具有增加血红蛋白浓度、促进红细胞生成的中药材和食材，多食富含维生素 C的绿色蔬菜和瓜果。勿食生冷性凉的食物，如马蹄、海藻、草豆蔻、荷叶、薄荷、菊花、槟榔、冷饮；忌辛辣、刺激性强的食物，如辣椒、大蒜、胡椒、桂皮、芥末、白酒、白萝卜、茶；忌烟酒，忌与患传染病或发热的病人接触，引发感染。

【对症食材推荐】

乌鸡 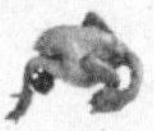 对于病后、产后贫血者具有补血、促进康复的食疗作用

牛肉 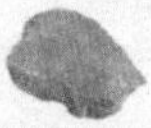 牛肉补脾胃、益气血、强筋骨对贫血症有食疗作用

猪肝 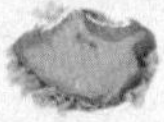 具有补气养血、养肝明目等功效，是贫血患者不可多得的补血佳品

猪血  “以血养血”，可改善缺铁性贫血，适合贫血患者食用

鸽肉 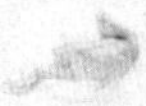 具有补肾、益气、养血之功效，尤其适宜贫血者食用

甲鱼 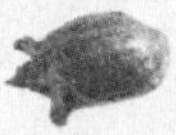 具有益气补虚、净血散结等功效，对高血压、冠心病具有一定的辅助疗效

鳝鱼 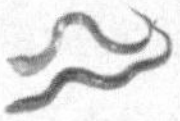 具有补气养血、祛风湿、强筋骨、壮阳等功效，对贫血患者有一定的疗效

菠菜 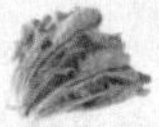 含有丰富的铁元素，对贫血患者有一定的食疗效果

桑葚 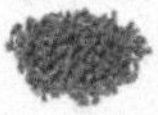 具有补肝益肾、生津润肠、乌发明目等功效，可治贫血

葡萄 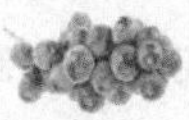 具有滋补肝肾、养血益气的功效，是贫血者的佳品

樱桃 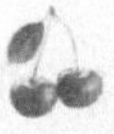 常食樱桃可补充体内对铁元素的需求，促进血红蛋白再生，可防治缺铁性贫血

龙眼肉 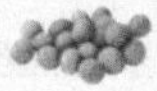 能增进红细胞及血红蛋白活性、增加冠状动脉血流量，能预防贫血的发生

红枣 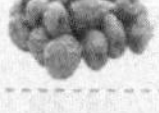 大枣有补脾和胃、养血益气功效，常用于治疗气血津液不足，适用于贫血患者

【对症食疗搭配速查】

❶【乌鸡+龙眼肉】煮汤，可补血益气，对贫血患者有一定的食疗效果。

❷【猪肝+猪血+菠菜】煮汤，含铁量丰富，贫血患者可常食。对贫血有辅助疗效。

❸【紫米+红腰豆+红枣】煮汤，可补脾和胃、养血益气。对贫血患者有一定疗效。

❹【桑葚+葡萄+樱桃】榨汁，促进血红蛋白再生，补血活血。

❺【鸽肉+干荔枝】煮汤，可强身健体、补气益血。对贫血患者有一定食疗效果。

❻【甲鱼+墨鱼+红枣】煮汤，可益气补虚、补血。对贫血有一定食疗效果。

【对症药材推荐】

当归  当归具有补血和血、调经止痛的功效，是常用的补血佳品，适用于贫血者

熟地 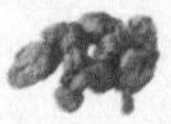 熟地具有滋阴补血、补肾益精的功效，为补血滋阴的常用药，可用于贫血症

阿胶  阿胶具有滋阴润燥、补血止血的功效可用于治疗眩晕、心悸失眠、贫血等病症

首乌 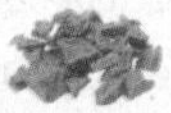 何首乌有补肝益肾、养血祛风的功效，可用来治贫血症

人参  人参具有大补元气、复脉固脱、补脾益肺、生津安神的功效，对贫血者有益

枸杞 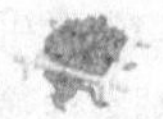 枸杞子是滋肾、润肺的高级补品，对贫血患者也有一定的疗效

【对症方剂配伍速查】

❶【当归+熟地+首乌】水煎服，具有很好的补血功效，适宜贫血患者服用。

❷【阿胶+人参+枸杞】水煎服，补血益肾、大补元气。对贫血患者有一定疗效。

偏头痛

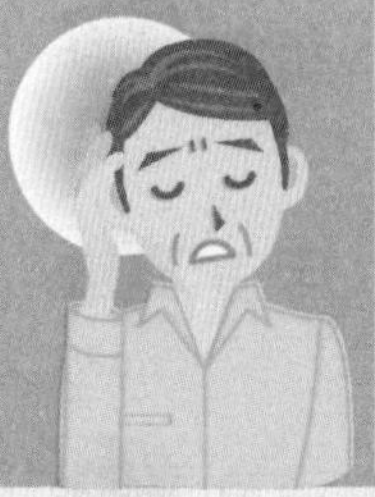

[病症陈述] 偏头疼是反复发作的一种搏动性头疼。在头痛发生前或发作时可伴有神经、精神功能障碍。据研究显示，偏头痛患者比平常人更容易发生大脑局部损伤，进而引发中风。

[症状分析] 多数典型性偏头痛病患者呈周期性发作，女性多见。发病前大部分患者可出现视物模糊、闪光、幻视、盲点、眼胀、情绪不稳，几乎所有患者都怕光，数分钟后即出现一侧性头痛，大多数以头前部、颞部、眼眶周围、太阳穴等部位为主。可局限某一部位，也可扩延整个半侧，头痛剧烈时可有血管搏动感或眼球跳出感。疼痛一般在1~2小时达到高峰，持续4~6小时或十几小时，重者可历时数天，患者头痛难忍十分痛苦。

[饮食原则] 部分偏头痛患者多因血压升高、精神压力过大引起，应多食可改善脑血管血液循环的食物，缓解压力的药材和食材，如川芎、桃仁、红花、菊花、合欢皮、山楂、木耳、芹菜、洋葱，宜选用具有降低胆固醇作用的中药材和食材。忌食巧克力、狗肉、羊肉、含酒精的饮料（特别是红葡萄酒）、含咖啡因的饮料（咖啡、茶和可乐）、谷氨酸钠、代糖和亚硝酸盐等。

【对症食材推荐】

木耳 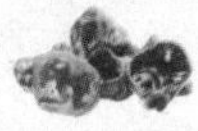 具有凉血止血，润肺益胃，通利肠道的功效，偏头痛患者可多食

芹菜 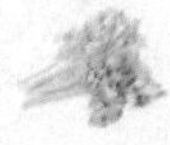 能清热除烦、平肝、利水消肿、凉血止血，对头痛、头晕等病症有食疗作用

荠菜 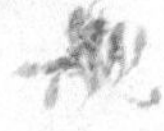 具有和脾、利水、止血、明目的功效，对偏头痛有缓解作用

洋葱 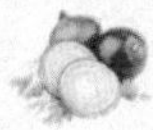 能散寒、健胃、发汗、降血脂、降血压、降血糖、抗癌，对偏头痛有一定的疗效

鳝鱼 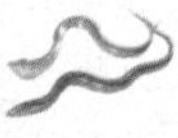 鳝鱼具有补气养血、祛风湿、强筋骨、壮阳等功效，可用于辅助治疗偏头痛

泥鳅 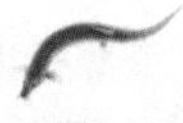 能暖脾胃、壮阳、补中益气、强精补血，是治疗偏头痛的辅助佳品

大蒜  蒜能杀菌，促进食欲，调节血脂、血压、血糖，还可增强免疫，缓解偏头痛症状

牡蛎 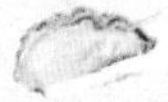 性微寒，能平肝潜阳、收敛固涩，对于肝阳上亢所致头晕目眩有疗效

山楂  山楂具有消食化积、行气散瘀的功效，可缓解偏头痛

【对症食疗搭配速查】

❶【木耳+芹菜+牡蛎肉】炒食，可凉血止血，适宜偏头痛患者食用。

❷【鳝鱼+泥鳅+大蒜】焖食，消炎杀菌、补气养血。对改善头痛有疗效。

❸【荠菜+洋葱】炒食，散寒发汗、清热解毒，可用于偏头痛患者。

【对症药材推荐】

川芎  川芎所含阿魏酸等成分还有抗痉挛作用可治头痛、偏头痛、鼻塞声重

桃仁 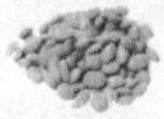 桃仁可破血行瘀、润燥滑肠，可用于偏头痛的治疗

红花  具有活血通经、去瘀止痛的功效，对偏头痛有较好的疗效

地龙 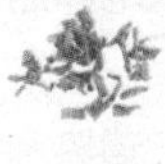 清热定惊，通络、平喘、利尿，可用于偏头痛等症

菊花  能平肝明目、散风清热、消渴止痛可治头痛、眩晕等症

天麻 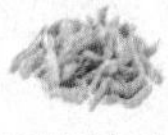 能平肝潜阳、息风定惊主治眩晕、头风头痛等病症

钩藤 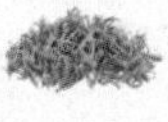 有明显的镇静作用，可用于偏头痛的治疗

石决明 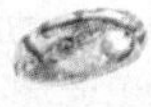 性寒，能平肝潜阳、清肝明目，对于肝阳上亢所致头晕目眩有疗效

合欢皮 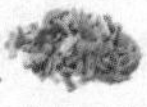 性平，能安神解郁、活血消肿，对偏头痛有一定疗效

【对症方剂配伍速查】

❶【川芎+桃仁+地龙】水煎服，可破血行瘀，适宜偏头痛患者服用。

❷【红花+合欢皮+菊花】水煎服，可疏肝解郁、活血化瘀、平肝降压，有效防治偏头痛。

❸【天麻+钩藤+石决明】水煎服，可平肝潜阳、镇静定惊，对头痛有一定疗效。

心律失常

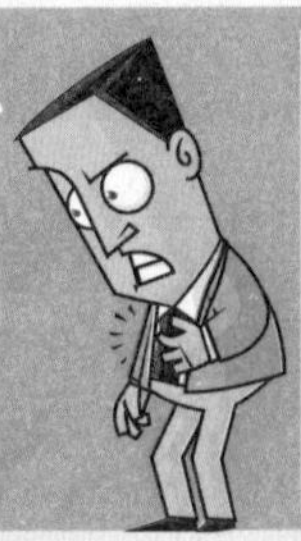

[病症陈述] 心律失常指心律起源部位、心搏频率与节律或冲动传导等发生异常，即心脏的跳动速度或节律发生改变，正常心律起源于窦房结，频率为60~100次/分钟（成人）。

[症状分析] 此病可由冠心病、心肌病、心肌炎、风湿性心脏病等引起，另外，电解质或内分泌失调、麻醉、低温、胸腔、心脏手术、药物作用和中枢神经系统疾病等也是引起心律失常的原因。心律失常是一种自觉心脏跳动的不适感或心慌感。当心率加快时感到心脏跳动不适，心率缓慢时感到搏动有力。心悸时，心率可快可慢，也可有心率失常，心率和心律正常者也可以有心悸。

[饮食原则] 心律失常患者宜选用具有修复心肌纤维功能的药材和食材，如酸枣仁、远志、阿胶、龙眼肉、猪心、红枣。宜选用有助于维持心肌的营养和脂类代谢的药材和食物，如百合、合欢皮、莲子、小米、小麦、牡蛎、黄花菜等。限制动物内脏、动物油、鸡肉、蛋黄、螃蟹、鱼子等高脂肪、高胆固醇食物的摄入；禁用烟酒、浓茶、咖啡及辛辣调味品等刺激心脏及血管的物质；慎食胀气的食物，如生萝卜、生黄瓜、包菜、韭菜、洋葱等，以免胃肠胀气，影响心脏活动。

【对症食材推荐】

小麦 	养心神、敛虚汗、生津止汗、除热止渴，对心律失常患者有一定辅助疗效	小米 	小米含有大量的碳水化合物，对缓解精神压力、紧张、乏力等有很大的作用
莲子 	能养心安神，维持神经传导性，维持肌肉的伸缩性和心跳的节律等作用	猪心 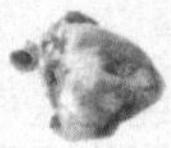	安神定惊、养心补血主治心虚失眠、惊悸、自汗、精神恍惚、心律失常等症
黄花菜 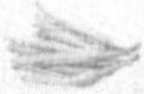	有止血消炎、清热利湿、明目安神等功效，对心律失常患者有一定疗效	龙眼肉 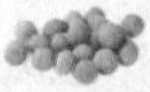	益心脾、养血宁神适用于病后体虚、血虚萎黄、气血不足、心律失常等病症
红枣 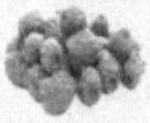	补脾和胃、养血益气治疗气血津液不足、营卫不和、心律失常等常见病症	鸡蛋 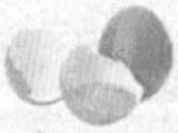	能益精补气、清热解毒、滋阴润燥、养血息风对心律失常者有疗效
牡蛎 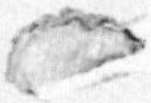	能敛阴潜阳、止汗固精、化痰软坚，对心律失常患者有较好的食疗功效		

【对症食疗搭配速查】

❶【莲子+小麦+小米】煮粥，养心安神，可缓解压力。对心律失常患者有益。

❷【猪心+黄花菜+龙眼肉】煮汤，益心脾、养血宁神。对心律失常患者有疗效。

❸【牡蛎肉+鸡蛋+红枣】煮汤，益精补气，适宜心律失常患者食用。

【对症药材推荐】

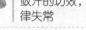

酸枣仁 	本品具有宁心安神、养肝、敛汗的功效，可用来治疗心律失常	柏子仁 	能养心安神、润肠通便，可治惊悸、失眠、遗精、盗汗、便秘等症
远志 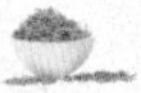	能安神益智、祛痰、消肿用于治疗心肾不交引起的健忘惊悸、神志恍惚等病症	百合 	能养阴润肺、清心安神适用于虚烦惊悸、失眠多梦、精神恍惚等症
茯神 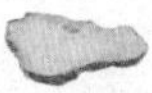	具有宁心、安神、利水的功效，对心律失常患者有一定的疗效	阿胶 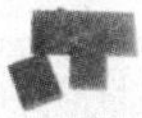	能滋阴润燥、补血、止血、安胎可用于治疗眩晕、心悸失眠、血虚等病症
夜交藤 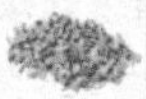	养心安神、通络祛风可治失眠、心律失常等症	合欢皮 	解郁和血、宁心、消痈肿，可治心神不安、忧郁失眠等症
五味子 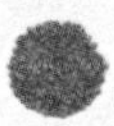	五味子具有敛肺、滋肾、生津、收汗、涩精的功效，能缓解失眠、精神衰弱等症	灵芝 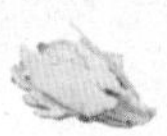	能补气安神、止咳平喘主治失眠心悸、消化不良、心神不宁等病症

【对症方剂配伍速查】

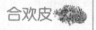

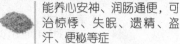

❶【酸枣仁+柏子仁+五味子】水煎服，可养心安神，对心律失常患者有疗效。

❷【茯神+百合+阿胶】水煎服，可清心安神、益肾壮阳、补血安神。

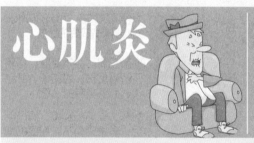

心肌炎

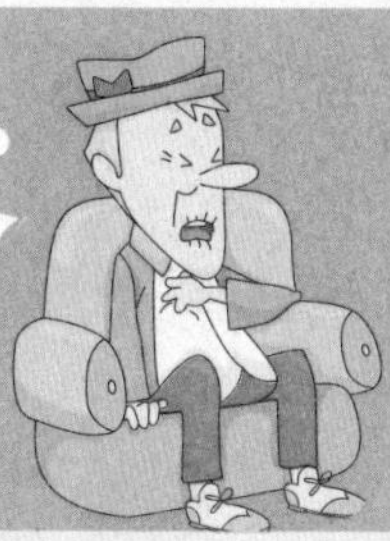

[病症陈述] 心肌炎是指心肌中发生的急性、亚急性或慢性的炎性病变，这种炎性病变可能是局限性的，也可能是弥漫性的，多发于儿童、青壮年、心脏疾病患者。

[病因分析] 心肌炎的病因主要包括病毒感染、理化因素的影响以及药物因素等。婴幼儿患者的病情多比较严重，而成年人患者可无明显的症状，前驱期常伴有发热、疲乏、多汗、心慌、气急、心前区闷痛等，严重者可并发心律失常、心功能不全甚至猝死。

[饮食原则] 心肌炎患者宜选用具有抗炎杀菌作用的中药食材，宜食富含维生素的新鲜蔬菜和水果以及含锌、硒高的食物。忌食高脂肪的食物，如肥猪肉、黄油、奶油、动物内脏、鱼籽、动物油等。忌烟戒酒。

【对症食材推荐】

马齿苋 	清热解毒、消肿止痛对心肌炎患者有一定的食疗作用	大蒜 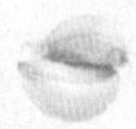	蒜能杀菌，促进食欲，调节血脂、血压、血糖，对心肌炎有疗效

苋菜		清热利湿、凉血止血、止痢，对心肌炎有食疗作用
丝瓜	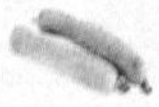	丝瓜清热化痰、凉血解毒，对心肌炎有一定的食疗功效
苦瓜		清暑除烦、清热解毒、降低血糖对治疗心肌炎有一定的疗效
绿豆	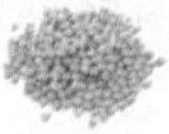	能降压降脂、调和五脏、清热解毒、利水消肿，对心肌炎有较好的疗效
赤小豆	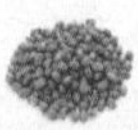	具有良好的降血压、降血脂的作用，可用于心肌炎的食疗方
荠菜		具有和脾、利水、止血、明目的功效，可辅助治疗心肌炎

【对症食疗搭配速查】

❶【马齿苋+大蒜】炒食，可清热杀菌、消炎止痛，可用于心肌炎。

❷【丝瓜+苦瓜】炒食，可清暑除烦、清热解毒。对心肌炎患者有益。

❸【绿豆+赤小豆】煮汤，可清热解毒、利水消肿，适宜心肌炎患者食用。

❹【苋菜+荠菜】炒食，可清热利湿、凉血止血，适用于心肌炎。

【对症药材推荐】

苦参		清热燥湿、杀虫止痒，对心肌炎有较好的疗效
生地	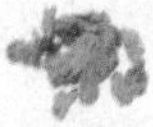	清热凉血、养阴生津，可用于治疗心肌炎患者
葛根		升阳解肌、透疹止泻、除烦止温，常用于治疗心肌炎
丹参	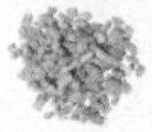	活血化瘀、安神宁心、排脓止痛对心肌炎有一定的疗效
赤芍	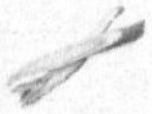	能清热凉血、散瘀止痛，可用于目赤肿痛，对心肌炎的治疗有益
淡竹叶	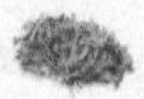	具有清凉解热、利尿的功效，对心肌炎有较好的疗效
木通		木通可泻火行水、通利血脉，对心肌炎患者有一定疗效
炙甘草	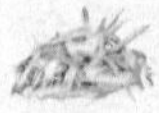	补脾和胃、益气复脉，可用于脾胃虚弱、心动悸、脉结代、心肌炎等的治疗
黄柏	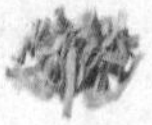	性寒，能清热燥湿、泻火解毒，退虚热，对病菌有很好的抑制作用
秦皮	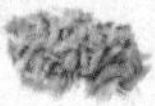	性寒，能清热解毒、清肝明目，对病菌有不同程度的抑制作用
升麻	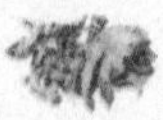	性凉，能升阳、发表、解毒，对病菌、真菌等有很好的抑制作用
龙胆草		性寒，能清热燥湿、泻肝火，对病菌有不同程度的抑制作用
穿心莲	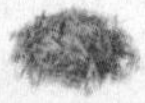	性寒，能清热解毒、燥湿，对病菌有抑制作用，适于心肌炎患者

【对症方剂配伍速查】

❶【苦参+炙甘草+丹参】水煎服，可活血化瘀、清热燥湿。对心肌炎患者有益。

❷【葛根+赤芍+生地】水煎服，可清热凉血、散瘀止痛。对心肌炎患者有疗效。

❸【生地+木通+淡竹叶+甘草】水煎服，可清凉解热、养阴生津。

❹【黄柏+秦皮+龙胆草】水煎服，可清热凉血、清肝明目、杀菌，对心肌炎患者有益。

慢性肺源性心脏病

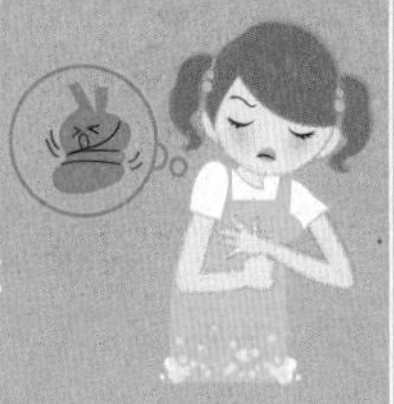

[病症陈述] 慢性肺源性心脏病是由于肺组织、肺动脉血管或胸廓的慢性病变引起的肺组织结构和功能的异常，从而造成肺血管阻力增加，肺动脉压力增高，同时使右心扩张、肥大。

[症状分析] 此病进展缓慢，可分为代偿期和失代偿期两个时期。代偿期，患者安静时可以无症状，或者伴有长期咳嗽、咳痰以及不同程度的呼吸困难等；失代偿期，可出现口唇紫绀、心悸、胸闷、头痛、烦躁不安、语言障碍等呼吸衰竭的症状，还有可能出现气喘、心律失常、水肿、腹水甚至休克等。

[饮食原则] 患者宜选择具有缓解支气管痉挛作用的中药材和食材，应多食具有补肺、润肺、止咳、纳气作用的食物。忌吃辛辣食物及烟酒，如葱、姜、辣椒、芥末、胡椒、花椒、茴香、桂皮等；忌吃破气、耗气或生冷性寒的食物，如糯米、羊肉、鸡肉、鸡蛋、鸭蛋、螃蟹、黄鳝、乌贼鱼、荔枝、龙眼、大枣、樱桃、韭菜等。

【对症食材推荐】

鸭肉 
能养胃滋阴、清肺解热、大补虚劳、利水消肿，对慢性肺源性心脏病有辅助治疗作用

海带 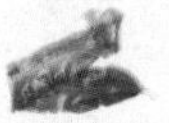
能消痰软坚、泄热利水、止咳平喘，对慢性肺源性心脏病有食疗功效

海蜇 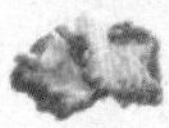
能清热化痰，消积，润肠，降血压用于治疗热痰咳嗽、喘息、瘰疬痰核等症

芥菜 
宣肺豁痰、解毒消肿、温中利气，对慢性肺源性心脏病有食疗功效

白萝卜 
能化痰清热、帮助消化、化积滞，对慢性肺源性心脏病有食疗作用

丝瓜 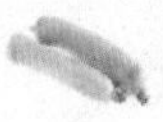
丝瓜清热化痰、凉血解毒，对慢性肺源性心脏病有一定食疗功效

蘑菇 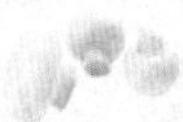
能降血糖、血脂，预防动脉硬化和肝硬化，对心血管病等有一定的食疗作用

橙子 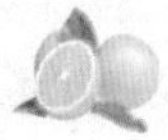
能生津止渴、助消化、和胃，慢性肺源性心脏病患者可多食

【对症食疗搭配速查】

❶【鸭肉+白萝卜+蘑菇】炒食，可清肺解热、利水消肿。对心脏病患者有益。

❷【橙子+柚子】榨汁，可生津止渴、理气化痰。对心脏病患者有益。

❸【海带+海蜇丝】炒食，可清热化痰、润肺祛燥。对肺源性心脏病患者有益。

【对症药材推荐】

海藻 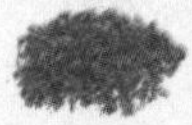
软坚消痰、利水退肿，适宜慢性肺源性心脏病患者食用

昆布 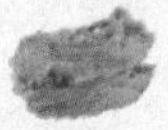
软坚行水、破积去湿，对慢性肺源性心脏病患者有一定疗效

杏仁 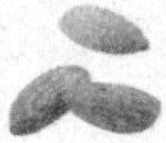	治疗多痰、咳嗽气喘、大便燥结等症疗效显著有益于心脏病的治疗	白果 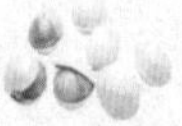	可抑菌、杀菌作用，可治疗呼吸感染性疾病，具有敛肺气、定喘咳的功效
沙参 	能养阴清肺、祛痰止咳、生津祛痰适用于阴虚引起的肺热咳嗽、痨嗽咯血等	太子参 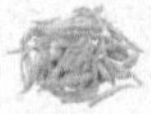	能补肺、健脾主治肺虚咳嗽、脾虚食少、心悸自汗，对肺源性心脏病的治疗有益
桔梗 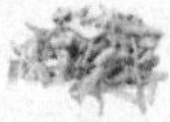	能宣肺、祛痰、利咽、排脓、利五脏、补气血，对肺源性心脏病的治疗有益	白芥子 	化痰逐饮、散结消肿，主咳喘痰多、胸满胁痛等症，适于肺源性心脏病的治疗
苏子 	性温，能降气化痰、止咳平喘、润肠通便，对肺源性心脏病有疗效	百部 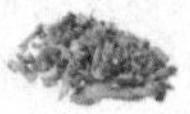	性微温，能润肺止咳、化痰，对肺源性心脏病有益
桑白皮 	性寒，能泻肺平喘、利水消肿，对肺源性心脏病有一定疗效		

【对症方剂配伍速查】

❶【海藻+昆布】水煎服，可软坚消痰、利水退肿。对肺源性心脏病患者有一定治疗作用。

❷【沙参+太子参+桔梗】水煎服，可养阴清肺、祛痰利咽。对肺源性心脏病患者有益。

❸【杏仁+白果+白芥子】水煎服，可敛肺气、化痰清肺。对肺源性心脏病有治疗效果。

❹【苏子+百部】水煎服，能降气化痰、润肺止咳，对肺源性心脏病有一定疗效。

血管硬化

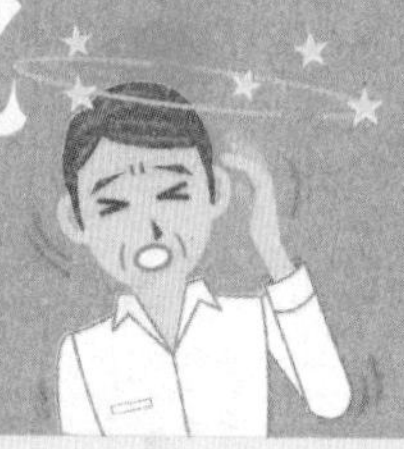

[病症陈述] 脑血管硬化是指脑部血管弥漫性粥样硬化、管腔狭窄及小血管闭塞致使脑部血供减少所引起的一系列病理变化。其临床特点为进行性脑功能减退，并发脑梗死、脑出血等。

[病症分析] 脑血管硬化的初期症状主要有头晕头痛，头痛多发生在前额部和枕部（即后脑勺），性质多为钝痛，在体位变化时最易出现或原有症状加重。后期症状主要表现为脑实质性精神症状和痴呆症候群，即脑动脉硬化性精神病。突出表现为记忆力缺损，除近事记忆显著障碍外，远事记忆亦受累，严重者会出现脑卒中、脑溢血甚至猝死等并发症。

[饮食原则] 脑血管硬化患者宜选用具有抗血小板凝集功能的中药材和食材，如赤芍、昆布、桃仁、丹参、蒲黄、当归、五灵脂、大蒜、洋葱、木耳等；宜选用具有改善血液循环功能的中药材和食材，如川芎、益母草、红花、白果、桑叶、马齿苋、蜂蜜等。宜多食含有大量维生素C、钾、镁元素的蔬菜和水果，如橘子、芹菜、猕猴桃、西瓜、苹果等。多食含丰富的碘、铁、钙、硒、蛋白质和不饱和脂肪酸的食物，如鱼类、坚果类、酸奶、蜂蜜等。同时，应节制饮食，限制高胆固醇、高脂肪饮食的摄入，避免高汤饮食，戒烟忌酒，控制盐分的摄入量。

【对症食材推荐】

茄子 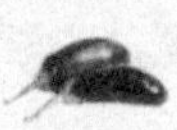 具有抗氧化功能，防止细胞癌变，同时也能预防血管硬化、调节血压、保护心脏

莲藕 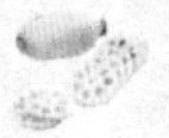 能滋阴养血，可以补五脏之虚、强壮筋骨、补血养血对血管硬化患者有疗效

木耳 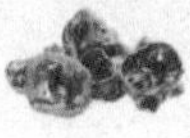 可防止血液凝固，预防脑溢血、心肌梗塞、血管硬化等致命性疾病的发生

芹菜  具有清热除烦、平肝、利水消肿、凉血止血的作用，对血管硬化有食疗作用

韭菜  具有降血脂及扩张血脉的作用，适用于治疗心脑血管疾病和高血压

花生 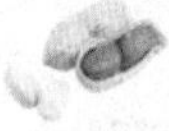 对于预防心脏病、高血压、脑溢血和血管硬化有食疗作用

大蒜 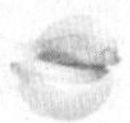 能杀菌，促进食欲，调节血脂，可预防心脏病，抗肿瘤，预防血管硬化

银耳  具有强精补肾、润肠益肾、补气和血的功效，对血管硬化患者有食疗作用

醋 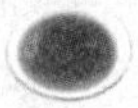 具有活血散瘀、消食化积、解毒的功效，血管硬化症患者可常食

柠檬 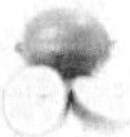 能止咳化痰、生津健脾、改善人体血液循环，预防心血管疾病

【对症食疗搭配速查】

❶【茄子+大蒜】炒食，可消炎杀菌、抗氧化。能防止血管硬化的发生。

❷【木耳+芹菜+醋】炒食，可防止血液凝固，预防血管硬化。

【对症药材推荐】

田七  具有止血、散瘀、消肿、定痛的功效可用于治疗血管硬化等病症

山楂  具有消食化积、活血化瘀的功效，对血管硬化有辅助作用

川芎  能行气开郁、活血止痛，对血管硬化患者有一定的疗效

红花  具有活血通经、去瘀止痛的功效对血管硬化有预防作用

生地 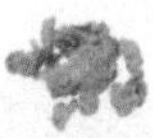 具有清热凉血、养阴生津的功效，可用于治疗血管硬化

赤芍 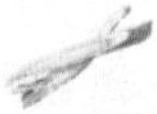 具有清热凉血、散瘀止痛的功效，可用于血管硬化症的治疗

玫瑰花 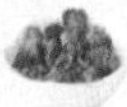 能疏肝利胆、活血散瘀、调经止痛，对血管硬化等病症具有辅助治疗之效

槐花  具有凉血止血、清肝泻火的功效，可用于血管硬化症的辅助治疗

当归 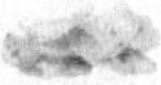 具有补血和血、调经止痛、润燥滑肠的功效，可用于血管硬化症的治疗

丹参  具有活血化瘀、安神宁心、排脓、止痛的功效，可用于治疗血管硬化症

【对症方剂配伍速查】

❶【当归+川芎+赤芍】水煎服，可活血止痛、散瘀止痛，可用于血管硬化症。

❷【玫瑰花+槐花+红花】水煎服，可活血散瘀、凉血止血。对血管硬化患者有疗效。

中风后遗症

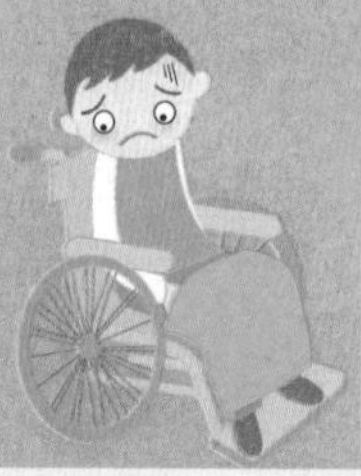

[病症陈述] 中风是以突然昏倒、意识不清、口渴、言蹇、偏瘫为主症的一种疾病。它包括脑出血、脑血栓、脑栓塞、短暂脑缺血发作等病，是死亡率较高的疾病。

[症状分析] 中风是以突然昏倒、意识不清、口渴、言蹇、偏瘫为主症的一种疾病，包括西医学的脑出血、脑血栓、短暂性脑缺血发作。中风后遗症是指中风发病6个月以后，仍遗留程度不同的偏瘫、麻木、言语蹇涩不利、口舌歪斜、痴呆等。中风之后，脏腑虚损，功能失调，病邪稽留日久，正气定必耗损，临床上本虚标实。当然以本虚症较明显，其中尤其以气虚、肝肾阴虚、心脾阳虚突出。

[饮食原则] 宜多吃具有养血活血、化瘀通络功效的药材，如当归、川芎、红花、桃仁、天麻、钩藤、鸡血藤、地龙、全蝎、僵蚕、黄芪等；适当选用具有降脂、降压、软化血管和有补益作用的粮食蔬菜，如芹菜、山药、牛肉、鲫鱼、醋、白酒、木耳、白萝卜、葡萄等。油炸、油煎或油酥的食物要少吃；胆固醇含量高的食物要少吃，如肥猪肉、肥牛等；忌高盐饮食。忌烈酒、咖啡、浓茶、碳酸饮料、辣椒、胡椒、芥末、咖喱粉、八角、茴香、桂皮等含咖啡因及辛辣刺激之品。

【对症食材推荐】

白萝卜  常吃白萝卜可降低血脂、软化血管、稳定血压，还可用于中风后遗症

芹菜 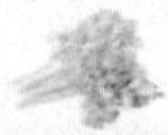 具有清热除烦、平肝、利水消肿、凉血止血的作用，对中风后遗症有食疗作用

山药 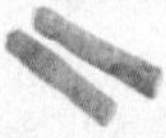 具有健脾补肺、益胃补肾、固肾益精的功效，对中风后遗症有食疗作用

牛肉 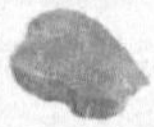 能补脾胃、益气血、强筋骨对中风后期气血亏损有食疗作用

【对症食疗搭配速查】

❶【海带+鲫鱼+白萝卜】煮汤，可补阴血、通血脉、补体虚。

❷【山药+牛肉】煮汤，可健脾胃、益气血。对中风后遗症患者有益。

【对症药材推荐】

全蝎 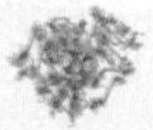 能熄风镇痉、消炎攻毒、通络止痛，治疗心脑血管病、炎症、乙肝、肿瘤等病

地龙 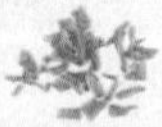 能清热定惊，通络、平喘，利尿可用于治疗中风后遗症

红花 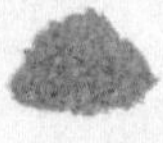 能活血通经、去瘀止痛，可用于中风后遗症的治疗

鸡血藤 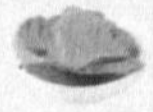 具有活血舒筋、养血调经的功效，可用于治疗中风所致的半身不遂等症

【对症方剂配伍速查】

❶【全蝎+地龙+僵蚕】水煎服，可熄风镇痉、消炎攻毒、通络止痛。

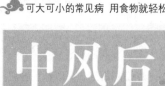

第二章

呼吸系统疾病对症食疗

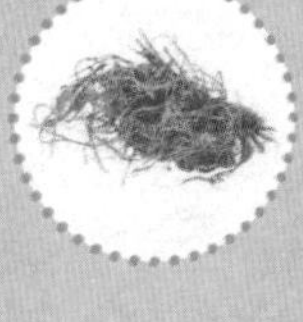
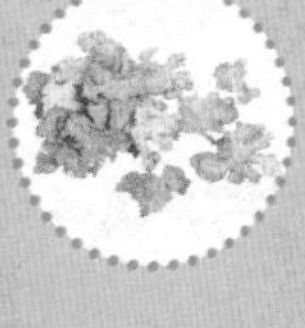
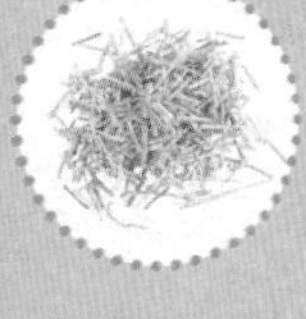

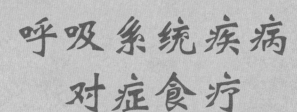

感冒

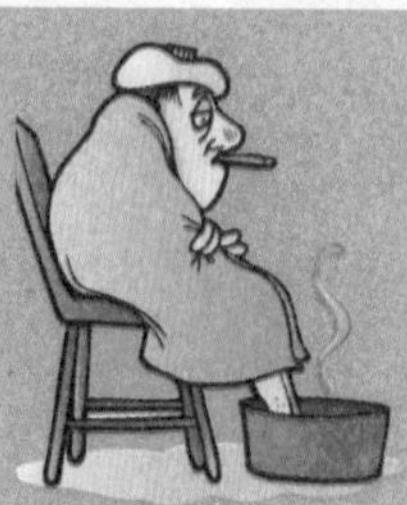

[病症陈述] 感冒，中医称“伤风”，是一种由多种病毒引起的呼吸道常见病。普通感冒起病较急，早期多有咽部干痒或灼热感、流涕、打喷嚏、鼻塞等症状，可伴有咽痛、低热、头痛等。

[病因分析] 感冒的主要致病病毒为冠状病毒和鼻病毒，当人们有受凉、过度疲劳、营养不良、烟酒过度或者其他全身性疾病等，引起机体抵抗力下降时，就容易诱发冠状病毒和鼻病毒的感染。

[饮食原则] 风寒型感冒患者应选择具有发散风寒、辛温解表作用的食物，如白芷、砂仁、葱白等，勿食寒凉生冷之物，如冰激凌、西瓜、西红柿等。风热型感冒患者应选择具有清热利咽、辛凉解表作用的食物，如石膏、枇杷、豆腐等，勿食性凉温补之物，勿食辛温燥热之物，如花椒、辣椒、洋葱、胡椒、芥末、羊肉等。暑湿性感冒患者应选择具有清暑祛湿解表作用的食物，如莲叶、白扁豆、苦瓜等。流行性感冒患者应选择以抗炎、抗病毒为主，辅以清热、生津作用的食物，如野菊花、蜂蜜等，忌食辛辣刺激、油腻含油脂食物。凡感冒患者忌食油腻食物，如肥肉、炸薯条、炸鸡等，这些食物可助湿生痰，会加重痰液的分泌量。

【对症食材推荐】

生姜 	含有油性挥发物，能温中止呕，散寒止咳，发汗解表，对风寒感冒有作用	葱 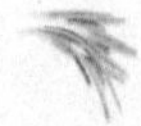	含有丰富的营养物质，温性食材，能发汗解表，散风寒、通阳，对风寒感冒有益
辣椒 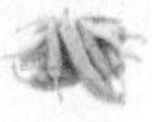	含有多种维生素，热性食材，能温中下气，散寒祛湿，对风寒感冒有疗效	胡椒 	富含多种维生素，热性食材，能温中下气、散寒祛湿，对风寒感冒有益
豆豉 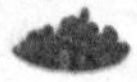	含有多种蛋白质，能解肌发表，发汗散寒，对风寒感冒有疗效	红糖 	富含钙质元素，温性食材，能祛寒解表，对风寒感冒有一定作用
豆腐	富含卵磷脂，是凉性食材，能清热，宽中益气，对风热感冒有疗效	苦瓜 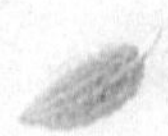	是寒性食材，能清热除烦，对风热感冒有疗效
丝瓜 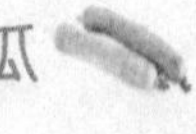	凉性食材，能清热解毒，祛风化痰，对风热感冒有作用	白萝卜 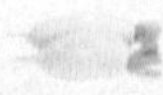	维生素丰富，凉性食材，能清热化痰、消渴，化积滞，对风热感冒有疗效
西红柿 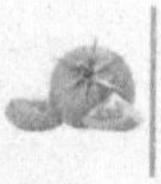	营养丰富，是凉性食材，能清热解毒、凉血利尿、止渴，对风热感冒有作用	梨 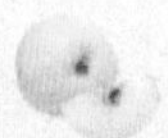	营养丰富，凉性食材，能清热降火、化痰，对风热感冒有疗效
猪肉 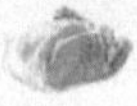	凉性食材，能清热解毒、祛风化痰，对感冒患者有食疗效果		

【对症食疗搭配速查】

❶【生姜+葱花+红糖】煮水，能发表散寒，止呕，对风寒感冒疗效佳。

❷【葱白+粳米】熬粥服用，能解表散寒，助阳发汗，对风寒感冒有疗效。

❸【防风+粳米】药汁熬粥服用，能祛风解表，胜湿止痛，对风寒感冒有疗效。

❹【豆腐+豆豉+葱白】油煎豆腐后同煮服用，能疏散风热，对风热感冒有益。

❺【苦瓜+排骨】熬汤服用，能发汗祛邪，宣肺止咳，对风热感冒有疗效。

❻【薄荷+粳米】熬粥服用，能清头目、散风热，对风热感冒疗效佳。

❼【茉莉花+粳米】熬粥服用，能清热解表，清除秽气，对风热感冒有疗效。

❽【冬瓜+排骨+粳米】熬粥服用，能抗炎、抗病毒、清热利尿，对风热感冒有疗效。

【对症药材推荐】

麻黄	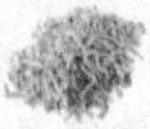	辛温解表，发汗散寒，对外感风寒、表实无汗有疗效	桂枝	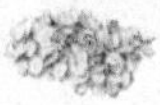	辛温解表，发汗散寒，发汗解肌，温通经络，对风寒感冒有疗效
苏叶	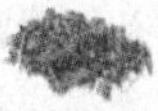	性温，解表散寒，对外感风寒、恶寒发热有治疗效果	防风	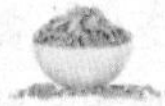	性温，祛风解表、胜湿止痛，对风寒感冒有疗效
荆芥	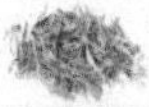	性温，发汗解表，祛风散寒，对风寒感冒有疗效	菊花		性微寒，能疏风散热、清肝明目、清热解毒，对风热感冒及头痛有疗效
薄荷	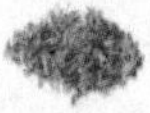	性凉，能疏风散热、清利头目，对风热感冒有疗效	葛根		性凉，能升阳止泻、解肌退热、退热消渴，对风热感冒及发热头痛有疗效
桑叶		性寒，疏散风热、清肺润燥、清肝明目，对风热感冒、肿痛、头痛有疗效	柴胡	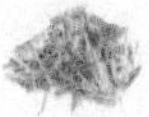	性微寒，发表退热、和解少阳、升阳疏肝，对风热感冒有疗效
辛夷		性温，能发散风寒、宣通鼻窍对风寒感冒患者有疗效			

【对症方剂配伍速查】

❶【苏叶+前胡】水煎服，可治外感风寒，恶寒发热，头痛鼻塞。

❷【桂枝+麻黄】水煎服，可治外感风寒，腠理闭塞所致发热恶寒、头痛。

❸【生姜+葱白】水煎服，可治外感风寒轻症者。对预防感冒也有一定疗效。

❹【菊花+桑叶】水煎服，可疏散风热、清热解毒。对风热感冒有一定疗效。

❺【葛根+柴胡】水煎服，可治外感发热、头痛项强。对风热感冒患者有一定治疗作用。

❻【蔓荆子+薄荷】水煎服，可治外感风热，头痛头晕。对风热感冒患者有益。

中暑

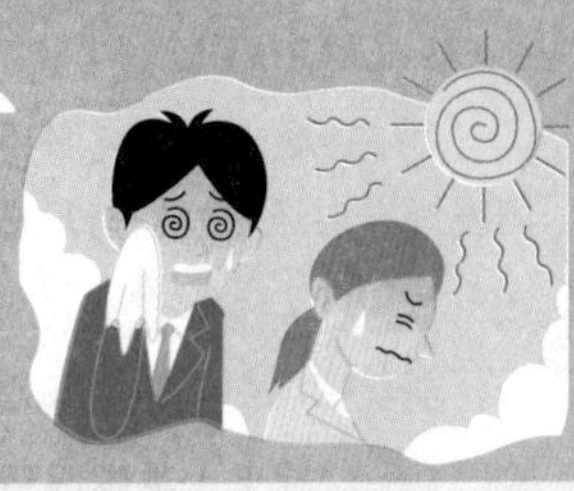

[病症陈述] 中暑是由于在高温、高湿环境下，人体内产热和吸收热量超过散热，人体温调节功能紊乱而引起的以中枢神经系统和循环系统障碍，为主要表现的急性疾病。

[病因分析] 发病因素主要与天气气候环境方面、自身因素方面（主要是自身的抵抗力）、其他（主要是先天的体质和年龄差别）有关。高温可以引起体温调节功能紊乱，在烈日下曝晒或高温环境下重体力劳动一定时间后，出现大汗、口渴、乏力、头晕、胸闷等症状时为中暑先兆，经阴凉处短暂休息，补充水和盐后，在短时间内症状即可消失。若出现发热（体温在38.5以上）、皮肤灼热、恶心、呕吐、血压下降、脉转细速等表现，而在数小时内能恢复者为轻症中暑。若伴有昏迷、痉挛，或一日内不能恢复者为重症中暑。

[饮食原则] 中暑多发在夏季，所以夏季在饮食方面应多加注意，应多吃瓜果（如黄瓜、苦瓜、丝瓜、西瓜、冬瓜等），清淡饮食以蔬菜为主，尤其应多吃有苦味的蔬菜，夏季气温高湿度大，往往使人精神萎靡、倦怠乏力、食欲不振，此时，若吃点苦味蔬菜可通过其补气固肾、健脾燥湿的作用，达到平衡机体功能的目的。忌大量饮水；忌吃大量的生冷瓜果、冰镇饮料；忌吃油腻性的食物，忌单纯进补。

【对症食材推荐】

莲子 	性平，能清心醒脾、安神明目、除烦，对中暑症状有缓解作用	西瓜 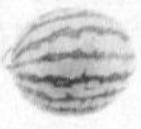	性寒，能清热解暑、除烦止渴、利水消肿，对中暑症状有防治作用
绿豆 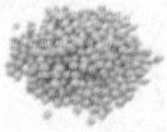	性凉，能清热解毒、消暑止渴、利水消肿，对中暑有防治作用	苦瓜 	性寒，能清热解毒、清热消暑、除烦，对中暑有防治作用
薏米 	性凉，能清热利湿、除烦消渴，对中暑有防治作用	苋菜 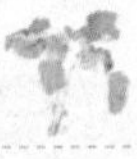	性凉，能清热利湿、凉血止血，对中暑有防治作用
马齿苋 	性寒，能清热解毒、消肿止痛，对中暑症状有缓解作用	丝瓜 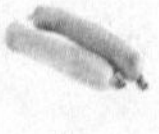	性凉，能清暑凉血、解毒通便，对防治中暑有一定作用
梨 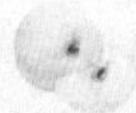	性寒，味甘、微酸，有止咳化痰、清热降火等功效		

【对症食疗搭配速查】

❶【苦瓜+瘦肉末】清炒食用，能清热解暑，对防治中暑有作用。

❷【薄荷+粳米】熬粥服用，能清热解毒、凉血，对防治中暑有疗效。

❸【绿豆+酸梅】煮汤饮用，能清热解毒、消肿，对防治中暑有效果。

❹【薏米+红豆】熬粥服用，能利水消肿、除湿、解暑，对防治中暑有疗效。

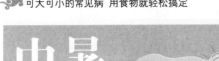

【对症药材推荐】

荷叶 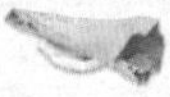	性平，清热解暑、升阳止血、化湿，对中暑有防治作用	藿香 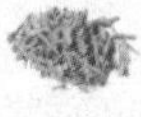	性微温，发表解暑、和中化湿，对中暑有治疗效果
白扁豆 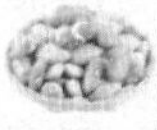	性微温，健脾止泻、消暑化湿，对中暑有一定的防治作用	香薷 	性微温，发汗解表、祛暑化湿、调中和胃，对中暑有一定的缓解作用
车前子 	性寒，利尿通淋、渗湿止泻、清肺化痰，对中暑有防治作用	淡竹叶 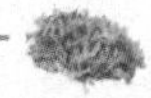	性寒，清热利尿、除烦消渴，对中暑有防治作用
石斛 	性寒，养阴清热，对中暑患者有一定的治疗作用	知母 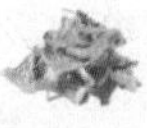	性寒，滋阴润燥、清热降火、除烦止渴，对中暑有一定的防治作用
车前草 	性寒，利尿通淋、渗湿止泻、清肺化痰，对中暑有防治作用	赤小豆 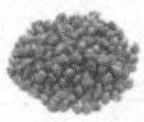	性平，能健脾养胃、利尿消肿，对暑热患者有清热作用

【对症方剂配伍速查】

❶【荷叶+西瓜翠衣】水煎服，可清热解暑，治暑温，对中暑有缓解作用。

❷【淡竹叶+石膏】水煎服，可清心除烦、生津止渴，对中暑有防治作用。

❸【藿香+黄芩】水煎服，可化湿解暑，治湿温时疫、湿热重者，对中暑有缓解作用。

❹【石斛+生地】水煎服，可滋阴清热，对中暑有一定的治疗效果。

慢性支气管炎

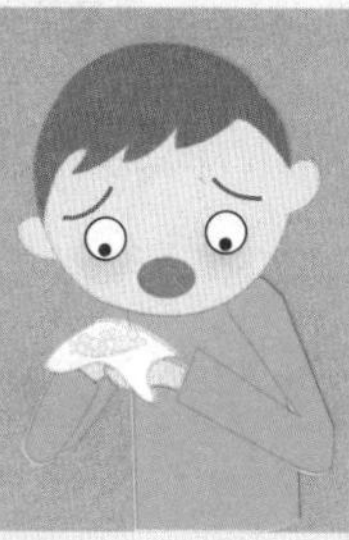

[病症陈述] 慢性支气管炎是一种常见的慢性呼吸道疾病，病程长。临床表现为清晨、夜间较多痰，呈白色黏液或浆液泡沫性，偶有血丝，急性发作并有细菌感染时痰量增多且呈黄稠脓性痰。

[病因分析] 慢性支气管炎的病因复杂，可分为内因和外因两方面：外因包括吸烟、细菌和病毒感染，烟雾、粉尘、大气污染的慢性刺激，寒冷刺激，对尘埃、尘螨等过敏；内因主要是指正常的呼吸道免疫功能降低以及自主神经功能失调。

[饮食原则] 慢性支气管患者宜选择有抑制病菌感染的中药食材，如杏仁、百合、知母、丹参、川芎、黄芪、梨等；宜选择健脾养肺、补肾化痰的食物，如桑白皮，金橘、胡桃、栗子、佛手柑、猪肺、人参等。忌吃油腥黏糯、助湿生痰、性寒生冷之物，如肥肉、香肠、糯米、海鲜等。忌吃辛辣刺激、过咸的食物，如咸鱼、辣椒、胡椒、芥末、咖喱、生姜、大蒜、桂皮等。

【对症食材推荐】

猪肺 	性平，能补肺、止咳、止血，对肺虚咳嗽及咯血有疗效能缓解慢性支气管炎的症状	老鸭 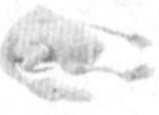	性平，能清肺解热，治疗咳嗽痰少、咽喉干燥等症，对慢性支气管炎有辅助治疗作用
杏仁 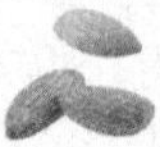	性温，能祛痰、止咳、平喘，治疗干咳无痰，肺虚久咳，对慢性支气管炎有疗效	核桃 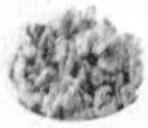	性温，能温补肺肾、定喘润肠，治疗肺虚久咳，对慢性支气管炎有一定疗效
无花果 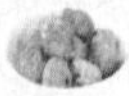	性平，能滋阴利咽，对治疗慢支有一定的作用	香菇 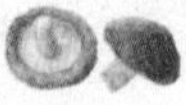	性平，能化痰理气、解毒，对治疗慢性支气管炎有辅助治疗效果
枇杷叶 	性凉，味苦，能化痰止咳、和胃止呕，可辅助治疗各种呕吐、呃逆	金橘 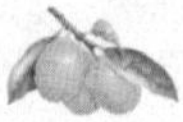	性温，味辛、甘、酸，有生津消食、化痰利咽的作用
白萝卜 	性凉，能化痰清热，治消渴，对慢性支气管炎有疗效	橄榄 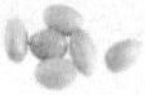	性温，味酸、涩、甘，能清肺利咽、生津止渴

【对症食疗搭配速查】

❶【柚子+公鸡】炖汤服用，能健胃下气、化痰止咳，治疗肺气肿及慢性支气管患者。

❷【白果+杏仁+核桃仁+鸡蛋】蒸煮服用，能止咳平喘、益气补虚，对慢性支气管炎有疗效。

❸【白萝卜+香菇】煮汤服用，能清热化痰、理气、治消渴，对慢性支气管炎患者有疗效。

❹【蜂蜜+雪梨】蒸煮服用，能润肺止咳、滋阴润燥，适合慢性支气管炎患者。

【对症药材推荐】

白果 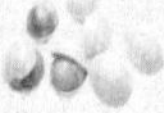	性平，能收敛肺气、定哮喘、痰嗽，对慢性支气管炎有治疗作用	川贝 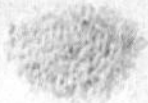	性凉，能润肺散结、止嗽化痰，对慢性支气管炎有治疗效果
北沙参 	性凉，能养阴清肺、祛痰止咳，治疗慢性支气管炎病人有效	太子参 	性平，能补肺健脾，治疗肺虚咳嗽，对慢性支气管炎患者有效果
黄芪 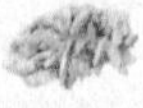	性温，能补气固表、利尿托毒、排脓敛疮，对慢性支气管炎引起的炎症有效果	五味子 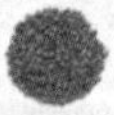	性温，能敛肺、滋肾、生津，对肺虚咳嗽及慢性支气管炎患者有疗效
玉竹 	性平，能养阴润燥、除烦止渴，对慢性支气管炎引起的咳嗽有疗效	桔梗 	性平，能开宣肺气、祛痰排脓，对慢性支气管炎引起的炎症有治疗效果

【对症方剂配伍速查】

❶【白果+麻黄+黄芩】能宣肺降气、祛痰平喘，对慢性支气管炎引起的哮喘咳嗽有疗效。

❷【北沙参+麦冬+玉竹】能养肺阴、清燥热，对慢性支气管炎引起的干咳少痰有疗效。

肺炎

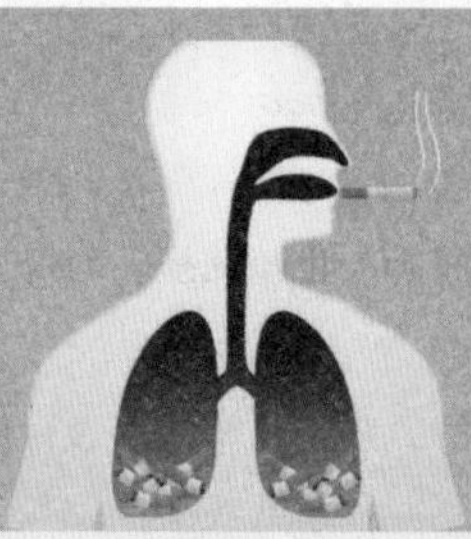

[病症陈述] 肺炎是指肺泡腔和间质组织的肺实质感染，通常发病急、变化快，并发症多，是内、儿科的常见病之一，是终末气道、肺泡和肺间质的炎症。

[症状分析] 中医学认为，肺炎为痰热郁肺、邪毒侵袭所致。多数患者起病急骤，常有受凉、劳累、病毒感染等诱因，约1/3患病前有上呼吸道感染，病程常为7~10天。其主要的临床表现为发热，呼吸急促，持久干咳，可能有单边胸痛，深呼吸和咳嗽时胸痛，有小量痰或大量痰，可能含有血丝，少数患者会有恶心、呕吐、腹胀、腹泻等胃肠道症状。严重感染者可出现神志模糊、烦躁、嗜睡等。肺炎的发病因素包括细菌、病毒、真菌、放射线、吸入性异物等。

[饮食原则] 肺炎患者宜选用有对抗葡萄球菌作用的中药食材，如菊花、鱼腥草、葱白、金银花、桑叶、牛蒡子、紫苏、川贝、海金沙、茯苓、木香等；宜选用有抑制肺炎球菌作用的中药食材，如白果、桂枝、柴胡、莱菔子、花椒、薄荷等。忌吃辛辣、生冷、刺激性的食物，如辣椒、胡椒、芥末、冰激凌、碳酸饮料、咖啡、浓茶。忌吃油腻食物，如肥肉、鱼、油炸食品。忌食甘温水果，如香蕉、桃子、杏、李子。

【对症食材推荐】

雪梨 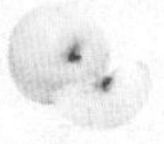	性寒，能止咳化痰、润肺去燥、清热降火，对肺炎有一定的治疗效果	杏仁 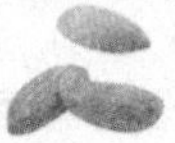	性温，能祛痰、止咳、平喘，对肺部感染有一定的治疗效果
老鸭 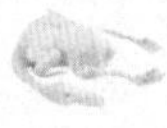	性寒，能清肺解热、大补虚劳，对肺炎有疗效	核桃 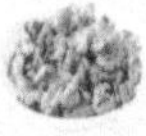	性温，能温补肺肾、定喘，对肺炎有一定的疗效
花生 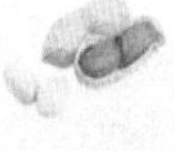	性平，能促进体内新陈代谢，排除毒素，对炎症有一定作用	无花果 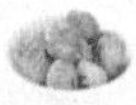	性平，能滋阴利咽，对呼吸道感染有疗效对肺炎患者有益
香菇 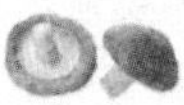	性平，能化痰理气、解毒，对肺炎患者有治疗作用	枇杷叶 	性平，能生津止渴、清肺止咳，对肺炎引起的咳嗽有治疗效果
猪肺 	性平，能补肺、止咳、止血，对肺炎症状有缓解作用	金橘 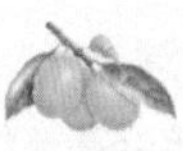	性温，能生津消食、化痰利咽，对肺炎症状有缓解作用
白萝卜 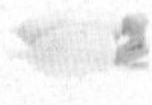	性凉，能化痰清热，治消渴，对肺炎症状有缓解作用	橄榄 	性凉，能清热解毒、化痰，对肺炎症状有缓解作用
薏米 	性凉，能补肺、清热、利湿，对肺炎有治疗作用		

【对症食疗搭配速查】

❶【罗汉果+枇杷叶+瘦肉】煮汤服用，能清肺润肠，对肺炎有辅助治疗作用。

❷【金银花+菊花+桑叶】泡茶服用，能清热润肺、止咳化痰，对肺炎患者有疗效。

❸【白果+草菇+陈皮】炒菜食用，能补气健脾、化痰止咳，对肺炎患者有治疗作用。

❹【核桃+花生+杏仁+鸡蛋】打碎冲服，能补气敛肺、止咳化痰，对肺炎有治疗效果。

【对症药材推荐】

菊花 	性微寒，能疏风、清热、明目、解毒，对肺炎有辅助治疗作用	款冬花 	性温，能润肺下气、化痰止咳，对肺炎有治疗效果
桔梗 	性平，能宣肺、祛痰、利咽，对肺炎有一定的治疗效果	枇杷叶 	性凉，能清肺解热、化痰止咳，对肺炎有治疗作用
百合	性平，能润肺止咳、清热，对肺炎有一定的疗效	白果 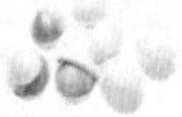	性平，能收敛肺气、定喘咳，对肺炎有治疗作用
川贝 	性凉，能镇咳化痰，对肺炎有辅助治疗的效果	鱼腥草 	性寒，能清热解毒、利尿消肿，对肺炎有治疗作用
北沙参 	性凉，能养阴清肺、祛痰止咳、生津，对肺炎及肺热咳嗽有治疗作用	麦冬 	性微寒，能养阴生津、润肺清心，对肺炎有辅助治疗作用
玉竹 	性平，能养阴润燥、除烦消渴，治疗咳嗽，对肺炎有辅助治疗作用	桑白皮 	性寒，能泻肺平喘、利尿消肿，治疗肺热咳嗽，痰多
紫苏 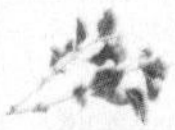	性温，能解表、散寒、理气，抑制葡萄球菌的生长，对肺炎有疗效	野菊花 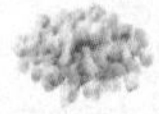	性平，能疏风清热、解毒消肿，对抑制葡萄球菌的生长效果极佳
罗汉果 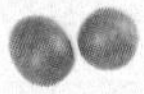	性凉，能清热润肺、生津止渴、滑肠通便，对肺热咳嗽有疗效		

【对症方剂配伍速查】

❶【桑叶+麦冬+杏仁】水煎服，能养肺阴、清肺热、润肺燥、止咳。

❷【川贝+知母】水煎服，能清肺泄热、润肺化痰、止咳。对肺炎患者有益。

❸【甘草+桔梗】水煎服，能利肺气而排痈肺之浓痰，对肺炎后期症状有疗效。

❹【桔梗+鱼腥草】水煎服，能增强清肺排脓之效，对肺炎有治疗作用。

❺【紫菀+款冬花】水煎服，能治寒邪伤肺、久咳不止，对肺炎有治疗作用。

❻【野菊花+蒲公英+紫地丁+牛蒡子】水煎服，能治热毒咽喉肿痛，对肺炎有疗效。

哮喘

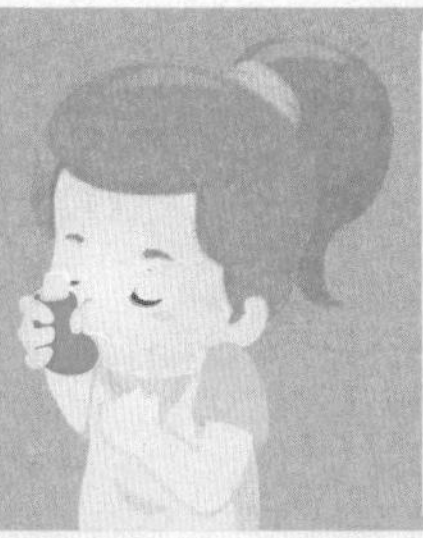

[病症陈述] 哮喘是一种慢性支气管疾病，气道变窄所致。发作前或有鼻痒、咽痒、打喷嚏、流涕、咳嗽、胸闷等先兆症状。发作时患者突感胸闷窒息，咳嗽，迅即气促，呼吸困难等。

[病因分析] 哮喘的发病因素主要包括遗传因素和环境因素两个方面，其中遗传因素是指大多数患者的亲人中有哮喘或过敏性皮炎、特应性皮炎等过敏性疾病的病史。而哮喘患者多属于过敏体质，对螨虫、花粉、宠物、真菌、坚果、牛奶等，还有某些药物过敏。

[饮食原则] 哮喘患者宜选用有松弛气道平滑肌作用的中药材和食材，如麻黄、当归、陈皮、佛手、香附、木香、天南星、紫菀、青皮、茶叶等；宜选择有抗过敏反应作用的中药材和食材，如黄芩、防风、人参、西洋参、红枣、五味子、田七、芝麻等。忌食辛辣、助火生痰食物，如辣椒、韭菜、大葱、蒜等。忌食含酒精、碳酸饮料及冷饮，这些都能促进心跳加快，导致肺呼吸功能降低，产生致命危险。

【对症食材推荐】

老鸭 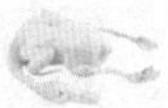 性凉，能滋阴养胃、清热解毒，治疗咳嗽、咽干等，对哮喘有辅助治疗效果

猪肺  性平，能补肺、止咳，对治疗哮喘有食疗效果

核桃 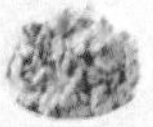 性温，能温补肺肾、定哮喘，对治疗哮喘有疗效

杏仁 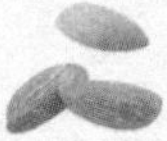 性温，能祛痰止咳、平喘，对治疗哮喘效果佳

鸽肉  性平，能益气补血、清热解毒、生津止渴，对哮喘有辅助治疗作用

太子参  性平，能补肺健脾、生津润肺，治疗非虚咳嗽，对哮喘有一定疗效

【对症食疗搭配速查】

❶【麻黄+陈皮+瘦肉末】炖汤服用，能泻肺平喘、清热解毒、理气化痰，对热证哮喘有效。

❷【菊花+桔梗+雪梨】煮汤服用，能开宣肺气、清热止咳，对哮喘有疗效。

❸【天南星+冰糖】煎水服用，能燥湿化痰、祛风解痉，对哮喘有疗效。

❹【紫苑+款冬+猪肺】炖汤服用，能燥湿化痰、祛风解痉，对哮喘患者有益。

【对症药材推荐】

麻黄 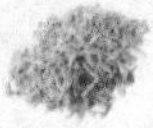 性温，能发汗解表、利水、平喘，对咳嗽气喘有疗效

半夏  性温，能燥湿化痰、消痞散结，对咳嗽痰多，哮喘有疗效

冬虫夏草  性平，能补肺平喘、止血化痰，对久咳虚喘有疗效

射干 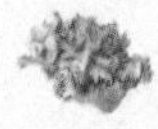 性寒，能降火解毒、散血消痰，对痰涎壅盛导致的哮喘、风热咳嗽等有显著效果

紫菀 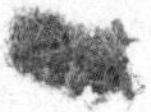	性微温，能润肺下气、化痰止咳，对咳嗽痰多、哮喘有疗效	款冬花 	性温，能润肺下气、止咳化痰，对多种咳嗽、哮喘有效果
苏子 	性温，能降气消痰、解表散寒、行气和胃、平喘，对咳嗽气喘有疗效	白果 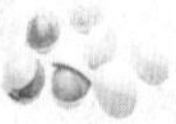	性平，能敛肺气、定哮喘，对哮喘有治疗作用
桑白皮 	性寒，能泻肺平喘、利尿消肿，对哮喘有显著疗效	白芥子 	性温，能利气豁痰、温中散寒，治痰饮咳喘有效果
莱菔子 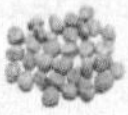	性平，味辛、甘，用于饮食停滞、降气化痰、镇咳	五味子 	性温，能敛肺、滋肾、生津，对虚寒喘咳有显著效果

【对症方剂配伍速查】

❶【麻黄+杏仁+甘草】能止咳平喘，治疗肺气壅遏的咳喘疗效佳。

❷【半夏+橘皮+茯苓】能温化湿痰、止咳，对痰湿阻肺之咳嗽气逆及哮喘有疗效。

❸【白芥子+苏子+莱菔子】能温肺祛痰，对疗寒痰壅肺、咳喘胸闷有疗效。

❹【冬虫夏草+北沙参+川贝】能养阴清肺、止血化痰，对哮喘有疗效。

肺气肿

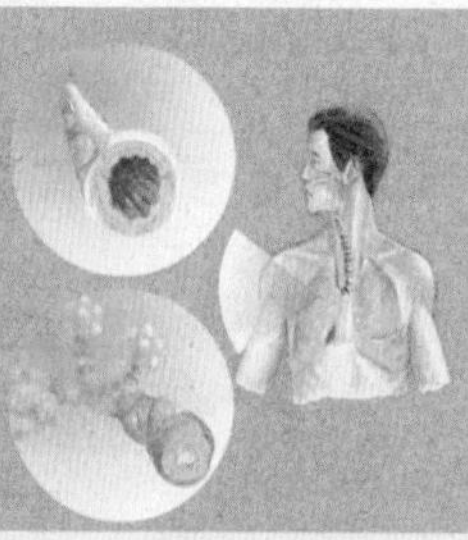

[病症陈述] 肺气肿是指终末细支气管远端的气道弹性减退，过度膨胀、充气和肺容积增大或同时伴有气道壁破坏的病理状态。早期症状不明显，加重时出现桶状胸，呼吸运动减弱等现象。

[病因分析] 肺气肿按其发病原因有如下几种类型：老年性肺气肿，代偿性肺气肿，间质性肺气肿，灶性肺气肿，旁间隔性肺气肿，阻塞性肺气肿。大气污染、过敏、遗传、营养不良等与肺气肿的发生有密切关系。

[饮食原则] 肺气肿患者应补充足够的蛋白质，如瘦肉、鸡蛋、牛奶、大豆及豆制品。患者还要注意多吃含维生素和矿物质多的食物，以增强抵抗力。尽量选择易咀嚼的食物，如稀粥、蒸鱼、蔬菜汤等，多吃素菜、富含维生素的食物，特别是维生素A和维生素C。忌食豆类、甘蓝菜等易胀气的食物。忌食能耗损肺气的食物，如香蕉、冰激凌、凉菜、红薯、韭菜等。忌食辛辣刺激性食物，如辣椒、胡椒、白酒、羊肉、狗肉等。忌食腥臊类食物，如鲑鱼、黄鱼、虾、蟹等。

【对症食材推荐】

杏仁 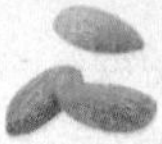	性温，能祛痰止咳、平喘，对肺气肿引起的咳嗽哮喘有疗效	核桃 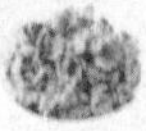	性温，能温补肺肾、定哮喘，对肺气肿症状有缓解作用

鸭肉 	性凉，能滋阴养胃、清热解毒，治疗咳嗽、咽干等，对肺气肿有疗效	枇杷 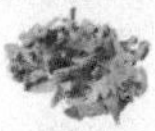	性平，能生津止渴、清肺止咳，对肺气肿症状有缓解作用
梨 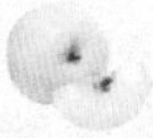	性寒，能止咳化痰、清热降火、润肺去燥，对肺气肿有一定治疗作用	银耳 	性平，能滋补生津、补气润肺，对肺气肿有一定治疗作用
猪肺 	性平，能补肺、止咳，对肺气肿的症状有一定缓解作用		

【对症食疗搭配速查】

❶【枇杷叶+桑白皮+葶苈子+瓜蒌】煎汁服用，能化痰止咳、泻肺平喘，可辅助治疗肺气肿。

❷【鱼腥草+蒲公英+金银花】泡茶服用，能清热解毒、化痰排脓，可治疗肺气肿。

❸【五味子+黄芩+瘦肉】炖汤服用，能补肺益肾、止咳平喘，可治疗肺气肿。

❹【菜胆+杏仁+猪肺】炖汤服用，能益气补肺、平喘化痰，可治疗肺气肿。

【对症药材推荐】

款冬花 	性温，能润肺下气、止咳化痰，对肺气肿症状有缓解作用	陈皮 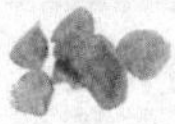	性温，能理气健脾、燥湿化痰，对肺气肿有一定辅助治疗作用
川贝 	性凉，能润肺散结、止嗽化痰，对肺气肿有治疗作用	苏子 	性温，能降气消痰、解表散寒、行气和胃、平喘，对肺气肿有一定治疗作用
五味子 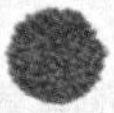	性温，能敛肺、滋肾、生津，对肺气肿有辅助治疗作用	人参 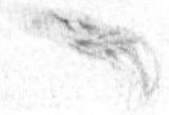	性平，能补脾益肺、大补元气，对肺气肿有辅助治疗作用
莱菔子 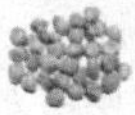	性平，能消食除胀、降气化痰，对肺气肿有辅助治疗作用	桑白皮 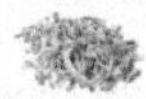	性寒，能泻肺平喘、利尿消肿，可治疗肺气肿
桔梗 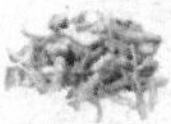	性平，能开宣肺气、祛痰排脓，对肺气肿有一定疗效	白前 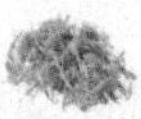	性微温，能泻肺降气、下痰止嗽，对肺气肿有辅助治疗作用
黄芪 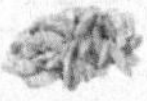	性温，能补气固表、排脓敛疮，对肺气肿患者有一定治疗作用		

【对症方剂配伍速查】

❶【桑白皮+麻黄+杏仁+葶苈子】能清泻肺热，治喘息、咳逆，对肺气肿症状有缓解作用。

❷【半夏+陈皮+茯苓】能燥湿化痰、理肺气之壅滞，对肺气肿有一定治疗作用。

❸【苏子+莱菔子+白芥子】能降气化痰、止咳平喘，对肺气肿有一定疗效。

❹【白前+桔梗+荆芥】能治肺气壅实、咳嗽痰多，对肺气肿有一定治疗作用。

❺【人参+黄芪+五味子】能补肺益气，治短气喘促，对肺气肿有治疗效果。

肺结核

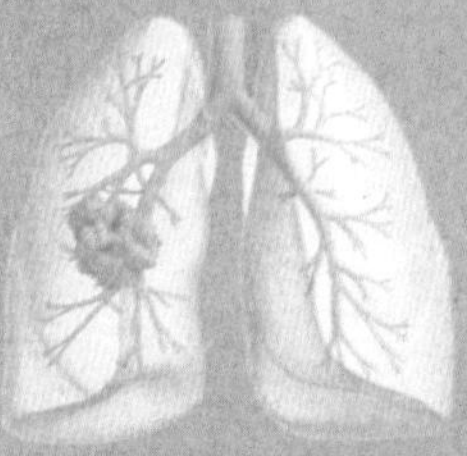

[病症陈述] 肺结核主要是由结核分枝杆菌引发，主要通过呼吸道传染的一种感染性疾病。肺结核严重威胁着人类健康，我国是世界上结核疫情最严重的国家之一。

[病症分析] 肺结核患者无特异性的临床表现，有些患者甚至没有任何症状，仅在体检时才被发现，大多数患者常有午后低热等结核中毒的症状，也会伴有咳嗽、咳白色黏痰、咯血、胸痛、呼吸困难等症状。

[饮食原则] 患者宜选用有抗结核杆菌作用的中药食材，如百部、远志、苍术、白及、北豆根、淫羊藿、夏枯草、积雪草等；宜选用有增强肺功能作用的中药材和食材，如猪肺、茯苓、人参、银耳、灵芝、党参、白果等。忌烟酒。忌食辛辣香燥、伤阴耗气、温补发物食品，如胡椒、辣椒、花椒、桂皮、狗肉、鹅肉、公鸡、黄鱼、鲈鱼、带鱼、羊肉等。

【对症食材推荐】

银耳  性平，能滋补生津、补气润肺，对肺结核有一定的疗效

木耳 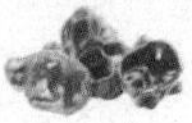 性寒，能清热解毒、活血凉血，能辅助治疗肺结核

香菇 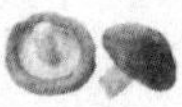 性平，能化痰理气、解毒，对肺结核有一定的疗效

雪梨 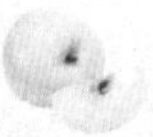 性寒，能止咳化痰、润肺去燥、清热降火，对肺结核有治疗作用

猪肺  性平，能补肺、止咳、止血，对肺结核有一定的治疗作用

老鸭 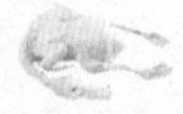 性凉，能滋阴养胃、清热解毒，能辅助治疗肺结核

柿子 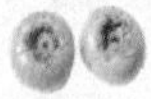 性寒，能润肺、涩肠、止血，能辅助治疗肺结核

蜂蜜  性平，能补虚、润燥、解毒，治肺燥咳嗽，对肺结核有辅助治疗作用

竹笋 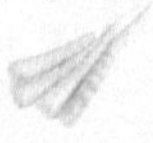 性微寒，能清热化痰、益气和胃、治消渴、利水道，对肺结核有一定疗效

枇杷叶  性平，能生津止渴、清肺止咳，对肺结核的症状有缓解作用

甘蔗 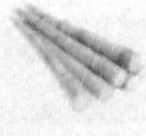 性凉，能清热、生津、下气、润燥，治肺燥咳嗽，对肺结核有辅助治疗作用

柚子 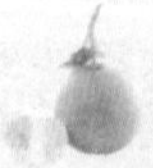 性寒，能化痰、健脾、生津止渴，对肺结核症状有一定的缓解作用

【对症食疗搭配速查】

❶【沙参+猪肺】炖汤服用，能滋阴润燥、润肺止咳，治咳嗽、咯血，对肺结核有一定疗效。

❷【冬瓜+白果+大米】熬粥服用，能敛肺止咳、化痰利水，对肺结核有治疗作用。

❸【鸡蛋+银耳+豆浆】蒸煮服用，能润肺止咳，治干咳、咯血及肺结核。

【对症药材推荐】

黄精 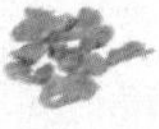
性平，能补气润肺，治肺燥咳嗽，对肺结核有一定的疗效

北沙参 
性凉，能养阴清肺、祛痰止咳，对肺结核有治疗效果

五味子 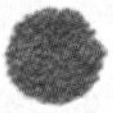
性温，能敛肺生津，治虚寒咳嗽，对肺结核有一定的辅助疗效

麦冬 
性微寒，能养阴生津、润肺清心，对肺结核有一定的治疗作用

百合
性平，能润肺止咳、清心安神，治肺热久嗽、咯血，对肺结核有佳效

玉竹 
性平，能养阴润燥、除烦止渴，治燥咳、痨嗽，对肺结核有一定疗效

川贝 
性凉，能镇咳、化痰、镇痛，对痰热咳喘、痨嗽及肺结核有显著效果

蛤蚧 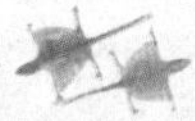
性平，能补肺益肾、定喘止咳，对肺结核有一定疗效

【对症方剂配伍速查】

❶【黄精+沙参】能滋肾阴、润肺燥，治阴虚肺燥咳嗽，对肺结核有一定治疗作用。

❷【天冬+麦冬】能清燥救肺，治肺阴虚咯血，对肺结核有疗效。

❸【川贝+玉竹+百合】能清燥救肺、止咳化痰，治肺阴虚咯血，对肺结核有疗效。

❹【五味子+蛤蚧+麦冬】能补气滋阴、敛肺止咳，治疗久咳不愈、咯血的气阴两虚型肺结核。

肺脓肿

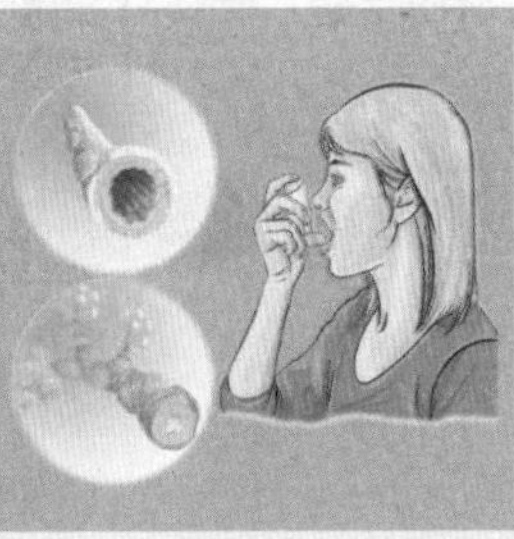

[病症陈述] 肺脓肿是由多种病原菌感染引起的肺组织化脓性炎症，从而导致组织坏死、液化形成脓肿。肺脓肿起病急骤，常伴有畏寒、高热、咳嗽、咳黏液痰或黏液脓性痰等现象。

[病因分析] 肺脓肿的主要病因是细菌的感染，这些细菌包括葡萄球菌、肺炎球菌、链球菌、梭形菌等。同时，受寒、极度疲劳、全身免疫力和呼吸道防御功能的降低，也是该病的重要诱因。

[饮食原则] 肺脓肿患者宜选择具有消痰排脓作用的中药食材，如鱼腥草、冬瓜、薏米、蒲公英、瓜蒌、川贝等；宜选择具有消炎杀菌作用的中药食材，如金银花、败酱草、黄芩、黄连等。忌吃牛肉、狗肉、羊肉、肥猪肉、鲢鱼、带鱼、虾、蟹、鸡肉、荔枝、龙眼肉等能助内热的食物。忌酒、咖啡、浓茶、辣椒、花椒、胡椒、生姜、大蒜、洋葱等刺激性食品。

【对症食材推荐】

冬瓜 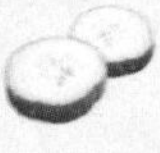
性凉，能清热解毒、利水消肿，对肺脓肿有辅助治疗效果

薏米 
性凉，能健脾、补肺、清热、利湿，对肺脓肿有辅助治疗效果

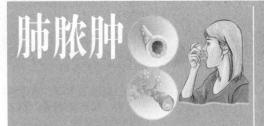

绿豆 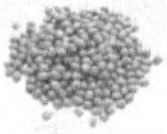	性凉，能清热解毒、消暑止渴、利水消肿，对肺脓肿的症状有缓解作用
雪梨 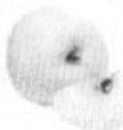	性寒，止咳化痰、清热降火、润肺去燥，对肺脓肿有治疗效果
枇杷叶 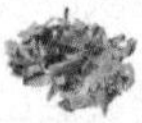	性平，能生津止渴、清肺止咳，对肺脓肿有辅助治疗效果
无花果 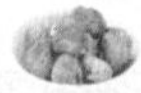	性平，能健胃、润肠、利咽，对肺脓肿有辅助治疗作用
苦瓜 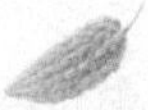	性寒，能除烦、清热解毒，对肺脓肿有辅助治疗效果
丝瓜 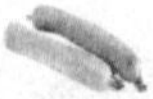	性凉，能清暑凉血、解毒通便、祛风化痰，对肺脓肿有一定疗效
柚子 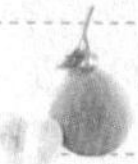	性寒，能化痰、健脾、生津止渴，对肺脓肿有一定的治疗效果

【对症食疗搭配速查】

❶【乳鸽+旋复花+沙参】炖汤服用，能润肺止咳，对肺脓肿恢复期疗效佳。

❷【金银花+桔梗+桑白皮】泡茶饮用，能疏风散热、止咳化痰，对肺脓肿初期有显著疗效。

❸【蒲公英+金银花+鱼腥草】泡茶饮用，能清热解毒、清热排脓，对肺脓肿有治疗效果。

❹【鱼腥草+金银花+粳米+石膏】熬粥服用，能清热养肺、化痰排脓，对肺脓肿有治疗效果。

【对症药材推荐】

瓜蒌 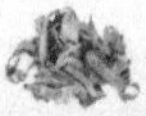	性寒，能清热涤痰、宽胸散结，对肺脓肿有治疗作用
鱼腥草 	性寒，能清热解毒、利尿消肿，对肺脓肿初期效果显著
蒲公英 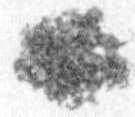	性寒，能清热解毒、利尿散结，对肺脓肿有辅助治疗作用
败酱草 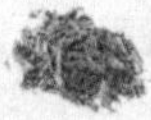	性微寒，能清热解毒、消痈排脓、祛瘀止痛，对肺脓肿有一定的治疗作用
杏仁 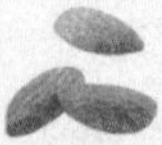	性温，能祛痰、止咳、平喘，对肺脓肿有一定的治疗作用
川贝 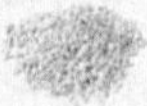	性凉，能镇咳化痰，治疗咳痰黄稠、痰热咳喘等，对肺脓肿有治疗效果
射干 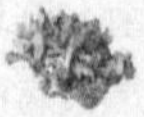	性寒，能清热解毒、利咽祛痰，治疗肺壅咳喘、痰稠色黄，对肺脓肿有一定疗效
黄芩 	性寒，能清热燥湿、泻火解毒，治疗肺热咳嗽，对肺脓肿有一定疗效
桑白皮 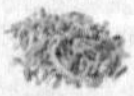	性寒，能泻肺平喘，治疗肺热咳嗽，对肺脓肿有辅助疗效
桔梗 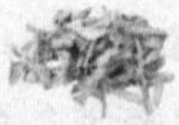	性平，能宣肺、祛痰、排脓、利咽，对肺脓肿有治疗效果
黄连 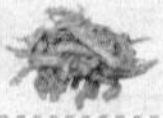	性寒，能清热燥湿、泻火解毒，治疗痈肿疮毒，对肺脓肿有益

【对症方剂配伍速查】

❶【瓜蒌+鱼腥草+芦根+桃仁】能清肺解毒、排脓，对肺脓肿有较佳的疗效。

❷【桑白皮+葶苈子+地骨皮】能泻肺逐饮、平喘，对肺脓肿有一定的疗效。

❸【黄芩+瓜蒌+枳实】能化痰，治疗肺热咳嗽，对肺脓肿有辅助治疗效果。

肺癌

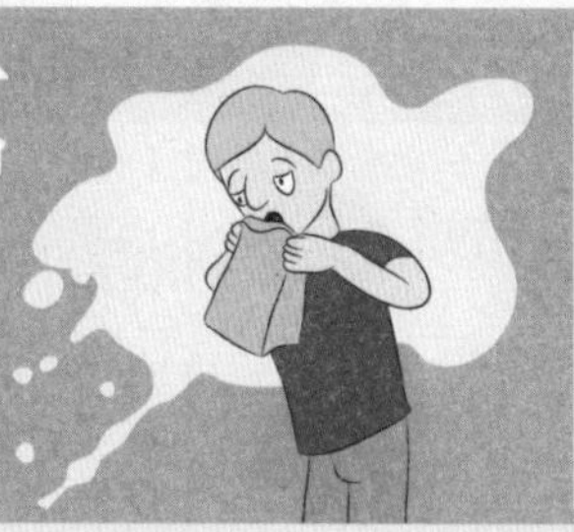

[病症陈述] 肺癌是指原发生于支气管上皮细胞的恶性肿瘤。肺癌在早期没有什么特殊症状，仅表现出咳嗽、低热、痰血、胸痛等一般的呼吸系统疾病症状。晚期可出现胸痛、声音嘶哑等。

[病因分析] 肺癌的危险因子主要包括：家族遗传因素、自身免疫功能低下、吸烟、大气的污染、电离辐射以及肺结核、矽肺、尘肺等疾病。

[饮食原则] 肺癌患者宜选用具有补肺气、止咳作用的中药食材，如北沙参、百合、泽泻、西瓜、黄瓜、麦冬等；宜选用具有抑制癌细胞恶化转移的中药食材，如绿茶、猕猴桃、葡萄、菜花、大白菜、山楂、红枣等。忌吃油煎、烧烤类食物，如烤鸭、炸鸡、油条、薯片等。忌 吃辛辣、刺激性食物，如葱、姜、花椒、辣椒等。忌吃油腻、黏滞生痰的食物，如肥肉、香肠、糯米、甜点等。

【对症食材推荐】

食材	功效	食材	功效
花菜 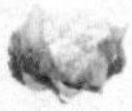	性凉，能润肺、止咳、抗癌、爽喉，对肺癌有一定的食疗效果	胡萝卜 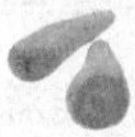	性平，能清热解毒、降气止咳，对肺癌有辅助治疗效果
海带 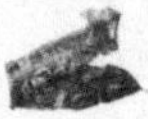	性寒，能清热、化痰、软坚，对肺癌有一定的食疗效果	无花果 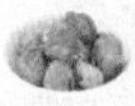	性平，能防癌、抗癌、利咽，对肺癌有一定的治疗效果
雪梨 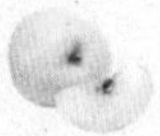	性寒，能清热降火、化痰止咳、润肺去燥，对肺癌有辅助治疗作用	猕猴桃 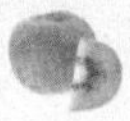	性寒，能解热生津、利尿止咳、抗癌，对治疗肺癌有一定的疗效
香菇 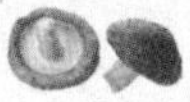	性平，能化痰理气、防癌抗癌，对肺癌有一定食疗效果	银耳 	性平，能清肺热、润肺生津，治疗咳嗽、咯血，对肺癌有辅助治疗效果
木耳 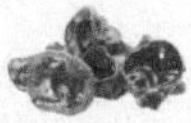	性寒，能清热解毒、活血凉血，对肺癌有辅助治疗效果	燕窝 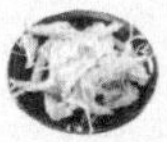	性平，能养肺、化痰止咳、强化肺部功能，对肺癌有治疗作用
海参 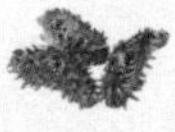	性平，能滋益五脏六腑、养血润燥，对肺癌有辅助治疗效果	核桃 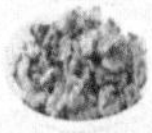	性温，能补肺定喘，温补肺肾，对肺癌有辅助治疗作用

【对症食疗搭配速查】

❶【玉竹+老鸭+北沙参】炖汤服用，能益气补虚、润肺生津，对肺癌有治疗效果。

❷【绿茶+葡萄+菠萝+蜂蜜】泡茶饮用，能清热润肺、防癌抗癌，对肺癌有一定疗效。

❸【白及+燕窝+玉竹】熬汁饮用，能补肺、纳肺止血，对肺癌有辅助治疗作用。

❹【党参+百合+粳米+薏米】熬粥服用，能补脾益气、润肺止咳，对肺癌有一定治疗效果。

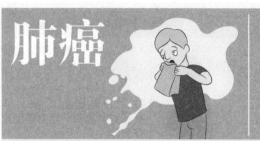

【对症药材推荐】

冬虫夏草 	性温，能补肺肾、益精气、止咳化痰，对肺癌有一定的食疗效果
蛤蚧 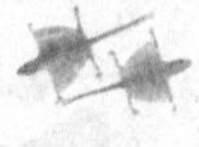	性平，能补肺益肾、定喘止咳，对肺癌有辅助治疗作用
鱼腥草 	性寒，能清热解毒、利尿消肿，对肺癌有一定的治疗效果
桃仁 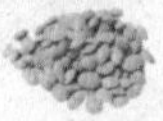	性平，能破血行瘀、润燥，对肺癌有一定的辅助治疗作用
杏仁 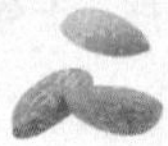	性温，能祛痰、止咳、平喘，对肺癌有一定的治疗作用
白花蛇舌草 	性寒，能清热解毒、消痈、利尿通淋，对肺癌患者有益
半枝莲 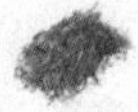	性寒，能清热解毒、散瘀止血、利水消肿，对肺癌患者有益
龙葵 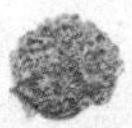	性寒，能清热解毒、散结利尿对肺癌患者有益

【对症方剂配伍速查】

❶【冬虫夏草+北沙参+川贝】能养阴清肺、止血化痰，治咯血等，对肺癌有一定治疗作用。

❷【麻黄+杏仁+石膏】能清肺泻热、止咳平喘，对肺癌有辅助治疗效果。

❸【鱼腥草+桔梗+芦根+苡仁】能清泻肺热、消痈排脓，对肺癌有一定疗效。

❹【白花蛇舌草+半枝莲+龙葵】能清热解毒、散瘀消肿、利尿，对肺癌患者有益。

第三章

消化系统疾病对症食疗

消化不良

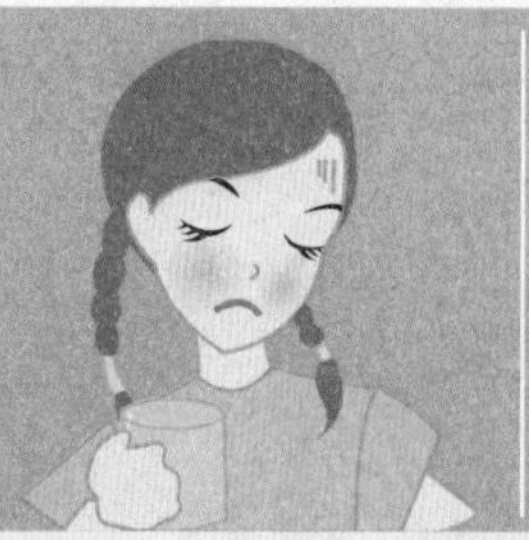

[病症陈述] 消化不良是由胃动力障碍所引起的疾病，其主要分为功能性消化不良和器质性消化不良。临床表现为上腹部胀满、疼痛之外，还有烧灼感、餐后饱胀、食欲不振、嗳气、恶心、呕吐等。

[病因分析] 消化不良主要原因为胃肠运动障碍、胃酸分泌异常、内脏感知过敏，而精神心理因素、饮食因素、幽门螺杆菌感染和胃肠激素等也是引发消化不良的原因。

[饮食原则] 消化不良患者可选用山楂、神曲、麦芽、鸡内金等具有消食化积的食物。饮食应该选择一些容易消化的食物，如软米饭、萝卜、菠菜、南瓜、豆腐、鸡蛋、鱼肉、瘦肉等;烹饪方式宜清炒、清蒸，食物一定要吃新鲜的。忌吃不宜消化的食物，如糯米以及油炸类、烧烤等食物。忌吃胀气类食物，如干豆类、洋葱、土豆、薯片等。忌吃易上火的食物，如瓜子、炸鸡腿、炸薯条等。忌吃过冷的食物，如冰激凌、冰冻饮品等。

【对症食材推荐】

山楂 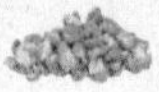 性微温，能消食化积、行气散瘀，对消化不良疗效显著

白萝卜  性凉，能增强食欲、助消化、化积滞，对消化不良有治疗效果

芹菜 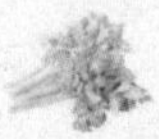 性凉，能清热除烦、平肝、利水消肿，对消化不良有辅助治疗作用

胡萝卜 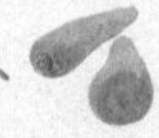 性平，能健脾和胃，对消化不良有辅助治疗效果

【对症食疗搭配速查】

❶【白萝卜+鲫鱼】炖汤服用，能增强食欲、助消化，对消化不良有疗效。

❷【小米+荞麦】熬粥服用，能健胃消积，对消化不良有显著疗效。

【对症药材推荐】

神曲  性温，能健脾和胃、消食调中，治疗消化不良疗效显著

谷芽  性温，能健脾开胃，对食积不消、腹胀有显著疗效

麦芽 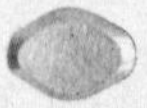 性微温，能疏肝醒脾、消食、和中、下气，对消化不良有显著疗效

鸡内金 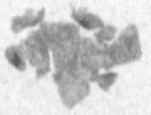 性平，能消积食，对食积胀满、消化不良有显著疗效

【对症方剂配伍速查】

❶【谷芽+神曲+麦芽】能消食健胃，对食滞中焦、脘腹胀满、消化不良疗效显著。

❷【鸡内金+山楂+麦芽】能运脾健胃、消食，对食积有显著疗效。

慢性胃炎

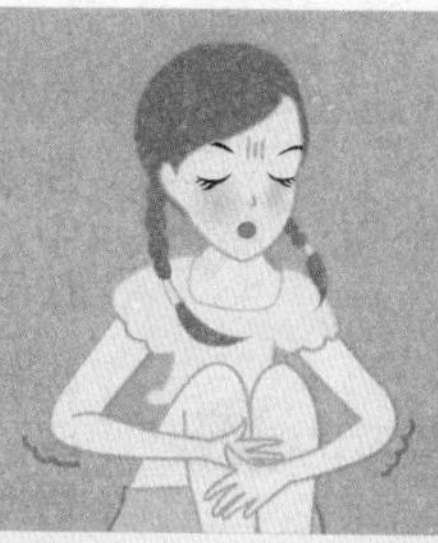

[病症陈述] 慢性胃炎是指由各种原因引起的胃黏膜炎症。主要表现为中上腹疼痛，多为隐痛，常为饭后痛，进冷食、硬食、辛辣或其他刺激性食物引起症状或使症状加重。

[病因分析] 引起慢性胃炎的因素为幽门螺旋杆菌感染、经常进食刺激性食物或药物引起胃黏膜损伤、高盐饮食、胃酸分泌过少以及胆汁反流等。由幽门螺杆菌引起的慢性胃炎多数患者无症状；有症状者表现为上腹痛或不适、上腹胀、早饱、嗳气、恶心等消化不良症状。

[饮食原则] 可食用具有保护胃黏膜功效的中药食材，如酸奶、南瓜、蒲公英、黄芪、白芍、白术、丹参、五灵脂、车前草等。另外，胆汁反流也是造成慢性胃炎的一个重要因素，所以吃些抗胆汁反流的药材，如枳实、姜、半夏、厚朴、茯苓、人参、炙甘草等。胃酸分泌过少者可适当食用酸性食物，如醋、米酒、橘子、橙子、乌梅等。忌食难消化食物，如糯米类、板栗、土豆、油炸类、烧烤类等。忌食辛辣刺激性食物，如辣椒、胡椒、洋葱、芥末、花椒、茴香、大蒜等。脾胃虚寒、脘腹冷痛者忌食性凉生冷的食物，如冰激凌、冰镇饮品等。

【对症食材推荐】

猪肚 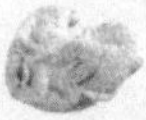 性温，能健脾胃、补虚损，对慢性胃炎有一定食疗效果

鲫鱼 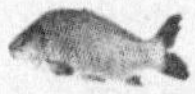 性平，能益气健脾、补体虚，对慢性胃炎有辅助治疗作用

木耳 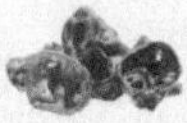 性寒，能清热解毒、活血凉血，对慢性胃炎有辅助治疗作用

香菇 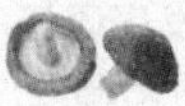 性平，能化痰理气、益胃和中，对慢性胃炎有一定食疗效果

小米 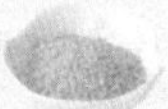 性凉，能健脾和胃、安眠，对慢性胃炎的症状有一定的缓解作用

木瓜 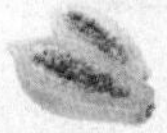 性平，能消食，治疗胃痛、消化不良等，对慢性胃炎症状有缓解作用

白萝卜  性凉，能增强食欲、帮助消化，对慢性胃炎引起的食少有一定疗效

银耳  性平，能滋补生津、润肺养胃，对慢性胃炎有一定治疗作用

金针菇  性凉，能补肝、益肠胃，对胃肠炎症有较好的食疗效果

玉米 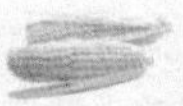 性平，能开胃益智、调理中气，对慢性胃炎有辅助治疗作用

【对症食疗搭配速查】

❶【猪肚+韭菜籽】蒸煮服用，能温中行气、健脾和胃，对胃炎有一定食疗作用。

❷【鳝鱼+党参+佛手+半夏】炖汤服用，能温中健脾、行气止痛，对胃寒胃炎有食疗效果。

【对症药材推荐】

木香 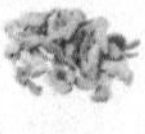 性温，能行气止痛、健脾消食，对慢性胃炎有辅助治疗效果

陈皮 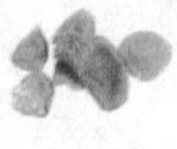 性温，能理气健脾、调中，对慢性胃炎有辅助治疗作用

白芍 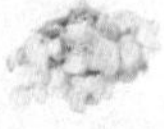 性凉，能养血柔肝、缓中止痛，对慢性胃炎有一定治疗效果

柴胡 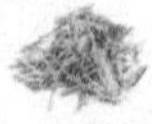 性微寒，能和解表里、疏肝、升阳、抗病毒，对慢性胃炎有辅助治疗作用

麦冬  性微寒，能养阴生津，对慢性胃炎有辅助疗效

生地 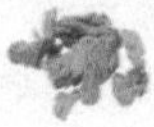 性微寒，能清热凉血、养阴生津，对慢性胃炎有一定治疗效果

甘草 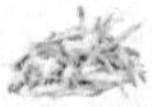 性平，能补脾益气、清热解毒、缓急止痛，对慢性胃炎有辅助治疗作用

砂仁 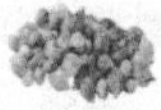 性温，能行气调中、和胃醒脾，对慢性胃炎的症状有缓解作用

吴茱萸  性温，能温中止痛、理气燥湿，对慢性胃炎有一定辅助疗效

【对症方剂配伍速查】

❶【木香+陈皮+白术】能治脾虚气滞、脘腹胀痛、呕逆，对慢性胃炎有一定辅助疗效。

❷【砂仁+佛手+陈皮+木香】能行气导滞、调和脾胃，对慢性胃炎有一定治疗作用。

❸【麦冬+玉竹+沙参】能益胃生津，对慢性胃炎有一定治疗效果。

胃及十二指肠溃疡

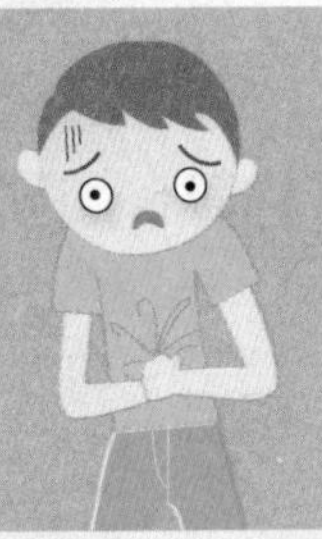

[病症陈述] 胃及十二指肠溃疡是极为常见的疾病，局部表现为局限性或椭圆性的缺损。临床表现为慢性、周期性、节律性的上腹剑突下偏左或偏右疼痛。

[病因分析] 幽门螺旋杆菌感染是引起胃及十二指肠溃疡最主要的病因，此病的发生还与人们的饮食起居习惯有很大的关系，如不良的饮食习惯、精神紧张或忧虑、脑力劳动过多等。

[饮食原则] 宜吃能抑制幽门螺杆菌的药食材，如黄连、甘草、黄柏、西蓝花、西红柿、花菜等。宜吃抑制胃酸分泌的中药食材，如延胡索、蒲公英、白头翁、青黛、黄连、栀子、陈皮、白及、食用碱等。忌食辛辣刺激、油煎、生冷的食物，如酒、咖啡、酸泡菜、浓醋、辣椒、胡椒、浓茶、老竹笋、白菜、芥菜、芹菜、韭菜等。

【对症食材推荐】

猪肚 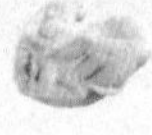 性温，能补虚损、健脾胃，对胃溃疡有辅助治疗的效果

牡蛎 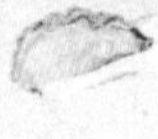 性凉，能敛阴止汗、中和胃酸，治疗胃痛吞酸

甲鱼 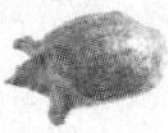
性平，能益气补虚、滋肾健体，对胃酸分泌过多引起的消化性溃疡有疗效

木瓜 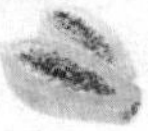
性平，能消食，治疗胃痛，对溃疡的症状有缓解作用

银耳
性平，能滋补生津、润肺养胃，对溃疡有一定的治疗效果

荞麦 
性寒，能健胃、消积，对溃疡有辅助治疗作用

白萝卜 
性凉，能增强食欲、帮助消化，对溃疡有辅助治疗作用

薏米 
性凉，能健脾、清热利湿，对溃疡有辅助治疗作用

苏打饼 
性平，能中和过多的胃酸，对溃疡的症状有缓解作用

小米 
性凉，能健脾和胃、止呕，对溃疡有辅助的作用治疗

山药 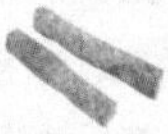
性平，能补脾养胃、生津益肺，对溃疡有一定的治疗效果

大麦 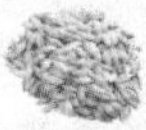
性凉，能和胃、宽肠、利水，对溃疡有一定的治疗作用

【对症食疗搭配速查】

❶【佛手+元胡+猪肝+甘草】炖汤服用，能行气止痛、疏肝和胃，对肝气犯胃引起的溃疡有一定治疗作用。

❷【黄连+甘草】熬汁服用，能清热燥湿、杀菌消炎，对胃热型溃疡有显著疗效。

❸【乌鸡+田七+郁金】炖汤服用，能行气解郁、理气止痛，对血瘀型溃疡有一定治疗效果。

❹【红茶+蜂蜜+红糖】泡茶饮用，能养胃益气、生津止渴，对溃疡有辅助治疗作用。

【对症药材推荐】

香附 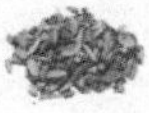
性平，能理气解郁、调经止痛，对溃疡有一定治疗效果

柴胡 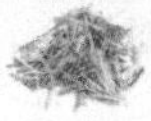
性微寒，能和解表里、疏肝，对溃疡有一定治疗作用

金银花 
性寒，能清热解毒，对溃疡有良好的辅助治疗作用

木香 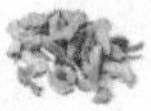
性温，能行气止痛，健脾消食，对溃疡有治疗作用

莪术 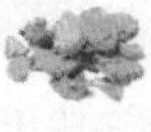
性温，能破血行气、消积止痛，对溃疡有一定治疗作用

海螵蛸 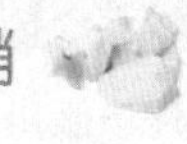
性微温，能收敛止血、敛疮，对溃疡有治疗的作用

白鲜皮 
性寒，能清热解毒，治风热疮毒等，对溃疡有辅助治疗效果

蒲公英 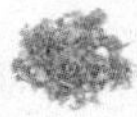
性寒，能清热解毒、利尿散结、杀菌，对溃疡有治疗作用

【对症方剂配伍速查】

❶【陈皮+木香+党参+白术】能治脾虚气滞，脘腹胀满，对溃疡有一定的疗效。

❷【金银花+蒲公英+紫花地丁】能清泄热毒，消痈散结，治热毒疮疡，对溃疡有一定疗效。

❸【海螵蛸+浙贝母】能制酸止痛，对溃疡的症状有缓解作用。

胃下垂

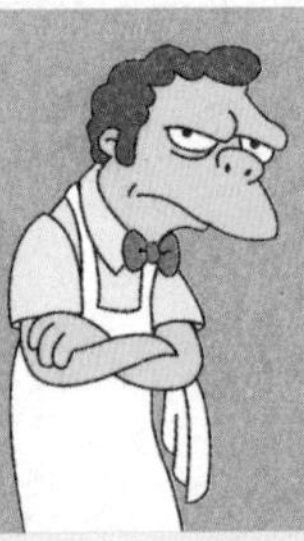

[病症陈述] 胃下垂是指站立时胃下缘达盆腔，胃小湾弧线最低点降至髂嵴连线以下，是一种功能性疾病。临床表现为上腹部有胀满感、沉重感、压迫感，腹部持续性隐痛。

[病因分析] 胃下垂常因为患者长期的过度劳累以及强烈的神经刺激和情绪波动等引发，也可以由慢性胃炎、腹部肿瘤切除、体重突然减轻、长期咳嗽等引起。

[饮食原则] 胃下垂患者大多脾胃气虚，无力升举内脏，造成内脏下垂，所以治疗胃下垂的根本方法是补中益气，提升内脏，可以食用升麻、人参、党参、白术、山药、柴胡、猪肚、牛肚、土鸡、乌鸡等。促进胃肠食物消化，减轻腹胀也是缓解胃下垂的一个重要治疗方法，可以食用山楂、神曲、麦芽、鸡内金、苹果、南瓜等。忌食煎炸、生冷食物，如炸鸡、薯条、凉拌菜、冷饮等。忌食辛辣、刺激性强的食物，如辣椒、胡椒、咖喱、芥末、桂皮、生姜、大蒜、白酒、咖啡、浓茶、大葱等。

【对症食材推荐】

猪肚 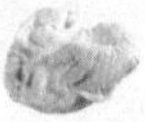 性微温，能补虚损、健脾胃，对胃下垂有一定食疗效果

土鸡 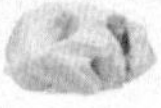 性温，能温中益气、补精填髓、益五脏，对胃下垂有食疗的作用

老鸭 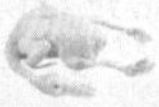 性寒，能养胃滋阴、大补虚劳，对胃下垂有一定治疗作用

牛肉  性平，能补脾胃、益气血、强筋骨，对胃下垂有较佳的食疗效果

韭菜  性温，能益脾健胃、行气理血，对胃下垂有一定食疗作用

芡实 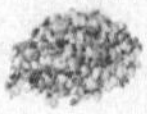 性平，能固肾涩精、补脾止泄，对胃下垂有一定辅助疗效

莲子 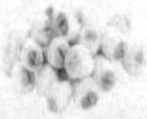 性平，能清心醒脾、健脾补胃，对胃下垂有辅助疗效

【对症食疗搭配速查】

❶【牛肚+黄芪+升麻+神曲】炖汤服用，能升阳举陷，对胃下垂有显著疗效。

❷【山楂+瘦肉+陈皮+枳壳】炖汤服用，能健脾和中、消食化积，能缓解胃下垂的症状。

❸【韭菜+生姜+牛奶】煮沸饮用，能益气健脾、升提内脏，对胃下垂有疗效。

❹【大米+人参+红枣+茯苓】熬粥服用，能益脾和胃、益气补虚，对胃下垂有佳效。

【对症药材推荐】

人参 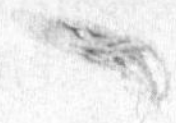 性平，能大补元气、复脉固脱、补脾益肺，对胃下垂有显著疗效

党参 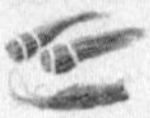 性平，能补中益气、健脾益肺，对胃下垂有显著疗效

柴胡 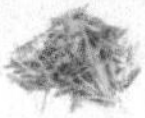	性微寒，能和解表里、疏肝、升阳，对胃下垂有一定疗效	白术 	性温，能健脾益气，对胃下垂有一定治疗效果
黄芪 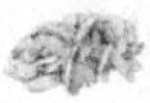	性温，能补气固表、利尿脱毒，对胃下垂有显著疗效	升麻 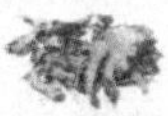	性凉，能发表解毒、升阳，对胃下垂有治疗效果
枳实 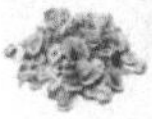	性寒，能治疗胃肠食积，帮助消化，对胃下垂的症状有缓解作用	鸡内金 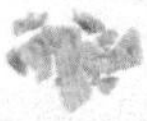	性平，能消积食，帮助消化，对胃下垂的症状有缓解作用
山楂 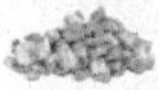	性微温，能消食化积，帮助消化，对胃下垂的症状有缓解作用	麦芽 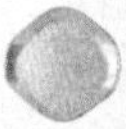	性微温，能疏肝醒脾、消食、和中下气，减轻胃肠负担，对胃下垂患者有益
白扁豆 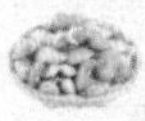	性微温，能健脾化湿，治疗脾胃虚弱及食欲不振，对胃下垂患者有益	太子参 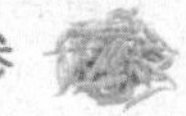	性平，能补肺健脾，治疗脾虚体弱，对胃下垂患者有益

【对症方剂配伍速查】

❶【人参+白术+茯苓+甘草】能补脾调中、益气，对胃下垂有治疗作用。

❷【人参+黄芪】能补中益气、升阳举陷，对胃下垂有显著疗效。

❸【神曲+鸡内金+山楂】能消积化食，帮助消化，对胃下垂的症状有缓解作用。

❹【白扁豆+太子参】能健脾化湿，治疗脾胃虚弱，对胃下垂患者有一定疗效。

胃癌

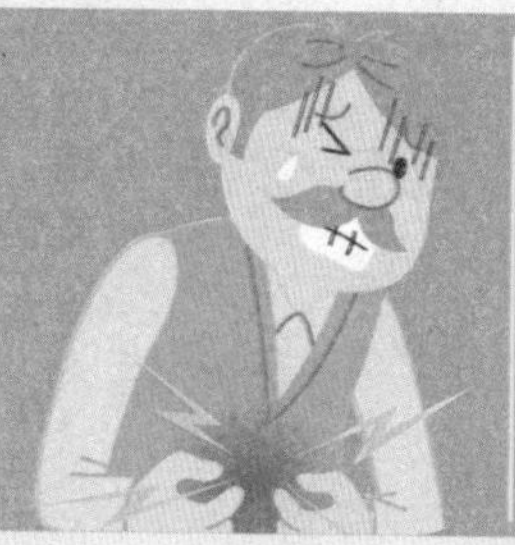

[病症陈述] 胃癌是常见的恶性肿瘤，也是最常见的消化道恶性肿瘤。早期胃癌无明显症状，随着病情的发展，可逐渐出现类同于胃炎或胃溃疡的症状。中晚期胃癌可见胃区咬齿性疼痛。

[病因分析] 长期酗酒、吸烟，饮食不规律，经常吃高盐、热烫食品以及腌熏制品、隔夜菜等，还有长期的压抑、孤独、抑郁，都有可能引发胃癌。胃癌的高发人群包括：胃息肉直径大于2厘米者；患有慢性萎缩性胃炎者；胃部分切除者；有胃癌或食管癌家族史者；长期酗酒、吸烟者；饮食习惯不良者：如喜高盐食品、热烫食品，喜食致癌物质亚硝酸盐含量高的腌制、熏制品等；长期暴露于硫酸尘雾、铅、除草剂及金属行业者，胃癌患病率高。

[饮食原则] 胃癌患者宜选择具有抑制致癌物亚硝胺形成、抑制幽门螺旋杆菌作用的中药食材，具有这些作用的常见的中药食材有：大白菜、西蓝花、卷心菜、夏枯草、白鲜皮、卷心菜、洋葱、山豆根、黄连、白芍、黄芪、桂枝、大黄等。忌吃辛辣刺激性食物，如葱、蒜、姜、辣椒等。忌吃霉变、污染、坚硬、粗糙、多纤维、油腻、黏滞不易消化的食物，如压缩饼干、糙米、糯米等。忌吃煎、炸、烟熏、腌渍、生拌的食物，如腊肉、烤鸭、酸菜、炸鸡等。

【对症食材推荐】

甲鱼 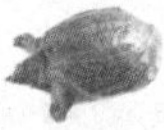 性平，能益气补虚、净血散结，对胃癌的症状有缓解作用

香菇 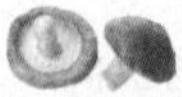 性平，能化痰理气、益胃和中、抗癌，对胃癌患者有益

胡萝卜 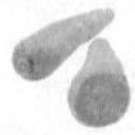 性平，能清热解毒、健脾和胃、防癌抗癌，对胃癌的症状有缓解作用

木瓜 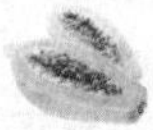 性平，能消食，治胃痛、消化不良，对胃癌的症状有缓解作用

大白菜  性平，能抑制致癌物的形成，对胃癌患者有益

海参 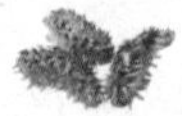 性平，能补元气、滋养五脏六腑、防癌抗癌，对胃癌的症状有缓解作用

木耳 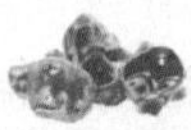 性寒，能清热解毒、益胃滑肠、凉血抗癌，对胃癌的症状有缓解作用

花菜 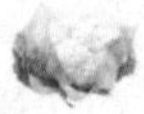 性凉，能润肺、止咳、抗癌、滑肠，对胃癌患者有益

薏米  性凉，能清热补肺、健脾利湿，对胃癌的症状有缓解作用

西蓝花 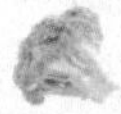 性凉，能润肺、止咳、抗癌，对胃癌患者有一定食疗效果

【对症食疗搭配速查】

❶【鲷鱼+冬瓜+黄连+白鲜皮】炖汤服用，能泻火排毒、敛疮生肌，对胃癌患者有益。

❷【花菜+土豆+瘦肉+山楂】炖汤服用，能健胃消食、防癌抗癌，对胃癌患者有益。

【对症药材推荐】

山豆根 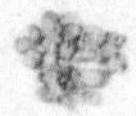 性寒，能清热解毒、利咽消肿、抗癌，对胃癌患者有益

黄芪 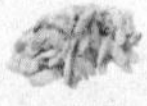 性温，能补气固表、排毒敛疮，对胃癌患者有益

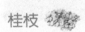

桂枝  性温，能发汗解肌、助阳化气、平冲降气，对胃癌患者有益

山药 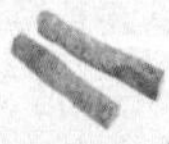 性平，能补脾养胃、生津益肺，对胃癌患者有益

黄连 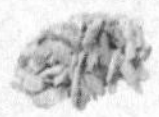 性寒，能泻火燥湿、解毒，治痈疽疮毒，对胃癌患者有益

白芍  性凉，能养血柔肝、缓中止痛，对胃癌患者有益

大黄 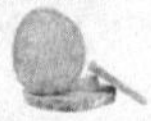 性寒，能攻积滞、清湿热、凉血化瘀、解毒，对胃癌患者有益

白花蛇舌草  性寒，能清热解毒、消痈、利尿通淋，对胃癌患者有益

龙葵 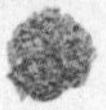 性寒，能清热解毒、散结利尿对胃癌患者有益

【对症方剂配伍速查】

❶【山豆根+黄连+生石膏+升麻】水煎服，能清胃热、解毒，对胃癌患者有益。

❷【白芍+当归+白术+柴胡】水煎服，治胃癌所致肝气郁结、胁肋疼痛，对胃癌患者有益。

❸【白术+人参+干姜+炙甘草】水煎服，能健运脾胃、和中益气，对胃癌患者有益。

慢性病毒性肝炎

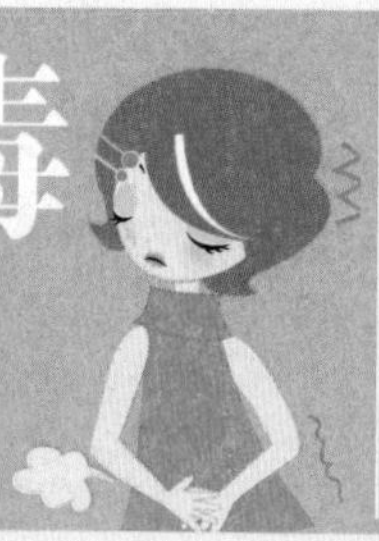

[病症陈述] 慢性病毒性肝炎是慢性肝炎中最常见的一种，主要由乙型肝炎病毒和丙型肝炎病毒感染所致。主要症状有乏力、肝区疼痛、毛发脱落、齿龈出血、腹胀、蜘蛛痣、下肢水肿等。

[病因分析] 导致慢性进程的原因主要是：感染的病原类型、免疫因素、营养不良、治疗不当、同时患其他传染病、饮酒、服用对肝有损害的药物等。

[饮食原则] 慢性病毒性肝炎患者在食疗中，宜食用具有改善血液循环、促进肝细胞修复、增强免疫功能的中药食材，如虎杖、白芍、田七、丹参、红花、郁金、柴胡、黄芪、党参、山药、芹菜、白菜、萝卜、冬虫夏草等。忌食辛辣、刺激性食物，如辣椒、姜、芥末、韭菜、洋葱等。忌食含有防腐剂的食物，如罐头、方便面、香肠、腐乳等。忌食油炸食品，如炸薯条、炸鸡等。

【对症食材推荐】

白菜  性平，能促进肝细胞修复、增强免疫力，对肝炎有益

胡萝卜 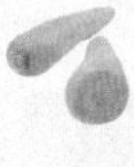 性平，能增强机体的免疫功能，对肝炎患者有益

苹果 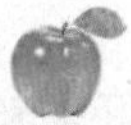 性凉，能疏肝利胆、顺气、保肝养肝，对肝炎患者有益

葡萄 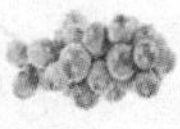 性平，能滋补肝肾、疏肝利胆，对肝炎患者有益

香菇 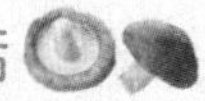 性平，能增强人体的免疫力，对肝炎患者有益

【对症食疗搭配速查】

❷【葡萄+苹果】榨汁饮用，能养肝利胆，促进肝脏排毒，对病毒性肝炎有益。

❷【葡萄+苹果】榨汁饮用，能养肝利胆，促进肝脏排毒，对病毒性肝炎有益。

【对症药材推荐】

田七  性温，能活血化瘀，改善血液循环，对肝炎患者有益

丹参 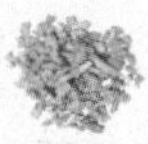 性微温，能活血化瘀、改善血液循环，对肝炎患者有益

灵芝 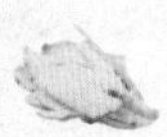 性温，能益气养血，改善循环，对肝炎患者有益

黄芪 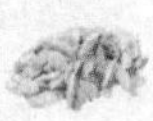 性温，能补气固表、利尿托毒、退黄，对肝炎患者有益

【对症方剂配伍速查】

❶【灵芝+党参】水煎服，能益气补虚，补肝肾不足，对肝炎患者有益。

❷【田七+丹参】水煎服，能活血化瘀、保肝利胆，对肝炎患者有益。

慢性胆囊炎

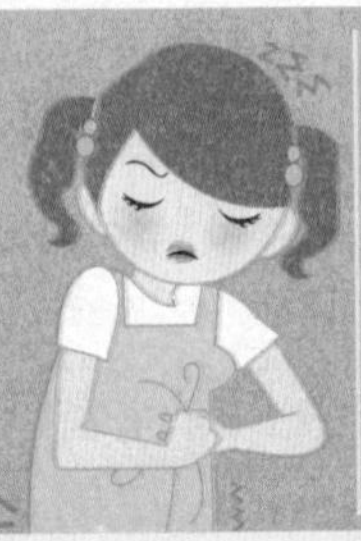

[病症陈述] 慢性胆囊炎系指胆囊慢性炎症性病变，大多为慢性结石性胆囊炎，占85%~95%，少数为非结石性胆囊炎，如伤寒带菌者。

[症状分析] 本病可由急性胆囊炎反复发作迁延而来也可慢性起病。临床表现无特异性，常见的是右上腹部或心窝部隐痛，食后饱胀不适、嗳气，进食油腻食物后可有恶心，偶有呕吐。老年人患此病可无临床症状，称无症状性胆囊炎。

[饮食原则] 慢性胆囊炎患者宜选用消炎化食、消除积滞的药材和食材，如金钱草、栀子、玉米须、茵陈、鸡内金、虎杖等。宜选择清热解毒类食物，如赤小豆、绿豆、芹菜、白萝卜、薏米等。宜低脂肪、低胆固醇饮食，如香菇、木耳、芹菜、豆芽、海带、藕、鱼肉、兔肉、鸡肉、豆类等。此外，蛋白质含量不要摄入太多，蛋白质摄入过多会增加胆汁的分泌，不利于胆囊炎性组织的修复，要大量的饮水，少吃多餐，避免便秘的发生。忌食辛辣、刺激性的食物，如胡椒、辣椒、芥末、大蒜、葱等。忌食油腻、烧烤类、高胆固醇的食物，如肥肉、蛋黄、炸薯条、炸鸡等，不宜吃动物油。

【对症食材推荐】

薏米 	性凉，能清热利湿、排脓、退黄，对胆囊炎有疗效
绿豆 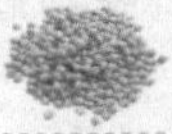	性凉，能降脂、保肝、利水，对胆囊炎有极佳的效果
黑豆 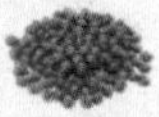	性平，能和中下气、活血解毒、利尿，对胆囊炎患者有益
赤小豆 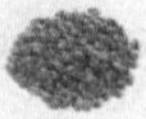	性平，能和中下气、活血解毒、利尿，对胆囊炎患者有益
香菇 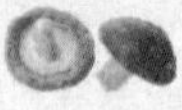	性平，能益胃和中，通便，利于胆汁的排出，对胆囊炎有食疗效果
芹菜 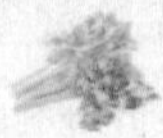	性凉，能利水消肿、保肝利胆，对胆囊炎有食疗效果
泥鳅 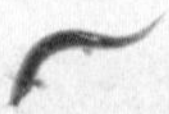	性平，能补中益气，暖脾胃，胆固醇含量低，对胆囊炎患者有益
鳝鱼 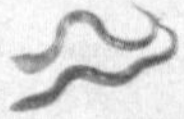	性温，能补气养血，低脂肪、低胆固醇，对胆囊炎患者有益
白萝卜 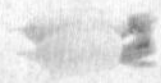	性凉，能化痰清热、增强食欲、助消化、通便，对胆囊炎患者有益

【对症食疗搭配速查】

❶【黑豆+薏米+绿豆+赤小豆】熬粥服用，能清热利尿、消炎排脓，对胆囊炎患者有益。

❷【香菇+芹菜】炒食，有助于消化，通便，对胆囊炎患者有益。

❸【牛肉+白萝卜】炖汤服用，能理气健脾、助消化，对胆囊炎患者有益。

【对症药材推荐】

金钱草 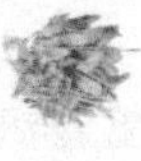
性凉，能清热利尿、解毒，治黄疸，对胆囊炎有较佳的疗效

栀子 
性寒，能清热利湿、泻火除烦、凉血解毒，对胆囊炎患者有益

丹参 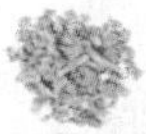
性微温，能活血化瘀，改善血液循环，对胆囊炎患者有益

郁金 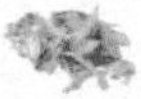
性凉，能行气活血，疏肝解郁，对胆囊炎有较好的疗效

合欢皮 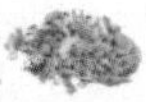
性平，能活血消肿、疏肝解郁，对胆囊炎患者有益

玉米须 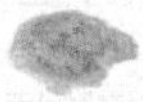
性平，能利水通淋、平肝利胆，对胆囊炎有较好的疗效

茵陈 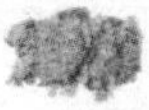
性微寒，能清湿热、退黄疸，对胆囊炎患者有益

鸡内金 
性平，能消积食，助消化，利胆，对胆囊炎患者有益

茯苓
性平，能利水渗湿、退黄疸，对胆囊炎患者有益

虎杖 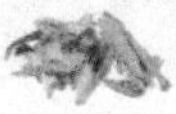
性微寒，能活血化瘀、利胆退黄、清热解毒，对胆囊炎患者有益

【对症方剂配伍速查】

❶【郁金+茵陈+栀子+大黄】水煎服，能清湿热、利胆退黄，对胆囊炎患者有益。

❷【金钱草+玉米须+茵陈+栀子】水煎服，能利胆退黄，对胆囊炎患者有益。

脂肪肝

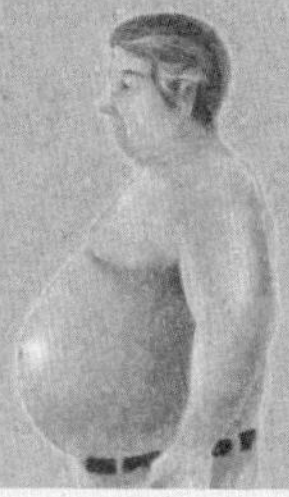

[病症陈述] 脂肪肝是指各种原因引起的肝细胞内的脂肪堆积过多的病变。轻度脂肪肝多无症状，而中重度脂肪肝多表现出体重减轻、食欲不振、疲倦乏力、恶心、呕吐、肝区或右上腹隐痛等。

[病因分析] 病因主要为：长期饮酒；长期摄入高脂饮食或长期大量吃糖、淀粉等碳水化合物，使肝脏脂肪合成过多；肥胖，缺乏运动；糖尿病；肝炎等。

[饮食原则] 脂肪肝患者应该限制脂肪和碳水化合物的摄入量，多吃高蛋白的食物，如豆腐、腐竹、瘦肉、鱼、虾等。另外，脂肪的堆积是引起脂肪肝的主要原因，所以，可多吃防止脂肪堆积的中药食材，如泽泻、冬瓜、决明子、黄精、何首乌、丹参、郁金、黄瓜、芝麻、油菜、菠菜、干贝、淡菜等。忌食辛辣、刺激性强的食物，如葱、姜、蒜、辣椒、芥末等。忌食肥厚油腻、胆固醇含量高的食物，如肥肉、动物内脏、巧克力、奶油等。

【对症食材推荐】

黄瓜 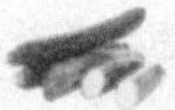
性凉，能除湿、利尿、降脂，对脂肪肝有很好的食疗效果

玉米 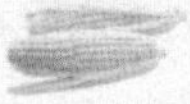
性平，能降低血脂，对脂肪肝有好的食疗效果

绿豆 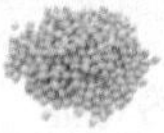	性凉，能降压降脂、保肝、利水消肿，对脂肪肝有食疗效果	冬瓜 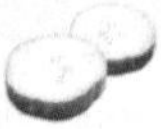	性凉，能清热解毒、利水消肿，退黄，对脂肪肝患者有益
西瓜 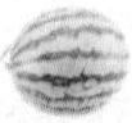	性寒，能清热解暑、降压、利水消肿、退黄，对脂肪肝患者有益	竹笋 	性微寒，能清热、利水道、助消化，对脂肪肝患者有益
海带 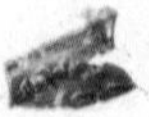	性寒，能清热降压、利水，对脂肪肝患者有益	豆芽 	性凉，能清热明目、消肿，降低胆固醇，对脂肪肝患者有食疗效果
芹菜 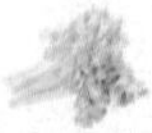	性凉，能清热除烦、平肝、利水消肿、退黄，对脂肪肝有食疗效果	豆腐	性凉，能益气宽中，蛋白含量高，对脂肪肝患者有益

【对症食疗搭配速查】

❶【泽泻+枸杞+大米】熬粥服用，能利水、降脂，对脂肪肝有较好的食疗效果。

❷【芹菜+豆腐】熬汤服用，能清热除烦、平肝、利水消肿、退黄，对脂肪肝患者有益。

❸【竹笋+豆芽】炒菜食用，能清肝明目、利水消肿，对脂肪肝患者有益。

【对症药材推荐】

泽泻 	性寒，能利水渗湿、泄热，对脂肪肝有一定的疗效	玉米须 	性平，能利水通淋、降压、平肝，对脂肪肝有一定的疗效
茯苓	性平，能利水渗湿、降压、退黄，对脂肪肝有一定的疗效	枸杞 	性平，能滋肾补肝，对脂肪肝有辅助治疗效果
柴胡 	性微寒，能和解表里、疏肝升阳，对脂肪肝有一定疗效	山楂 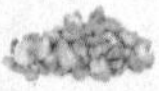	性温，能消食化积、助消化，对脂肪肝有一定疗效
车前子 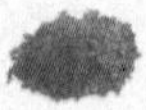	性寒，能清热利水、明目、退黄，对脂肪肝有疗效	猪苓 	性平，能利尿渗湿，对脂肪肝引起的水肿有一定疗效
川芎 	性温，能行气开郁、活血止痛，对脂肪肝有一定疗效	香附 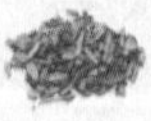	性平，能理气解郁，主治肝郁气滞，对脂肪肝患者有益

【对症方剂配伍速查】

❶【泽泻+茯苓+猪苓+白术】水煎服，能利水渗湿，对脂肪肝有疗效。

❷【菊花+车前子+决明子+夏枯草】水煎服，能清肝明目，治目暗昏花，对脂肪肝有疗效。

❸【香附+川芎+柴胡】水煎服，能疏肝解郁，治肝郁气滞、胸胁疼痛，对脂肪肝有益。

❹【山楂+当归+川芎+益母草】水煎服，治气滞血瘀、胸胁疼痛，对脂肪肝患者有益。

肝癌

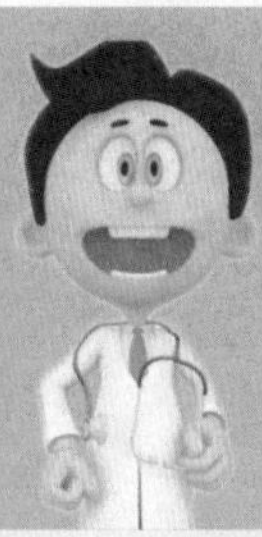

[病症陈述] 肝癌是一种常见的恶性肿瘤性疾病。包括原发性肝癌和转移性肝癌两种，原发性肝癌在我国属于高发病，一般男性多于女性。肝癌早期患者会出现消瘦，严重时可出现恶病质。

[病因分析] 经常饮酒的人，易患肝癌的。肝癌的病因还与饮食习惯有关，长期进食霉变食物、含亚硝胺食物、微量元素硒缺乏的食物，也是诱发肝癌的重要因素。此外，病毒性肝炎也是导致肝癌的最主要病因。

[饮食原则] 肝癌患者应多吃动物肝脏、胡萝卜、菜花、黄花菜、白菜、无花果、大枣等；同时还应多吃些新鲜蔬菜和水果；多吃含有抗癌作用的食物，如大蒜、香菇、芦笋、玉米、海藻、海带、紫菜。忌食辛辣、刺激性强的食物，如胡椒、芥末、葱、姜等。忌食油腻的食物，如肥肉、鹅肉、烧烤、炸鸡、炸薯条等。忌食不宜消化的食物。

【对症食材推荐】

甲鱼 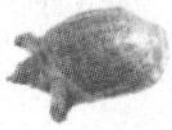
性平，能益气补虚、净血散结，对肝癌患者有益

香菇 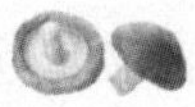
性平，能益胃和中，含有抗癌的微量元素，对肝癌的疗效佳

胡萝卜 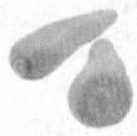
性平，能健脾和胃、解毒、助消化，对肝癌有辅助的疗效

海带 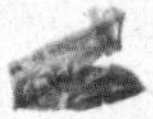
性寒，能清热、软坚，含有抗癌的微量元素，对肝癌有较佳的疗效

【对症食疗搭配速查】

❶【甲鱼+香菇】炖汤服用，能益气补虚、净血散结、抗癌，对肝癌有食疗效果。

❷【胡萝卜+海带】炒菜服用，能清热软坚、助消化、抗癌，对肝癌有食疗效果。

❸【鳝鱼+大蒜】炖汤服用，能补气养血、增强抵抗力、抗癌，对肝癌患者有益。

【对症药材推荐】

半枝莲 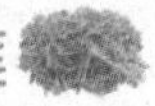
性寒，能清热解毒、利水消肿、散瘀止血，对肝癌有一定治疗作用

生地 
性微寒，能清热凉血、养阴生津，对肝癌患者有益

白花蛇舌草 
性寒，能清热解毒、消痈疮、利尿通淋，对肝癌患者治疗效果好

红花 
性温，能活血化瘀、通经止痛、改善循环，对肝癌患者有益

【对症方剂配伍速查】

❶【凌霄花+红花】水煎服，能活血，改善循环，对肝癌有一定疗效。

❷【白花蛇舌草+半枝莲+生地】水煎服，能清热凉血、抗癌，对肝癌疗效佳。

肝硬化腹水

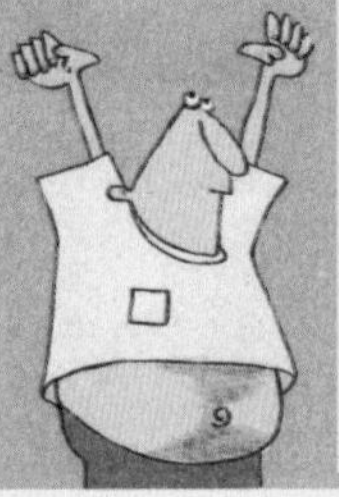

[病症陈述] 肝硬化是指由多种有害因素长期反复作用于肝脏，导致肝组织弥漫性纤维化，以假小叶生成和再生结节生成为特征的慢性肝病。肝硬化腹水是肝硬化的晚期表现。

[症状分析] 引起肝硬化的病因有很多，最主要的是由慢性乙型肝炎所致，长期酗酒、营养障碍等，也是引起肝硬化的重要因素。腹水出现前患者常有腹胀感，当大量腹水形成时，腹胀加重，可自行观察到腹部逐渐膨隆，腹壁绷紧发亮，腹部筋脉怒张，腹部状如蛙腹，增大的腹腔甚至影响患者生活起居，行走困难，大量腹水可抬高膈肌，使胸腔容积减少，肺部受压而导致呼吸困难、憋气。典型体征为移动性浊音阳性，大量腹水时全腹叩击呈浊音。

[饮食原则] 肝硬化患者应当选择具有益气健脾、利湿、养阴活血、散结，能改善肝功能，消除肝硬化症状的中药食材，如猪苓、甲鱼、灵芝、黄芪、西洋参、大枣、青菜、香菇、青鱼、泥鳅、鲤鱼、蜂蜜等。忌食含钠的食物及可能加重肝负担的食物，如咸菜、酱菜等。忌食易发生氨中毒和肝昏迷的食物，如松花蛋、牛肉、虾、海参、乌鸡、羊肝等。忌食富含粗纤维、引起消化道出血的食物，如蒜苗、竹笋、豆芽、雪里蕻等。

【对症食材推荐】

鲫鱼 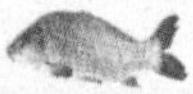 性平，能益气健脾、补血、利水消肿，对肝硬化有食疗效果

鲤鱼 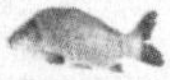 性平，能健胃、滋补、利水渗湿，对肝硬化有食疗效果

薏米  性凉，能健脾、清热利湿、消肿，对肝硬化有食疗效果

田螺 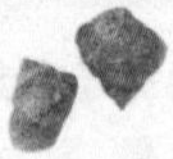 性寒，能清热明目、利尿通淋，对肝硬化有一定的食疗效果

鳝鱼 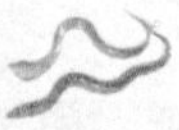 性温，能补气养血、祛风湿，改善血液循环，对肝硬化有食疗效果

甲鱼 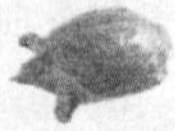 性平，能益气补虚、净血散结，对肝硬化有较佳的食疗效果

墨鱼  性温，能补益精气、养血滋阴、促进循环，对肝硬化有疗效

玉米 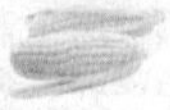 性平，能开胃益智、宁心活血、降低血脂，对肝硬化患者有益

冬瓜 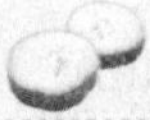 性凉，能清热解毒、利水消肿，对肝硬化有辅助疗效

【对症食疗搭配速查】

❶【泥鳅+玉米】炖汤服用，能清热祛湿、健脾利水，可辅助治疗肝硬化。

❷【甲鱼+薏米】炖汤服用，能滋阴养血、软坚散结，对肝硬化有食疗效果。

❸【鲫鱼+冬瓜】炖汤服用，能清热利水、益气健脾，对肝硬化患者有益。

【对症药材推荐】

茯苓 性平，能健脾补中、利水渗湿，对肝硬化有疗效

白术 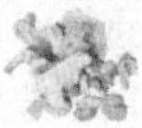 性温，能健脾益气、燥湿利水，对肝硬化有一定治疗效果

猪苓  性平，能利尿渗湿、消肿，对肝硬化有辅助疗效

泽泻 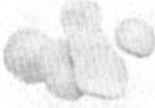 性寒，能利水渗湿、泻热，对肝硬化有一定治疗效果

黄芪 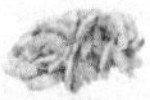 性温，能补气固表、利尿脱毒，对肝硬化患者有益

当归  性温，能补血活血、润燥滑肠，对肝硬化患者有益

车前子 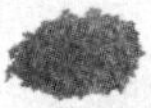 性寒，能清热利水、退黄、明目，对肝硬化有疗效

玉米须 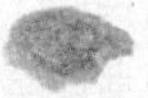 性平，能利水通淋、平肝利胆，对肝硬化有疗效

冬瓜皮 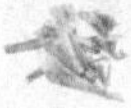 性凉，能利尿消肿，对肝硬化有一定疗效

垂盆草 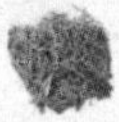 性凉，能清热利湿、解毒、退黄，对治疗癌症有效

【对症方剂配伍速查】

❶【茯苓+人参+白术+甘草】水煎服，能治脾胃虚弱，体倦乏力，对肝硬化患者有疗效。

❷【玉米须+金钱草+茵陈+栀子】水煎服，能利胆退黄，对肝硬化患者有益。

腹泻

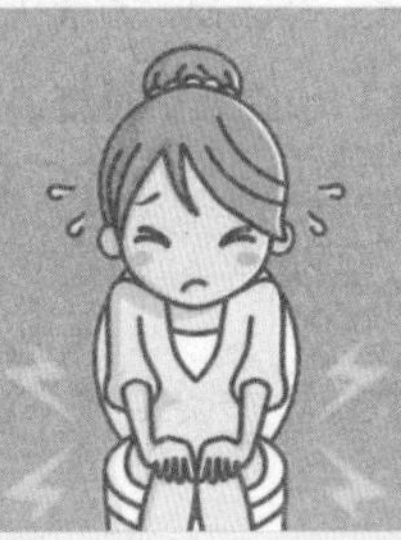

[病症陈述] 腹泻是指排便次数明显超过平日习惯的频率，粪质稀薄，水分增加或含未消化食物或脓血、黏液，或泻下如水样，常伴有排便急迫感、肛门不适、失禁等症状。

[病因分析] 腹泻不是一种独立的疾病，而是很多疾病的一个共同表现，它同时可伴有呕吐、发热、腹痛、腹胀、黏液便、血便等症状。正常成年人每天排便1次，成形、色呈褐黄色、外附少量黏液，也有些正常人每日排成形便二三次，只要大便成形，仍属正常生理范围。腹泻分急性和慢性两类，急性腹泻发病急剧，病程在2~3周之内。慢性腹泻指病程在两个月以上或间歇期在2~4周内的复发性腹泻。病因可分为：季节因素、消化不良、食物中毒、肠道疾病等。

[饮食原则] 腹泻患者应多喝温水，吃流质食物，比如浓米汤、稀藕粉、杏仁霜、去油肉汤、淡茶、过滤后的果汁等。患病期间要充分补充营养。应少量多餐，多食易消化食物，如面条、粥、馒头、烂米饭、瘦肉泥等。忌食粗粮，如红薯、玉米、高粱、小麦等不利消化、加重肠胃负担的食物。忌食多纤维蔬菜和水果，如竹笋、芹菜，菠菜，木耳、香菇、紫菜、南瓜等。忌食油腻辛辣的食物及烧烤类食物。忌食牛奶或海鲜。

【对症食材推荐】

猪大肠 	性微温，能解毒、止血，对腹泻有便血者食疗效果佳	猪肚 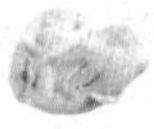	性微温，能补虚损、健脾胃，对腹泻虚脱者有食疗效果
薏米 	性凉，能健脾胃、清热，治疗泄泻，对腹泻有较好的疗效	莲子 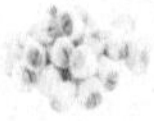	性平，能健脾补胃，治疗脾虚久泻，大便溏泻
石榴 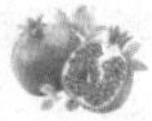	性温，能涩肠止泻、杀虫止痢，对腹泻有治疗效果	苹果 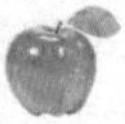	性凉，能润肺、健胃消食、止泻，对腹泻患者有益
豆腐	性凉，能生津润燥、清热解毒、和脾胃，对腹泻患者有疗效	南瓜 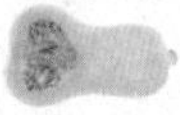	性温，能润肺益气、消炎止痛、驱虫解毒，对腹泻患者有益
冬瓜 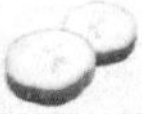	性凉，能清热解毒、利水消肿，对肠炎等感染性疾病有食疗效果		

【对症食疗搭配速查】

❶【猪大肠+薏米】煮汤服用，能健脾胃、止泻止血，对腹泻有疗效。

❷【猪肚+莲子+山药】炖汤服用，能收敛肠胃、补虚损，对腹泻有食疗效果。

❸【南瓜+粳米】煮粥食用，能润肺益气、消炎止痛、和脾胃，对腹泻患者有益。

【对症药材推荐】

马齿苋 	性寒，能清热解毒、消肿止痛，治疗肠炎、痢疾，对腹泻有疗效	芡实 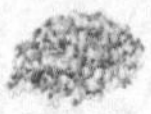	性平，能收敛肠胃、补脾止泻对腹泻患者有益
茯苓	性平，能健脾补中、止泻，对腹泻患者有一定疗效	砂仁 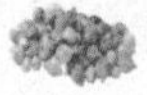	性温，能行气调中、和胃醒脾，对腹胀食滞、腹泻有一定疗效
厚朴 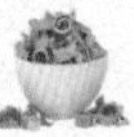	性温，能温中下气、燥湿消痰，对腹胀、呕吐、食滞、寒湿泻痢有疗效	陈皮 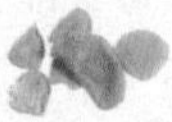	性温，能理气健脾、调中燥湿，对脾胃气滞所致脘腹胀痛、便溏有疗效
白术 	性温，能健脾益气、燥湿利水，对脾胃气弱、虚胀腹泻有一定疗效	白扁豆 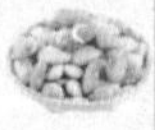	性平，能健脾和中，治疗脾胃虚弱、便溏腹泻
肉豆蔻 	性温，能温肾健脾、涩肠止泻，治疗老年人肾虚腹泻		

【对症方剂配伍速查】

❶【马齿苋+黄柏】水煎服，能清热解毒，凉血止痢。对腹泻患者有益。

❷【芡实+白术+茯苓】水煎服，能健脾除湿，对脾虚久泻患者有益。

❸【砂仁+厚朴+陈皮+肉豆蔻】水煎服，能温中下气、温肾涩肠，对腹泻有一定的治疗作用。

痢疾

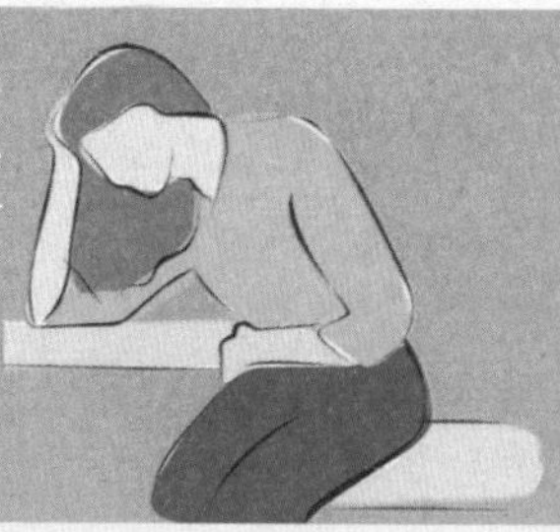

[病症陈述] 痢疾是一种常见的急性肠道传染病，多发于夏秋季节，其主要表现为发热、腹痛、腹泻、里急后重、排脓血便。急性痢疾如治疗不及时容易发生迁延从而转为慢性痢疾。

[病因分析] 本病主要是由受污染的饮食经口传染所致，疲劳、饮食不当、营养不良、受寒、肠菌群失调等也是引起该病的原因之一。

[饮食原则] 痢疾患者宜选用具有杀灭及抑制痢疾杆菌、缓解腹泻作用的中药食材，常见的中药食材有：马齿苋、苹果、山楂、谷芽、附子、大黄、蒲公英、杜仲、洋葱、蒜、干姜、南瓜、葡萄、胡萝卜等。忌食油腻的食物及烧烤类，如肥肉、鹅肉、炸鸡、炸薯条等。忌食辛辣刺激性强的食物，如辣椒、姜、白酒等。忌食不易消化的食物及含粗纤维的食物，如花生、竹笋等。

【对症食材推荐】

苋菜  性凉，能清热利湿、凉血止血、止痢疾对痢疾患者有益

薏米  性凉，能健脾、清热利湿、止泻，对痢疾有疗效

【对症食疗搭配速查】

❶【苋菜+大蒜】炒菜食用，能清热解毒、凉血止痢。对痢疾有疗效。

❷【赤小豆+薏米】煮汤食用，能清热解毒、排脓利水。对痢疾有疗效。

【对症药材推荐】

马齿苋  性寒，能清热解毒、消肿止痛，对肠炎和痢疾有独特的食疗效果

金银花  性寒，能清热解毒，对热毒血痢有一定治疗效果

白头翁  性寒，能清热解毒、凉血止痢对痢疾有一定疗效

黄柏 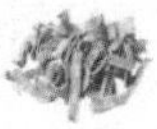 性寒，能清热燥湿、泻痢、治黄疸，对痢疾有疗效

黄连 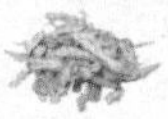 性寒，能清热燥湿、泻痢，对痢疾有一定疗效

鱼腥草  性寒，能清热解毒，对痢疾和痔疮等有疗效

【对症方剂配伍速查】

❶【马齿苋+黄连+黄柏+白头翁】水煎服，能清热解毒、凉血止痢，治疗热毒血痢。

❷【白头翁+黄柏+黄连+秦皮】水煎服，能清热解毒、凉血止痢，治热毒血痢。

❸【鱼腥草+石榴皮】水煎服，能清热解毒、涩肠止泻，对痢疾有疗效。

痔疮

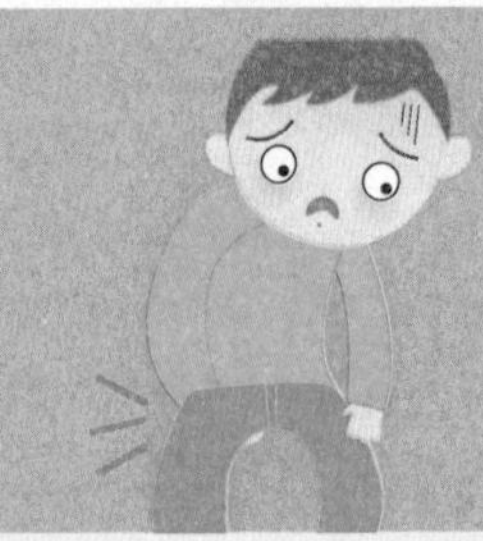

[病症陈述] 痔疮是指人体直肠末端，黏膜下颌肛管皮肤下静脉丛发生扩张和屈曲所形成的柔软静脉团。痔疮病因可由妊娠、局部炎症、辛辣食物刺激等原因导致。

[症状分析] 可分为内外痔，内痔早期的症状不明显，以排便间断出鲜血为主，不痛，无其他不适，中、晚期则有排便痔脱出、流黏液、发痒和发作期疼痛；外痔可看到肛缘的痔隆起或皮赘，以坠胀疼痛为主要表现。

[饮食原则] 痔疮患者宜食用具有改善血液循环作用的，含纤维素多，有助于促进肠道蠕动的中药食材，如生地、韭菜、党参、丹参、白芷、决明子、韭菜、绿茶、苹果、香蕉、柚子等。忌食辛辣刺激性强、肥厚油腻助热上火的食物，如辣椒、胡椒、生姜、花椒、肉桂等。忌食发物，禁烟酒等。

【对症食材推荐】

韭菜  性温，能健脾益胃、行气理血，改善血液循环，对痔疮有食疗效果

香蕉 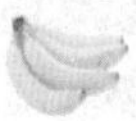 性寒，能清热通便，促进肠道蠕动，对痔疮有食疗效果

丝瓜 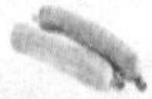 性凉，能清暑凉血、解毒通便、行血，对痔疮有较佳的食疗效果

猪大肠  性微温，能润肠、解毒、止血，对痢疾、痔疮等有较好的食疗效果

【对症食疗搭配速查】

❶【韭菜+核桃仁】炒菜食用，能促进肠道蠕动，预防便秘，对痔疮有较好的食疗效果。

❷【丝瓜+猪大肠】炒菜食用，能清热泻火、凉血解毒、润肠，对痔疮有疗效。

【对症药材推荐】

丹参 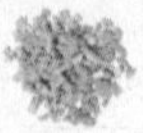 性微温，能活血化瘀，改善血液循环，对痔疮有一定治疗效果

茜草  性寒，能凉血止血、活血化瘀，对痔疮有一定治疗效果

三七  性温，能活血止血、散瘀止痛，对痔疮有很好的治疗效果

益母草 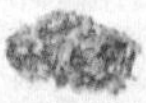 性凉，能活血化瘀、调经、利水，对痔疮有很好的治疗效果

白茅根  性寒，能凉血止血、清热生津、利尿通淋，对痔疮有疗效

栀子 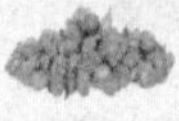 性寒，酒炒用能凉血止血、活血化瘀、清热解毒，对痔疮有疗效

【对症方剂配伍速查】

❶【白茅根+栀子（酒炒）+茜草】水煎服，能凉血止血，治血热出血证，对痔疮有疗效。

❷【丹参+茜草+益母草】水煎服，能活血化瘀、凉血止血、改善血液循环，对痔疮有治疗效果。

便秘

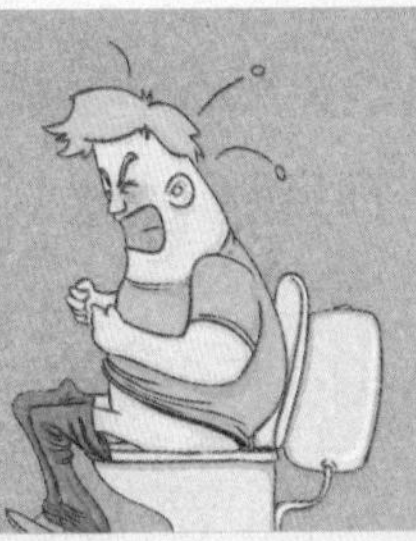

[病症陈述] 便秘不是一种疾病而是临床上常见的一组复杂的症状。便秘可分为急性便秘和慢性便秘两类，主要表现为大便次数减少，间隔时间延长，正常但粪质干燥，排出困难等。

[病因分析] 中医学认为，便秘的病因为燥热内结，或气滞不行，或气虚传送无力，或血虚肠道干涩，以及阴寒凝结等，而西医学认为，引起便秘的原因包括疾病、药物以及精神、饮食因素等。燥热内结便秘者多伴有口干、口苦、口臭，大便干结如羊粪，舌红苔黄等症状；气滞便秘者多伴有食后腹部胀气、屁多、消化不良等症状；气虚便秘多见于老年人或病后体虚患者，大便不干，但排出费力；血虚便秘多见于产后妇女。

[饮食原则] 便秘患者应选择具有润肠通便作用的中药食物，如香蕉、火麻仁、郁李仁、苦杏仁，燥热内结者可加用瓜蒌、大黄；气滞者加枳实等；血虚者加当归；气虚者加党参。应常吃含粗纤维丰富的各种蔬菜、水果，如土豆、芝麻、南瓜、核桃、海带、梨、苹果等，多吃富含B族维生素的食物。忌食辛辣温燥性食物，如胡椒、辣椒、茴香、豆蔻、肉桂、白酒等。忌食性涩收敛的食物，如芡实、莲子、栗子、高粱、豇豆等。忌食爆炒煎炸类的食物，如炒蚕豆、炒花生、炒黄豆、爆玉米花、炒米花等。

【对症食材推荐】

香蕉 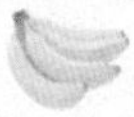 性寒，能清热、通便，对便秘有较好的治疗效果

芝麻 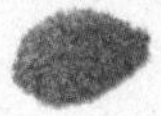 性平，能润肠、通乳，对便秘有较好的治疗作用

蜂蜜  性平，能调补脾胃、润肠通便，对便秘疗效佳

土豆 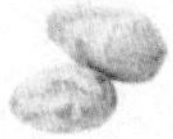 性平，能和胃调中、健脾益气、补血、通便，对便秘有较好的疗效

菠菜 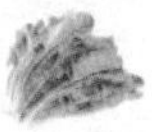 性凉，能促进肠道蠕动，通便，对便秘疗效佳

蘑菇  性凉，富含粗纤维，能促进肠道蠕动，通便，对便秘有较好的疗效

核桃  性温，能润肠通便，对便秘有较好的治疗效果

猪血  性平，能清血化瘀、利肠通便，对便秘有较好的食疗效果

白萝卜  性凉，能增强食欲、助消化、促进肠胃蠕动，对气虚便秘有疗效

【对症食疗搭配速查】

❶【白萝卜+猪血】炖汤食用，能补血、清血化瘀、利肠通便，对便秘有很好的疗效。

❷【香蕉+芝麻粉+冰糖】熬汤服用，能清热解毒、润肠通便，对便秘疗效佳。

【对症药材推荐】

大黄 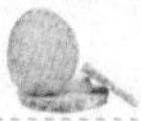 性寒，能清湿热、攻积滞、泻火，治疗湿热便秘疗效佳

番泻叶  性大寒，能泻热行滞、通便利水，治疗积热便秘

芦荟 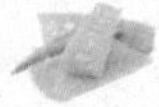 性寒，能清热通便，对便秘有较好的治疗效果

柏子仁 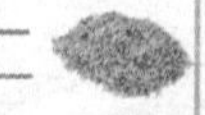 性平，能润肠通便、养心安神，对便秘有较好的治疗效果

火麻仁  性平，能润燥滑肠，对血虚型便秘有较好的疗效

郁李仁  性平，能润燥滑肠、行气利水，对气血两虚的便秘有较好的疗效

杏仁 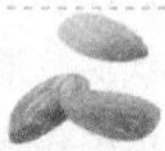 性温，能润肠通便，对血虚型便秘有一定的治疗效果

松子仁  性温，能润燥滑肠、润肺止咳，治疗肠燥便秘

当归  性温，能补血活血、润燥滑肠，对血虚型便秘有疗效

【对症方剂配伍速查】

❶【火麻仁+当归+熟地+杏仁】水煎服，能治体弱津血不足的肠燥便秘。

❷【柏子仁+火麻仁+郁李仁】水煎服，能滑润大肠，治老年人及血虚肠燥便秘。

❸【松子仁+火麻仁+柏子仁】水煎服，能润肠通便，治津枯肠燥便秘。

第四章

泌尿生殖系统疾病对症食疗

急性肾炎

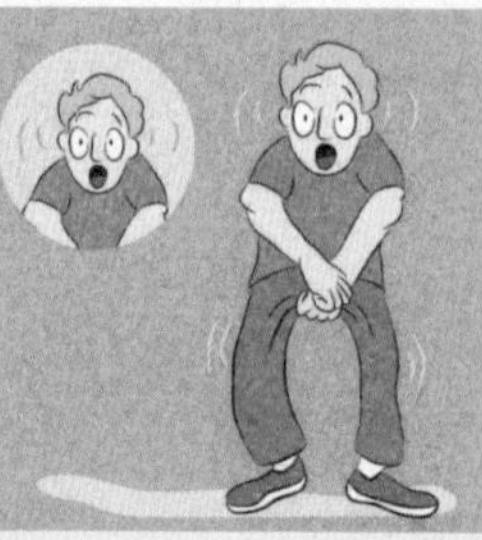

[病症陈述] 急性肾小球肾炎简称急性肾炎，因病因不同有人称为急性肾炎综合征。它是一组急性起病，因感染后免疫反应引起的弥漫性肾小球非化脓性炎性病变。

[症状分析] 急性肾炎临床上以水肿、少尿、血尿和高血压为主要表现，患者发病前往往有感冒、扁桃体炎或皮肤化脓感染等前驱疾病，本病是小儿时期最常见的一种肾脏疾病。

[饮食原则] 急性肾炎表现为水肿、血尿及蛋白尿，所以在饮食方面要注意蛋白质摄入不要过多；水的摄入量不要过多，要限制饮水量，避免水代谢的紊乱；要限制盐的摄入，如菠菜、萝卜、芹菜等；可以吃些利尿、活血的食材，如赤小豆、鲫鱼、冬瓜等。忌食刺激性强的调味品，如辣椒、芥末、咖喱、胡椒等。忌食含嘌呤高的食物，如菠菜、芹菜、小萝卜等。

【对症食材推荐】

西瓜 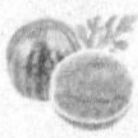
性寒，能清热解暑、利尿消肿，对急性肾炎出现的水肿有疗效

冬瓜 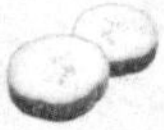
性凉，能清热解毒、利水消肿，对急性肾炎出现的水肿有食疗效果

葡萄 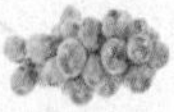
性平，能滋补肝肾、养血益气，对急性肾炎有食疗效果

鲫鱼 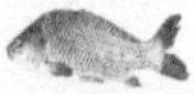
性平，能补血通乳、下气、利尿消肿，对急性肾炎食疗效果佳

田螺 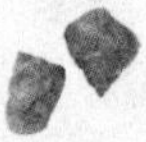
性寒，能清热解暑、利尿通淋，对急性肾炎有食疗效果

绿豆 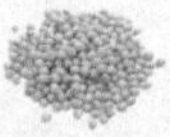
性寒，能清热解毒、利尿通淋，对急性肾炎有食疗效果

【对症食疗搭配速查】

❶【鲤鱼+大米】熬粥服用，能健胃、利水消肿，对肾炎食疗效果佳。

❷【鲫鱼+糯米】熬粥服用，能补血、利尿消肿，对肾炎水肿、尿少有食疗效果。

【对症药材推荐】

白茅根 
性寒，能凉血止血、利尿通淋，对急性肾炎有很好的疗效

玉米须 
性平，能利水通淋、泄热对肾炎水肿有疗效

车前子 
性寒，能清热利水、消肿，对肾炎尿少、水肿有疗效

木通 
性寒，能清热利水、通淋，通经下乳，对肾炎、小便不利有疗效

【对症方剂配伍速查】

❶【生地+竹叶+木通+甘草】水煎服，对清心热、利小便有疗效。

❷【白茅根+车前子+赤小豆】水煎服，能治水肿、小便不利，对急性肾炎有疗效。

慢性肾炎

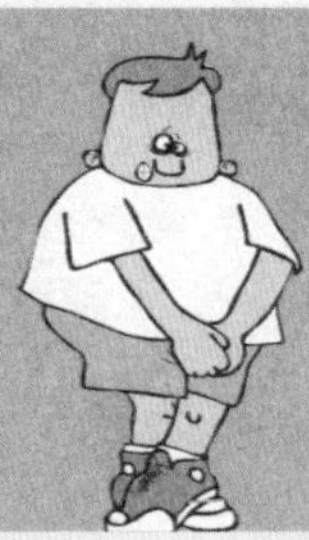

[病症陈述] 慢性肾小球肾炎以血尿、蛋白尿、高血压、水肿为基本的临床表现，起病多隐袭、缓慢。随着慢性肾小球肾炎的病情迁延、反复的发展，最后可渐进性地发展为慢性肾衰竭。

[病因分析] 慢性肾小球肾炎的发生与许多因素有关，如遗传、感染、自身免疫、药物、环境等。其中，免疫损伤是最重要的影响因素。

[饮食原则] 慢性肾炎患者宜选用具有消除肾炎水肿功能的中药材和食材，如赤小豆、海金沙、茯苓、猪苓、冬瓜皮、冬瓜、玉米须、车前子、海藻等；宜选用具有增强排钠能力的中药材和食材，如茯苓、冬菇、西红柿、蘑菇、白菜等。忌食钠、钾含量高的食物，如盐、皮蛋、香蕉、百合、榨菜、玉米等。忌食辛辣、油腻、难以消化的食物，如动物肝脏、肥肉、酒、浓茶、咖啡等。忌食含挥发油多的蔬菜，如韭菜、茴香、菠菜、白萝卜等。

【对症食材推荐】

鲫鱼 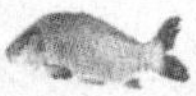 性平，能补血通乳、下气、利尿消肿，对肾炎水肿有疗效

玉米 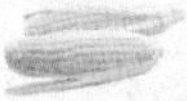 性平，能开胃益智、宁心活血，对肾脏有修复作用

冬瓜 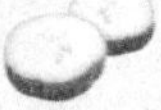 性凉，能清热解毒、利水消肿，对肾炎水肿有疗效，减轻肾脏负担

马蹄 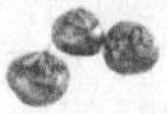 性微凉，能清热解毒、利尿通淋，对肾炎水肿有食疗效果

猪腰  性平，能补肾、利水消肿，对肾炎有较好的食疗效果

老鸭 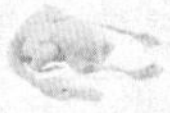 性寒，能滋阴、利水消肿，对肾炎有较好的食疗效果

【对症食疗搭配速查】

❶【西瓜+冬瓜+猪骨+茯苓+杜仲】炖汤服用，能补肾、利尿消肿，对肾炎有疗效。

❷【鲫鱼+玉米须】炖汤服用，能清热利湿、利尿通淋，对肾炎水肿有疗效。

【对症药材推荐】

茯苓 性平，能利水渗湿、健脾补中，对肾炎有疗效

泽泻 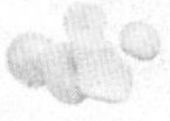 性寒，能利水渗湿、泻热，对肾炎有一定疗效

萹蓄 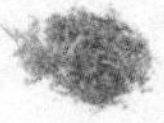 性微寒，能利尿通淋、杀虫止痒，对慢性肾炎有益

白茅根  性寒，能凉血止血、利尿通淋，对慢性肾炎有很好的疗效

【对症方剂配伍速查】

❶【茯苓+泽泻】水煎服，能利水渗湿、消肿、泻热，对慢性肾炎有疗效。

❷【白茅根+桂枝】水煎服，能清热、利尿、凉血，对慢性肾炎有益。

尿路感染

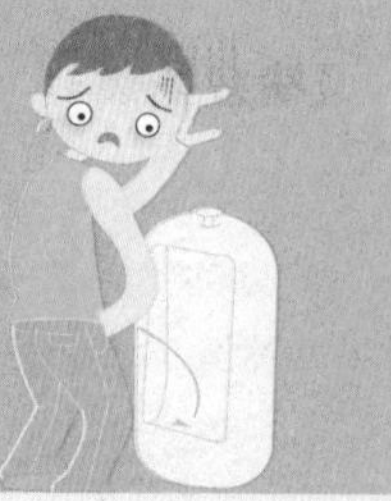

[病症陈述] 尿路感染是指尿道黏膜或组织受到病原体的侵犯从而引发的炎症，可分为急性肾盂肾炎、慢性肾盂肾炎、膀胱炎、不典型尿路感染等。

[症状分析] 本病好发于女性，男女患病率比例为1∶8。急性肾盂肾炎临床表现主要为寒战、发热，食欲不振，尿频、尿急、尿痛，腰痛或下腹部隐痛。膀胱炎主要表现为尿频、尿急、尿痛、白细胞尿、血尿等尿路刺激症状，少数患者也可出现腰痛、低热等。尿路感染主要是由单一细菌引起的，其病原菌为大肠埃希杆菌。

[饮食原则] 尿路感染患者宜选用具有抑制大肠杆菌功能的中药材和食材，如马齿苋、苋菜、乌梅、石榴皮、黄连、菊花、厚朴、白芍、艾叶、黄柏等，宜选用具有加速消炎、排尿功能的中药材和食材，如车前子、金钱草、白茅根、竹叶、玉米须、木通、滑石、石韦、苦瓜、青螺、西瓜、梨等。忌食发物食品，如猪头肉、鸡肉、蘑菇、带鱼、螃蟹、竹笋、桃子等。忌食刺激性食品，如洋葱、韭菜、蒜、胡椒、生姜等。忌食温热性食物及油腻食物，如羊肉、狗肉、肥肉、鹅肉、炸薯条等。

【对症食材推荐】

冬瓜	性凉，能清热解毒、利水消肿，消除炎症，对尿路感染有适当的疗效	马蹄	性微凉，能清热解毒、利尿通便，消除炎症，对尿路感染有一定疗效
苦瓜	性寒，能清热消暑、解毒、增强抵抗力，对炎症的消除有极好的疗效	绿豆芽	性凉，能清暑热、解毒、利尿，对消除炎症有很好的食疗效果
赤小豆	性平，能利尿消肿、抗菌消炎对消除炎症有疗效	绿豆	性凉，能清热解毒、利尿消肿，对消除炎症有食疗效果
马齿苋	性寒，能清热解毒、消肿止痛，对肠炎有一定的疗效，对尿路感染有益	黑豆	性平，能活血、解毒、利尿，对消除炎症有极好的食疗效果
白菜	性平，能清热解毒、利尿养胃，对炎症的消除有食疗效果		

【对症食疗搭配速查】

❶【苦瓜+牛蛙+冬瓜】炖汤服用，能清热利尿、祛湿消肿，对湿热型尿道炎有食疗效果。

❷【马齿苋+白菜】炒食，能抑制大肠杆菌，利尿通淋，对尿道感染有食疗效果。

❸【赤小豆+黑豆+绿豆】炖汤服用，能清热解毒、利湿通淋，对尿道感染有疗效。

【对症药材推荐】

白茅根 	性寒，能活血凉血、利尿通淋，对湿热型尿路感染有一定疗效
淡竹叶 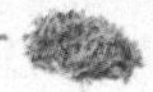	性寒，能清热除烦、利尿，对湿热型尿路感染有疗效
荷叶 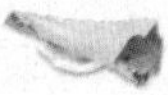	性平，能清暑利湿、止血，治疗热病有出血证，对尿路感染有益
玉米须 	性平，能利水通淋、泄热，对湿热型尿路感染有益
车前草 	性寒，能清热利水、清暑，对湿热型尿路感染有疗效
蒲公英 	性寒，能清热解毒、利尿散结、消除炎症
木通 	性寒，能清热利水、通淋，对湿热型尿路感染有效
生地 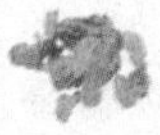	性微寒，能清热凉血，治疗血热有出血证，对尿路感染有辅助疗效
滑石	性寒，具有清热渗湿、利尿消肿、消除炎症等功效

【对症方剂配伍速查】

❶【白茅根+玉米须】水煎服，能凉血、利尿通淋，对湿热型尿路感染有疗效。

❷【荷叶+淡竹叶+木通】水煎服，能清热利尿、凉血止血，对湿热出血及尿血者有疗效。

❸【蒲公英+车前草】水煎服，能清热解毒、利尿消肿，对消除炎症有一定疗效。

前列腺炎

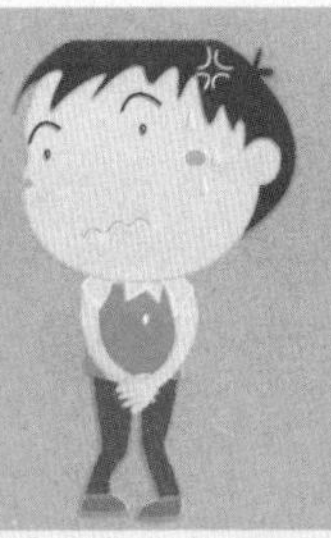

[病症陈述] 前列腺炎是指前列腺特异性和非特异性感染所致的急慢性炎症。常见的症状包括：排尿不适，后尿道、会阴、肛门处坠胀不适，下腰痛，性欲减退，射精痛，射精过早等。

[疾病分析] 引起前列腺炎的原因包括：前列腺结石或前列腺增生、淋菌性尿道炎等疾病，经常性酗酒，受凉，邻近器官炎性病变，支原体、衣原体、脲原体、滴虫等非细菌性感染。前列腺炎的临床表现多样化，可出现会阴、耻骨上区、腹股沟区、生殖器疼痛；尿道症状为“膀胱刺激征”即排尿时有烧灼感、尿急、尿频、尿痛，还可伴有排尿终末血尿或尿道脓性分泌物；急性感染可伴有恶寒、发热、乏力等全身症状。

[饮食原则] 前列腺炎患者宜选用具有增加锌含量功能的中药材和食材，如桑葚、枸杞子、熟地黄、杜仲、人参、牡蛎、腰果、冬瓜皮、金针菇、苹果、南瓜子等；宜选用具有消炎杀菌功能的中药材和食材，如白茅根、车前子、荷叶、牛膝、冬瓜皮、荷叶、土茯苓、绿豆、赤小豆、大蒜等。忌食辣椒、姜、咖喱、芥末、胡椒等，做调料使用时宜少用。忌食狗肉、羊肉、鹿肉、猪头肉、韭菜、蒜苗等发物。忌生冷食物等。

【对症食材推荐】

西红柿 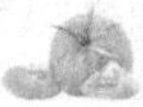	性凉，能清热解毒、利尿止血，对前列腺炎有辅助治疗效果
桑葚 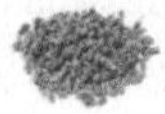	性寒，能补血滋阴，治肝肾亏虚、内热消渴，对前列腺炎有疗效
薏米 	性凉，能清热利湿、消肿，对炎症的消除有益
花生 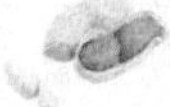	性平，能促进人体的新陈代谢、助消化，对前列腺炎有益
松子仁 	性平，能强阳补骨、润燥滑肠、助消化，对炎症的消除有食疗效果
马蹄 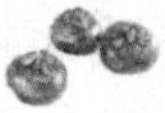	性微凉，能清热解毒、利尿通便，消除炎症
西瓜 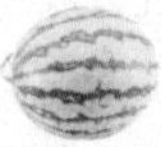	性寒，能清热解暑、利水消肿，对消除炎症有食疗效果
牡蛎 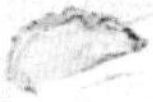	性凉，能敛阴潜阳、止汗固精，对前列腺炎有缓解作用
大蒜 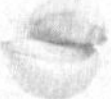	性平，能杀菌消炎，对炎症的消除有食疗效果

【对症食疗搭配速查】

❶【桑葚+花生+松子仁】榨汁饮用，能增加体内锌的含量、利尿生津，对前列腺患者有益。

❷【牡蛎+冬瓜皮+薏米】熬汤服用，富含锌，能清热解毒、利水消肿，对湿热型前列腺炎有疗效。

❸【西瓜+西红柿+马蹄】炖汤服用，富含胡萝卜素，可利尿通淋，可减轻前列腺肿大。

【对症药材推荐】

白茅根 	性寒，能活血凉血、利尿通淋，对炎症的消除有疗效
车前子 	性寒，能清热利水、清暑，对炎症的消除有疗效
枸杞 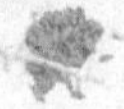	性平，能滋补肝肾，对炎症引起的症状有缓解作用
冬瓜皮 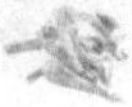	性凉，能清热利尿、消肿，对炎症的消除有益
荷叶 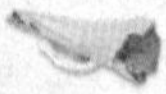	性平，能清暑利湿、止血，对炎症的消除有益
牛膝 	性平，能活血散瘀、消痈肿，治尿血，能消炎
南瓜子 	性平，能驱虫，能提高精子的质量，对炎症引起的症状有缓解作用
土茯苓	性平，能祛湿解毒，治疗梅毒等，对前列腺炎有一定的疗效
桑葚 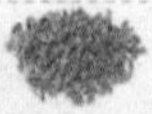	性寒，能补血滋阴、补肝益肾，治疗肝肾亏虚，对前列腺炎有疗效

【对症方剂配伍速查】

❶【白茅根+车前子】泡茶饮用，能清热凉血、利尿通淋，对炎症的消除有益。

❷【冬瓜皮+荷叶】水煎服，能清热利尿、消肿，对炎症的消除有益。

❸【土茯苓+牛膝】水煎服，能活血散瘀、解毒、消炎，对前列腺炎疗效佳。

阳痿

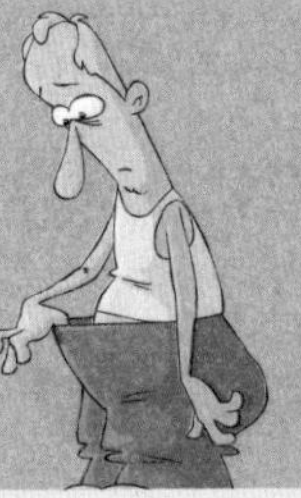

[病症陈述] 阳痿是指阴茎的勃起功能障碍，主要表现为有性欲要求，但阴茎不能勃起或者勃起的时候不够坚硬，或者有勃起，而且有一定程度的硬度，但是不能保持足够的性交时间。

[病因分析] 阳痿的病因可分为器质性病因和心理性病因两个方面。器质性病因包括各种导致阴茎海绵体动脉血流减少的疾病，神经中枢损失，内分泌疾患，慢性病长期服用某些药物，包茎以及包皮龟头炎，生殖器畸形，泌尿生殖系统的慢性炎症等。心理性病因包括自身性知识缺乏以及在性生活上存在自卑心理等。

[饮食原则] 阳痿患者宜选择提高性欲功能的中药材和食材，如淫羊藿、牛鞭、羊鞭、肉苁蓉、肉桂、人参、韭菜、泥鳅、鸡蛋、海藻、洋葱等。宜选用促进性功能的中药材和食材，如鹿茸、冬虫夏草、杜仲、枸杞子、羊腰、猪腰、菟丝子等。肾虚亏虚者宜补肾阴，常食桑葚、枸杞、乌鸡、葡萄等；阳虚者宜补肾阳，常食核桃、乳鸽、雀肉、韭菜、羊肉、狗肉、动物鞭等。同时，不要酗酒，禁食肥腻、过甜、过咸的食物。忌食会降低性能力的饮品，如咖啡、碳酸饮料、浓茶、酒等。忌食肥厚油腻、过甜、过咸的食物，如动物内脏、肥肉、奶油等。

【对症食材推荐】

羊肉 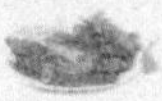 性热，能益气补虚、助热散寒，对阳痿有适当的食疗作用

狗肉 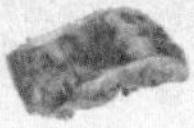 性温，能补肾、益精、壮阳对体弱、四肢发冷、精神不振有食疗效果

鹌鹑 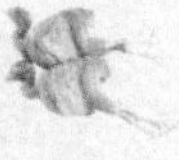 性平，能补五脏、益精血、温肾助阳对性功能低下者有食疗作用

乳鸽 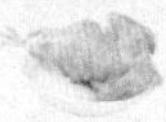 性平，能补肾益气、养血、壮阳对贫血、体虚有一定食疗效果

乌鸡 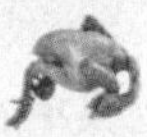 性平，能滋阴补肾、养血、添精，对阳痿患者有益

韭菜 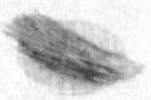 性温，能温肾助阳、行气理血，提高男性性功能

核桃 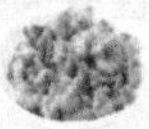 性温，能温补肺肾，对阳痿患者有一定的食疗效果

板栗 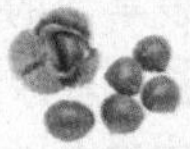 性温，能健脾养胃、补肾强腰、强健筋骨对肾虚有一定食疗效果

鳝鱼 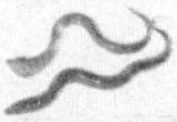 性温，能补气养血、祛风湿、强筋骨、壮阳，对肾虚阳痿有一定食疗效果

【对症食疗搭配速查】

❶【羊肉+鹿茸+红枣】炖汤服用，能补肾壮阳、强身健体。对肾阳虚所致症状有疗效。

❷【巴戟天+淫羊藿+鸡腿】炖汤服用，能滋补肾阳、强壮筋骨。对阳痿有食疗效果。

❸【牛鞭+生姜】炖汤服用，能补肾助阳，改善心理性性功能障碍。

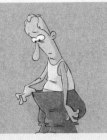

【对症药材推荐】

鹿茸 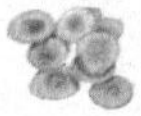	性温，能滋肾补阳、益精生血、强筋壮骨，是治疗肾阳亏虚的良药	巴戟天 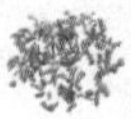	性温，能补肾阳、强壮筋骨，治疗阳痿遗精等
淫羊藿 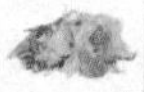	性温，能补肾壮阳、益气强心，治疗阳痿不举、早泄遗精等	海参 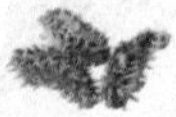	性平，能补肾益精、养血润燥、养颜乌发对心血管疾病有较好的预防作用
海马 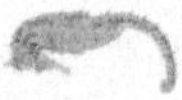	性温，能补肾壮阳、调气活血，治疗肾虚阳痿、精少等	冬虫夏草 	性温，能补虚损、益精气、补肺肾对久咳虚喘、阳痿遗精有治疗效果
杜仲 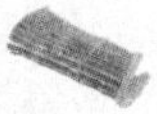	性温，能补肝肾、强筋骨，对阳痿、遗精等有疗效	补骨脂 	性温，能补肾助阳、固精缩尿，对肾阳虚所致阳痿有疗效
海狗肾 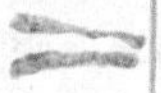	性热，能暖肾壮阳、益精补髓，对肾阳虚所致阳痿有疗效	肉苁蓉 	性温，能补肾阳、益精血、润肠通便，对肾阳不足所致阳痿有疗效

【对症方剂配伍速查】

❶【鹿茸+巴戟天+海马】水煎服，能补肾壮阳、强壮筋骨，适合肾阳亏虚型阳痿患者食用。

❷【海参+冬虫夏草】炖汤或水煎服，能补虚损、补肾益精。

早泄

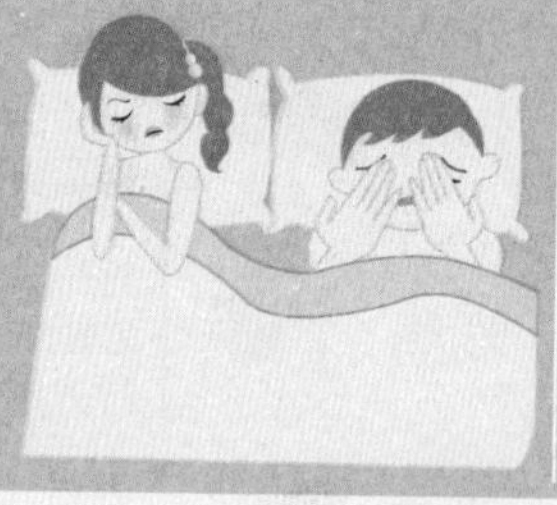

[病症陈述] 早泄是一种性交障碍，主要表现为阴茎在进入阴道之前，或进入阴道中时间较短，在女性尚未达到性高潮时，提早出现了射精的情况。

[病因分析] 中医认为，早泄是由于肾脏的封藏功能失调，肾中阳气不足以固摄精液，精关不固所致。西医认为，引发早泄的病因可分为器质性和心理性两种。器质性原因是指各种相关系统的疾病（如肥胖症、糖尿病、高血脂等症）以及身体素质（如房事频繁、手淫过度）的差异影响；心理性原因多数是焦虑和恐惧情绪的存在（如工作压力大、精神紧张等）。

[饮食原则] 早泄患者宜选用增强肾功能的中药材和食材，如枸杞、巴戟天、淫羊藿、菟丝子、杜仲、韭菜、龙骨、牡蛎、西瓜等；宜选用具有抑制精液过早排出的中药材和食材，如桑螵蛸等。对于湿热下注引起的阳痿，症见早泄，阴囊潮湿或有瘙痒、尿黄、舌红苔黄腻者应多食清热利湿的食物，如绿豆、赤小豆、马蹄等。忌食辛辣、兴火助阳、伤阴的食物，如辣椒、胡椒、花椒、肉桂、葱、姜、蒜、茴香等。忌食生冷性寒、损伤阳气的食物，如冷饮、田螺、蟹、柿子、绿豆、红薯、白萝卜、香蕉等。

【对症食材推荐】

莲子  性平，能健脾补胃、清心醒脾、固精，对男子遗精、早泄等有一定疗效

核桃仁 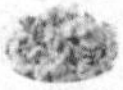 性温，能温补肺肾、强健筋骨，对男子早泄有食疗效果

鹌鹑 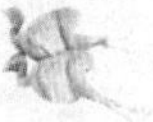 性平，能补五脏、益精血、温肾助阳对早泄患者有益

乳鸽  性平，能补肾益气，壮阳对早泄患者有疗效

麻雀 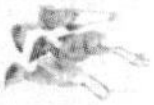 性温，能补肾壮阳、益精固涩对早泄患者有疗效

芡实 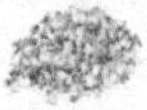 性平，能固肾涩精，治疗男子遗精、早泄等

韭菜 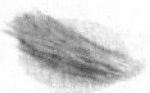 性温，能温肾助阳，治疗肾阳不足所致的阳痿早泄等

羊肉 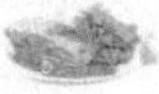 性热，能益气补虚、散寒祛湿，对肾虚所致的早泄等病症有疗效

狗肉 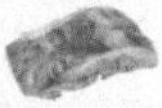 性温，能补肾益精、壮阳，对肾阳不足所致早泄有食疗效果

【对症食疗搭配速查】

❶【核桃+枸杞子+乳鸽】炖汤服用，能补心益脾、固摄精气，治疗遗精、早泄、滑精等。

❷【狗肉+韭菜】炒食，能滋补肝肾、助阳固精，治疗阳痿、遗精等。

❸【羊肉+芡实+莲子】炖汤服用，能补肾固精、止遗止泄，可治疗肾阳亏虚型遗精。

【对症药材推荐】

百合  性平，能清余热、润肺止咳，对除湿热有效，对早泄有辅助疗效

沙苑子 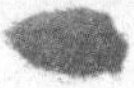 性温，能补肝益肾、明目固精，治疗肾虚阳痿、遗精早泄等病症

菟丝子  性平，能滋补肝肾、固精缩尿，治疗肾虚有疗效

五味子 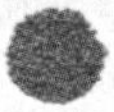 性温，能补肾固精、敛阴止汗，对肾虚症状有疗效

枸杞  性平，能滋肾补肝，对肝肾阴亏、腰膝酸软、遗精等有疗效

冬虫夏草  性温，能补虚损、益精气、补肾，对肾虚、阳痿、遗精早泄等有疗效

车前子 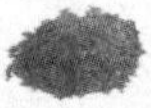 性寒，能利水清热，清除体内湿热，对早泄有辅助疗效

龙胆草  性寒，能清热燥湿、泻肝胆火，对肝胆湿热引起的遗精等有疗效

鹿茸 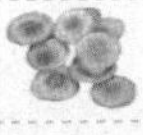 性温，能壮肾阳、益精血、强筋骨，治疗肾阳不足所致阳痿、早泄等

【对症方剂配伍速查】

❶【鹿茸+补骨脂+沙苑子+菟丝子+枸杞子】水煎服，能补肾涩精，对肾阳虚引起的早泄有辅助疗效。

❷【车前子+龙胆草+百合+五味子】水煎服，能清热利尿、泻火热，对下焦湿热引起的遗精早泄有一定疗效。

❸【枸杞子+冬虫夏草】炖汤或水煎服，能补肾壮阳、益精气，对肾虚有疗效。

遗精

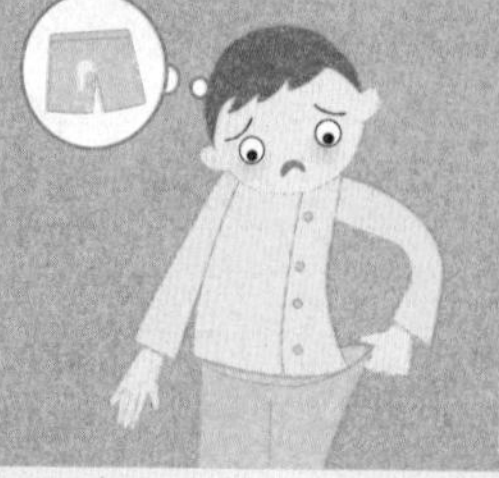

[病症陈述] 遗精是一种生理现象，表现为非性交时发生精液的外泄，约有80%未婚青年都有过这种现象。在睡眠做梦中发生遗精称为梦遗；在清醒状态下发生的遗精叫作滑精。

[症状分析] 遗精的临床表现为一晚2~3次或者每周2次以上，或者清醒时精液自动滑出，伴有精神萎靡、失眠多梦、神疲乏力、腰膝酸软等症状。引发遗精的相关因素有：患者性知识缺乏，经常看黄色书刊或者色情电影，过度疲劳，外生殖器以及附属性腺的炎症刺激等；此外，体内贮存精子达到一定量时，没有以上的引发因素，也有可能发生遗精情况。正常未婚男子，每月遗精可达2~8次，属正常生理现象，若在有规律的性生活时，经常遗精或遗精次数增多，一周数次或一夜数次，或仅有性欲观念即出现遗精或滑精者多属病态。

[饮食原则] 遗精患者宜选用具有抑制精液排出功能的中药材和食材，如芡实、龙骨、山茱萸、莲子、牡蛎、紫菜、羊肉、猪腰等；宜选用具有抑制中枢神经功能的中药材和食材，如甲鱼、柏子仁、酸枣仁、朱砂、远志、合欢皮等。同时，勿食生冷滑利、性属寒凉的食物。忌食过于辛辣之物，如酒、辣椒、胡椒、姜、蒜、肉桂、芥末等。忌食含有咖啡因和茶碱的饮品，如咖啡、浓茶、碳酸饮料等。

【对症食材推荐】

莲子 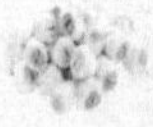 性平，能清心醒脾、健脾止泻、涩精，对男子遗精有食疗效果

山药 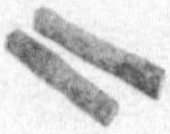 性平，能补脾养胃、益肺生津、补肾涩精，治疗肾虚遗精

牡蛎 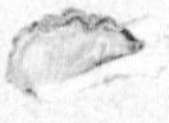 性凉，能敛阴潜阳、止汗固精，对遗精等有食疗效果

龟肉 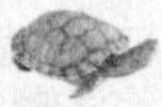 性温，能滋阴补血、益肾健骨、强肾补心、壮阳

乳鸽 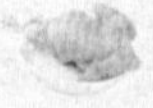 性平，能补肾、益气、养血，对肾虚有食疗效果

百合  性平，能清余热、润肺止咳，对肝胆湿热引起的遗精等症有疗效

桑葚 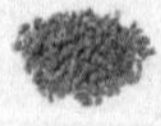 性寒，能补血滋阴、生津润燥，对肝肾亏虚引起的症状有疗效

白果 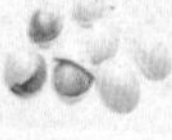 性平，能敛肺气、定喘咳、止带浊、缩尿，治疗遗精等

芡实 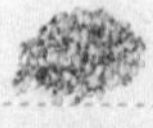 性平，能固肾涩精、补脾止泄，治疗遗精、淋浊带下等病症

【对症食疗搭配速查】

❶【牡蛎+芡实+白果】炖汤服用，能补肾固精、滋阴补虚，可改善肾虚遗精等。

❷【乳鸽+莲子+芡实+山药】炖汤服用，能补脾益肾、固精安神，治疗遗精、早泄等病症。

❸【乌龟+百合+桑葚】炖汤服用，能滋阴补肾、安神固精，治疗肾阴亏虚、梦遗症。

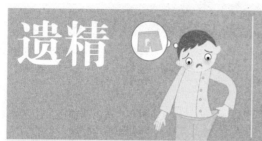

【对症药材推荐】

五味子	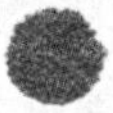	性温，能补肾、收汗涩精，对肾虚的症状有疗效
海螵蛸		性微温，能收敛止血、涩精止带，对遗精滑精等病症有疗效
覆盆子	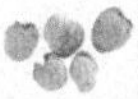	性平，能补肝肾、缩尿固精、助阳，对肾虚的症状有疗效
金樱子	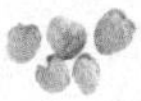	性平，能固精涩肠、缩尿止泻，对滑精、遗尿等有效
山茱萸	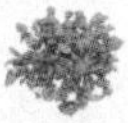	性微温，能补肝肾、涩精气、固虚脱，对肾虚的症状有效
灵芝	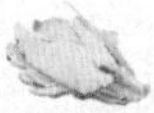	性温，能益气血、养心安神，对虚损症状有疗效
酸枣仁		性平，能养肝、宁心安神、敛汗，对虚症有疗效
柏子仁		性平，能养心安神、润肠通便，治疗失眠、遗精、盗汗等病症
桑螵蛸		性平，能补肾壮阳、固精缩尿，对肾气亏虚所致遗精、滑精有疗效

【对症方剂配伍速查】

❶【五味子+柏子仁】水煎服，能养心安神、补肾涩精，对遗精有一定疗效。

❷【金樱子+覆盆子+山茱萸】水煎服，能补肝肾、缩尿固精、助阳，对遗精等有疗效。

❸【灵芝+酸枣仁】水煎服，能补虚损，对肾虚引起的症状有一定疗效。

血精

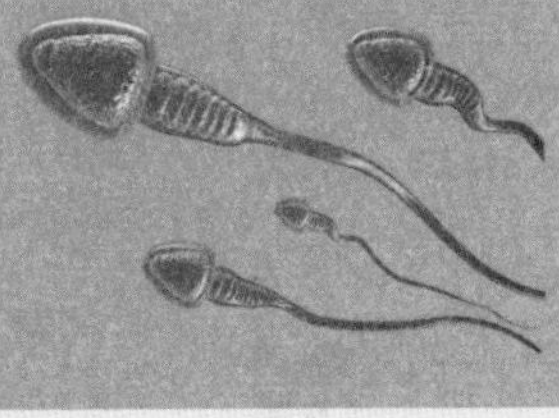

[病症陈述] 血精是男性生殖系统疾病之一，其主要症状是性交时射出红色精液，本病常与前列腺炎并发，其感染途径多为尿道和前列腺感染直接蔓延；其次是淋巴感染和血行感染。

[病因分析] 中医学认为，血精多由于患者肾阴不足，相火偏旺，迫血妄行；或因房事过多，血络受损，血随精流；或因湿热下注，熏蒸精室，血热妄行所致。病因与炎症、精管梗阻、精囊囊肿、肿瘤、前列腺炎、血管异常等有关。

[饮食原则] 血精症患者在日常饮食中可常食用滋阴、清热、利湿及凉血止血的食物，如鸭肉、赤豆、荸荠、冬瓜、鲜藕、荠菜、莲子、大枣、薏米、生地黄、茯苓、山药、鲜鱼、鲜茅根等。忌吃辛辣以及刺激性强的食物，如生姜、辣椒，禁烟、酒，因为烟酒会加重前列腺以及精囊的负担。

【对症食材推荐】

赤小豆	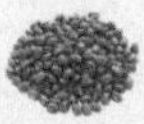	性平，能滋补强身、抗菌消炎、利尿，对炎症和血热所致血精有疗效
马蹄	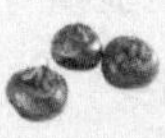	性微凉，能清热解毒、凉血利尿，对热血下行所致血精有疗效

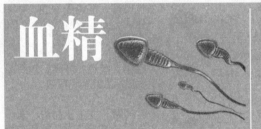

苋菜 	性凉，能清热利湿、凉血止血，对热血下行所致血精有疗效	木耳 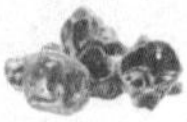	性寒，能清热解毒、滑肠凉血，对热血下行所致血精有一定疗效
西瓜 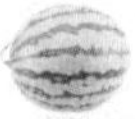	性寒，能清热解暑、利水消肿，对热血下行所致血精有疗效	甘蔗 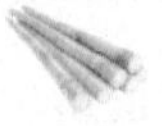	性凉，能清热生津、下气，对热血下行所致血精有疗效
银耳	性平，能滋补生津、补虚劳，增强人体抵抗力，消除炎症		

【对症食疗搭配速查】

❶【鲤鱼+冬瓜】炖汤服用，能清利湿热，治疗湿热下注所致的血精。

❷【莲子+粳米】熬粥服用，能补益心脾，治疗气血亏损引起的血精。

❸【猪肾+黑豆】炖汤服用，能补肾益精，适合肾虚不固所致的血精。

❹【山药+羊肉+大米】熬粥服用，能益肾壮阳，治疗肾阳虚所致的血精。

❺【生地+陈仓米】熬粥服用，能滋阴降火，治疗阴虚火旺所致的血精。

【对症药材推荐】

白茅根 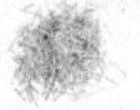	性寒，能凉血止血、利尿通淋，对湿热下行所致血精有疗效	车前草 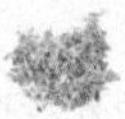	性寒，能清热利水、清暑，对湿热下行所致血精有疗效
黄柏 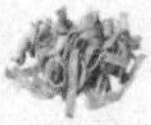	性寒，能清热燥湿、泻火解毒，清下焦湿热，对湿热下行所致血精有疗效	生地 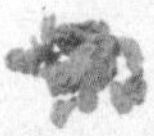	性微寒，能清热凉血、养阴生津，对血虚湿热所致血精有疗效
玄参 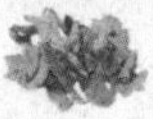	性微寒，能滋阴降火、除烦解毒，对血虚湿热所致血精有疗效	枸杞 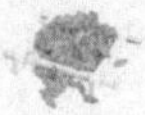	性平，能滋补肝肾，对肝肾亏虚所致血精有疗效
知母 	性寒，能清热泻火、生津润燥，对湿热下行所致血精有疗效	石斛 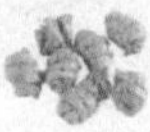	性微寒，能生津益胃、清热养阴，对气血亏虚所致血精有疗效
马齿苋 	性寒，能清热解毒、消肿止痛，对肾虚火旺所致血精有一定疗效	车前子 	性寒，能清热利水、清暑，对湿热下行所致血精有疗效
茯苓	性平，能清热利水、健脾补中、宁心安神，对湿热所致血精有一定疗效	山药 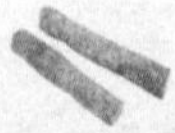	性平，能补脾养胃、生津润肺、补肾涩精，对肾虚遗精有一定疗效

【对症方剂配伍速查】

❶【白茅根+车前草】水煎服或泡茶，能清热利水、凉血止血，对湿热引起的血精有疗效。

❷【马齿苋+黄柏】水煎服，能清热解毒、消炎抗菌，对实热有炎症所致血精有疗效。

❸【生地+玄参】水煎服或泡茶，能清热凉血、养阴生津，对湿热血虚所致血精有疗效。

❹【茯苓+山药】水煎服，能清热凉血、补肾涩精，对肾虚兼有湿热所致血精有疗效。

肾结石

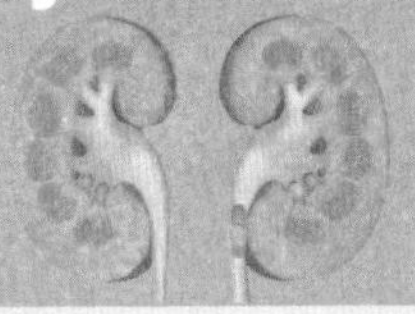

[病症陈述] 肾结石是指结石发生于肾盏、肾盂以及输尿管连接部。肾结石的临床表现与结石的病因、成分、大小、数目、位置、活动度、有无梗阻感染及肾实质病理损害的程度有关。

[症状分析] 肾绞痛是肾结石的典型症状，通常在运动后或夜间突然发生一侧腰背部呈刀割样剧烈疼痛；约80%的结石患者出现血尿；若结石堵塞了肾盂、输尿管，尿液排出不畅，会造成肾积水。 肾结石形成的主要原因是饮食不当，如过多摄入菠菜、豆类、葡萄、橘子、西红柿、土豆等含草酸较高的食物，过多摄入动物内脏、海产食品、花生等含嘌呤较高的食物，过多摄取脂肪和糖分等，都可能导致肾结石。

[饮食原则] 肾结石患者宜选用具有利尿排石作用的中药材和食材，如金钱草、车前草、夏枯草、白茅根、紫菜、木瓜等。同时，肾结石患者应控制牛奶、干酪、奶油及其他乳制品等高钙食物的摄入量。忌吃富含草酸盐含量高的食物，如甜菜、芹菜、巧克力、葡萄、青椒、香菜、菠菜、草莓及甘蓝菜科等。忌饮酒、咖啡、红茶等，忌食巧克力、无花果干、羊肉、核果、青椒、红茶、罂粟籽等。忌吃嘌呤含量高的食物，如鸭肝、虾、鳗鱼、草鱼、鲍鱼等。忌吃高钙的食物，如豆奶、牛奶、骨头汤、奶油等。

【对症食材推荐】

核桃 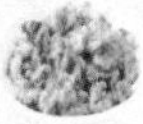
性温，能滋补肝肾、化石、通便，利于结石的排出

绿豆 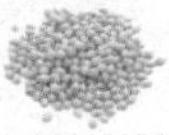
性凉，能清热解毒、利尿消肿，有利于结石的排出

冬瓜 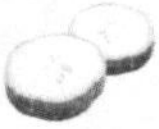
性凉，能清热解毒、利水消肿，利于结石的排出

竹笋 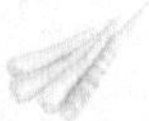
性微寒，能益气和胃、利水道、通便助消化，对结石的排出有益

马蹄 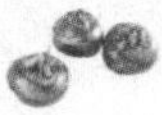
性微凉，能清热解毒、利尿通便，利于结石的排出

豆芽 
性凉，能清暑热、解毒、利尿，利于结石的排出

土豆 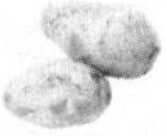
性平，能健脾益气、补血强肾，平衡酸碱度，对结石的排出有益

木瓜 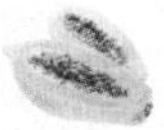
性平，能清热，助消化，利尿排石，对结石的排出有益

【对症食疗搭配速查】

❶【绿豆+牛蛙】炖汤服用，能清热利尿、排石软坚，适合结石病患者食用。

❷【竹笋+土豆】凉拌食用，能清热利尿、通便助消化，对结石的排出有益。

❸【马蹄+木瓜】煮汁饮用，能凉血止血、利尿通淋，对肾结石有辅助疗效。

❹【冬瓜+豆芽】炖汤食用，能清热解暑、利尿消肿，对结石的排出有益。

【对症药材推荐】

金钱草 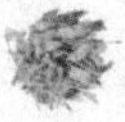 性凉，能清热利尿、消肿解毒，对结石的排出有较佳的疗效

车前草  性寒，能清热利水、清暑，对结石的排出有益

海金沙 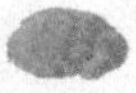 性寒，能清热解毒、利水通淋，对结石的排出有益

鸡内金  性平，能消积食、强肾，对肾结石有较好的疗效

牛膝 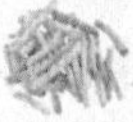 性平，能活血散瘀、消痈肿，治尿血等，对结石的治疗有益

白茅根  性寒，能凉血止血、清热生津、利尿通淋，对肾结石的治疗有益

车前子 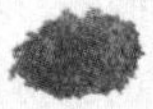 性寒，能清热利水、消肿，对结石的排出有益

郁金 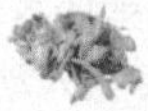 性凉，能行气活血、清热凉血、疏肝解郁，改善循环，对结石的排出有益

赤小豆 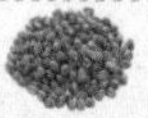 性平，能利尿消肿、抗菌消炎，有利于结石的排出

【对症方剂配伍速查】

❶【金钱草+车前草+牛膝】水煎服，能清热利尿、活血散瘀，对结石的排出有疗效。

❷【海金沙+鸡内金】水煎服，能补肾、清热利尿，对结石的排出有益。

❸【赤小豆+郁金】水煎服，能消食、强肾，对结石的排出有益。

第五章

妇科疾病对症食疗

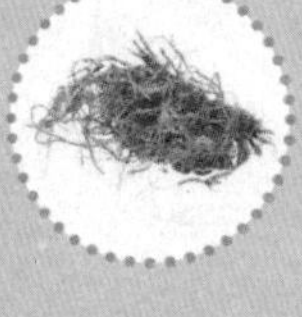
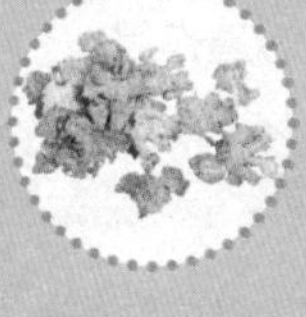
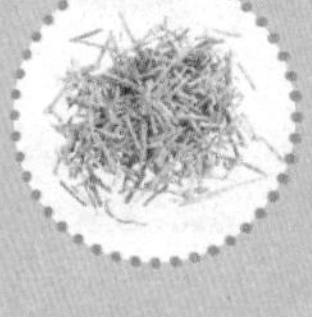

月经不调

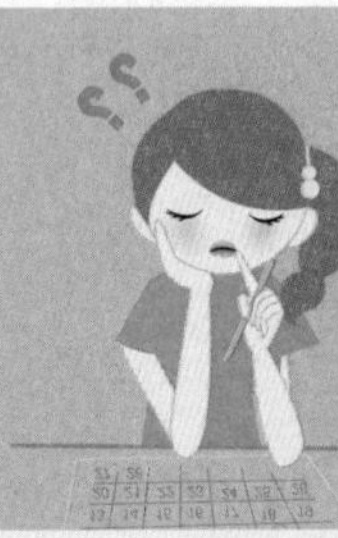

[病症陈述] 月经不调是由于七情所伤或外感六淫，或先天肾气不足，多产、房劳、劳倦过度，使脏气受损，肾、肝、脾功能失常，气血失调，致冲任二脉损伤所致。

[症状分析] 月经不调常表现为月经周期不准，超前，落后，无定期，经量过多、过少，色泽紫黑或淡红，经血浓稠或稀薄，还伴有头晕、乏力、心慌、气急等现象。

[饮食原则] 月经不调常出现于贫血、体质虚弱的女性。经期血液易亏损，身体虚弱，宜吃一些小米、大枣、猪肝等补气补血的食物。提倡多吃一些含铁丰富的食品，如动物肝脏、蛋黄、豆类等，以改善血虚现象。要适当增加维生素及微量元素的摄入，维生素B_6可以帮助减轻焦虑及忧郁，食物来源有瘦肉、全谷类等，维生素E能缓解经期腹痛、肿胀及肌肉痉挛等，食物来源有麦芽等。经期不宜过食辛辣香燥伤津和过食生冷寒凉食物，以免耗伤阴血，或热迫血行而致月经先期、经量过多。另外，经期要减少盐的摄入。

【对症食材推荐】

乌鸡 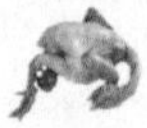
滋阴补肾、养血调经，对各种月经不调症状均有疗效

红枣 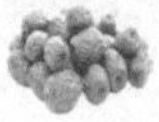
补脾和胃、益气补血，对气血亏虚造成的月经量少、月经延迟均有食疗效果

龙眼 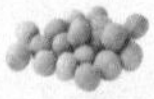
补血佳品，对血虚引起的月经量少、神疲乏力等症均有疗效

芹菜 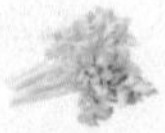
清热除烦、凉血止血，适合血热引起的月经不调、经量过多、烦躁易怒者

葡萄 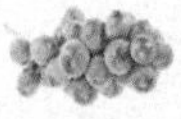
滋补肝肾、养血益气，主治阴虚亏虚引起的月经不调者

木耳 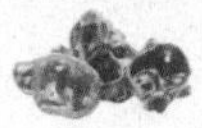
凉血止血，滋阴生津，对各种原因引起的月经过多者均有食疗效果

红糖 
益气补血、缓中止痛、活血化瘀，对月经不调、经期腹痛有较好的改善作用

米酒 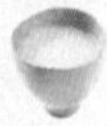
行气活血、滋阴补虚，对血瘀、血虚引起的月经不调者均有食疗效果

【对症食疗搭配速查】

❶【乌鸡+龙眼】煮汤饮用，能滋阴养血，补体虚，对气血亏虚、月经不调者有良效。

❷【米酒+红枣+葡萄】榨汁服用，能补脾益气，活血养血，对月经不调者有极佳功效。

❸【木耳+芹菜】清炒食用，能凉血止血，清热除烦，对月经过多者有食疗效果。

【对症药材推荐】

当归 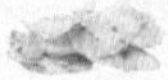
补血活血、调经止痛，为补血调经第一药，各种月经不调者皆可服用

益母草 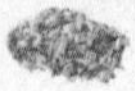
活血化瘀、调经止痛，对女性月经不调、痛经、闭经等均有较好的疗效

阿胶 	滋阴润燥、补血止血，对血虚引起的月经过多、经期过长者有较好疗效
肉桂 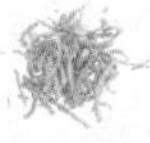	除积冷、通血脉，对寒凝血瘀引起的月经不调、经色暗黑、小腹冷痛者有良效
桃仁 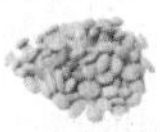	破血行瘀、通经止痛，对月经不调、经期腹痛、月经色暗有血块者有良效
丹参 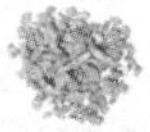	活血化瘀、调经止痛，对血瘀引起的月经不调有疗效
田七 	活血散瘀、止血镇痛，治疗血瘀型月经过多症
五灵脂 	活血、调经、止痛，对血瘀引起的月经颜色暗、小腹疼痛、经期紊乱者均有疗效
川芎 	被誉为“血中气药”，既能行气开郁，又能活血调经
红花 	活血通经、化瘀止痛，适合血瘀型月经不调者服用，常与桃仁同用
黄芪 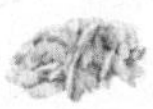	补中益气，对气虚引起的月经过多、颜色淡、疲乏无力者有效
土鳖虫 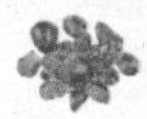	性寒，能破血行瘀、续筋接骨，对血滞经闭、腹痛有疗效

【对症方剂配伍速查】

❶【当归+黄芪+五灵脂】水煎服，可益气行血、调经止痛。对月经不调患者有益。

❷【阿胶+田七】水煎服，可补血止血、活血散瘀，对月经过多有良效。

❸【川芎+肉桂+益母草】水煎服，具有活血化瘀、温经散寒的功效。

❹【桃仁+红花+丹参】水煎服，具有活血通经、化瘀止痛的功效。

痛经

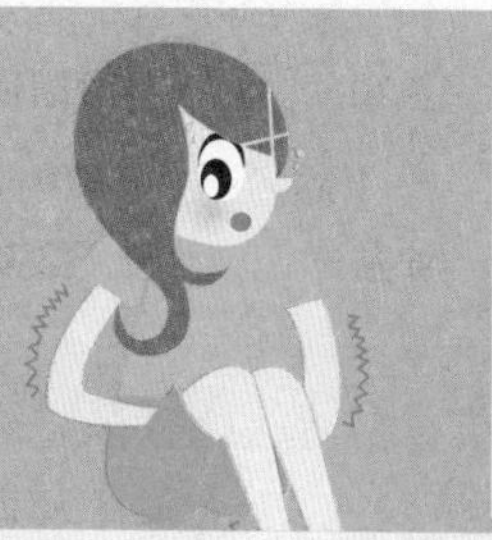

[病症陈述] 痛经，又称经期疼痛，是指妇女在经期及其前后出现小腹或腰部疼痛，严重者可伴有恶心呕吐、冷汗淋漓、手足厥冷，甚至昏厥的现象，是妇科病人最常见的症状。

[病症分析] 原发性痛经多指生殖器官无明显变化者，多见于青春期少女、未婚及已婚未育者，此种痛经在正常分娩后可缓解或消失。继发性痛经多因生殖器官有器质性病变所致，中医学分为气滞血瘀证、寒凝胞中证、气血虚弱证、湿热壅阻证、肝肾阴虚证。

[饮食原则] 痛经者应合理营养，适当补充含维生素、微量元素类食品，如：维生素E有助于治疗痛经，维生素B_6能稳定情绪，减轻腹部疼痛。妇人经行前后及经期均不宜多吃过甜或过咸的食物，而应多选择蔬菜、水果、鸡肉、鱼肉等，并尽量少量多餐。因缺钙性贫血而引起的痛经，月经来时多有头痛或兼耳鸣、腹痛绵绵，宜补充铁剂、菠菜等具有矿物质食物。避免摄入含咖啡因、酒精等刺激性食物；行经期忌食生冷食物，如冰镇冷饮、凉菜等，并减少盐的摄入。

【对症食材推荐】

乌鸡 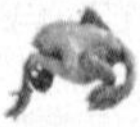 滋阴补肾、养血调经，对月经不调、痛经、闭经等各种月经病均有疗效

墨鱼 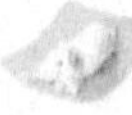 养血滋阴、温经通络、调经止血，对肝肾阴虚型痛经、经量少有很好的效果

红枣 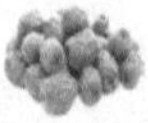 补脾和胃、益气补血，对气血虚弱引起的小腹空坠样隐痛者有良效

荔枝 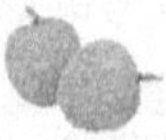 补肝肾、健脾胃、益气血，对气血亏虚引起的痛经者有疗效

山楂 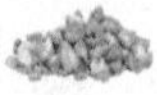 活血化瘀、疏肝和胃，对气滞血瘀引起的小腹胀痛或刺痛者有良效

龙眼 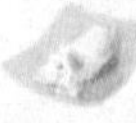 补血调经，对血虚引起的月经色淡、小腹坠痛、神疲乏力等症均有疗效

芹菜 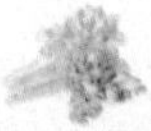 性凉，具有清热除烦、平肝、利水消肿、凉血止血的作用

葡萄 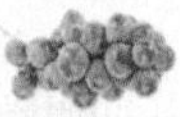 滋补肝肾、养血益气，对肝肾阴虚型痛经者有良好的效果

木耳 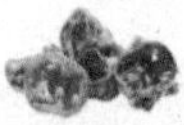 凉血止血，对湿热壅阻引起的痛经伴烧灼感的患者有食疗效果

红糖  益气补血、暖宫止痛、活血化瘀，对气血虚弱或寒凝胞中的痛经患者均有疗效

生姜 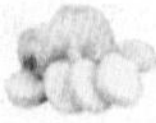 温中散寒，对寒凝胞中、小腹冷痛者有很好的改善作用

羊肉 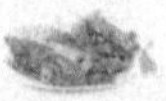 益气补虚、散寒祛湿，对寒凝胞中、虚寒腹痛、四肢冰冷者有很好的食疗效果

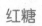

【对症食疗搭配速查】

❶【乌鸡+红枣+龙眼肉】煮汤饮用，能滋阴补虚，补脾益气，对痛经具有一定缓解作用。

❷【墨鱼+木耳】清炒食用，能凉血止血、补益精气。对湿热壅阻所致痛经有一定疗效。

❸【山楂+荔枝+红糖】榨汁服用，能健脾胃、益气补血，对痛经具有一定缓解作用。

❹【葡萄+米酒】榨汁服用，能活血养血、补津益气。对血瘀所致痛经有疗效。

【对症药材推荐】

当归 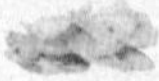 补血活血、调经止痛，为补血调经第一药，对痛经有佳效

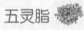

五灵脂  活血化瘀、调经止痛，是治疗痛经、月经不调的常用药

川芎 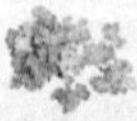 行气开郁、活血止痛，对气滞血瘀引起的痛经、经期乳房胀痛者有良效

桃仁 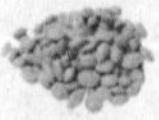 破血行瘀、调经止痛，对血瘀型痛经、月经色暗有血块者有良效

吴茱萸 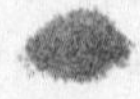 性微温，散寒暖宫，对寒凝胞宫、经期小腹冷痛者有很好的效果

艾叶 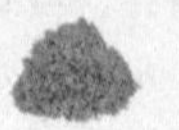 温经散寒、止痛止血，对寒凝胞宫，经色暗、经量过多、小腹冷痛者有佳效

【对症方剂配伍速查】

❶【红花+桃仁】水煎服，可活血化瘀、调经止痛。对血瘀所致闭经、痛经有疗效。

❷【五灵脂+川芎】水煎服，可行血活血、调经止痛。对气滞血瘀所致痛经有疗效。

功能性子宫出血

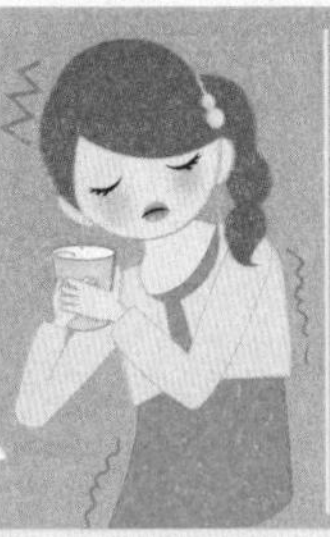

[病症陈述] 女性由于内分泌失调所致的子宫内膜发生不规则脱落，子宫异常出血，称为功能性子宫出血，简称功血。

[病症分析] 症状主要表现为：阴道不规则出血，并伴有贫血症。临床上分为无排卵型和排卵型两类。无排卵型功血归属中医“崩漏”的范畴，症状有经期紊乱，长短不一，出血量时多时少，甚或大量出血，出血期间无腹痛，伴有贫血，甚至出现失血性休克，多生发于青春期和围绝经期妇女；排卵型功血多发生于生育期妇女，症状有经期提前，量多或排卵期出血，卵泡期延长，黄体期缩短，子宫内膜不规则脱落。

[饮食原则] 患者饮食宜清淡，多食新鲜瓜果、蔬菜，如苹果、橘子、荔枝、龙眼、木耳、苋菜、菠菜、马齿苋等。这些食物不仅含有丰富的铁和铜，还含有叶酸、维生素C及胡萝卜素等，对治疗贫血和辅助止血有较好的作用。长期出血会导致贫血，患者宜食营养而易于消化的食物，多食含铁丰富的食物，如动物肝脏、大枣、龙眼、乌鸡、乳鸽、鳝鱼、菠菜、苋菜、花生等。忌食刺激性食品及调味品，忌肥肉、糯米饭等肥腻、不易消化食物。

【对症食材推荐】

墨鱼 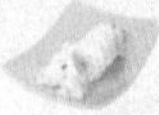
养血滋阴、温经通络、调经止血，对功能性子宫出血有很好的效果

甲鱼 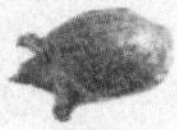
益肾补虚、滋阴壮阳、净血散结，对肝肾阴虚型子宫出血者有良效

木耳 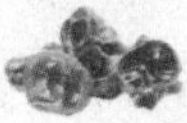
凉血止血、滋阴生津，对肝肾阴虚型子宫出血患者有食疗效果

莲藕 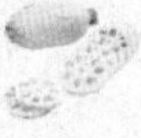
滋阴凉血，适合肝肾阴虚型子宫出血患者食用

花生 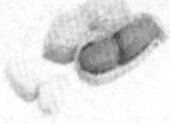
带皮花生有很好的止血作用，对各种出血症均有一定的食疗效果

乌龟 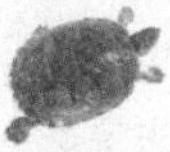
滋阴补血、净血散结，对肝肾阴虚型子宫出血有良效

苋菜 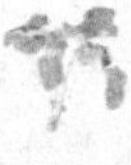
清热泻火、凉血止血，适合血热型子宫出血者食用

菠菜 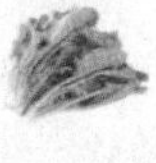
菠菜富含铁元素，有很好的补血作用，常食可改善患者贫血现象

乌鸡 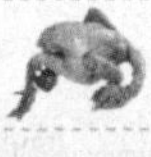
乌鸡能滋阴补肾、养血添精、补虚，对出血所致贫血有极好的食疗效果

【对症食疗搭配速查】

❶【墨鱼+甲鱼+花生】煮汤饮用，具有滋阴补血、散结止血的功效。

❷【乌龟+莲藕】煮汤饮用，具有滋阴养血、凉血止血的功效。

❸【马齿苋+苋菜+菠菜】清炒食用，具有凉血、止血、补血的功效。

【对症药材推荐】

田七 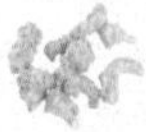	性温，具有止血、散瘀、消肿、镇痛的功效	丹参 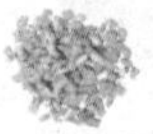	性微温，有活血化瘀、止痛的功效对子宫功能性出血有益
槐花 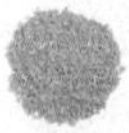	性微寒，具有凉血止血、清肝泻火的功效	党参 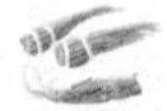	性平，可补中益气，对气虚型子宫出血者有良效
生地 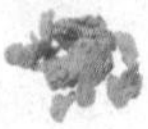	性微寒，具有清热凉血、养阴生津的功效	赤芍 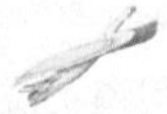	性微寒，具有清热凉血、散瘀止痛的功效
茜草 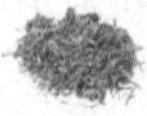	性寒，具有凉血止血、活血化瘀的功效对功能性子宫出血有益	小蓟 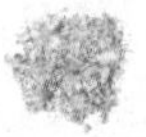	性凉，具有凉血、散瘀、止血的功效对功能性子宫出血有益
阿胶 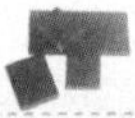	性平，具有滋阴润燥、补血、止血、安胎的功效		

【对症方剂配伍速查】

❶【田七+丹参】水煎服，具有化瘀消肿、止痛的功效，对血瘀型功能性子宫出血有辅助治疗作用。

❷【党参+阿胶】水煎服，具有益气补血、补中益气的功效，对气虚型功能性子宫出血有辅助治疗作用。

❸【生地+赤芍+槐花】水煎服，可清热凉血、止血，治疗血热型功能性子宫出血。

带下过多

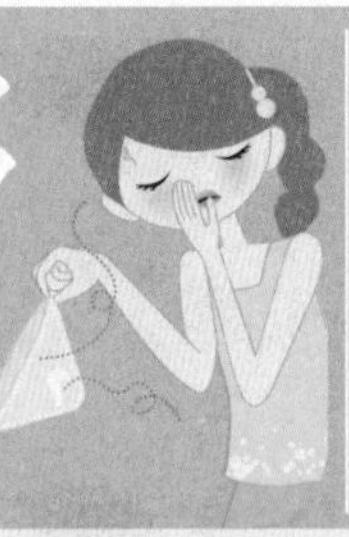

[病症陈述] 带下过多是带下量明显增多，色、质、气味异常，或伴有局部及全身症状的疾病。如经间期、经前期以及妊娠期带下稍有增多者，均属正常现象，不作疾病论。

[病因分析] 中医学认为，该病主要是由于湿邪影响任、带，以致带脉失约，任脉不固所形成。湿邪有内外之别，外湿指外感之湿邪；内湿，一般指脾虚失运、肾虚失固所致。超过了正常的生理范围，量明显增多，色、质、气味有所异常者，分泌物过多或其颜色、质地、气味异常，并引起其他一些症状，如腰膝酸软、头晕乏力，或阴部瘙痒时，则为带下病。临床上分为肾阳虚、脾虚、湿热下注、阴虚夹湿和热毒蕴结。

[饮食原则] 脾虚或肾亏所致带下量多、颜色清稀、气味如鱼腥味，伴有神疲乏力、腰膝酸软者，宜吃具有健脾、补肾、固涩，补气养血的温热性滋补强壮食品，如芡实、莲子、白术、山药、白果、白扁豆等，忌吃生冷瓜果以及性寒之物，以免破气耗气，加重带下过多症状。温热下注的实症，如带下黄臭、小便黄或伴阴道瘙痒者，宜吃具有清利下焦湿热作用的，清淡性凉的食品，如绿豆、马齿苋、薏米、大蒜。忌吃辛辣刺激性物品，忌吃温热、滋腻、肥甘、煎炸食物。

【对症食材推荐】

莲子	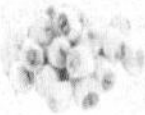	健脾祛湿、止带下，对带下过多、色清、质稀或稠等有良好的改善效果
薏米		健脾去湿、清热排脓，对湿热下注引起的带下黄臭、阴道瘙痒者有疗效
马齿苋		清热解毒、消肿止痛，对湿热下注引起的带下过多、臭秽者有良效
山药	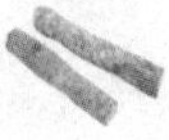	健脾益气、止带下，适合带下量多，色白或黄、质稀，如涕如唾，无臭者食用
白扁豆	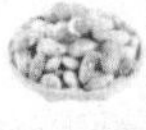	健脾化湿，对脾虚型带下过多者有较好的食疗作用
绿豆	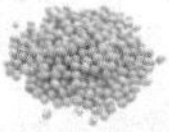	清热解毒，对湿热下注引起的带下量多、色黄或呈脓性、质稠、有臭气者有良效
大蒜	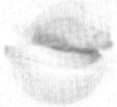	强力杀菌、解毒，对带下黄臭、阴道瘙痒者有良效
芡实	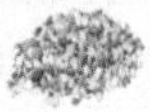	益肾固精、健脾止带，对带下量多、质稀如水、淋漓不断者有较好的作用
苋菜	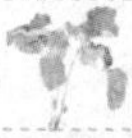	清热解毒、利湿止带，辅助治疗湿热下注型带下过多症

【对症食疗搭配速查】

❶【莲子+山药+白扁豆】煮汤饮用，具有补脾除湿的功效，对脾虚型带下过多者有良效。

❷【芡实+莲子+薏米+绿豆】煮汤饮用，具有健脾利湿、清热解毒的功效。

❸【马齿苋+大蒜】清炒食用，具有清热解毒、强力杀菌的功效。

【对症药材推荐】

金樱子	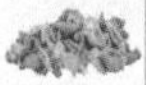	性平，具有固精涩肠、缩尿止泻的功效对带下过多患者有益
五味子	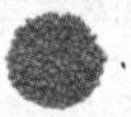	性温，具有敛肺、滋肾、生津、收汗、涩精的功效
覆盆子	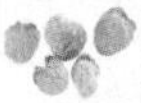	性平，具有补肝肾、缩小便、助阳、固精、明目的功效
白果	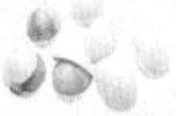	性平，具有敛肺气、定喘咳、止带浊、缩小便的功效
白术	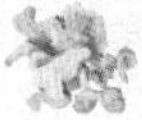	性温，有健脾益气、燥湿利水、止汗、安胎的功效
茯苓		性平，具有利水渗湿、健脾补中、宁心安神的功效
苍术		性温，具有燥湿健脾，杀菌止痒、止带下的功效
陈皮	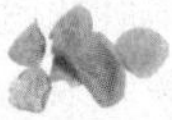	性温，具有理气、健脾、调中、燥湿、化痰的功效
蒲公英	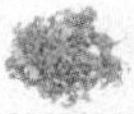	性寒，具有清热解毒、利尿散结的功效对湿热引起的带下过多有疗效

【对症方剂配伍速查】

❶【五味子+覆盆子+金樱子】水煎服，具有补肝肾、固精涩精的功效。

❷【茯苓+白术+陈皮+白果】水煎服，具有健脾益气、燥湿化痰的功效。

❸【蒲公英+苍术】水煎服，具有清热除湿、发表的功效。对带下过多有疗效。

乳腺增生

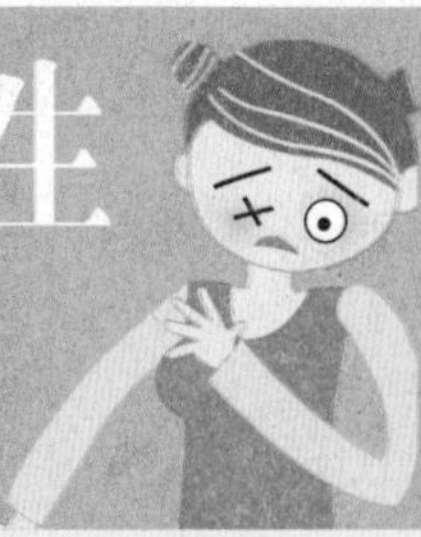

[病症陈述] 乳腺增生是一种乳腺组织既非炎症也非肿瘤的异常增生性疾病，其本质是生理增生与复旧不全造成的乳腺正常结构的紊乱，乃女性常见的多发病之一。

[病因分析] 乳腺增生类属中医学的“乳癖”范畴，多由精神情志刺激，急躁恼怒或日久抑郁，导致肝气郁结，气机阻滞，蕴结于乳房脉络，导致乳络不通，气滞痰凝血瘀而成。主要症状有乳房有包块或硬节，质地不硬，可移动，常伴有乳房胀痛症状。乳腺增生多发于30~50岁女性，发病高峰为35~40岁。女性可自我检查乳房：左手上举或叉腰，用右手检查左乳，由乳头开始做环状顺时针方向检查，触摸时手掌要平伸，四指并拢，以指腹轻压乳房，触摸是否有硬块。

[饮食原则] 多吃蔬菜、水果，如花菜、西红柿、橘子、猕猴桃等，不仅含有多种维生素，而且含有抗癌和防止致癌物质亚硝基胺合成的物质。宜多食含碘的食物，如海藻、海带、干贝、海参等。碘可以使雌激素水平降低，纠正内分泌失调，消除乳腺增生的隐患。多吃些菌类食物，如木耳、银耳等，能增强人体免疫能力，增强身体的抵抗力，有较强的防癌作用。忌食咖啡、可可、巧克力等食品，忌辛辣刺激性调味品，如花椒、胡椒、辣椒等；忌饮酒；忌油炸、烧烤食物；忌腌菜、熏肉等易致癌的食物。

【对症食材推荐】

金橘 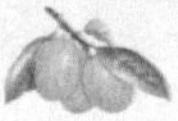	性温，有行气解郁、散结消肿的作用，对乳房包块、经期乳房胀痛者有良效	海带 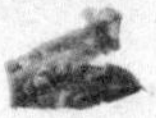	性寒，可软坚散结，且富含碘，对乳腺增生者有食疗效果
芋头 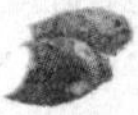	益脾胃、调中气、化痰散结，可改善乳房结块、疼痛症状	紫菜 	软坚散结、清热化痰，且富含碘，对乳腺增生者有疗效
龙须菜 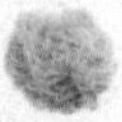	消痰散结、清热利水，对乳腺增生、乳房肿痛者有良效	蛤蜊 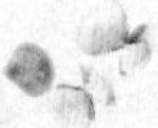	滋阴润燥、软坚化痰，常食对乳腺增生患者有食疗效果
木耳 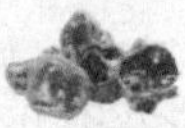	活血化瘀、消肿散结，适合乳腺增生患者食用	橘子 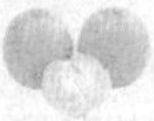	开胃理气、散结止痛，对乳腺增生患者有良效
猕猴桃 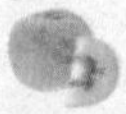	疏肝解郁、清热生津，对肝气郁结引起的乳房胀痛、有结节者有食疗效果		

【对症食疗搭配速查】

❶【海带+紫菜+蛤蜊】煮汤饮用，具有软坚散结、化痰、降压的功效。

❷【芋头+龙须菜】煮汤饮用，可益脾胃、软坚散结，对乳腺增生患者有一定作用。

❸【金橘+橘子+猕猴桃】榨汁饮用，有疏肝理气、软坚散结的功效，对乳腺增生患者有一定作用。

【对症药材推荐】

柴胡 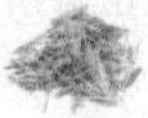 性微寒，疏肝解郁，对肝气郁结型乳腺增生者有疗效

延胡索  性温，具有活血散瘀、行气止痛的功效对气滞血瘀所致乳腺增生有疗效

青皮 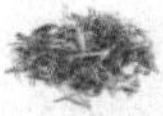 性微温，具有疏肝破气、散结消痰的功效，可辅助治疗乳腺增生

荔枝核 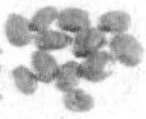 性温，具有理气止痛、驱寒散滞的功效对肝气郁结所致乳腺增生有疗效

莪术  性温，具有破血行气、消积止痛的功效对气滞血瘀所致乳腺增生有疗效

三棱 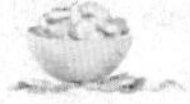 性平，破血行气、消积止痛，常与莪术配伍同用

郁金 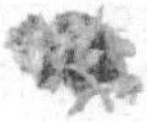 性凉，具有行气活血、疏肝解郁，对乳房胀痛、月经不调均有疗效

昆布 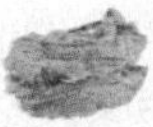 性寒，具有消痰散结、利水消肿的功效对乳腺增生有疗效

苏木  性平，能活血疗伤、祛瘀通经、消肿止痛，对乳腺增生有疗效

【对症方剂配伍速查】

❶【柴胡+延胡索】水煎服，能和解表里、活血散瘀，对乳腺增生有一定疗效。

❷【昆布+青皮+荔枝核】水煎服，能理气止痛、散结消痰，对乳腺增生有一定疗效。

❸【莪术+三棱+苏木】水煎服，能破血行气、消积止痛，对乳腺增生有一定疗效。

急性乳腺炎

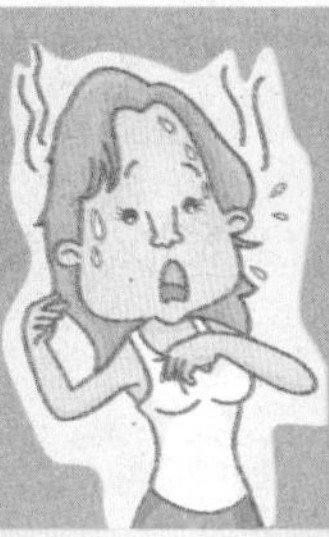

[病症陈述] 急性乳腺炎是妇女在哺乳期的乳房红肿、疼痛、排乳不畅的一种病症，俗称为“奶疖”，多由妇女哺乳期乳房欠清洁，乳房受挤压或奶头破损所致。

[病因分析] 急性乳腺炎在中医学上叫作“乳痈”，多由乳汁淤积、肝胃郁热及感受外邪引起乳络不通、化热成痈而形成，分为急性单纯性乳腺炎和急性化脓性乳腺炎。急性单纯性乳腺炎，初期出现乳房胀痛，局部皮肤温度高，有压痛，有硬结。急性化脓性乳腺炎，发病前多有乳头皲裂破损及乳汁淤积不畅，起病时常有高热、寒战、全身无力、头痛等全身感染症状。

[饮食原则] 急性乳腺炎患者饮食宜清淡，首先肉类食品、新鲜蔬菜、水果都有温性、平性、寒性之分，不同的体质以及疾病的不同阶段有不同的适应性。味甘、淡、苦，性凉的蔬菜水果有清热除烦，解毒利湿的功效，如白萝卜、莲藕、薏米、绿豆、赤小豆、丝瓜、苦瓜、冬瓜、马齿苋等，对乳腺炎炎症发作期尤为适用。另外，乳汁不通、乳汁淤积所致的乳腺炎患者，要选择通乳汁的药材和食材，如通草、猪蹄、章鱼、丝瓜、木瓜等。患者要禁食油腻、高脂肪的食物、忌食辛辣油炸及刺激性食物、忌食海鲜河蟹等发物。

【对症食材推荐】

苦瓜 	性寒，具有泻火解毒、提高机体免疫能力的功效，对急性乳腺炎有食疗作用	马齿苋 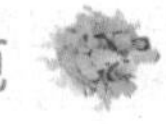	性寒，具有清热解毒、消肿止痛的功效，对乳腺炎有独特的食疗作用
绿豆 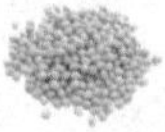	性凉，具清热解毒、利水消肿的功效，乳腺炎患者可经常食用	薏米 	性微寒，可清热排脓，对急性化脓性疾病有良效
丝瓜 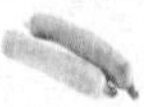	性凉，清热解毒通便、通经络、行血脉、下乳汁，适宜急性乳腺炎的哺乳妇女	赤小豆 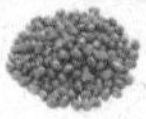	性平，可消肿止痛、清热解毒，对湿热下注引起的急性乳腺炎有良效
苋菜 	清热利湿，凉血止血，对热毒性疾病均有食疗作用	莲藕 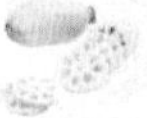	性凉，具有清热止泻的功效，乳腺炎患者可经常食用
猪蹄 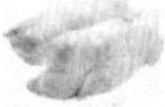	性平，具有补虚弱、通乳汁等食疗作用，适合乳腺炎恢复期的哺乳妇女食用		

【对症食疗搭配速查】

❶【猪蹄+莲藕+苦瓜+丝瓜】清炒食用，具有清热解毒、通乳汁的功效，可辅助治疗乳腺炎。

❷【绿豆+赤小豆+薏米】煮汤饮用，具有利水消肿、清热排脓的功效，适合乳腺炎已化脓的患者食用。

❸【马齿苋+苋菜】清炒食用，具有清热解毒、凉血止血的功效。

【对症药材推荐】

蒲公英 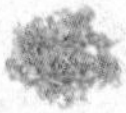	性寒，具有清热解毒、利尿散结的功效对乳腺炎有一定疗效	鱼腥草 	性寒，具有清热解毒、利尿消肿的功效对急性乳腺炎有一定作用
金银花 	性寒，具有清热解毒的功效对热毒、血痢、肿痛有疗效	连翘 	性微寒，具有清热解毒、消肿散结等功效对乳腺炎有疗效
瓜蒌 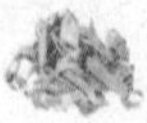	性寒，具有清热涤痰、宽胸散结、润燥滑肠等功效	黄芩 	性寒，具有清热燥湿、泻火解毒、止血等功效对治疗乳腺炎有一定作用
大黄 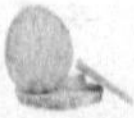	性寒，具有清湿热、泻火凉血、化瘀解毒的功效	黄连 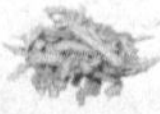	性寒，具有泻火燥湿、解毒杀虫的功效对热毒肿胀有一定疗效

【对症方剂配伍速查】

❶【蒲公英+鱼腥草】水煎服，具有清热解毒、利尿散结的功效。

❷【黄芩+黄连+大黄】水煎服，具有泻火燥湿、凉血、解毒的功效。

❸【金银花+连翘+瓜蒌】水煎服，具有清热解毒、散结的功效。

乳腺癌

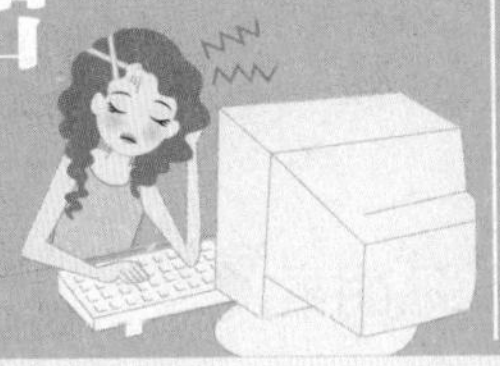

[病症陈述] 乳腺癌是由于雌激素的长期刺激、家族遗传、乳腺非典型性增生以及长期精神情志不畅等所致，易发于40~60岁妇女身上，尤其是绝经期前后的妇女发病率较高。

[症状分析] 乳腺癌患者会出现乳房肿块（肿块质地较硬、边缘不清、按之不痛），乳头改变，乳房皮肤及轮廓改变，淋巴结肿大。有乳房疼痛、隐痛、胀痛、钝痛或刺痛，乳头回缩，乳头或乳晕处出现表皮糜烂或溃疡，乳头渗出血性分泌物。与皮肤有粘连时乳房皮肤呈“橘皮”样改变，或推动乳房时出现凹陷的小坑，像酒窝，乳房不对称，晚期时腋窝淋巴结肿大。乳腺癌高发人群：月经过早来潮（小于12岁）或绝经晚（迟于55岁），未生育，晚育（第一胎在35岁以后）或生育后不哺乳者、有家族遗传史者、乳腺小叶非典型增生者、高脂食品摄入过多者等。

[饮食原则] 宜多吃具有抗乳腺癌作用的食物，如荔枝核、橘核等。宜多吃具有增强免疫力、防止复发的食物。乳腺癌患者宜选择具有激活T淋巴细胞作用的中药材和食材，如莴笋、西红柿、黑芝麻等。忌食高脂肪、腌熏煎炸类食物和烧烤焦糊的食物；忌食含防腐剂、色素剂、漂白剂的食物；忌食辛辣刺激、香燥湿热性的食物；忌食发物；禁吸、饮烟酒等。

【对症食材推荐】

鳝鱼 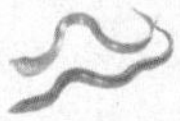 性温，有补气养血、活血散瘀等食疗作用，适合乳腺癌患者食用

泥鳅 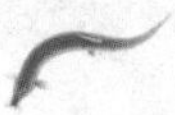 性平，具有清热利湿、解毒之功效，可缓解乳头糜烂、渗液症状

花椰菜 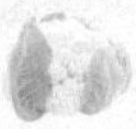 性平，有很好的抗乳腺癌的作用，被誉为乳腺癌患者的救星

芋头 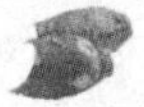 性平，具有益脾胃、调中气、化痰散结的作用，适合早期乳腺癌患者食用

海带 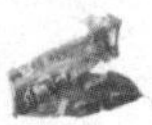 性寒，可软坚散结、防癌抗癌，对早期乳腺癌有食疗作用

紫菜  性凉，具有软坚散结、清热化痰的功效对乳腺癌患者有益

莴笋 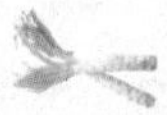 性凉，富含多种维生素，具有较好的抗癌作用

西红柿 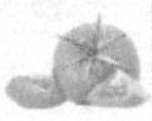 性凉，具有清热解毒、防癌抗癌，可辅助治疗乳腺癌等

黑芝麻  性平，具有润肠、通乳、补肝、益肾、养发、强身体、抗衰老等食疗作用

【对症食疗搭配速查】

❶【鳝鱼+紫菜】煮汤饮用，具有良好的补气养血、清热的作用。

❷【海带+花椰菜】清炒食用，具有软坚散结、防癌抗癌的作用。

❸【黑芝麻+莴笋丝】凉拌食用，具有激活T淋巴细胞的作用，可防治乳腺癌，预防癌细胞扩散。

【对症药材推荐】

莪术		性温，具有破血行气、消积止痛的功效对乳腺癌患者有益	三棱	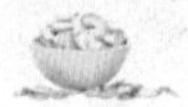	性平，具有破血行气、消积止痛的功效对乳腺癌患者有益
水蛭	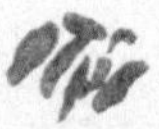	性平，具有破血逐瘀、散结消肿的功效对防治心脑血管疾病及癌症有益	延胡索		性温，具有活血散瘀、行气止痛的功效对乳腺癌患者有益
天冬		性寒，具有良好的养阴润燥、清火、生津的功效	海藻	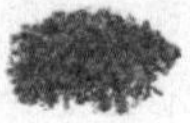	性寒，具有显著的软坚散结、化痰、利水的功效
昆布	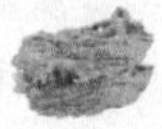	性寒，具有软坚散结的功效，适合乳腺癌患者服用	乳香		性温，具有调气活血、镇痛消毒的功效对乳腺癌患者有益
没药	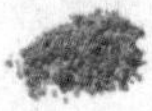	性平，有活血散瘀、止痛的功效对乳腺癌患者有益	荔枝核	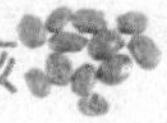	性温，具有理气止痛、驱寒散滞的功效对乳腺癌患者有益

【对症方剂配伍速查】

❶【莪术+三棱】水煎服，能破血行气、消积止痛，可改善乳腺癌乳房肿大的症状。

❷【天冬+海藻+昆布】水煎服，具有软坚散结、利水生津的作用。

阴道炎

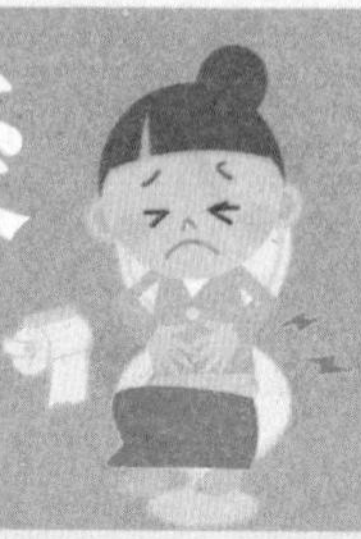

[病症陈述] 引起女性阴道炎的病因主要是病原体的感染，自然防御能力低下，性生活不洁或月经期不注意卫生，手术感染，或盆腔或输卵管邻近器官发生炎症。

[症状分析] 临床症状主要表现为白带的性状改变以及外阴瘙痒灼痛、性交痛，当感染累及尿道，也可发生尿痛、尿急等症状。

[饮食原则] 患者宜选用具有抗黏膜病变作用的中药材和食材，如苋菜、马齿苋、荠菜、油菜等。阴道炎患者宜选用具有抗阴道滴虫作用的中药材和食材，如白花蛇舌草、黄柏、败酱草、白鲜皮、苦参等。饮食宜清淡，忌食辛辣上火的食物，以免酿生湿热，加重病情。忌食海鲜等发物，忌辛辣、热性食物，如辣椒、胡椒、茴香、羊肉、狗肉等，以免助长湿热，加重外阴瘙痒症状。

【对症食材推荐】

油菜	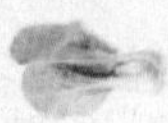	性温，具有活血化瘀、消肿解毒，有抗黏膜病变的作用	苋菜		性凉，能清热燥湿、凉血止血，对阴道炎有食疗效果

马齿苋 	性寒，具有清热解毒、消肿止痛的功效，对带下黄臭、阴道瘙痒者有疗效	苦瓜 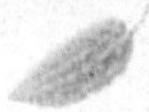	性寒，具有除烦、解毒，提高机体免疫能力的功效
丝瓜 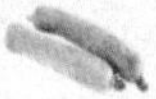	性凉，有清热解毒、祛风止痒等功效，对阴道炎患者有益	赤小豆 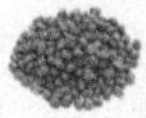	性平，有抗菌消炎、解除毒素等食疗作用对阴道炎患者有益
薏米 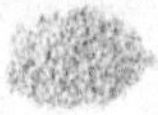	性微寒，有利水消肿、健脾祛湿、清热排脓等功效，对阴道炎患者有食疗作用	海带 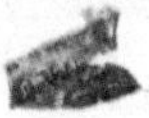	性寒，具有清热解毒、散结消肿等功效对阴道炎患者有益
绿豆 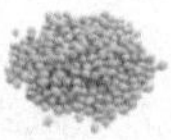	性凉，具有清热解毒、利水消肿的食疗作用对阴道炎患者有益	香椿 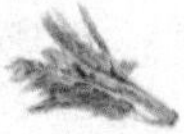	性凉，具有清热解毒、杀虫止痒等功效，适合滴虫性阴道炎患者食用
荠菜 	性凉，有健脾利水、止血解毒、降压明目、预防冻伤、促进排便的功效	大蒜 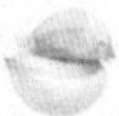	性温，具有强力杀菌的功效，常食可防治阴道炎、宫颈炎、盆腔炎等妇科疾病

【对症食疗搭配速查】

❶【苦瓜+丝瓜】清炒食用，具有清热解毒的作用，适合阴道炎患者食用。

❷【苋菜+荠菜】清炒食用，具有健脾利湿、解毒杀菌的作用。

❸【赤小豆+薏米+绿豆】煮汤饮用，具有解毒燥湿的作用，适合湿热下注型阴道炎患者食用。

❹【油菜+马齿苋+香椿】清炒食用，具有消肿解毒、抗菌杀虫的作用。

【对症药材推荐】

鱼腥草 	性寒，具有清热解毒、利尿消肿的功效对阴道炎患者有益	苦参 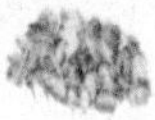	性寒，有清热、燥湿、杀虫的功效，治疗滴虫性阴道炎
蛇床子 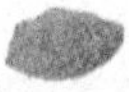	性温，具有杀虫止痒、祛风燥湿等功效对阴道炎患者有益	白花蛇舌草 	性寒，具有清热解毒、杀虫止痒的功效对阴道炎患者有益
苍术 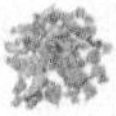	性温，具有燥湿健脾、祛风止痒的功效对阴道炎患者有益	黄柏 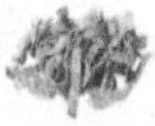	性寒，具有清热燥湿、泻火解毒等功效，治疗下焦湿热病症
白鲜皮 	性寒，具有祛风燥湿、清热解毒、杀虫止痒的功效	土茯苓	性平，具有祛湿、清热解毒、通利关节的功效
败酱草 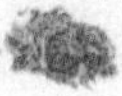	性微寒，具有清热解毒、消痈排脓、祛瘀止痛的功效		

【对症方剂配伍速查】

❶【鱼腥草+白花蛇舌草】水煎服，具有清热解毒、利水消肿作用，治疗细菌性阴道炎。

❷【苍术+黄柏+白鲜皮】水煎服，具有清热燥湿、解毒功效，可治疗滴虫性阴道炎症状。

❸【土茯苓+败酱草】水煎服，具有去湿解毒、消痈排脓的作用。

宫颈炎

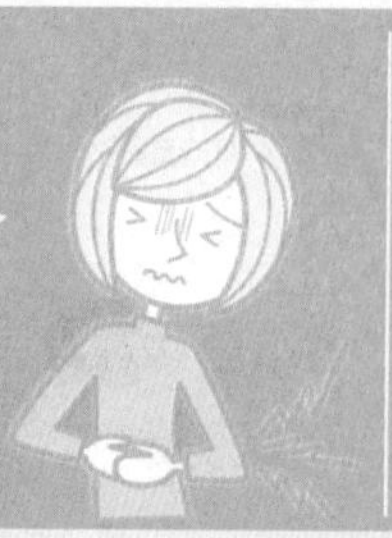

[病症陈述] 宫颈炎为比较常见的妇科疾病，多发生于生育年龄的妇女。可分为单纯淋病奈瑟菌性宫颈炎、沙眼衣原体性宫颈炎、支原体性宫颈炎、细菌性宫颈炎。

[病因分析] 宫颈炎主要表现为白带增多，呈脓性，或有异常出血，如经间期出血、性交后出血等，伴有腰酸及下腹部不适。宫颈炎的病原体最常见者为淋菌、沙眼衣原体及生殖支原体，其次为一般细菌，如葡萄状球菌、链球菌、大肠杆菌以及滴虫、真菌等。

[饮食原则] 饮食应注意营养，多食富含维生素、纤维素的食物，可增强身体免疫力，减少感染机会。保持饮食清淡，多饮水，多食蔬菜。多进食一些具有消炎抗菌作用的食物，如大蒜、马齿苋、油菜、苋菜、苦瓜等。忌辛辣刺激性食物，忌海鲜等发物以及羊肉、狗肉等燥热性食物，这些食物都会加重宫颈红肿、糜烂等炎症反应，影响身体恢复。

【对症食材推荐】

马齿苋  性寒，具有清热解毒、消肿止痛的功效对病菌感染所致宫颈炎有疗效

赤小豆 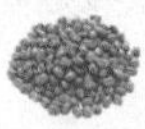 性平，有抗菌消炎、清热解毒等食疗作用

绿豆 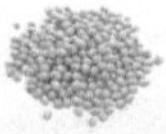 性凉，有清热解毒、利水消肿的食疗作用对宫颈炎患者有益

黑木耳 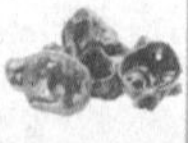 性平，具有凉血止血、润肺益胃、通利肠道的功效

苋菜  性凉，能清热利湿、凉血止血，适合宫颈炎、阴道炎患者食用

丝瓜 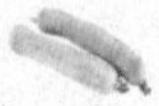 性凉，有清暑凉血、解毒通便的作用对宫颈炎患者有益

大蒜  性温，具有强力杀菌，对宫颈炎、阴道炎均有食疗作用

【对症食疗搭配速查】

❶【马齿苋+苋菜】清炒食用，具有清热解毒、凉血止血的功效。

❷【赤小豆+绿豆】煮汤饮用，具有清热解毒、消炎止带的功效，对湿热型宫颈炎有食疗作用。

❸【黑木耳+大蒜】清炒食用，具有凉血止血、杀菌、通肠道的功效。

【对症药材推荐】

千里光 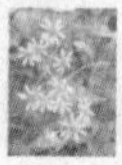 性寒，具有清热解毒、清肝明目的功效对宫颈炎有一定疗效

艾叶 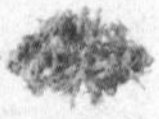 性温，具有温经散寒、杀虫止痒的功效，对寒湿下注、带下清稀者有食疗作用

苦参 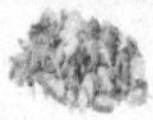 性寒，有清热、燥湿、杀虫的功效对宫颈炎有一定治疗作用

重楼 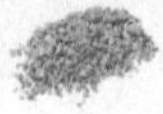 性微寒，具有显著的清热解毒、消肿止痛的功效

黄药子 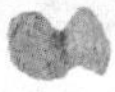	性寒，具有解毒消肿、化痰散结、凉血止血的功效	海蛤壳 	性寒，具有清肺化痰、软坚散结的功效对宫颈炎患者有益
雄黄 	性温，具有解毒杀虫的功效，可促进创面的愈合	乳香 	性温，具有调气活血、镇痛消毒的功效对宫颈炎有一定疗效
没药 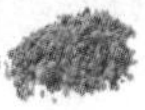	性平，有活血散瘀、止痛的功效对宫颈炎患者有益	冰片 	性微寒，具有显著的开窍醒神、清热止痛的功效
珍珠粉	性寒，具有镇心安神、解毒生肌的功效对宫颈炎患者有疗效	黄连 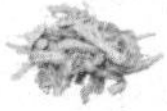	性寒，有泻火燥湿、解毒杀虫的功效对宫颈炎患者有益
血竭	性平，具有活血化瘀、止痛、止血敛疮生肌的功效		

【对症方剂配伍速查】

❶【千里光+苦参+重楼】水煎服，具有解毒、消肿止痛的作用，可治疗宫颈炎。

❷【黄药子+黄酒】水煎服，具有消肿散结、化瘀止血的作用，对宫颈炎有疗效。

❸【海蛤壳粉+冰片】水煎服，具有消炎止痛的作用，对宫颈炎患者有一定疗效。

❹【乳香+没药】水煎服，能调气活血、散瘀止痛，对宫颈炎患者有效。

❺【艾叶】煎水，用药汁洗擦患处，能杀虫止痒，对宫颈炎有疗效。

子宫肌瘤

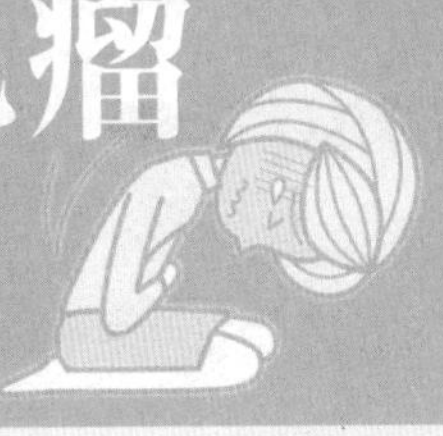

[病症陈述] 子宫肌瘤是女性生殖系统中最常见的良性肿瘤，由平滑肌和结缔组织所构成，为单个或多个大小不一的球形、实性、质硬的肿块。多数子宫肌瘤无明显症状。常见于30~50岁妇女。

[病因分析] 子宫肌瘤是由于雌激素分泌量过多、长期服用含雌激素高的避孕药、瘦身、美白等激素类药物及高激素污染的食物、性生活失调、未育女性更年期提前等因素引起。子宫肌瘤较大的患者常会有月经异常、白带增多、感觉疼痛、压迫症状、自摸小腹有肿块等症状。

[饮食原则] 子宫肌瘤多有血瘀症状，因此宜选择活血化瘀、散结消肿的药材和食物，如当归、丹参、益母草、鳝鱼、甲鱼、牡蛎、蛤蜊、山楂、海带、木耳、红糖等。子宫肌瘤患者部分有月经异常、崩漏的现象，因此饮食宜清淡，多食具有止血作用的食物，如莲藕、木耳、茄子、芹菜、带皮花生等。保持低脂肪饮食，多食绿色蔬菜、水果；多吃五谷杂粮、豆制品。忌食辣椒、麻椒、生葱、生蒜等刺激性食物；禁食桂圆、红枣、阿胶、蜂王浆等热性、凝血性和含激素成分的食品；少吃烧烤、油炸以及肥腻的食物。研究表明，爱吃烧烤、油炸、肥腻食物的女性患子宫肌瘤的概率较高。

【对症食材推荐】

莲藕 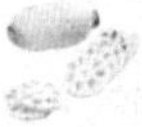 性凉，具有清热凉血、止血的功效，可改善患者月经过多、带下异常症状

木耳 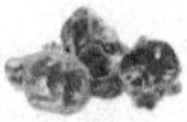 性平，具有凉血止血、润肺益胃、通利肠道的功效

茄子 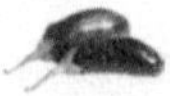 性凉，具有活血化瘀、清热消肿、宽肠之效对子宫内肌瘤有疗效

鳝鱼 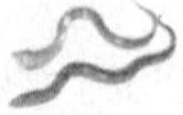 性温，有补气养血、祛风湿、强筋骨、壮阳等食疗作用

甲鱼 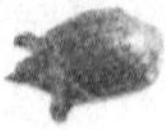 性平，具有暖脾胃、去湿、壮阳、止虚汗、补中益气、强精补血之功效

蛤蜊  性寒，有滋阴润燥、软坚、化痰的功效对子宫肌瘤有一定疗效

牡蛎 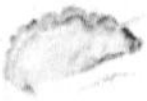 性凉，具有敛阴、潜阳、止汗、固精、化痰、软坚的功效

海带 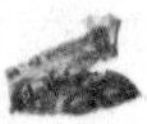 性寒，具有降压降脂、提高免疫力的功效对子宫肌瘤有一定疗效

山楂 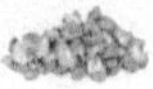 性微温，具有健胃消食，活血化瘀，平喘化痰，强心、抗癌、降压等作用

【对症食疗搭配速查】

①【甲鱼+莲藕】煮汤饮用，具有滋阴养血、化瘀散结的作用。

②【山楂+木耳+红糖】煮汤饮用，具有活血散瘀、健脾补血，适用于子宫肌瘤患者服用。

③【海带+牡蛎+蛤蜊】清炒食用，能降压、增强抵抗力、利尿，对子宫肌瘤患者有益。

【对症药材推荐】

丹参 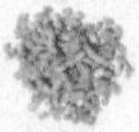 性微寒，能活血调经、凉血消痈、清心安神，对子宫肌瘤有瘀血者有益

肉苁蓉  性温，具有补肾阳、益精血的功效，适合肾阳亏虚、寒凝血瘀的子宫肌瘤患者

金荞麦  性凉，具有清热解毒、排脓祛瘀的功效，适合下焦湿热的子宫肌瘤患者

仙鹤草  性平，具有收敛止血、止痢、解毒的功效，可改善患者子宫出血症状

旱莲草  性寒，具有滋补肝肾、凉血止血的功效对子宫肌瘤患者有疗效

乌梅 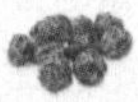 性温，具有收敛生津、凉血止血的功效对子宫肌瘤患者有益

茜草  性寒，能凉血止血、活血化瘀，对子宫肌瘤患者有益

当归 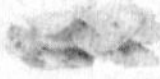 性温，能补血、活血、调经止痛，对子宫肌瘤患者有益

益母草 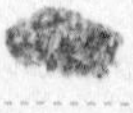 性凉，能活血化瘀、活血调经、利水，对子宫肌瘤患者有益

【对症方剂配伍速查】

①【雷公藤+肉苁蓉】水煎服，具有活血消肿、温阳补肾的功效，适用于寒凝血瘀型子宫肌瘤患者。

②【金荞麦+仙鹤草+旱莲草+乌梅】水煎服，具有解毒，凉血止血的作用，适宜子宫肌瘤患者。

③【当归+仙鹤草+益母草】水煎服，能活血补血、凉血止血，适宜子宫肌瘤患者。

胎动不安

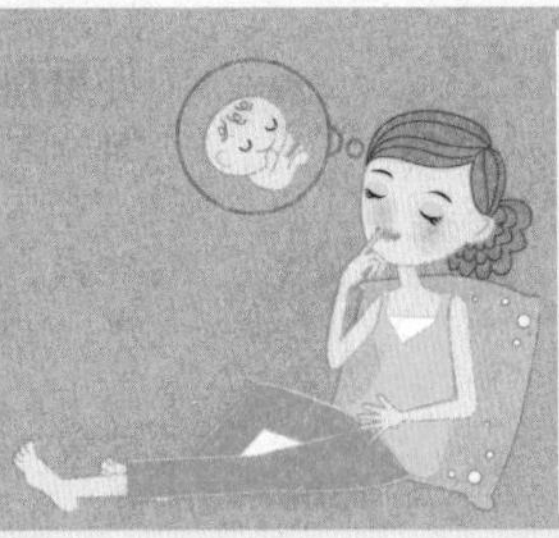

[病症陈述] 中医常分为气虚、血虚、肾虚、血热等证型，表现为妊娠期出现腰酸腹痛、胎动下坠、阴道少量流血等，经过安胎治疗多能继续妊娠。

[病因分析] 中医学认为，胎动不安多由气虚、血虚、肾虚、血热、外伤等使冲任不固，不能摄血养胎以及损动胎元及母体所致。

[饮食原则] 清淡，营养丰富（如五谷、蔬菜、豆类、植物油等含有人体所必需的营养成分），而且易于消化和吸收的食物在怀孕早期可适量食用。食要多样化，不能偏食，蔬菜、鱼肉、水果、蛋等样样要吃，使人体有足够的能量及各种必需的维生素。胃肠虚寒的孕妇，慎服性味寒凉的食品，如绿豆、白木耳、莲子等；体质阴虚火旺者，慎服雄鸡、牛肉、狗肉、鲤鱼等易使人上火的食品。

【对症食材推荐】

猪腰 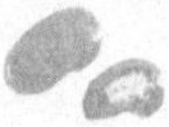	性平，有补肾壮腰、益精固涩、利水消肿的功效	猪肚 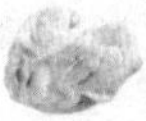	性微温，具有补虚损、健脾胃的功效对胎动不安者有益
乌鸡 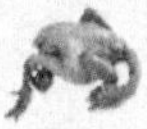	性平，具有滋阴、补肾、养血、添精、益肝、退热、补虚的食疗作用	鲤鱼 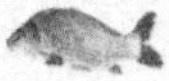	性平，具有显著的健胃、滋补、催乳、利水之功效
黑豆 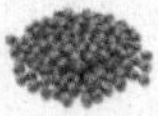	性平，具有祛风去湿、调中下气、活血、解毒、利尿、明目等食疗作用	莲子 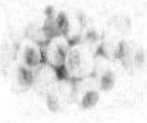	性平，具有补脾止泻，益肾固精，养心安神的功效
核桃 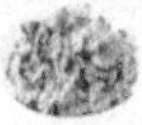	性平，具有补气养血，润燥化痰，温肺润肠的功效	莲藕 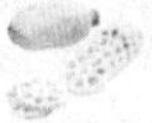	性凉具有滋阴养血的功效对血虚所致胎动不安者有益

【对症食疗搭配速查】

❶【猪腰+黑豆】煮汤饮用，具有补肾壮腰的作用，适用于胎动不安肾虚者食用。

❷【猪肚+莲子】煮汤饮用，具有健脾胃，益肾固精的功效。

❸【乌鸡+莲藕+核桃】煮汤饮用，具有滋阴养血，补肾的作用，适用于胎动不安血虚者食用。

❹【鲤鱼+山药】煮汤饮用，具有补脾养胃、利水安胎的功效。

【对症药材推荐】

菟丝子 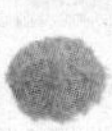	性平，具有滋补肝肾、固精缩尿、安胎、明目、止泻的功效	杜仲 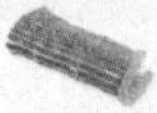	性温，具有降血压、补肝肾、强筋骨、安胎气等功效

桑寄生 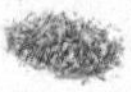	性平，具有补肝肾、强筋骨、去风湿、通经络、安胎等功效
续断 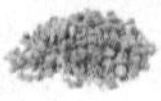	性微温，具有补肝肾、续筋骨、调血脉等功效
阿胶 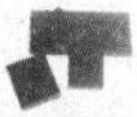	性平，具有滋阴润燥、补血、止血、安胎的功效
白术 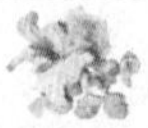	性温，有健脾益气、燥湿利水、止汗、安胎的功效
砂仁 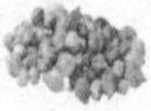	性温，具有行气调中、和胃醒脾的功效对胎动不安者有益
黄芩 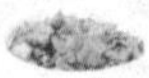	性寒，具有清热燥湿，泻火解毒，止血，安胎等功效
艾叶 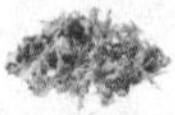	性温，具有温经散寒、止痛止血的功效对胎动不安者有益
苏梗 	性温，具有显著的理气宽中、止痛、安胎的功效

【对症方剂配伍速查】

❶【菟丝子+桑寄生+杜仲】水煎服，治疗肾虚胎动不安、胎漏下血。

❷【艾叶+苏梗+白术】水煎服，治疗胎元虚寒引起的胎漏下血。

❸【阿胶+砂仁】水煎服，治疗血虚引起的胎动不安。对患者有疗效。

❹【黄芩+白术】水煎服，治疗血热引起的胎动不安。对患者有一定疗效。

❺【续断+砂仁+苏梗】水煎服，可补肾安胎、温胃散寒。对胎动不安者有益。

产后缺乳

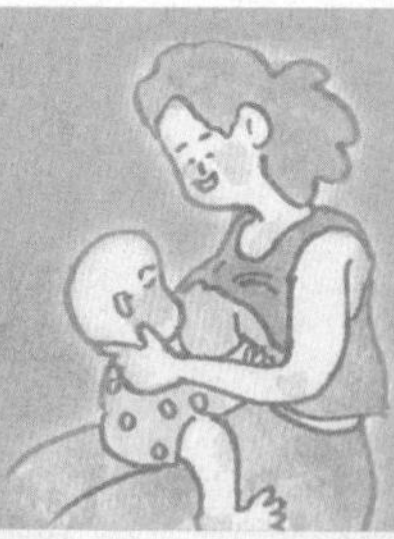

[病症陈述] 产后哺乳期，产妇乳汁偏少或完全无乳，称之为缺乳。先天发育不良、精神紧张、劳逸失度、营养状况或哺乳方法不对都可影响乳汁分泌，而致缺乳。

[病因分析] 中医学认为，乳汁生化不足或乳络不畅是缺乳的主要原因，临床常分为肝郁气滞、气血虚弱、痰浊阻滞。对于乳汁不畅引起的乳房肿胀而导致乳汁不足者，宜先通乳，后给予催乳。

[饮食原则] 产后缺乳的妇女应摄入足够的热量和水分，多食各种富有营养且易消化的食物，如猪蹄、鲫鱼等。肝郁气滞、心情不畅的产妇，应选用疏肝解郁、通络下乳的药材和食物，如通草、王不留行、猪蹄、鲫鱼等。气血虚弱的缺乳产妇，应选择益气养血、补虚通乳的药材和食物，如当归、黄芪、猪蹄、虾仁、赤小豆、鲫鱼等。痰湿阻滞型缺乳患者，应选择健脾化湿的药材和食物，如通草、鲫鱼、赤小豆、莴苣等。饮食宜清淡，忌食甜食，如果糖、巧克力等。忌服用麦芽、神曲、大麦等具有回乳作用的食物或药材。

【对症食材推荐】

猪蹄 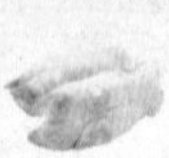	性平，具有补虚弱、通乳汁的作用，是产后缺乳患者的理想食材
木瓜 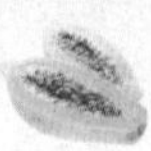	性平，具有健脾和胃、丰胸通乳的功效对产后缺乳患者有作用

虾仁 	性平，具有补肾、壮阳、通乳之功效，可治产后乳少、阳痿体倦患者食用
鲫鱼 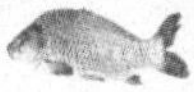	性平，具有补阴血、通血脉、补体虚的功效
丝瓜 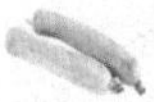	性凉，有清暑凉血、通经络、行血脉、下乳汁等功效
赤小豆 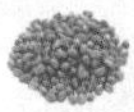	性平，滋补强壮、健脾养胃、帮助下乳等食疗作用，对产后缺乳有良效
莴苣 	性凉，具有促进乳汁分泌的作用，适合产后缺乳的患者食用
花生 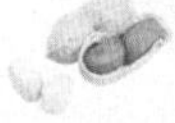	性平，有健脾胃、通乳汁的功效，适合产后缺乳患者食用
章鱼 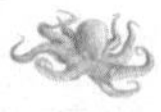	性寒，具有补气养血、通乳的作用，对产后气血亏虚所致缺乳疗效显著
红枣 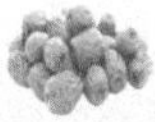	性温，具有补中益气、养血补虚，适合产后气血亏虚的缺乳产妇食用
莲藕 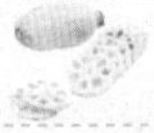	性凉，具有滋阴养血、丰胸、通乳的功效，适合缺乳患者食用

【对症食疗搭配速查】

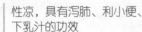

❶【猪蹄+花生】煮汤饮用，具有养血通乳的功效。对产后缺乳者有益。

❷【章鱼+猪蹄】煮汤饮用，具有良好的补血养血、通乳的功效。

❸【木瓜+猪蹄】煮汤饮用，具有通乳、美容、丰胸的作用，对产妇乳汁不行、缺乳等有显著的食疗功效。

❹【红枣+莲藕+猪蹄】煮汤饮用，具有补血、活血、通乳，对气血不足导致的缺乳有很好的食疗作用。

【对症药材推荐】

通草 	性凉，具有泻肺、利小便、下乳汁的功效
王不留行 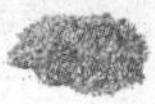	性平，具有活血通经、下乳消肿的功效对产后缺乳者有益
穿山甲 	性微寒，具有显著的通经下乳、消肿排脓的功效
黄芪 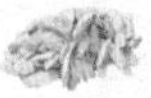	性温，有补气固表、利尿脱毒、排脓敛疮、生肌等功效
当归 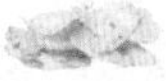	性温，具有补血活血、调经止痛、润燥滑肠的功效
漏芦 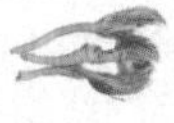	性寒，具有清热解毒、消痈下乳、疏经通脉的功效
丝瓜络 	性平，具有通络、活血、祛风的功效对产后缺乳者有益
党参 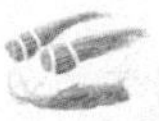	性平，能补中益气、健脾益肺，对气血不足所致缺乳者有益

【对症方剂配伍速查】

❶【通草+丝瓜络】水煎服，具有良好的通络活血、下乳的功效。

❷【王不留行+穿山甲】水煎服，具有通经下乳的功效，适用于肝郁气滞、心情不畅的产妇。

❸【黄芪+当归】水煎服，具有补血行气，利尿脱毒的功效，适合气血虚弱的缺乳产妇。

❹【当归+通草+穿山甲+漏芦】水煎服，具有补血通乳，的功效，适合缺乳的产妇服用。

产后恶露不净

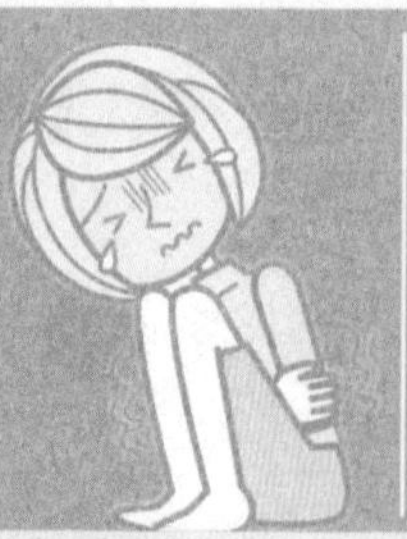

[病症陈述] 产后（一般指顺产）血性恶露持续3周以上，仍淋漓不止者，称之为“产后恶露不净”，相当于西医的晚期产后出血、产后子宫复旧不全。

[病因分析] 中医学认为，此病多因冲任失和，气血运行不畅所致，临床以气虚、血热、血瘀为多见。产妇产后恶露不净时，消炎清宫是主要方法。

[饮食原则] 产后患者身体多虚弱，因此饮食要保证营养全面，多食高蛋白食物，如瘦肉类、鱼类、蛋类、奶类，还要摄入足够的新鲜蔬菜、水果，有利于身体的恢复。产后气虚型恶露者应多摄入具有补益气血的药材和食物，如当归、黄芪、党参、大枣、龙眼肉、乌鸡等。产后血热型恶露不净者应选用凉血止血的药材和食材，如生地、紫草等。产后血瘀型恶露不净者应选用活血化瘀的药材和食材，如田七、丹参、当归、益母草、川芎、红糖等。

【对症食材推荐】

乌鸡 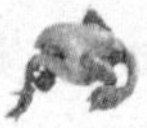	性平，具有补肾养血、退热补虚的食疗作用，适合产后体虚者食用	米酒 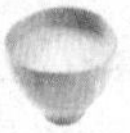	性温，有活血养血、滋阴补肾的作用对产后恶露不净患者有益
黄鳝 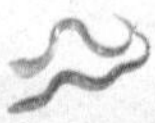	性温，具有补气养血、活血化瘀等食疗作用，适合血瘀型恶露不净者食用	土鸡 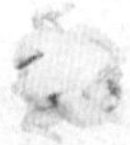	性温，具有补肝肾，止惊安胎的功效对产后恶露不净患者有益
马齿苋 	性寒，具有清热解毒、消肿止痛的功效对产后恶露不净患者有益	莲藕 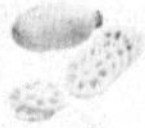	性凉，具有清热止血的功效，适合血热型产后恶露不净者食用
木耳 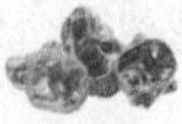	性平，具有凉血止血，润肺益胃，通利肠道的功效	红糖 	性温，具有益气补血、缓中止痛、活血化瘀的作用
山楂 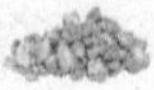	性微温，具有活血化瘀、抗癌等作用对产后恶露不净者有疗效	鸡蛋 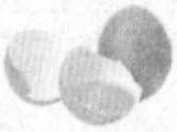	性平，具有益精补气、润肺利咽、清热解毒的功效
大枣 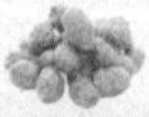	性温，具有补中益气、养血安神的功效对产后恶露不净者有益	龙眼肉 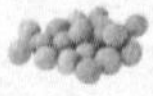	性温，具有补脾养血、养心安神的功效对产后恶露不净者有益

【对症食疗搭配速查】

❶【乌鸡+莲藕】煮汤饮用，具有滋阴养血的作用。对产后恶露不净所致血虚有益。

❷【米酒+鸡蛋】煮汤饮用，具有活气养血，滋阴养颜的作用。

❸【山楂+木耳+土鸡】煮汤饮用，具有凉血，补肝肾的作用，适合血热型恶露不净者食用。

❹【马齿苋+鳝鱼】煮汤饮用，具有补气养血的作用。对产后恶露不净者有食疗效果。

【对症药材推荐】

黄芪 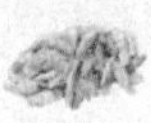	性温，有益气补虚、排脓敛疮、生肌等功效对气虚所致恶露不净者有效	党参 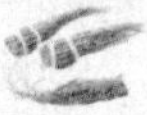	性平，具有补中益气、健脾益肺的功效对气血虚所致恶露不净者有效
当归 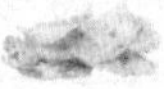	性温，具有补血活血、调经止痛的功效对血虚型恶露不净者有益	生地 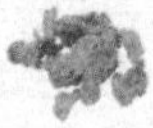	性微寒，具有清热凉血、养阴生津的功效对血热所致恶露不净者有益
紫草 	性寒，具有活血凉血、解毒透疹的功效对产后恶露不净者有益	川芎 	性温，具有行气开郁、活血止痛的功效对产后恶露不净者有益
益母草 	性凉，具有活血化瘀、调经利水的功效对产后恶露不净者有益	田七 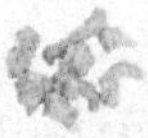	性温，具有止血散瘀、消肿镇痛的功效对产后恶露不净者有益
丹参 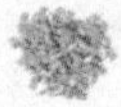	性微温，具有显著的活血化瘀、排脓止痛的功效		

【对症方剂配伍速查】

❶【黄芪+党参+丹参】水煎服，具有补脾益气的作用，适合产后气虚型恶露者食用。

❷【当归+川芎+益母草】水煎服，具有活血止痛，调经的作用，适用于产后血瘀型恶露不净者。

❸【生地+紫草+田七】水煎服，具有凉血止血、化瘀调经的作用，适用于产后血瘀型恶露不净者。

卵巢早衰

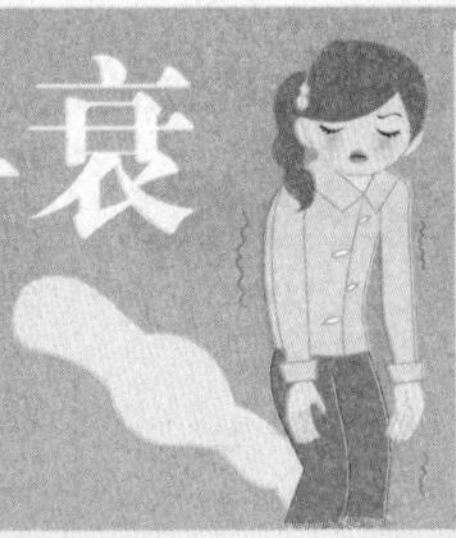

[病症陈述] 卵巢早衰是指卵巢功能衰竭所导致的40岁之前就出现闭经的现象。特点是原发或继发闭经伴随血促性腺激素水平升高和雌激素水平降低，并伴有不同程度的一系列低雌激素症状。

[病因分析] 中医学认为，肾虚是卵巢早衰的最主要的因素，补肾是治疗此病的基本原则，且重在调补肾阴和肾阳。卵巢早衰的主要症状有：闭经、不孕、潮热盗汗、阴道干涩萎缩、性欲减退、性交困难等。

[饮食原则] 患者宜选择高蛋白、高维生素、低脂肪、低胆固醇、低盐的食物。宜选用对卵巢功能的生理性周期调节有益的食品，如鲍鱼、海参、鹌鹑、鸽子、乌鸡、墨鱼、章鱼等。多摄取β-胡萝卜素，食用胡萝卜、橙类的水果以及红薯、哈密瓜、南瓜、西红柿等“有色”蔬果，可显著减少卵巢疾病的发病率。多摄取高钙食物，如虾皮、海米、牛奶、海带、豆制品等；多食B族维生素、叶酸、铁、钙等含量高的食物，如鸡蛋、猪肝、豆类、新鲜蔬菜、蘑菇、木耳、海带，紫菜、鱼类等。治疗期间应忌烟、酒；忌食刺激性食物，以及肥腻、油煎、霉变、腌制的食物；忌食羊肉、狗肉、韭菜、胡椒等温热性食物。女性可适当多食同时还要保持饮食清淡，不要过腻，过咸，过甜且饮食有规律。

【对症食材推荐】

大豆 	大豆中所含的植物雌激素，可以调节女性体内的激素水平，常食可防治卵巢早衰	牛奶	性微寒，富含胶原蛋白，多种维生素和矿物质，常喝可保养卵巢，抗老防衰
核桃 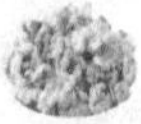	性平，能补气养血、补肾固精，对肾气亏虚所致卵巢早衰有疗效	大枣 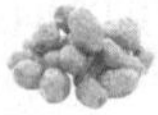	性温，具有补中益气、养血安神，适合贫血以及卵巢早衰的患者食用
黑米 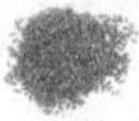	性平，具有滋阴补肾、益气强身、养巢抗衰的食疗作用	乌鸡 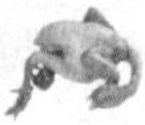	性平，具有滋阴补肾、养血添精、补虚的食疗作用
肉鸽 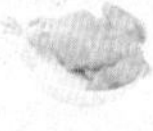	性平，具有补肾、益气、养血、美容的食疗作用	燕窝 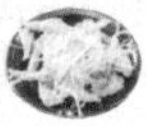	性平，具有养阴、润燥、益气、补中、养颜的功效，适合卵巢早衰的患者食用
黑豆 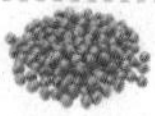	性平，具有显著的调中下气、滋阴补肾等食疗作用		

【对症食疗搭配速查】

❶【乌鸡+大豆+黑豆】煮汤饮用，具有健脾去湿，滋阴补肾的作用。

❷【肉鸽+核桃+大枣】煮汤饮用，具有补气养血，补肾的作用。对卵巢早衰有一定疗效。

❸【燕窝+牛奶】煮汤饮用，有阴润肺，补肾，补虚的作用。对卵巢早衰有一定疗效。

【对症药材推荐】

枸杞子 	性平，具有滋补肝肾、抗氧化、抗衰老的功效	熟地 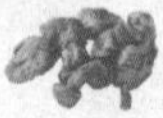	性温，具有滋阴补血、益精填髓的功效，适合肾阴亏虚的卵巢早衰患者食用
首乌 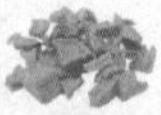	性微温，具有补肝益肾、养血祛风的功效，可防治卵巢早衰	当归 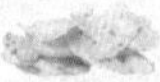	性温，具有补血活血、调经止痛、润燥滑肠的功效
香附 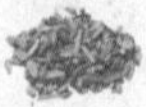	性平，具有行气解郁、调经止痛的功效，可改善卵巢早衰患者月经不调的症状	海参 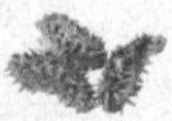	性平，具有降火滋肾、通肠润燥的功效，对肝肾阴虚所致的卵巢早衰有疗效
菟丝子 	性平，具有滋补肝肾、改善性欲的功效，对肾阳亏虚引起的卵巢早衰	肉苁蓉 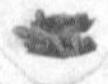	性温，能补肾阳、益精血、润肠通便，对卵巢早衰、女子不孕等有疗效

【对症方剂配伍速查】

❶【熟地黄+首乌】水煎服，具有滋阴补血、滋补肝肾的作用。

❷【当归+香附】水煎服，具有疏肝理气、养血调经的作用，可改善卵巢早衰引起的月经不调症状。

❸【海参+枸杞子】水煎服，具有补肝肾、滋阴润燥、养巢抗衰的作用。

更年期综合征

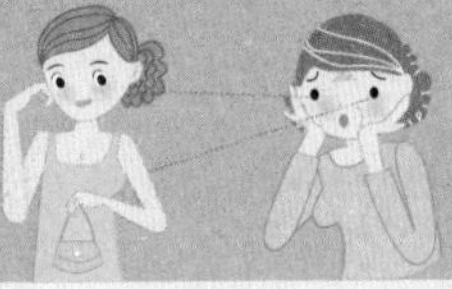

[病症陈述] 更年期是指妇女从生育期向老年期过渡的一段时期，是卵巢功能逐渐衰退的时期。绝经是重要标志。在此期间，因性激素分泌量减少，出现以植物神经功能失调为主的症候群

[病因分析] 部分妇女在更年期间会出现一些与性激素减少有关的特殊症状，如早期的潮热、出汗、情绪不稳定、易激动等，晚期因泌尿系统生殖道萎缩而发生的外阴瘙痒、阴道干痛、尿频急、尿失禁、反复膀胱炎等，以及一些心理或精神方面的非特殊症状，如倦怠、头晕、头痛、抑郁、失眠等。此外，心脑血管方面容易患高血压、高血脂、冠心病等疾病；骨科方面，容易患骨质疏松、骨质增生等病。

[饮食原则] 更年期综合征患者饮食宜清淡，控制热量和脂肪的摄入。摄入过多热量和脂肪会引起肥胖，而肥胖又会导致糖代谢异常，而增加心脑血管疾病的发病率。补充高质量蛋白质，增加钙质，包括瘦肉、乳类、禽类、蛋类、豆类等，可防治骨质疏松。少吃动物性脂肪，适当食用植物油，如菜籽油、葵花子油等。任何一种维生素都不可缺少，应多吃新鲜水果、蔬菜。限制食盐的摄入量；忌食辛辣刺激性物质，如烟酒、咖啡、浓茶以及辣椒、胡椒粉等。限制热量和脂肪的摄入量，这些食物会增加更年期患者心脑血管疾病的发病率。

【对症食材推荐】

小麦 
小麦能养心神、敛虚汗、除热止渴，对更年期综合征有很好的疗效

核桃 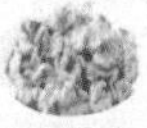
性平，具有补气养血，润燥化痰，温肺润肠的功效

桂圆 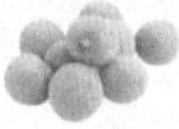
性温，强体魄，延年益寿，安神健脑长智慧，开胃健脾，补体虚的功效

黑豆 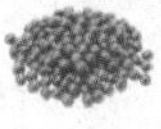
性平，具有祛风去湿、调中下气、活血、解毒、利尿、明目等食疗作用

莲藕 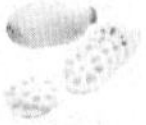
性凉，具有清心醒脾、安神明目的功效，对更年期心烦失眠者有良效

黄花菜 
性微寒，有清热解毒、疏肝解郁的功效，可缓解更年期症状

黄豆 
性平，可以调节女性体内的激素水平，改善更年期症状

韭菜 
性温，能温肾助阳、益脾健胃，可改善性欲冷淡，对更年期女性有益

乌鸡 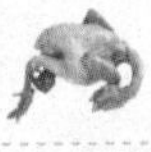
性平，具有滋阴补肾、养血添精、退热补虚的食疗作用，适合更年期女性食用

【对症食疗搭配速查】

❶【乌鸡+黄花菜】煮汤饮用，具有滋阴养血、疏肝解郁的作用。

❷【黄豆+黑豆】煮汤饮用，可补肾养巢，改善女性体内的激素水平，改善更年期症状。

❸【韭菜+莲藕】煮汤饮用，具有壮阳行气、滋阴养血的作用。

【对症药材推荐】

浮小麦 	性凉，具有止汗，益气，除热的功效对更年期综合征有益	大枣 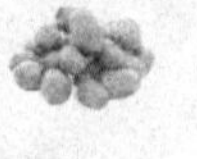	性温，具有补中益气，养血安神，缓和药性的功效
甘草 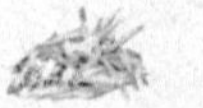	性平，有补脾益气、清热解毒、缓急止痛等功效	百合 	性平，具有润肺止咳、清心安神的功效对更年期综合征有疗效
生地黄 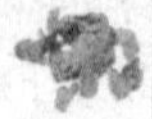	性微寒，具有清热凉血、养阴、生津的功效	熟地黄 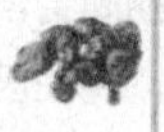	性微温，有滋阴补血、益精填髓的功效对更年期综合征有一定疗效
枸杞子 	性平，具有滋补肝肾、抗衰老、延年益寿的功效	莲子 	性平，具有补脾止泻，益肾固精，养心安神的功效
黄精 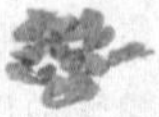	性平，有补气养阴、健脾、润肺、益肾的功效	酸枣仁 	性平，具有养肝、宁心安神、敛汗的功效对更年期综合征有疗效

【对症方剂配伍速查】

❶【浮小麦+大枣+甘草+酸枣仁】水煎服，具有补脾益气，清热作用，改善潮热、出汗、情绪不稳定、易激动等症状。

❷【百合+生地黄+熟地黄+莲子】水煎服，具有养阴补肾、清热凉血的作用，可改善阴虚烦热、失眠等症状。

第六章

儿科疾病对症食疗

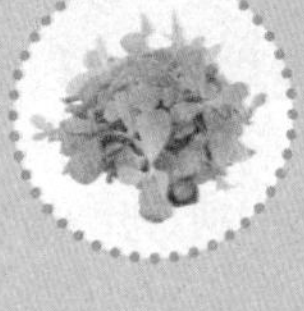
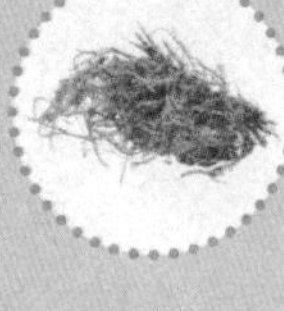
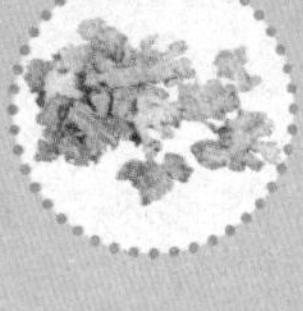
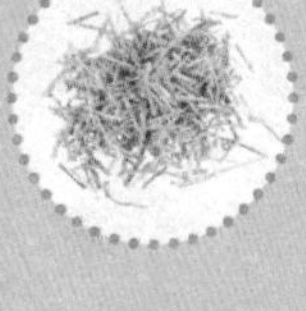

小儿发热

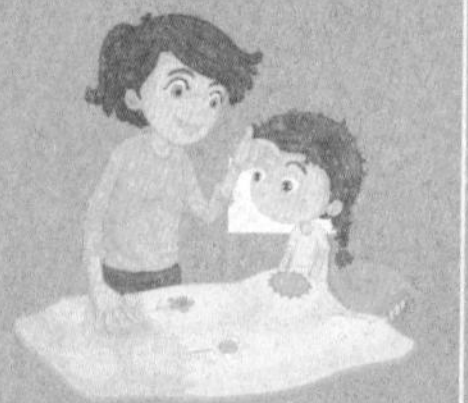

[病症陈述] 小儿发烧是指当小儿发热，温度在39.1~41℃左右。小儿正常体温常以肛温36.5~37.5℃，腋温36~37℃衡量，若腋温超过37.4℃，且一日间体温波动超过1℃以上，可认为发热。

[病因分析] 引起孩子发烧的原因最常见的是呼吸道感染，如上呼吸道感染、急性喉炎、支气管炎、肺炎等；也可以由于小儿消化道感染，如肠炎、细菌性痢疾引起；泌尿系感染、中枢神经系统感染、麻疹、水痘、幼儿急疹、猩红热等也可以导致发烧。

[饮食原则] 饮食宜富有营养，如鲜鱼、瘦肉、牛奶、豆浆、蛋类等；发热期间多饮水，多食解热的食物，如甘蔗、苦瓜、丝瓜等。忌食油腻、油炸、辛辣之食品，气虚血亏者还忌食生冷及寒凉性食物。

【对症食材推荐】

西瓜 
具有生津止渴、清热解暑的作用，对小儿发热患者有一定的解热作用

甘蔗 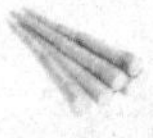
清热生津、下气润燥、补肺益胃的特殊效果，小儿发热患者可喝甘蔗汁解热

苦瓜 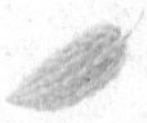
可清热解暑、明目解毒，家长可把苦瓜榨成汁，给发热小儿饮用

丝瓜 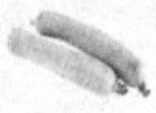
有清凉、利尿、活血、通经、解毒之效，适宜小儿发热患者食用

绿豆 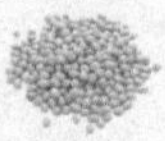
具有清热解毒、利水消肿的功效，可用于小儿发热患者

雪梨 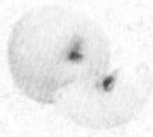
具生津润燥、清热化痰之功效，小儿发热患者食之可解热

【对症食疗搭配速查】

❶【西瓜+雪梨+甘蔗】榨汁饮用，可清热解暑、生津止渴，小儿发热患者可饮用。

❷【苦瓜+丝瓜】炒食，可清热利尿、明目解毒，适用于小儿发热症。

【对症药材推荐】

知母 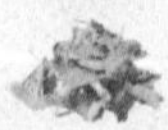
具有清热泻火、生津润燥的功能，可用于外感热病，高热烦渴等实热病症

栀子 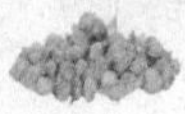
泻火除烦、清热利湿、凉血解毒，可治热病心烦、肝火目赤等症

黄芩 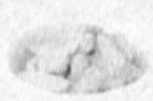
有清热燥湿，凉血安胎，解毒功效主治温热病、肺热咳嗽、高热等症

金银花 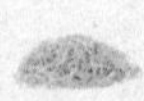
宣散风热，善清解血毒，用于各种热性病，如身热发斑、咽喉肿痛等证

【对症方剂配伍速查】

❶【知母+石膏】水煎服，可清热泻火、生津润燥，可用于外感热病。

❷【金银花+栀子+黄芩】水煎服，可泻火除烦、清热解毒，可治热病心烦。

小儿流涎

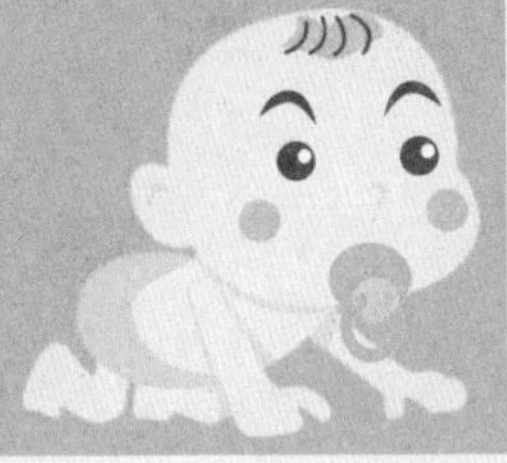

[病症陈述] 小儿流涎就是指小儿流口水。3 6个月的婴儿唾液腺发育逐渐完善，唾液分泌增多，当乳牙萌出时，刺激三叉神经使唾液分泌增加而流涎，属于正常的生理现象。

[病因分析] 孩子超过7个月后还流涎，应考虑是病理现象，多是因为脾胃虚弱不能摄纳津液所致。小儿流涎多由于口腔、咽狭部黏膜发生炎症以及口腔受药物刺激，或咽后壁脓肿等因素导致唾液分泌增多，经常流出口外。中医学常认为是脾胃虚弱或脾胃湿热引起的。

[饮食原则] 选择益智仁、桑白皮、黄芩、山药、白术、芡实等可减少唾液分泌的药材；宜食健脾胃、清湿热的食物，如猪肚、薏苡仁、小米、苹果、绿豆、西瓜等。忌食酸性刺激唾液分泌的食物。

【对症食材推荐】

猪肚 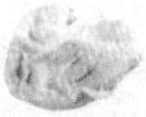
具有补虚损、健脾胃的功效，能增强脾胃功能，可用于小儿脾虚引起的流涎症

薏苡仁 
有健脾去湿等功效，可用于小儿脾虚夹有湿热引起的流涎症

苹果 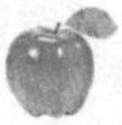
具有生津止渴、益脾止泻、和胃降逆的功效，小儿流涎患者适宜食用

小米 
健脾和胃、补益虚损、除热解毒，可用于脾胃虚弱引起的小儿流涎症

绿豆 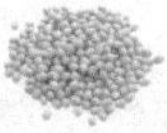
清热消暑、利水解毒，可用于脾胃湿热引起的小儿流涎症

西瓜 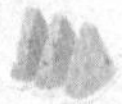
清热解暑、生津止渴，可用于脾胃湿热引起的小儿流涎症

【对症食疗搭配速查】

❶【猪肚+薏苡仁】煮汤食用，可健脾益胃、清热祛湿，可用于小儿流涎症。

❷【苹果+西瓜】榨汁或做成水果沙拉，可益脾和胃、清热生津。

【对症药材推荐】

益智仁 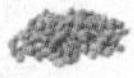
长于温脾开胃，有抑制唾液分泌的作用，治疗中气虚寒、食少多唾、流涎不止者

山药 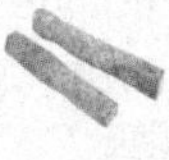
补脾养胃、生津益肺、补肾涩精，可用于小儿流涎症

白术 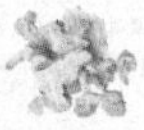
健脾益气、燥湿利水、止汗、安胎，可用于脾虚食少，小儿流涎等症

芡实 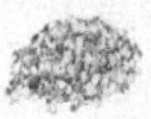
具有益肾固精、补脾止泻、祛湿止带的功能，可用于小儿流涎症

【对症方剂配伍速查】

❶【益智仁+白术】水煎服，有调和脾胃、减少唾液分泌的功效，适用于小儿流涎。

❷【山药+芡实】水煎服，可健脾养胃、益肾固精，小儿流涎患者宜服。

小儿厌食

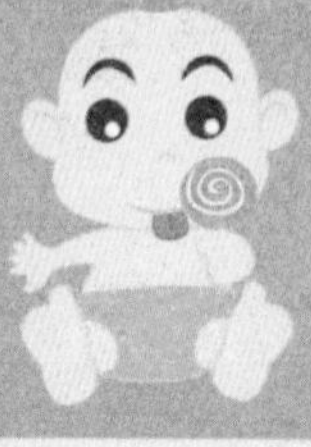

[病症陈述] 小儿厌食症是指小儿较长时期（2个月以上）见食不贪、食欲缺乏，甚至拒食的一种常见病症。如果长期得不到矫正，会引发营养不良和发育迟缓、畸形。

[病因分析] 以下原因可引发小儿厌食症：①不良的饮食习惯，过多地吃零食打乱了消化活动的正常规律，会使小儿没有食欲，吃饭时不专心，对进食缺乏兴趣和主动性。②饮食结构不合理，主副食中的肉、鱼、蛋、奶等高蛋白食物多，蔬菜、水果 、谷类食物少，冷饮、冷食、甜食吃的多。③家长照顾孩子进食的方法态度不当。④一些疾病也会引发小儿厌食。

[饮食原则] 宜选用含锌、钾量丰富的中药材和食材，如茯苓、黄芪、山药、莲子、花生、芝麻、虾、紫菜、海带、板栗、芹菜、苹果等；宜食具有开胃消食的药材和食材，如鲫鱼、猪肚、山楂、苹果等。冷饮、甜食会导致血液中糖含量增高，没有饥饿感，应少食，如冰激凌、碳酸饮料、奶油、蛋糕、糖果等。

【对症食材推荐】

鲫鱼 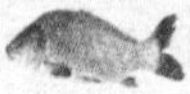 具有和中补虚、温胃进食、补中生气之功效，可增强小儿食欲

猪肚 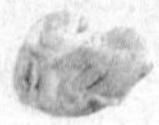 具有补虚损、健脾胃的功效，能增强脾胃功能，促进小儿进食

苹果 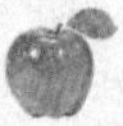 具有生津止渴、益脾止泻、和胃降逆的功效，适宜小儿厌食症患者食用

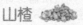

山楂  可健胃消食、活血化瘀，小儿厌食症患者适宜食之

【对症食疗搭配速查】

❶【鲫鱼+白萝卜丝+苹果】煮汤食用，可促进消化、增强食欲。

❷【猪肚+薏苡仁+山楂】煮汤食用，可健脾开胃，可用于小儿厌食症。

【对症药材推荐】

鸡内金 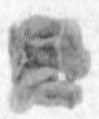 消食健胃，可以促进胃液分泌，使胃运动功能明显增强，胃排空加快

神曲 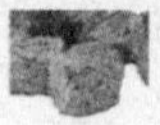 健脾消食、理气化湿、解表，可治小儿厌食症

砂仁 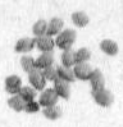 化湿开胃、温脾止泻，适宜小儿厌食症患者服用

茯苓  具有利水渗湿、益脾和胃、宁心安神之功用，可改善小儿厌食症状

【对症方剂配伍速查】

❶【神曲+鸡内金】将神曲、鸡内金研成粉末，兑水冲服，治疗小儿厌食症，亦有良效。

❷【砂仁+茯苓】砂仁、茯苓制成膏、贴敷于中脘、气海穴上，可治疗小儿厌食症。

小儿腹泻

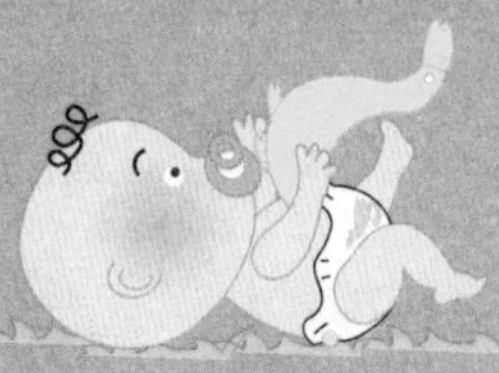

[病症陈述] 小儿腹泻是各种原因引起的以腹泻为主要症状的胃肠功能紊乱综合征。轻微腹泻病儿精神较好，无发热和精神症状；严重腹泻大多伴有发热、烦躁、精神萎靡、嗜睡等症状。

[病因分析] 常见病因为：①非感染性因素，包括小儿消化系统发育不良，对食物的耐受力差，不能适应食物质和量的较大变化；气候突然变化，小儿腹部受凉使肠蠕动增加或因天气过热使消化液分泌减少，因而诱发腹泻。②感染性因素是指由多种病毒、细菌、真菌、寄生虫引起的，可通过污染的日用品、手、玩具或带菌者传播。小儿腹泻发病年龄多在2岁以下，1岁以内者约占50%。

[饮食原则] 治疗小儿腹泻，主要从抑制致病菌、健脾祛湿、涩肠止泻着手，临床上常用的中药材和食材有：白术、芡实、肉豆蔻、白扁豆、陈皮、薏苡仁、山药、猪肚、苹果等。慎食含有维生素的水果和蔬菜，如菠萝、柠檬、梨、柑橘、白菜、竹笋、洋葱、辣椒等；慎食胀气、不易消化的食物，如板栗、葵花子、豆类等；慎食蛋白质和脂类食物，如肥肉、动物内脏、猪油、蛋类等。慎食滑肠通便的食物，如香蕉、蜂蜜、牛奶等。

【对症食材推荐】

猪肚 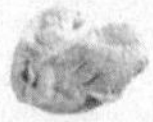 补虚损、健脾胃，治虚劳羸弱、泄泻、下痢、消渴、小便频数、小儿疳积

山药 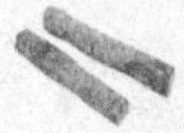 补脾养胃、生津益肺、补肾涩精，可用于脾虚食少、小儿久泻不止等症

苹果 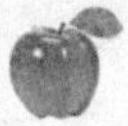 可调理肠胃，有助纤维物的排泄，对腹泻也有收敛作用

土豆 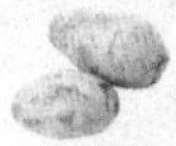 缓急止痛、通利大便，做成土豆泥食用可缓解小儿腹泻症状

薏苡仁  是缓和的清热祛湿之品，中医常用其来治疗脾虚腹泻等病症

赤小豆 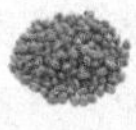 能健脾利湿、散血、解毒，可用于治疗腹泻

莲子 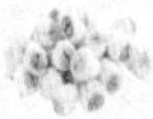 清心醒脾、补脾止泻，可用于脾虚久泻、大便溏泄等症

马齿苋 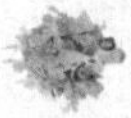 有清热解毒、祛湿止带功效，可用于湿热泄泻、痢疾等

苋菜 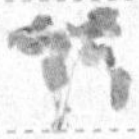 具有清热利湿、凉血止血、止泻止痢的功效

【对症食疗搭配速查】

❶【赤小豆+薏苡仁】煮汤食用，可健脾利湿、清热止泻，治湿热腹泻。

❷【猪肚+莲子】煮汤食用，能益气健脾、涩肠止泻，可治疗脾虚久泻。

❸【山药+苹果】蒸熟，做成泥食，可调理肠胃，缓和腹泻症状。

【对症药材推荐】

白术 	健脾益气、燥湿利水，可用于脾虚食少、腹胀泄泻等症	芡实 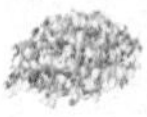	性平，味甘有收敛固精等功效，适用于慢性泄泻
白扁豆 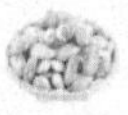	具有和胃化湿、健脾利水、清暑止泻的功效	肉豆蔻 	可温中涩肠、行气消食，主治虚泻、冷痢、脘腹胀痛等症
茯苓	性平，味甘，具有健脾去湿的功效，可治湿热泄泻	黄连 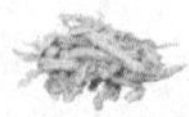	清热燥湿、泻火解毒，用于湿热内蕴、肠胃湿热、呕吐、泻痢等症
白头翁 	具有清热解毒，凉血止泄，燥湿杀虫的功效	厚朴 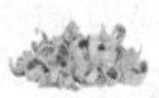	具有行气消积、燥湿除满、降逆平喘的功效，可治腹泻
陈皮 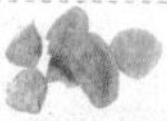	性温，味苦，理气开胃、燥湿化痰，可用于便溏腹泻		

【对症方剂配伍速查】

❶【白术+茯苓+芡实】水煎服，能健脾祛湿，可治慢性腹泻、湿热型腹泻等症。

❷【白扁豆+肉豆蔻】水煎服，可和胃化湿、清暑止泻，治疗久泻久痢。

❸【黄连+白头翁】水煎服，可清热解毒、凉血止泻，对湿热或热毒引起的小儿腹泻有很好的疗效。

小儿惊风

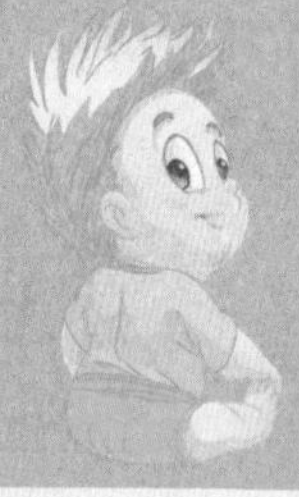

[病症陈述] 惊风是小儿常见的一种急重病症，又称“惊厥”，俗名“抽风”。惊风一般分为急惊风和慢惊风。其引发的原因较多，如高热、脑炎、脑膜炎、大脑发育不全、受到惊吓、癫痫等。

[病症分析] 急惊风的主要症状为突然发病，出现高热、神昏、惊厥、牙关紧闭、两眼上翻、角弓反张，可持续几秒至数分钟，严重者可反复发作甚至呈持续状态而危及生命。慢惊风主要表现为嗜睡、两手握拳、手足抽搐无力、突发性痉挛等症。

[饮食原则] 治疗小儿惊风可通过安定小儿神志，消除惊恐，达到镇惊的作用。急惊风的主要症状是热、痰、惊、风，治疗应以清热、豁痰、镇惊、息风为基本法则，临床上常用来醒神开窍、清热祛风的中药材有：石决明、远志、蝉蜕、钩藤、薄荷等。控制癫痫的发作也可减少小儿惊风的发病，常用的中药材有：天麻、全蝎、蜈蚣、僵蚕、地龙等。宜选具有镇静安神作用的食物，如牡蛎、龟肉、甲鱼等。

【对症食材推荐】

牡蛎 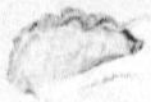	有收敛、镇静、解毒、镇痛的作用，适用于小儿惊风症	龟肉 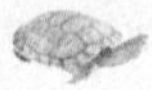	性温，味甘，可益阴补血，小儿惊风患者适宜食之

甲鱼 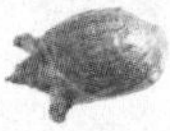	滋阴凉血、补肾健骨、散结消痞等作用，对小儿惊风患者有食疗作用	冬瓜 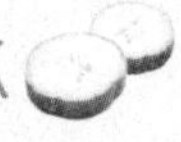	清热解毒、利水消痰、除烦止渴、祛湿解暑，小儿惊风患者适宜食之
马蹄 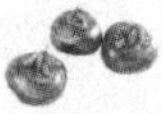	具有清热生津、凉血解毒的功效，可用于小儿惊风	莲子 	具有养心安神的功效，可用于小儿惊风、失眠不安等症

【对症食疗搭配速查】

❶【牡蛎+冬瓜+莲子】炖汤食用，可镇静安神、除烦止渴、清热止痉。

❷【甲鱼+龟肉+马蹄】炖汤食用，可清热生津、滋阴补益，可用于小儿惊风症。

【对症药材推荐】

天麻 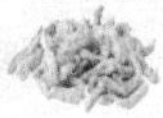	抗惊厥、镇静、镇痉、镇痛，临床多用于小儿惊风、四肢抽搐等症	钩藤 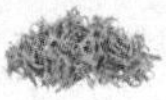	具有清热平肝、息风止痉的功效，可用于小儿惊风、夜啼患者
地龙 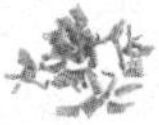	具有清热定惊、通络、平喘、利尿的功效，可用于小儿惊风患者	全蝎 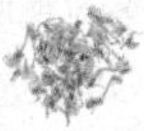	具有祛风定惊、通络止痉的功效，可用于惊风抽搐、角弓反张等症
蝉蜕 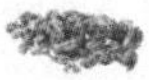	具有抗惊厥、抑制癫痫发作的作用，可治小儿惊风、破伤风、癫痫等症	石决明 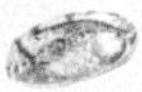	具有平肝潜阳、清肝明目、镇静抗惊吓的功效，可用于小儿惊风症
知母 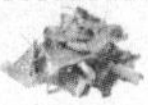	具有清热泻火、生津润燥的功效，可治小儿惊风	远志 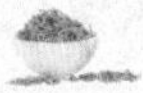	具有养心安神的功效，可用于惊风抽搐、角弓反张等症
僵蚕 	具有祛风定惊、化痰散结的功效，可用于惊风抽搐、面神经麻痹等症	薄荷 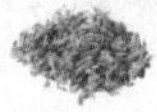	可疏散风热、清利头目、利咽透疹、疏肝行气，小儿惊风患者可服之
栀子 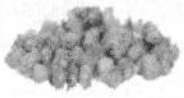	具有清泻三焦之火的功效，治疗邪陷心肝引起的高热神昏、烦躁口渴、抽搐等	石菖蒲 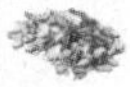	具有豁痰、开窍、醒神的功效，对治疗急惊风，神昏高热者有一定的疗效
丹皮 	丹皮中的牡丹酚有镇静、降温、解热、镇痛、解痉等中枢抑制作用		

【对症方剂配伍速查】

❶【天麻+薄荷叶】同放入杯中，冲入适量的沸水，加盖焖5分钟即可趁热饮用，有平肝熄风、镇静安神的作用。

❷【全蝎+蝉蜕+栀子】研末，冲服。可清热息风、安神止痉，适用于小儿急惊风症。

❸【石菖蒲+山羊角+钩藤】研末，冲服。可醒神开窍、止痉，适用于小儿惊风症。

❹【石决明+丹皮+知母+远志】研末，冲服。可清热镇痉、安神定惊，适用于小儿惊风症。

❺【山羊角+僵蚕+地龙+知母+栀子】研末，冲服。可清热镇痉，对邪陷心肝引起的急惊风有较好的疗效。

小儿夜啼

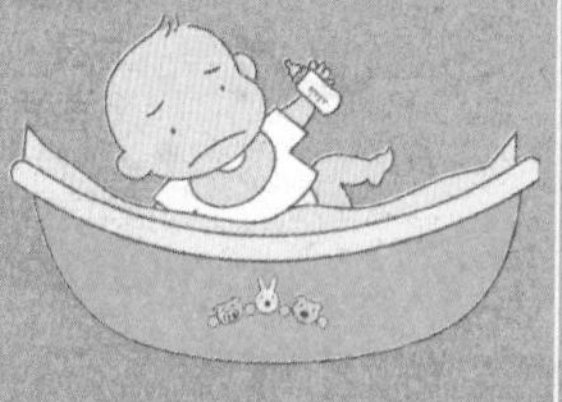

[病症陈述] 婴儿白天能安静入睡，入夜则啼哭不安，时哭时止，或每夜定时啼哭，甚则通宵达旦，称为夜啼。多见于新生儿及6个月内的小婴儿。中医学认为，常因脾寒、心热、惊骇、食积而发病。

[病因分析] ①脾胃虚寒，症见小儿面色青白，四肢欠温，喜伏卧，腹部发凉，弯腰蜷腿哭闹，不思饮食，大便溏薄，小便清长。舌淡苔白，脉细缓，指纹淡红。治宜温中健脾。②心热受惊，症见小儿面赤唇红，烦躁不安，口鼻出气热，夜寐不安，一惊一乍，身腹俱暖，大便秘结，小便短赤。舌尖红、苔黄，脉滑数。治宜清热安神。③惊骇恐惧，症见夜间啼哭，面红或泛青，心神不宁，睡中易醒，梦中啼哭，声惨而紧，呈恐惧状，紧偎母怀，脉象唇舌多无异常变化。治宜镇惊安神。④乳食积滞，症见夜间啼哭，厌食吐乳，嗳腐泛酸，腹痛胀满，睡卧不安，大便酸臭，舌苔厚腻，指纹紫滞。治宜消食导滞。

[饮食原则] 患者宜选择脾胃虚寒的夜啼小儿宜选用具有温中健脾的药材，如艾叶、干姜、肉桂、丁香等药材；心热受惊的小儿应选用清热安神的药材，如消食导滞作用的食物，如苦瓜、甘蔗、梨、百合、莲子、丝瓜等食物；乳食积滞引起的小儿夜啼宜选择消食化积的药材和食材，如炒谷芽、炒麦芽、神曲、山楂、莱菔子、萝卜等。

【对症食材推荐】

丝瓜 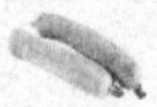	有清凉、利尿、活血、通经、解毒之效，可用于小儿夜啼患者	苦瓜 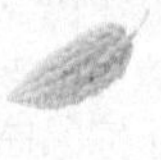	具有清暑除烦、清热消暑、解毒明目的功效，可用于心热受惊所致的小儿夜啼
西瓜 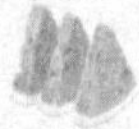	清热解暑、除烦止渴、降压美容、利水消肿，可用于心热受惊所致的小儿夜啼	甘蔗 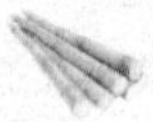	清热、生津、下气、润燥，可治心热受惊、乳食积滞所致的小儿夜啼
梨 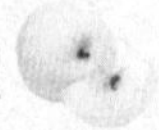	梨有止咳化痰、清热降火、镇静安神等功效，对小儿夜啼患者有一定的食疗功效	百合 	能清心除烦、宁心安神，对心热受惊所致的小儿夜啼患者有食疗作用
莲子 	可清心醒脾、养心安神，对小儿夏热患者有疗效	白萝卜 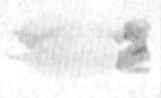	白萝卜消食化积，榨汁或做成泥喂养小儿，可改善乳食积滞引起的夜啼

【对症食疗搭配速查】

❶【丝瓜+苦瓜】榨汁，加冰糖，隔水蒸熟后饮用，治疗心火旺盛型夜啼症。

❷【甘蔗汁+西瓜+梨】榨汁饮用，治疗心火旺盛型夜啼症。

❸【百合+莲子】煮汤加冰糖食用，能养心安神，治疗小儿心神不安、啼哭不寐。

❹【白萝卜+苦瓜】煮汤加冰糖食用，能清热消食，治疗小儿夜啼。

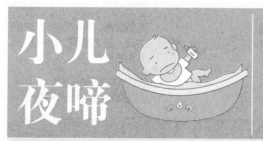

【对症药材推荐】

艾叶 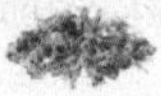	具有理气血、逐寒湿、温经止痛、止血、安胎的功效，可用于治疗小儿夜啼	干姜 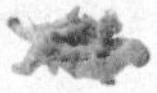	温中逐寒、回阳通脉的功效，可用来治疗因脾胃虚寒所致的小儿夜啼
丁香 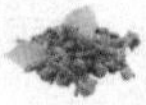	具有温中暖肾、降逆止呃的功效，可用来治疗乳食积滞所致的小儿夜啼	肉桂 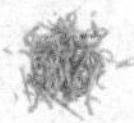	具有补元阳、暖脾胃、除积冷、通血脉的功效，可治小儿夜啼症
吴茱萸 	具有温中止痛、理气燥湿的功效，对小儿夜啼患者有一定的疗效	生地黄 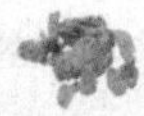	具有清热凉血、养阴生津的功效，可用于治疗小儿夜啼症
灯心草 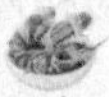	清热、利水渗湿之功效，可用于小儿夜啼症	神曲 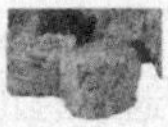	消食化积，对乳食积滞、腹部胀满不舒引起的小儿夜啼有较好的疗效

【对症方剂配伍速查】

❶【艾叶+干姜】打成粉末，用纱布包裹，自上而下反复熨小腹部，可治脾寒气滞夜啼症。

❷【肉桂+吴茱萸】研成细末，涂于普通膏药上，贴于脐部，治疗脾寒气滞夜啼症。

❸【生地黄+栀子+灯心草】煎水服用，治疗心火旺盛引起的夜啼症。

小儿遗尿

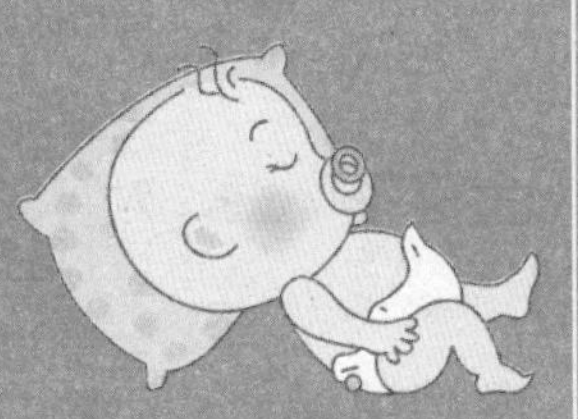

[病症陈述] 小儿遗尿系指3周岁以上的小儿，睡中小便自遗，醒后方觉的一种病症，俗称“尿床”。多数患儿活动量大、夜间睡眠过深、不易醒，遗尿在睡眠过程中一夜发生1~2次或更多。

[病因分析] 醒后方觉，并常在固定时间。主要类型分两种，一种为遗尿频繁，几乎每夜发生；另一种遗尿可为一时性，可隔数日或数月发作一次或发作一段时间。以下因素可引发小儿遗尿：①遗传因素：遗尿患者常在同一家族中发病，其发生率为20%~50%。②泌尿系统解剖或功能障碍：泌尿通路狭窄梗阻、膀胱发育变异、尿道感染、膀胱容量及内压改变等均可引起遗尿。③控制排尿的中枢神经系统功能发育迟缓。

[饮食原则] 宜食具有强化肾功能、缩尿止遗的中药材和食材，如金樱子、覆盆子、桑螵蛸、海螵蛸、菟丝子、益智仁、芡实、五味子、莲子、桑葚、韭菜、板栗、牡蛎等。忌食削弱脾胃功能、引起多尿的多盐、多糖、生冷食物，应少食，如牛奶、巧克力、柑橘类水果、冰激凌等。

【对症食材推荐】

芡实 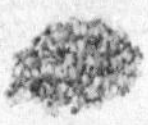	补中益气，为滋养强壮性食物，适宜体虚遗尿之儿童食用	莲子 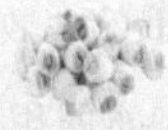	具有益肾固精、补脾止泻、养心安神的功能，对小儿遗尿患者有食疗作用

板栗 	栗子能补脾健胃、补肾强筋、活血止血，可用于小儿遗尿患者
桑葚 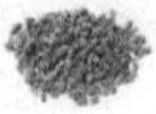	可滋阴补血、生津润燥，肝肾不足和血虚精亏的遗尿
山药 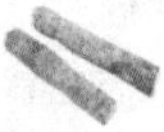	补脾养胃、生津益肺、补肾涩精，可用于脾虚食少，肾虚遗精、尿频、遗尿
牡蛎 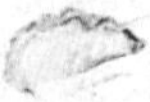	具有平肝潜阳、镇惊安神、软坚散结、收敛固涩的功效，可治尿频、遗尿等症
猪肾 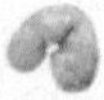	具有补肾气的功效，可治肾气亏虚引起的尿频、遗尿等症

【对症食疗搭配速查】

❶【芡实+莲子+桑葚】加粳米煮粥食用，可益肾固精、补中益气，适用于体虚遗尿的儿童。

❷【山药+牡蛎】煮汤食用，可补肾涩精、补虚生津，可治小儿遗尿。

❸【猪肾+板栗】炖汤食用，可补肾气、止遗尿，可治小儿遗尿。

【对症药材推荐】

覆盆子 	具有补肾益肝、缩尿止遗的功效，临床上用于治疗尿频、遗尿
山茱萸 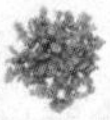	用于治疗肾虚（阳虚和阴虚），对有小便频数、小儿遗尿者尤为适用
益智仁 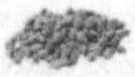	具有温肾固精、缩尿，温脾开胃的功效，可用于小儿遗尿症
韭菜子 	补益肝肾、壮阳固精，可治肾虚尿频、遗尿等症
五味子 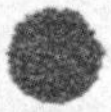	五味子具有敛肺止咳、滋肾涩精、生津收汗的功效，可治小儿遗尿症
金樱子 	固精涩肠、缩尿止遗，收敛，对小儿遗尿、男子遗精及女子带下量多、腹泻等有疗效
海螵蛸 	具有收敛止血、涩精止带，适用于小儿遗尿症
桑螵蛸 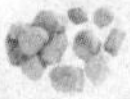	主要功效是缩尿，能治各种小便过多，失禁，遗尿，疗效显著
菟丝子 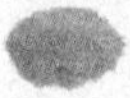	具有滋补肝肾、固精缩尿、安胎、明目、止泻的功效，可用于小儿遗尿症
肉桂 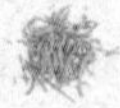	温里散寒，对下焦虚寒、水火不济引起的多梦、遗尿有良好的作用
黄连 	清热泻火，对五心烦热、睡不安宁、夜啼、遗尿者有较好的疗效
夜交藤 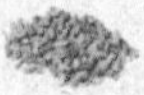	具有滋补肝肾、固精缩尿、安胎、明目、止泻的功效，可用于小儿遗尿症

【对症方剂配伍速查】

❶【覆盆子+韭菜子+五味子+菟丝子】煎水服用，可补肾益肝、缩尿止遗。

❷【山茱萸+益智仁+海螵蛸+桑螵蛸】煎水服用，可补肾气、缩尿止遗。

❸【金樱子+白糖】熬成药膏，每次取1大汤匙服用，每日2次，有缩尿止遗的功效。

❹【肉桂+黄连+夜交藤】煎水服用（黄连、肉桂配成6:1的比例），有清心滋肾、缩尿止遗的功效。

❺【海螵蛸+金樱子+夜交藤】煎水服用，有养心安神、缩尿止遗的作用。

小儿夏季热

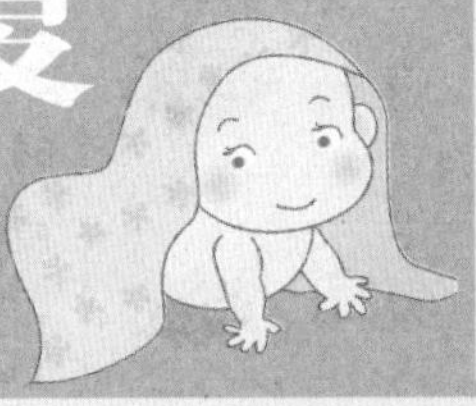

[病症陈述] 小儿夏季热是指在夏天，由于气温升高而引发的一种儿科常见病、多发病，以6个月至3岁体弱小儿为多见。主要症状为盛夏时节渐起发热，体温在38~40℃之间，持续不退。

[病因分析] 发热期可长达1~3个月，待气候凉爽时体温自然下降。口渴多饮，排尿频繁且尿色清长。大多不出汗，仅有时在发病时头部稍有汗出。中医学认为小儿夏热的发病原因主要与小儿的体质因素有关。小儿先天禀赋不足，如早产儿、未成熟儿、肾气不足者；后天脾胃不足，营养较差、脾胃虚弱者；病后体虚、气阴不足者。有这些情况的小儿入夏后不能耐受暑热气候的熏蒸，易患本病。

[饮食原则] 治疗小儿夏热，首先要清除体内热气、解渴生津，常用的中药材有：淡竹叶、麦冬、栀子、天花粉、金银花、连翘、藕粉、葛粉等。应选择具有清热解暑、生津止渴作用的食物，如西瓜、冬瓜、绿豆、丝瓜、苦瓜等。勿食辛辣刺激性食品以及性温助热、煎炸炒爆、香燥助火的食物，如狗肉、羊肉、雀肉、鹅肉、鸡肉、虾、胡椒、桂皮、丁香、辣椒、葱、姜、大蒜、洋葱、韭菜、荔枝、龙眼、大枣、桃子、樱桃、咸肉、炒花生、炒黄豆、炒瓜子、爆米花等；勿食过咸的食物，如酱制瓜菜和腌制海味等。

【对症食材推荐】

西瓜 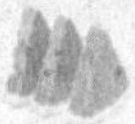	具有清热解暑、除烦止渴的功效，可缓解小儿夏热症	冬瓜 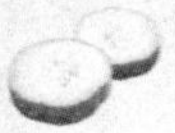	清热解毒、利水消肿、减肥美容，对小儿夏热患者有一定的食疗功效
绿豆 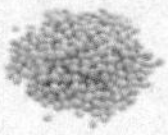	具有清热解毒、消暑止渴、利水消肿的功效，是治疗小儿夏热症的常用药	丝瓜 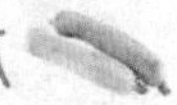	有清凉、利尿、活血、通经、解毒之效，可治小儿夏热
苦瓜 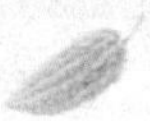	具有清暑除烦、清热消暑、解毒的功效，对小儿夏热患者有食疗作用	甘蔗 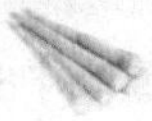	清热、生津、下气、润燥及解酒等功效，可治小儿夏热，实为夏暑秋燥之良品
山竹 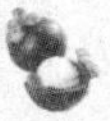	健脾生津、清热止泻，小儿夏热患者可适量食之	梨 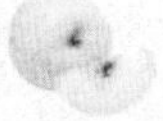	润肺生津、清热泻火，小儿夏热患者可经常食用

【对症食疗搭配速查】

❶【冬瓜+丝瓜+苦瓜】清炒食用，可清热解暑、除烦止渴，防治小儿夏季热。

❷【绿豆+甘蔗汁】绿豆煮熟，加入甘蔗汁饮用，清热解毒，小儿夏热患者适宜食之。

❸【西瓜+山竹】做成沙拉食用，可清热解暑、健胃生津、止烦渴。

❹【梨+西瓜】榨汁饮用，可清热解暑、利尿泄热，有效改善小儿夏季热。

【对症药材推荐】

淡竹叶 	清热解渴、生津除烦，可治疗小儿夏季所出现的发热、口渴、无汗或无尿的症状
薄荷 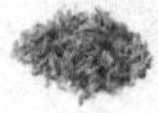	疏风散热、发汗解表，可用于外感风热头痛、汗出不畅、小儿夏热等症
荷叶 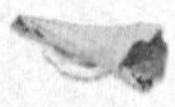	清暑利湿、凉血止血等功效，用于感受暑热、头胀胸闷、口渴、小便短赤等症
知母 	具有清热泻火、生津润燥的功能，可用于小儿发热所致的发热等症
黄连 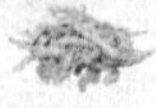	清热燥湿、泻火解毒，尤其擅长清中焦之热，可治小儿夏热症
石斛 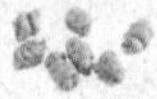	益胃生津，滋阴清热可用于阴伤津亏，口干烦渴，食少干呕，病后虚热等症
麦冬 	滋阴生津、润肺止咳、清心除烦主治热病伤津、心烦口渴
玄参 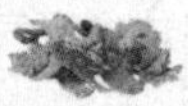	能清热凉血、泻火解毒，可用于小儿夏热症
甘草 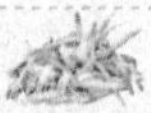	清热泻火、解毒、调和药性，可配伍知母、石膏用于小儿夏热症

【对症方剂配伍速查】

❶【淡竹叶+西瓜翠衣+荷叶】煎水服用，可清热利湿，可缓解小儿夏热的发热症状。

❷【知母+黄连+麦冬】煎水服用，可清热泻火、生津润燥，可治小儿夏热。

❸【石斛+玄参】煎水服用，益胃生津、滋阴清热，可用于病后虚热。

小儿汗证

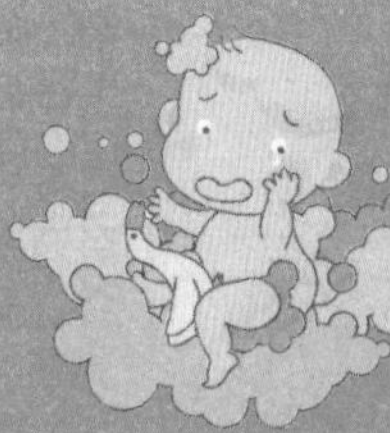

[病症陈述] 小儿汗症是指小儿在安静的状态下，全身或身体的某些部位出汗较多，或大汗淋漓不止的一种症候，汗证常分为自汗、盗汗两种，多因气虚或阴虚所致。

[病症和病因分析] 一般以入睡中汗出称之为“盗汗”，白日无故汗出称之为“自汗”。但是，因天热或衣着过厚等因素引起的汗出不属于此列。自汗多是因气虚，汗孔不能关闭而出汗；盗汗不仅气虚，长期汗出，津液流失过多，“阴”也亏损，所以食疗要从养气补阴辨证施治。

[饮食原则] 小儿自汗者多属气虚，因此应多吃具有健脾补气作用的食品，如鸭肉、牛肉、猪肚、粳米、薏苡仁、山药、扁豆、莲子、大枣、浮小麦等，这些既能健脾益气，又能和胃，可以煮粥食用。汗出过多易导致阴虚，因此要多嘱患儿喝水，多吃养阴生津的食物，如银耳、木耳、豆浆，多食小米、麦粉等各种杂粮和豆制品，牛奶、鸡蛋、瘦肉、鱼肉、水果、蔬菜等也应多吃，特别是要多吃苹果、甘蔗、香蕉、葡萄、山楂、西瓜等含维生素多的果类。忌生冷冰镇的食品和坚硬不宜消化的食物；忌煎、炸、烤、熏、油腻不化的食物和辛辣食物等。

【对症食材推荐】

牡蛎 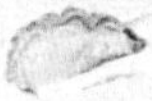	性平味甘，具有滋阴补虚、敛汗固表的作用，适合阴虚夜间盗汗患儿食用	甲鱼 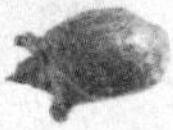	具有滋阴清热、补虚固表的作用，适合体虚自汗盗汗者食用
老鸭 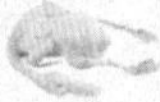	具有清热、益气、补虚、固表的作用，适合阴虚盗汗者食用	山药 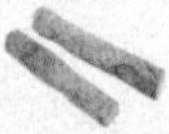	是常用的补气药，可补肺、脾、肾三脏之虚，适合体虚自汗盗汗者食用
小麦 	可健脾补气、养心安神、固表止汗，适合多汗者食用	芡实 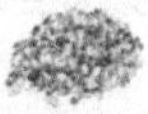	有收敛固涩的功效，对体虚多汗有食疗作用
粳米 	健脾补肺、益气补虚，适合体虚多汗者食用	莲子 	健脾补肾、补虚益气，对长期汗出过多体虚者有食疗效果

【对症食疗搭配速查】

❶【牡蛎+莲子+甲鱼】炖汤食用，可滋阴益气、补虚固表，治疗阴虚盗汗。

❷【小麦+粳米+芡实】煮粥食用，可健脾益气，辅助治疗气虚自汗。

❸【老鸭+山药】炖汤食用，可补气、滋阴、敛汗，辅助治疗体虚自汗、盗汗。

【对症药材推荐】

人参 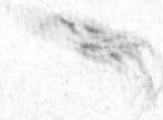	大补元气、生津固表，对身体虚弱、长期汗出较多者有疗效	五味子 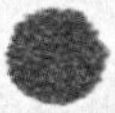	敛汗生津，是治疗自汗盗汗的常用药
浮小麦 	味甘，性凉，可敛汗固表，主治自汗、盗汗、骨蒸劳热；适合体虚多汗者服用	玉竹 	滋阴益气、生津止渴，适合阴虚盗汗者食用
防风 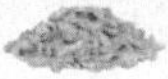	具有祛风、固表、止汗的功效，适合体虚汗多易感冒者服用	黄芪 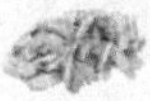	补气健脾、固表敛汗，适合气虚自汗者服用
麻黄根 	收涩止汗、敛肺固表，为止汗之专药，可内服、外用于各种虚汗证	麦冬 	麦冬具有滋阴生津的作用，可改善汗出过多所致的阴虚症状
白术 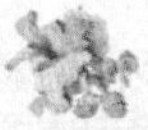	可益气健脾、固表止汗，对脾虚多汗者有很好的改善作用	白芍 	柔肝敛阴、滋阴养血，对汗出阴虚、气血不足者有很好的效果

【对症方剂配伍速查】

❶【人参+五味子+浮小麦+糯稻根】益气补虚、敛汗固表，治疗体虚自汗、盗汗者。

❷【玉竹+防风+黄芪+麻黄根】益气滋阴、固表止汗，对体虚自汗、抵抗力差者有疗效。

小儿黄疸

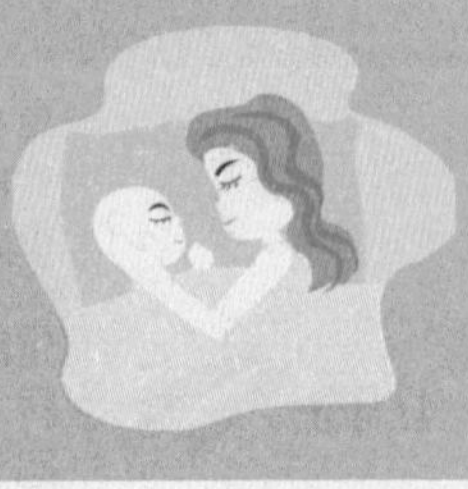

[病症陈述] 新生儿黄疸则指小儿出生后周身皮肤、双眼、小便都发黄为特征的疾病，中医称之为胎黄。此病多因先天禀赋不足，脾胃湿热或寒湿内蕴，肝失疏泄，胆汁外溢所致。

[病症和病因分析] 新生儿黄疸分为生理性黄疸和病理性黄疸两种，生理性黄疸大多是出生后2~3天出现，4~6天到达高峰，10~14天消退，除轻微的食欲不佳外，一般无其他症状。若出生后24小时内出现黄疸，3周后仍不消退，或加深或消退后复现者均为病理性黄疸。

[饮食原则] 饮食宜清淡，多食具有清热利湿、利胆退黄的食物，如田螺肉、牡蛎、薏苡仁、赤小豆、绿豆、海带等。黄疸持续时间长者，多食富含脂溶性维生素（维生素A、维生素D、维生素E、维生素K）的食物。

【对症食材推荐】

蛤蜊	利水渗湿、保肝利胆，对小儿黄疸有一定食疗作用	赤小豆	清热利湿，治疗湿热引起的皮色鲜黄如橘皮、小便深黄、大便干的湿热型黄疸
绿豆	清热解毒、利水通淋，适合湿热型黄疸患者食用	薏苡仁	清热解毒、健脾祛湿，对湿热黄疸有食疗效果

【对症食疗搭配速查】

❶【蛤蜊+赤小豆+薏苡仁】炖汤食用，可清热利湿，治疗肝经湿热型黄疸。

❷【绿豆+薏苡仁】打成豆浆饮用，可清热利胆，对小儿黄疸有较好的食疗作用。

【对症药材推荐】

茵陈蒿	本品保肝、利胆退黄，是治疗黄疸的常用药	栀子	有清利下焦肝胆湿热之功效，可用治肝胆湿热郁蒸之黄疸
大黄	清热解毒、利胆退黄，主治湿热型黄疸	金钱草	具有利水渗湿、保肝利胆、退黄疸的功效
黄连	清热解毒，可治疗肝胆湿热郁蒸之黄疸	连翘	泻火解毒，可配伍利胆退黄药，辅助治疗湿热黄疸
垂盆草	可利水退黄，可降低血清总胆红素，有效改善小儿黄疸症状		

【对症方剂配伍速查】

❶【茵陈+栀子+大黄】煎水服用，此谓茵陈汤，可治疗湿热型黄疸。

❷【金钱草+黄连+连翘】煎水服用，可清热利湿、解毒利尿，治疗新生儿黄疸。

小儿痱子

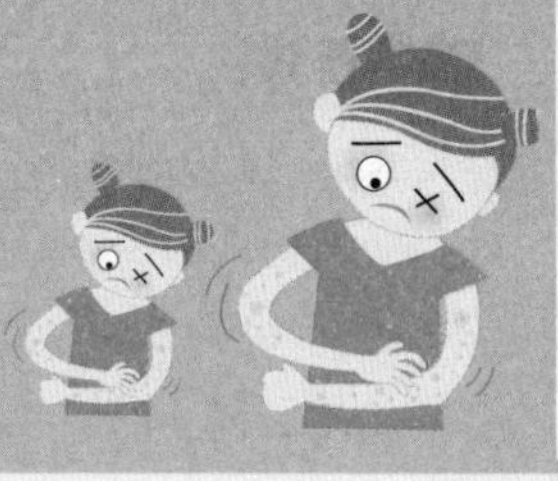

[病症陈述] 痱子是因小汗腺导管闭塞导致汗液潴留而形成的皮疹。通常发生于热、湿气候中，多在夏季发生，常见于儿童，尤其是小儿汗管尚未发育完全的新生儿。

[病因分析] 痱子分为白痱、红痱、脓痱、深痱四种，其中以红痱最为多见，表现为散在分布、极痒并伴刺痛、烧灼或麻刺感的红色斑疹和丘疹，顶部可见针帽大的水疱或脓疱，皮损可融合。可在暴露于炎热环境数天至数周起病。好发于间擦部位，如肘前窝、腘窝、躯干、乳房下、腹部和腹股沟。

[饮食原则] 饮食宜清淡，多食具有清热泻火、利湿排毒、消炎杀菌作用的食物，如芦荟、绿豆、赤小豆、冬瓜、苦瓜、芥菜、苋菜、马齿苋、莲子、丝瓜、西瓜、苦瓜、苹果、梨等。忌食热性食物，如洋葱、羊肉、狗肉、榴梿、杧果、桂圆、荔枝、桃子等；忌食发物，如羊肉、咸肉、虾、螃蟹等。

【对症食材推荐】

苦瓜 
清热泻火、解毒止痒，对小儿痱子有奇效

丝瓜 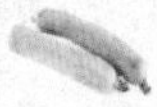
清热解毒，常食可缓解痱子症状

绿豆 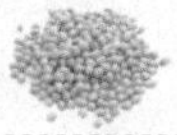
清热解毒、利尿通淋，适合痱子患儿食用

赤小豆 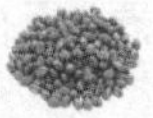
可清热利湿、解毒消炎，对小儿痱子有疗效

马齿苋 
可清热解毒、消炎杀菌，对湿热型疾病均有疗效

苋菜 
功效类似与马齿苋，可清热解毒、燥湿止痒

【对症食疗搭配速查】

❶【苦瓜+丝瓜】煮熟食用，或煎水外擦，对小儿痱子有较好的疗效。

❷【绿豆+赤小豆】打成豆浆饮用，可清热解毒，可辅助治疗小儿痱子。

❸【马齿苋+苋菜】切成菜末，煮汤食用，可清热燥湿、止痒。

【对症药材推荐】

金银花 
金银花芳香疏散，善散肺经热邪，透热达表，对热毒性红痱有较好的作用

野菊花 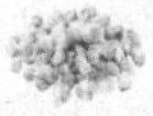
野菊花苦寒，善清肝肺之火，可泻火解毒，煎水内服或外洗均对痱子有疗效

【对症方剂配伍速查】

❶【金银花+野菊花+连翘】煎水外洗，对小儿痱子有良 好效果。

❷【苦参+黄芩+地肤子】煎水外洗，可治疗湿热郁蒸引起的小儿痱子、皮肤瘙痒。

小儿疳积

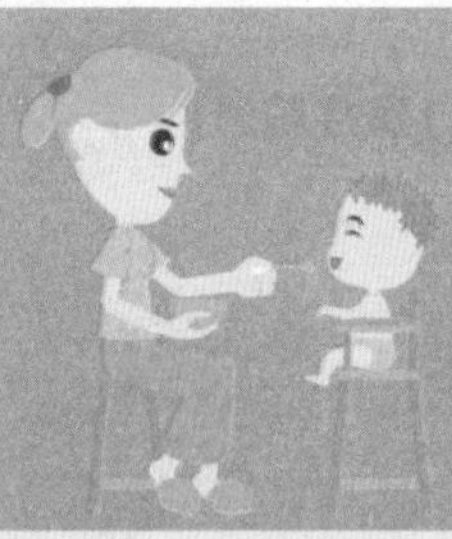

[病症陈述] 疳积是指由于喂养不当，或由多种疾病的影响，使脾胃受损而导致全身虚弱、消瘦面黄、发枯，甚则腹部胀大如鼓的一种慢性疾病，多因小儿喂养不当所致。

[病症和病因分析] 本病是小儿时期，尤其是1~5岁儿童的一种常见病证。此病的临床症状有：患儿面黄肌瘦、头发稀疏枯黄；严重者出现干枯瘦弱；饮食异常、大便干稀不调，或腹部胀大等脾胃功能失调症状，烦躁爱哭、睡眠不安等症。

[饮食原则] 纠正患儿偏食、挑食，嗜食肥甘厚味；贪吃零食，饥饱无常等不良饮食习惯，加强饮食调护，饮食要富含营养，易于消化，婴儿添加辅食不宜过快、过急，应循序渐进，由少到多，由稀到稠，由单一到多样。忌偏食、爱吃零食的不良饮食习惯；忌用方便面等无营养价值的食物当主食；忌食难消化的食物，如干豆、炸鸡翅、玉米粒、糯米等食物。

【对症食材推荐】

薏苡仁 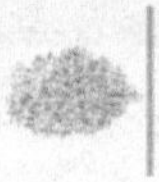 可健脾祛湿，改善脾胃功能，煮粥食用，可改善小儿疳积症状

猪肚 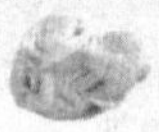 可健脾补胃、益气补虚，对营养不良性疳积患者有食疗作用

莲子 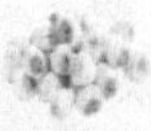 健脾止泻、养心安神，可改善患儿大便干稀不调、烦躁爱哭、睡眠不安症状

山药 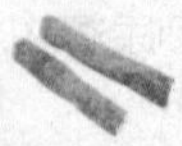 山药补肺、脾、肾三脏，可做成羹喂养小儿

苹果 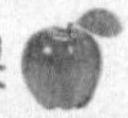 苹果具有健脾胃、助消化的作用，且富含营养，适合疳积患儿食用

【对症食疗搭配速查】

❶【猪肚+薏苡仁+莲子】猪肚剁碎，与薏苡仁、莲子煮熟烂了食用，可健脾胃、止腹泻。

❷【山药+苹果】做成山药苹果泥食用，可健脾益胃、帮助消化。

【对症药材推荐】

白术  补气健脾、化湿，对饮食异常、大便干稀不调等脾胃功能失调者均有疗效

砂仁 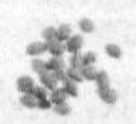 健脾化湿、行气和中，对脾虚湿滞引起的大便溏稀、完谷不化的患儿均有疗效

麦芽  麦芽消食化积，对脾胃功能受损，食积不化者均有疗效

山楂 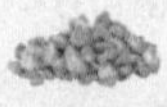 山楂健脾消食，对食积不化、食后腹胀者均有疗效

【对症方剂配伍速查】

❶【白术+砂仁】健脾益气、和中化湿，对身体虚弱、消瘦、精神萎靡的疳积患儿有一定的疗效。

❷【麦芽+神曲+山楂】消食化积，对消化不良、腹部胀大如鼓者有较好的消食作用。

小儿腮腺炎

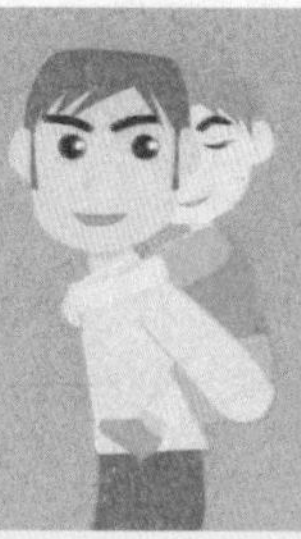

[病症陈述] 流行性腮腺炎，俗称“痄腮”“流腮”，是儿童常见的呼吸道传染病，多见于4~10岁的儿童，好发于冬、春季，在学校、托儿所、幼儿园等儿童集中的地方易暴发流行。

[病症和病因分析] 本病由腮腺炎病毒所引起，该病毒主要侵犯腮腺，也可侵犯各种腺组织、神经系统及肝、肾、心脏等几乎所有的器官。主要症状为：腮腺周围不红，肿大疼痛，张口、咀嚼时疼痛更明显，同时伴中等度发热，少数高热。

[饮食原则] 饮食宜清淡，便咀嚼吞咽的流质。如米汤、藕粉、橙汁，新鲜的水果汁，蔬菜汁、西瓜汁、梨汁、甘蔗汁、胡萝卜汁及牛奶、鸡蛋花汤、豆浆等；病情好转尽快改食半流及软食。但必须细、软、烂易咀嚼吞咽；可多食马齿苋、绿豆、赤豆、丝瓜等，可绞汁服用，也可外敷。忌食酸性食物和饮料，增加腮腺的分泌，加剧疼痛；忌吃鱼、虾、蟹等发物；忌吃辛辣、肥甘厚味等助湿生热的食物；忌吃不易咀嚼碎的食物。

【对症食材推荐】

海带 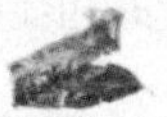 性凉，具有清热泻火、软坚散结的作用，非常适合腮腺炎、甲状腺肿大者食用

柚子 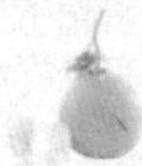 性凉，清热泻火，适合腮腺炎患者食用

西瓜  性寒，清热泻火、利尿通淋，对热毒性病症均有食疗效果

苦瓜 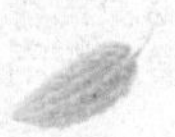 性寒，具有清热解毒的功效，适合腮腺炎的患者食用

丝瓜 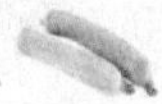 具有清热解毒、生津止渴的功效，对腮腺病毒有一定的抑制作用

【对症食疗搭配速查】

❶【海带+苦瓜+丝瓜】炖汤食用，可清热解毒、抗腮腺病毒。

❷【柚子+西瓜】榨汁食用，可清热泻火、解毒消肿，对腮腺炎有效。

【对症药材推荐】

板蓝根  味苦，性寒，具有清热解毒、凉血利咽的功效，对腮腺炎病毒有杀灭作用

夏枯草 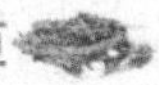 味苦、辛，性寒，具有清肝泻火、散结消肿的功效，对腮腺肿大有一定疗效

黄芩  性寒味苦，具有清热泻火、抗病毒的功效，可有效治疗流行性腮腺炎

连翘  性寒，具有清热泻火的功效，对肺热引起的腮腺肿大有疗效

【对症方剂配伍速查】

【板蓝根+柴胡+夏枯草+黄芩+荔枝核】煎水服用，可清热解毒、散结消肿，治疗流行性腮腺炎。

小儿发育迟缓

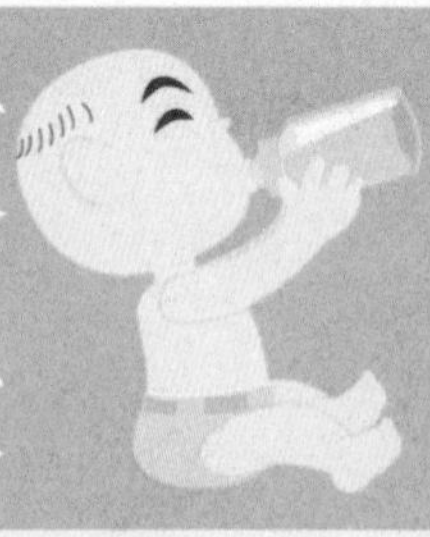

[病症陈述] 小儿发育迟缓的主要表现为五迟、五软。五迟指立迟（站立迟）、行迟（行走迟）、齿迟（长牙迟）、发迟（生发迟）、语迟（说话迟）；五软：头项软、口软、手软、足软、肌肉软。

[病因分析] 本病多是由于先天禀赋不足、后天调护失当引起，若症状轻者，治疗及时，常可康复。小儿发育迟缓包括西医学之佝偻病、脑发育不全、脑性瘫痪、智能低下等病症。

[饮食原则] 小儿发育迟缓多因先天肾气不足或后天脾胃虚弱引起，对于先天肾气不足者，宜多食具有补肾的药材和食物，如熟地黄、山茱萸、杜仲、山药、枸杞、核桃、排骨等。后天脾胃虚弱者多食具有补气健脾的食物，如大豆、大枣、牛奶、鲫鱼、猪肚等；多食富含营养的食物，如蛋类、瘦肉类、鱼类、豆制品等。忌偏食、爱吃零食的不良饮食习惯；忌用方便面、炸薯片等食物当主食。

【对症食材推荐】

排骨  富含钙质，具有补肾壮骨的作用，对缺钙引起的骨骼发育迟缓有较好的食疗作用

牛肉 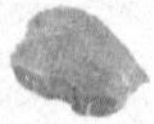 富含多种营养成分，常食可益气补虚，促进肌肉生长

核桃 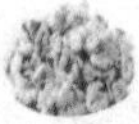 补肾益精、补脑益智，对智力低下、大脑发育不全的患儿有较好的食疗作用

大豆 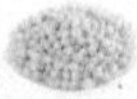 富含大豆蛋白、卵磷脂和维生素D，对发育迟缓的小儿有较好的改善作用

牛奶  富含蛋白质、钙质等和多种促进身体发育的营养成分

大枣 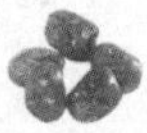 补气健脾，对缺铁性贫血、营养不良引起的发育迟缓有一定的疗效

【对症食疗搭配速查】

❶【排骨+猪肚+大枣】炖汤食用，可健脾养血、补充钙质，促进骨骼发育。

❷【大豆+核桃+牛奶】打成豆奶食用，可补脑益智、补钙壮骨。

【对症药材推荐】

熟地黄 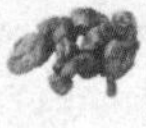 补肾养血，是治疗肝肾亏虚、血虚的常用药，适合先天发育不良的患儿服用

山药 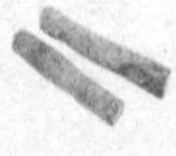 补肺、脾、肾三脏，对发育迟缓的小儿尤其有益

杜仲 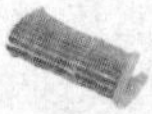 补肾壮骨，对先天不足，骨骼发育迟缓者有良效

枸杞子  富含多种营养成分，可补肝肾，增强身体机能

【对症方剂配伍速查】

【熟地黄+山药+枸杞子+杜仲】煎水服用，滋补肝肾，对肾阴亏虚的小儿发育不良者有较好的疗效。

小儿单纯性肥胖

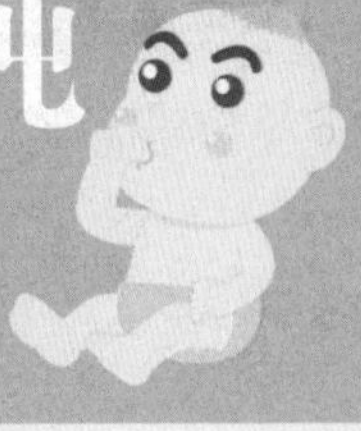

[病症陈述] 小儿单纯性肥胖是由于能量摄入长期超过人体的消耗，使体内脂肪过度积聚、体重超过一定范围的一种营养障碍性疾病，可分为轻、中、重三种肥胖。

[病因分析] 小儿体重超过同性别、同身高正常儿均值20%以上者便可诊断为肥胖症，常见于婴儿期、5~6岁。引起肥胖的病因有：营养素摄入过多、活动量过少、遗传因素（目前认为肥胖多与基因遗传有关）。

[饮食原则] 肥胖患儿可通过增强饱腹感来减少食欲，控制饮食，具有增强饱腹感的中药材和食材有：魔芋、大麦、韭菜、芹菜、笋、白萝卜、黄豆芽、车前子等；可通过促进脂肪代谢来抑制肥胖，可用的中药材和食材有：菠萝、荷叶、莲子心、山楂、茶叶、金银花、海藻、决明子、茯苓、泽泻、香蕉、苹果、荠菜等。忌摄入大量含脂肪的煎炸、奶油类食物，如巧克力、奶油蛋糕、薯条、烤肉等；慎食精细加工的碳水化合物类食物，如精白面粉、通心粉等。

【对症食材推荐】

魔芋  具有降脂减肥、清肠排毒的功效，食后有饱腹感，有利于减少脂肪和热量的摄入

冬瓜 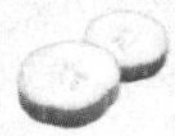 所含的热量很低，有利尿、降脂、减肥的作用

豆芽  是降脂减肥佳蔬，适合肥胖患者食用

黄瓜 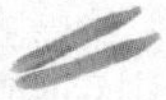 是低热量、低脂肪食物，有很好的排毒瘦身效果，可辅助治疗小儿肥胖症

木耳 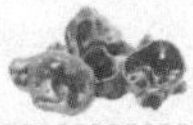 可润肠通便，减少脂肪在体内停留的时间，也可帮助瘦身排毒

【对症食疗搭配速查】

❶【魔芋+木耳】加少量醋炒食，可降脂减肥、润肠通便，适合肥胖小儿食用。

❷【冬瓜+黄瓜+豆芽】清炒食用，常食可清热利尿、降脂减肥。

【对症药材推荐】

玉米须  可利尿降脂，适合肥胖症、高血脂患者服用

荷叶 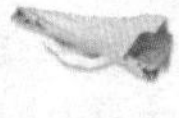 内含的生物碱有降血脂作用，且临床上常用于肥胖症的治疗

泽泻  可降低血清总胆固醇及三酰甘油含量，可治疗肥胖症

茯苓 健脾祛湿，对肥胖、气虚、易疲劳的脾虚湿盛型肥胖患者有较好的食疗作用

【对症方剂配伍速查】

【玉米须+荷叶+泽泻+茯苓+白术】煎水服用，可清热利尿、健脾祛湿、降脂减肥。

小儿百日咳

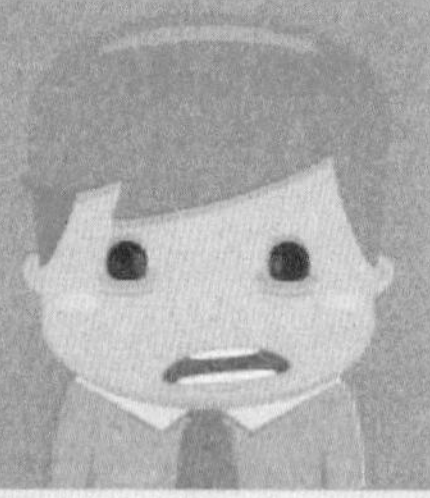

[病症陈述] 百日咳是急性呼吸道传染病，病人是唯一的传染源，潜伏期2 23天，传染期约一个半月。呼吸道传染是主要的传播途径。人群普遍易感，以学龄前儿童为多。

[病因分析] 本病可分为三期：前驱期，仅表现为低热、咳嗽、流涕、喷嚏等上呼吸道感染症状；7~10天后转入痉咳期，表现为阵发性痉挛性咳嗽，发作日益加剧，每次阵咳可达数分钟之久，咳后伴一次鸡鸣样长吸气，若治疗不善，此期可长达2~6周；恢复期阵咳渐减甚至停止，此期2周或更长。

[饮食原则] 宜食具有消炎杀菌、止咳化痰功能的中药材和食材有：川贝母、鱼腥草、天花粉等。宜食具有补养肺气功能的中药材和食材有：沙参、玉竹、麦冬、猪肺、杏仁等。忌食易损伤脾胃、对气管黏膜有刺激作用的辛辣油腻食物，如姜、辣椒、肥肉等；忌食导致咳嗽加剧的海鲜发物，如海虾、淡菜、螃蟹等；忌食生冷食物；忌食助热生火的温补类药物，如红参、生姜、丁香、菟丝子等。

【对症食材推荐】

杏仁 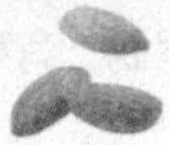
宣肺止咳、降气平喘、润肠通便、杀虫解毒，适用于小儿百日咳患者

核桃 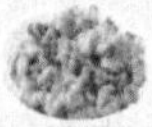
具有温肺润肠的功效，可治虚寒喘嗽、小儿百日咳

银杏 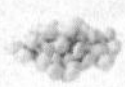
具有敛肺气、定喘咳的功效，适用于小儿百日咳

猪肺 
有止咳、补虚、补肺之功效，适用于肺虚咳嗽、久咳、咯血

【对症食疗搭配速查】

❶【杏仁+核桃+鸡蛋】煮汤食用，宣肺止咳、降气平喘，可治百日咳。

❷【猪肺+银杏】煮汤食用，可止咳补肺，适宜百日咳患者食用。

【对症药材推荐】

沙参 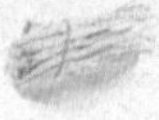
养阴清肺、祛痰止咳适用于肺热、阴虚引起的小儿百日咳

麦冬 
具有养阴生津、润肺清心的功效，常用于治疗肺燥干咳、虚痨咳嗽、百日咳等症

川贝母 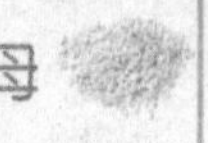
润肺散结、止咳化痰其含有川贝母碱、去氢川贝母碱等，有镇咳化痰等药理作用

鱼腥草 
具有清热解毒、利尿消肿的功效，可治肺热咳嗽、小儿百日咳等症

天花粉
清热泻火、生津止渴、排脓消肿，可治小儿百日咳

【对症方剂配伍速查】

【沙参+麦冬+川贝母+天花粉】煎水服用，可养阴清肺、化痰止咳。

小儿鹅口疮

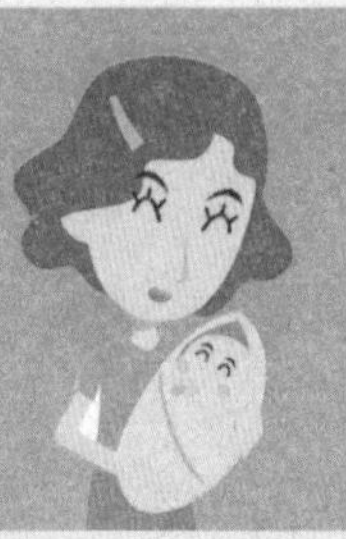

[病症陈述] 鹅口疮是以口疮、舌上漫生白屑为主要临床特征的一种口腔疾病。因其状如鹅口，故称为鹅口疮；因其色白如雪片，故又名“雪口”。

[病因分析] 本病一年四季均可发生。多见于初生儿，以及久病体虚婴幼儿。轻者治疗得当，预后良好；若体虚邪盛者，鹅口疮白屑蔓延，阻碍气道，也可影响呼吸，甚至危及生命。鹅口疮的发病，可由胎热内蕴，口腔不洁，感受秽毒之邪所致。其主要病变在心脾，因舌为心之苗，口为脾之窍，脾脉络于舌，若感受秽毒之邪，循经上炎，则发为口舌白屑之症。现代研究表明，本病系感染白色念珠菌所致。

[饮食原则] 本病总属邪火上炎，治疗当清火。根据虚实辩证，实火证应选用清泄心脾积热的药材和食材，如黄连、栀子、黄芩、石膏、生地黄、灯心草、绿豆、薏苡仁等；虚火证宜选用滋肾养阴降火的药材和食材，如知母、黄柏、木耳等。

【对症食材推荐】

薏苡仁 
解热、镇痛、健脾止泻、除痹、排脓等功效，对小儿鹅口疮有一定的食疗功效

绿豆 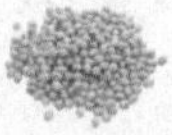
清热解毒、消暑止渴，对小儿鹅口疮有食疗作用

苦瓜 
清暑除烦、清热解毒，对治疗热毒引起的热病烦渴、痱子、口疮等均有食疗效果

木耳 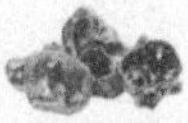
补血气、活血、滋润、通便之功效，对口疮、痔疮等病症有食疗作用

梨 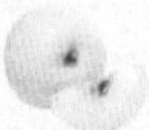
止咳化痰、清热降火等功效，对小儿鹅口疮有良好的食疗作用

猕猴桃 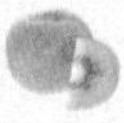
生津解热、止渴利尿之功效，对小儿鹅口疮有抗炎消肿作用

【对症食疗搭配速查】

❶【薏苡仁+绿豆】煮汤食用，清热解毒、消肿，可用于鹅口疮的治疗。

❷【木耳+苦瓜】煮汤饮用，可清热解毒，有效改善小儿鹅口疮症状。

❸【梨+猕猴桃+西瓜】榨汁饮用，可清热降火，对小儿鹅口疮有一定的食疗作用。

【对症药材推荐】

黄芩 
清热燥湿、凉血安胎、解毒的功效，可治痈肿疖疮等症，适用于小儿鹅口疮

黄连 
有清热燥湿、泻火解毒之功效，可用于目赤、口疮

栀子 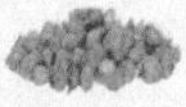
具有护肝利胆、降压镇静、止血消肿等作用，对小儿鹅口疮有一定的疗效

石膏 
可解肌清热、除烦止渴、清热解毒、泻火，可治口舌生疮等症

灯心草 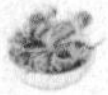	具有利水通淋、清心降火的功效，可治小儿口舌生疮	黄柏 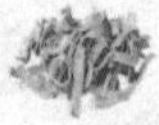	有清热燥湿、泻火除蒸、解毒疗疮之功效，适用于小儿鹅口疮
知母 	可清热泻火、生津润燥，能治小儿口疮病	生地黄 	滋阴清热、凉血，对虚火上炎引起的鹅口疮、舌红少苔的患者有较好的食疗作用
石斛 	清热泻火、养阴生津，能治疗小儿口疮病	竹叶 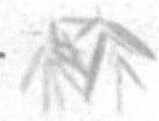	清热泻火、引热下行，能治小儿口疮病，使热邪从小便而解
牡丹皮 	清热凉血，能清肝肾之虚火，能治虚火上浮引起的小儿口疮病	金银花 	芳香疏散，善散肺胃热邪，透热达表，对小儿鹅口疮有较好的作用

【对症方剂配伍速查】

❶【黄芩+黄连+栀子】煎水服用，可清热燥湿、解毒消肿，适用于小儿口舌生疮。

❷【生地黄+牡丹皮+黄柏+知母】煎水服用，可清热泻火、解毒疗疮，对小儿鹅口疮有良好疗效。

❸【竹叶+石斛+牡丹皮】煎水服用，可清肝肾之虚火，对小儿鹅口疮有良效。

❹【黄连+栀子+黄芩+生地黄】煎水服用，可清泻三焦之火，对小儿鹅口疮有良好疗效。

❺【灯心草+牡丹皮+黄柏】煎水服用，可清热泻火、引热下行，对小儿鹅口疮、尿黄尿赤者有良好疗效。

第七章

神经与精神系统疾病对症食疗

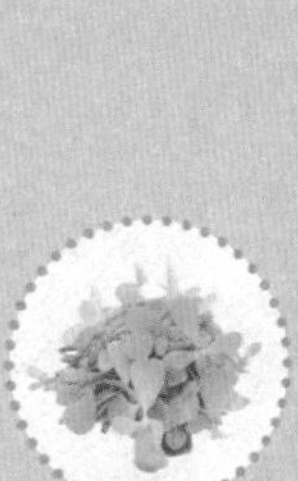 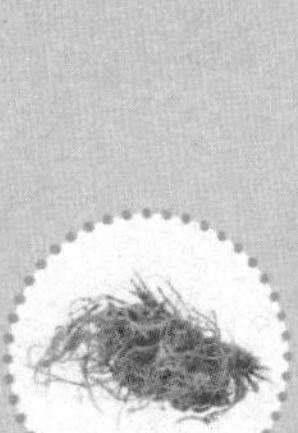  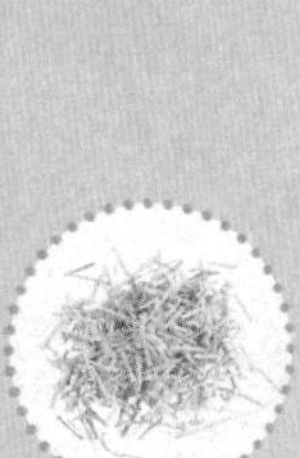

失眠

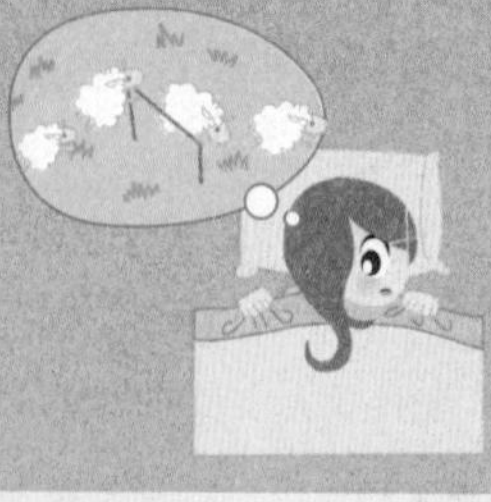

[病症陈述] 失眠通常指患者对睡眠时间和或质量不满足从而引起人的疲劳感，不安、全身不适、无精打采，反应迟缓、头痛，记忆力不集中等症状。

[病因分析] 造成失眠的原因较多，一般说来，生理方面的变化、心理因素以及环境的变化都可造成失眠，如焦虑不安、心悸、烦躁或情绪低落以及对失眠的恐惧等都会引起失眠，还有很多精神障碍疾病（抑郁症、神经衰弱、精神分裂等）也可造成失眠。

[饮食原则] 治疗失眠首先是要缓解心悸，然后是抑制思虑过度，避免大脑皮层过度兴奋，具有宁心安神、帮助睡眠的药材和食材。失眠患者应忌烟酒、茶叶、咖啡、巧克力、花椒、羊肉、狗肉等对睡眠不利的食物。

【对症食材推荐】

莲子  有补脾止泻、益肾涩精、养心安神的功用，可缓解失眠症状

黄花菜 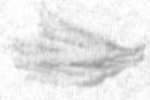 有清热消食、明目安神等功效，对失眠有疗效

小麦  养心神、敛虚汗，对于体虚多汗、舌燥口干、心烦失眠的患者有一定辅助疗效

龙眼肉 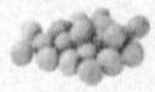 补益心脾、养血宁神，用于血虚萎黄、气血不足、神经衰弱、心悸失眠等病症

鸡蛋 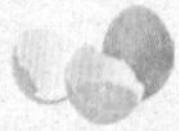 能益精补气、润肺利咽、清热解毒、养血息风，可缓解失眠症状

牡蛎 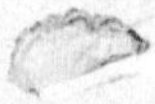 平肝潜阳、镇惊安神、软坚散结、收敛固涩的功效，可治心神不安、心悸失眠

杏肉 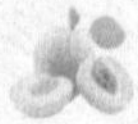 杏，性味酸温，食之有补心气作用古人用治失眠，是取其酸敛心气作用

猪心 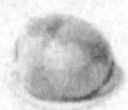 同气相求，以脏补脏，具有养心安神功效，对心悸失眠有疗效

牛奶  具有养心安神、帮助睡眠的功效，对失眠、难以入睡者有很好的改善作用

【对症食疗搭配速查】

❶【鸡蛋+黄花菜】打汤食用，可养心安神，有效缓解失眠症状。

❷【莲子+小麦+龙眼肉】煮粥食用，可养心神，缓解失眠心烦。

❸【牡蛎肉+鸡蛋】做成蒸蛋食用，可镇惊安神、益精补气。

【对症药材推荐】

柏子仁  养心安神、润肠通便，主治惊悸、失眠、遗精、盗汗、便秘等症

合欢皮 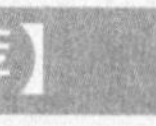 解郁和血、宁心安神，可治心神不安、忧郁失眠等症

夜交藤 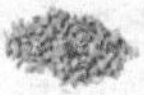	养心安神、通络祛风，治失眠症、劳伤、多汗、血虚身痛	远志 	安神定志，常用于治疗心肾不交引起的失眠多梦、健忘惊悸、神志恍惚
百合 	润肺止咳、清心安神的功效，可治失眠	酸枣仁 	养心阴、益肝血而有安神之效，为养心安神之要药

【对症方剂配伍速查】

❶【酸枣仁+柏子仁】水煎服，可养心安神，适用于失眠患者。

❷【五味子+夜交藤】水煎服，可治疗失眠、神经衰弱等病症。

❸【灵芝+合欢皮】水煎服，可益心气、安神解郁，有效治疗失眠症。

❹【百合+远志】水煎服，可清心润肺、安神定志，适合失眠患者服用。

❺【当归+灵芝+酸枣仁+龙眼肉】水煎服，可益心气、补心血、安心神，有效治疗失眠症。

❻【合欢皮+夜交藤+五味子】水煎服，可清心安神，适合失眠患者服用。

头痛

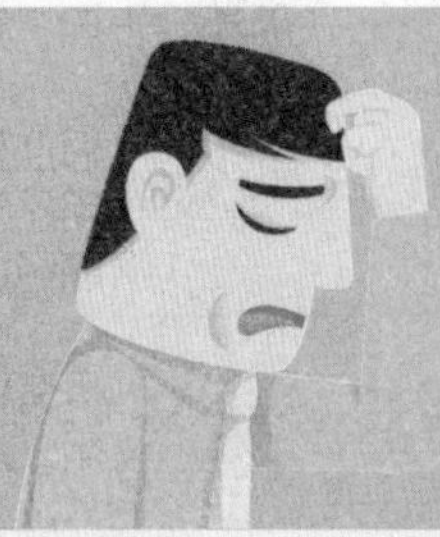

[病症陈述] 头痛分为外感头痛及内伤头痛。外感头痛：发病急，多表现掣痛、跳痛、胀痛、重痛，痛无休止，多因外邪所致。内伤头痛：起病缓，多为隐痛、空痛、昏痛，病势悠悠，时作时止。

[病因分析] 引起头痛的原因常见以下几种：脑部病变、耳内的疾病、高血压、低血压、贫血、感染、中毒、低血糖、感冒、颈椎病等。典型病例约20岁起病，患病率随年龄增长患病率增加，并且女性较多见。

[饮食原则] 饮食应以补虚为主，适宜采用具有益气升清、滋阴养血、益肾填精功效的食物，如黑木耳、山楂、红枣等；宜食具破血行瘀、活血止痛作用的药材和食材，如红花、桃仁、延胡索、丹参、田七、川芎等。忌乳制品、巧克力、鸡蛋、柑橘类水果、肉类、小麦、核果类和花生、番茄、洋葱、玉米、苹果、香蕉、含酒精的饮料、含咖啡因的饮料等。

【对症食材推荐】

黑木耳 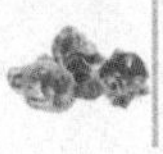	黑木耳具有补血气、活血、滋润、强壮、通便之功效，可治疗因血虚引起的头痛	山楂 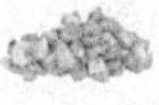	具有消食化积、理气散瘀、活血化瘀、收敛止泻等功效，可缓解头痛症状
芹菜 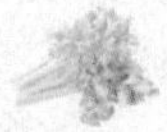	清热除烦、平肝利水，对高血压、头痛头晕、暴热烦渴等病有食疗作用	海带 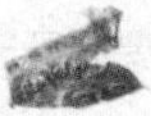	可降低血压，可用于高血压所致的头痛症状
红枣 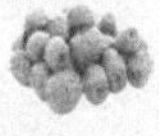	有补脾和胃、养血益气、调营卫、解药毒等功效，对头痛症有缓解作用	红米 	有补血及预防贫血的功效，可改善由贫血引起的头痛症状

莲子 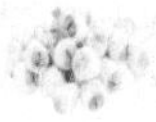 清心安神、降压除烦，对失眠、以及高血压引起的头痛均有疗效

洋葱 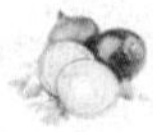 洋葱降压降脂、缓解头痛症状，因此高血压、高血脂引起的头痛头晕者均有疗效

【对症食疗搭配速查】

❶【黑木耳+山楂+芹菜】炒食，可辅助治疗高血压引起的头痛。

❷【海带+紫菜】煮汤食用，可降低血压、血脂，有效治疗高血压性头痛。

❸【龙眼+红枣+红米】煮粥，可益气补血，治疗血虚引起的头晕头痛。

❹【洋葱+黑木耳】清炒，治疗高血压、高血脂、动脉硬化引起的头痛。

❺【莲子+山楂+红枣】煮汤食用，可养血安神、活血补血，有效缓解各种头痛症状。

【对症药材推荐】

川芎  能上行头目，为治头痛的要药，对各种原因所引起的头痛，均可随证配伍使用

桃仁 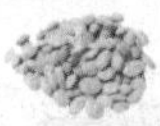 可破血行瘀、润燥滑肠，可用于头痛症的治疗

红花  红花具有活血通经、去瘀止痛的功效，可治疗头痛

延胡索  活血散瘀，行气止痛，主要用于治疗脘腹诸痛，头痛、痛经、经闭等各种痛症

菊花  疏风清热、清肝泻火，常用于治疗头痛眩晕、心胸烦热、疔疮、肿毒等病症

天麻 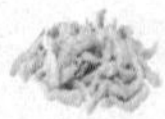 具有平肝潜阳、息风定惊的作用，为治头晕目眩的要药

钩藤 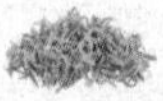 平肝息风，主治眩晕、头风头痛、肢体麻木、抽搐拘挛、半身不遂等症

丹参 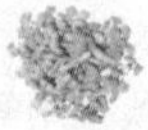 活血化瘀、止痛，对高血压、动脉硬化等血瘀引起的头痛有较好的疗效

香附 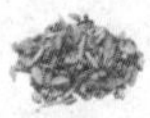 行气活血、疏肝解郁，对气滞血瘀引起的头痛、胁肋痛、抑郁等均有疗效

当归  补血、活血，对血瘀以及贫血引起的头晕头痛者均有一定的疗效

地龙  有活血通络、化瘀止痛的功效，对头风、头痛有较好的疗效

【对症方剂配伍速查】

❶【川芎+桃仁+红花】煎水服用，治疗血瘀头痛，症见头刺痛、舌质暗，有瘀点，女性月经有血块。

❷【延胡索+当归+地龙】煎水服用，活血化瘀，治疗血虚、血瘀头痛。

❸【菊花+天麻+钩藤】煎水服用，治疗肝阳上亢头晕头痛（症见头胀痛，如要裂开一般、口苦咽干、烦躁）。

❹【丹参+香附+当归】煎水服用，治疗血瘀型头痛，症见头刺痛，伴面色紫暗、舌有瘀点等。

神经衰弱

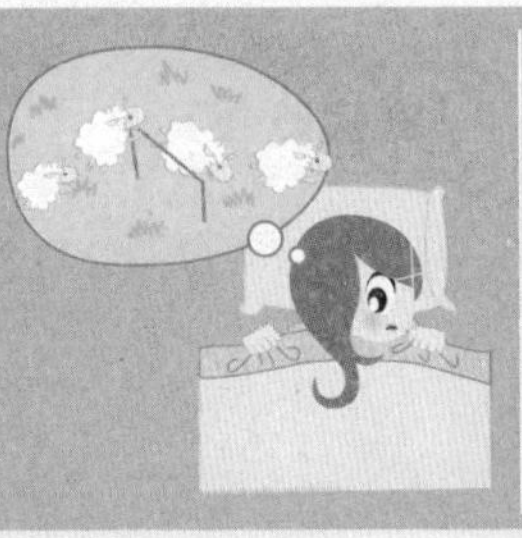

[病症陈述] 神经衰弱属于心理疾病，常有情绪烦恼和心理、生理症状的神经症性障碍，多发于青壮年。患者常会出现注意力不集中、没有持久性、记忆力减退、失眠多梦、头昏脑涨等症状。

[病因分析] ①神经系统功能过度紧张，生活无规律，过分疲劳得不到充分休息。②感染、中毒、营养不良、内分泌失调、颅脑创伤和躯体疾病等。③长期的心理冲突和精神创伤引起的负性情感体验以及人际关系紧张等都会引起该病。

[饮食原则] 神经衰弱患者应设法将导致此病的各种病因消除，适当地为大脑补充营养，使大脑功能完全恢复正常，可选择养血益精、补脑健脑、促进睡眠功效的中药食材；宜多食富含维生素和微量元素的食物。忌吃肥腻、不易消化、引起胀气、辛辣、刺激性的食物。

【对症食材推荐】

莲子  莲子有补脾止泻、益肾涩精、养心安神的功用，可用于神经衰弱症

核桃仁  滋补肝肾、强健筋骨、益智补脑，可用于治疗神经衰弱

桂圆肉 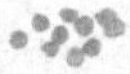 补益心脾、养血宁神，适用于气血不足、神经衰弱、心悸怔忡、健忘失眠等病症

葵花子  富含B族维生素，能治疗抑郁症、神经衰弱、失眠症

【对症食疗搭配速查】

❶【牛奶+桂圆肉+葵花子】煮汤，可促进睡眠、缓解神经衰弱。

❷【核桃仁+莲子】煮汤，可养心安神，适用于神经衰弱者。

【对症药材推荐】

柏子仁 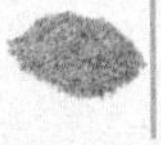 养心安神、润肠通便，可治疗惊悸、失眠、神经衰弱、遗精、盗汗等症

酸枣仁  宁心安神、养肝敛汗，可用来治疗虚烦不眠、神经衰弱、惊悸怔忡等

合欢皮 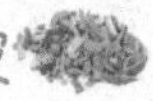 有解郁、和血、宁心、消痈肿之效，对神经衰弱患者有较好的疗效

百合  具有润肺止咳、清心安神的功效，可治神经衰弱症

何首乌 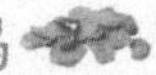 补肝益肾、养血祛风的功效，是抗老护发的滋补佳品，还可用于神经衰弱症

【对症方剂配伍速查】

❶【柏子仁+酸枣仁+合欢皮】水煎服，可养心安神、宁心解郁。

❷【百合+何首乌+枸杞子】水煎服，可清心安神、补肝益肾，适合肝肾阴虚引起的五心烦热、失眠多梦症。

抑郁症

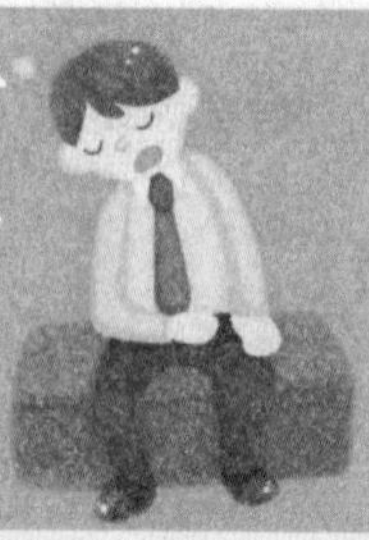

[病症陈述] 抑郁症又称忧郁症，是一种常见的心境障碍疾病。临床表现为情绪低落、思维迟缓、意志活动减退，不愿与人接触，长期没有快乐感，并伴失眠、食欲减退、月经不调等症状。

[病因分析] 抑郁症的发生是遗传、心理、社会因素相互作用的结果。心理、社会因素是指在人们的生活中，突然发生了重大事件，或者长期持续着不愉快的状态。有家族史、环境因素不好、长期服用药物、有慢性疾病、个性自卑悲观、饮食不规律者都是此病的易发人群。

[饮食原则] 治疗抑郁症应设法缓解患者精神焦虑情绪，宜选用具有增加血清素含量功能的中药食材，缓解抑郁症症状。患者应少喝酒、茶和咖啡，这些食物都可使抑郁症病情加重；忌食陈乳酪、罐头肉、酱油、酵母提取物、鲱鱼和鲑鱼等酪氨酸含量高的食物和饮料。

【对症食材推荐】

黄花菜  有清热、利湿、消食、安神等功效，能舒缓情绪，对抑郁症患者有一定疗效

猕猴桃 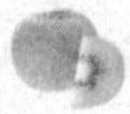 含有的血清促进素具有稳定情绪心情的作用，对抑郁症患者有帮助

菠萝  清暑解渴、疏肝和胃等功效，能舒缓抑郁症患者情绪

苹果 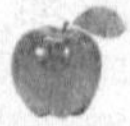 润肺健胃、生津止渴、顺气、醒酒，抑郁症患者可多食

香蕉 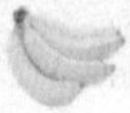 具有清热、通便、解酒、降血压、抗癌之功效，抑郁症患者宜食

小米  含有大量的碳水化合物，对缓解精神压力、紧张、乏力等有很大的作用

【对症食疗搭配速查】

❶【黄花菜+小米】煮粥，可舒缓情绪、消除疲劳，对抑郁症有较好的食疗作用。

❷【菠萝+香蕉+苹果+猕猴桃】做成水果拼盘，可稳定情绪、润肠通便。

【对症药材推荐】

柴胡 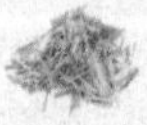 疏肝解郁，对抑郁症患者有较好的稳定情绪作用

郁金  具有行气化瘀、清心解郁的功效，能抗忧郁

香附 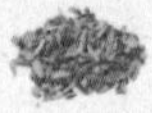 具有理气解郁，调经止痛的功效，可治疗抑郁症

茉莉花 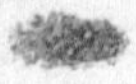 清新芳香，有良好的解郁安神的功效，对抑郁失眠有较好的疗效

玫瑰花 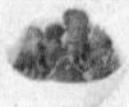 能够温养人的心肝血脉，舒发体内郁气，起到镇静、安抚、抗抑郁的功效

【对症方剂配伍速查】

【柴胡+郁金+香附+茉莉花+玫瑰花】水煎服，可疏肝解郁、行气化瘀，适宜抑郁症患者饮用。

帕金森病

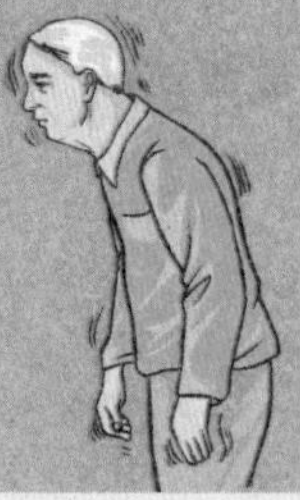

[病症陈述] 帕金森病又称震颤麻痹，主要症状有手足颤动、僵硬，动作迟缓，站立不稳等，同时伴有脸部表情木然、多口水、身体向前倾，走路时上肢协同摆动减少甚至消失等。

[病因分析] 本病发病原因目前医学界还没有明确的结论，其病理改变多为多巴胺神经元变性，以致不能产生足够的多巴胺而发病。神经元老化、环境中的有害物质、感染以及遗传因素等，都被认为与本病的发生有关。

[饮食原则] 帕金森患者之所以出现运动迟缓、身体僵化、震颤等症状，是因为神经传递素多巴胺的不断耗损，导致大脑迅速老化，所以患者可选择具有促生多巴胺及具有兴奋中枢神经系统功能的食材中药。忌食胡椒、咖啡、肉桂、羊肉、咸菜以及油炸类食物等。

【对症食材推荐】

蚕豆 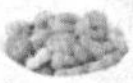 蚕豆含有天然的左旋多巴，可通过血脑屏障变成多巴胺，进而改善帕金森症状

茶叶 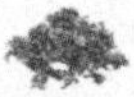 茶叶有兴奋中枢神经、加强肌肉收缩的作用，对帕金森患者有一定的疗效

【对症食疗搭配速查】

【蚕豆+茶叶】炒食，可有效促生多巴胺，兴奋中枢神经，改善帕金森症状。

【对症药材推荐】

黄芪 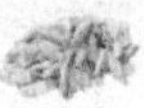 具有兴奋中枢神经系统、促生多巴胺的功能，可改善帕金森症状

白芍  具有养血柔肝、缓中止痛、敛阴收汗的功效，可用于帕金森症的治疗

丹参 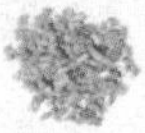 活血祛瘀、安神宁心的功效，可促生多巴胺，对帕金森患者有一定疗效

钩藤 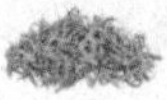 有明显的镇静安神、熄风止痉作用，可改善帕金森症状

地龙 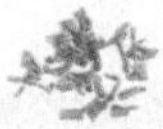 有解热、抗炎、抗过敏、镇静、抗惊厥、通络之作用，可用于帕金森症

僵蚕  祛风解痉、化痰散结、清热解毒燥湿的功效，对帕金森病症有一定的缓解作用

益母草  具有活血、祛瘀、调经、消水的功效，可用于帕金森症

柴胡 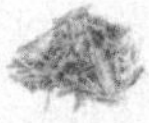 具有和解表里、疏肝解郁、升阳举陷的功效，可缓解帕金森症状

【对症方剂配伍速查】

❶【黄芪+白芍+丹参】水煎服，可兴奋中枢神经系统、促生多巴胺。

❷【钩藤+地龙+僵蚕】水煎服，可镇静、抗惊厥，适宜帕金森病患者。

阿尔茨海默病

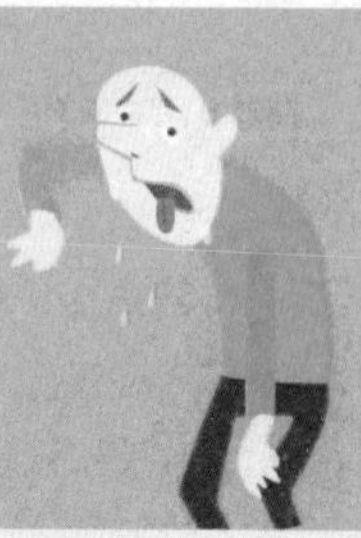

[病症陈述] 阿尔茨海默病又叫老年前期痴呆，是发生在老年期及老年前期的一种原发性退行性脑病，主要表现为渐进性记忆障碍、认知功能障碍、人格改变及语言障碍等神经精神症状。

[病因分析] 老年期痴呆按不同病因可以分为：①变性病所致痴呆（如阿尔茨海默病、路易体痴呆、帕金森病痴呆、额颞叶痴呆等）。②血管性疾病所致痴呆（如血管性痴呆）。③代谢障碍性痴呆。④感染相关性疾病所致痴呆（如神经梅毒、艾滋病、朊蛋白病等）。⑤物质中毒所致痴呆等。

[饮食原则] 在日常饮食中注意补充海产品、食用菌、豆类及其制品、鱼类、乳类、各种蔬菜和水果等食物，便可以使机体获得足量的矿物质。忌营养摄入不足或维生素缺乏；忌饮酒吸烟等。

【对症食材推荐】

核桃仁  具有补脑益智的功效，可助记忆，多食可预防和改善老年性痴呆

大豆 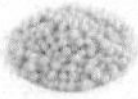 营养丰富，含有多种矿物质，可健脑，常喝豆浆可延缓衰老、提高记忆力

小米  有健脾、和胃、安眠等功效，是老年性痴呆患者的食疗佳品

芝麻 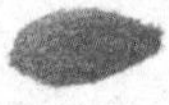 润肠通乳、补肝益肾、养发强身体、抗衰老等功效，多食可预防老年性痴呆

牛奶  内含碘、锌和卵磷脂能大大提高大脑的工作效率，可改善老年性痴呆症状

鱼肉  中富含蛋白质、脂肪酸，能促进智力发展，对老年性痴呆症有食疗作用

橘子  富含丰富的维生素C，有增强免疫，改善记忆的作用

花生 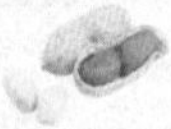 可以促进人体的新陈代谢、增强记忆力，可益智、抗衰老、延长寿命

【对症食疗搭配速查】

❶【花生+芝麻+牛奶】共煮食，促进新陈代谢、增强记忆力。

❷【大豆+小米+葵花子】打成豆浆食用，健脑益智、延缓衰老。

【对症药材推荐】

益智仁 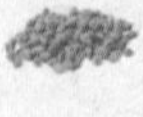 研究发现，益智仁对学习记忆障碍有改善作用，可改善老年性痴呆

枸杞子  枸杞子有提高机体免疫力与记忆力的作用，可滋补肝肾、抗衰老

【对症方剂配伍速查】

❶【益智仁+何首乌+女贞子】水煎服，可改善记忆障碍、提高记忆力。

❷【熟地黄+黄精+山茱萸】煎水饮用，可补肾填精，改善肾气补充，脑失所养所致的老年痴呆。

第八章

内分泌代谢性疾病对症食疗

糖尿病

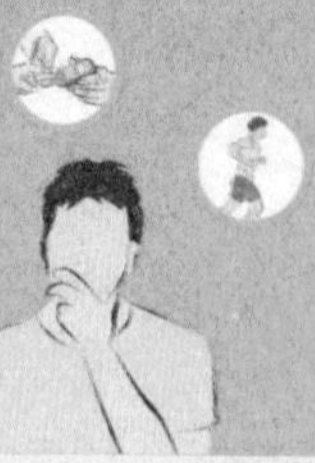

[病症陈述] 糖尿病是由于胰岛素相对或绝对不足引起的，主要症状有：多饮、多尿、多食、体重下降。空腹时，血糖大于7.0，饭后2小时，血糖大于11.0即可诊断为糖尿病。

[病因分析] 导致糖尿病的原因有很多种，除了遗传因素以外，大多数都是由不良的生活和饮食习惯造成的，如饮食习惯的变化、肥胖、体力活动过少和紧张焦虑、长期使用糖皮质激素者都是糖尿病的致病原因。

[饮食原则] 糖尿病患者宜选用具有降低血糖浓度功能的中药材和食材，如苦瓜、南瓜、葛根、玉竹、枸杞、山楂等。宜选用具有对抗肾上腺素，促进胰岛素分泌功能的中药材和食材，如南瓜、牡蛎、西洋参等。合理摄取三大营养成分，保持营养均衡，如蛋白质、脂肪、糖分。补充能有效降低血糖的13种营养素，如钙、镁、维生素A等。禁食油厚肥腻的食物；禁食辛辣刺激性食物；禁食食用糖分含量很高的食物。

【对症食材推荐】

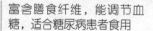

红薯叶 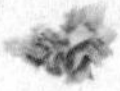 富含膳食纤维，能调节血糖，适合糖尿病患者食用

南瓜 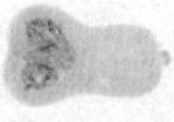 含有大量的果胶纤维素，可使肠胃对糖类的吸收减慢，减缓饭后血糖的升高

冬瓜 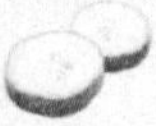 可以降血糖，非常适合阴虚火旺的糖尿病患者食用

芹菜  所含的芹菜碱和甘露醇等活性成分，有降低血糖的作用

莴笋  能减少肠道对葡萄糖的吸收，有助于控制餐后血糖的升高

海带 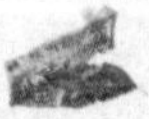 富含海带多糖，能够保护胰岛细胞，增加糖尿病患者的糖耐量，降糖作用明显

牡蛎 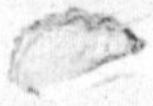 有收敛固涩的功效，能促进胰岛素分泌，有效调节血糖水平

竹笋  热量、脂肪含量很低，但膳食纤维含量高，有助于控制餐后血糖

大蒜 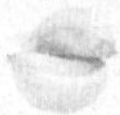 能调节血脂、血糖，对糖尿病患者有一定的食疗作用

苦瓜  快速降糖、调节胰岛素的功能，对糖尿病患者有一定的食疗作用

花菜  能有效调节血糖，降低糖尿病患者对胰岛素的需要量

白萝卜  能够降低血糖，适合糖尿病合并肥胖症的患者食用

黑木耳 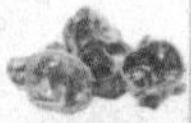 能调节血糖、降低血糖的功效，对糖尿病合并高血压患者有很好的食疗作用

香菇 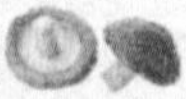 有降血糖的作用，适合糖尿病合并高血压患者食用

芦笋  所含的香豆素、薏苡素等成分具有降低血糖的作用

西红柿 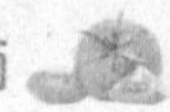 富含番茄碱、谷胱甘肽、红浆果素、葫芦巴碱等成分，能有效降低血糖

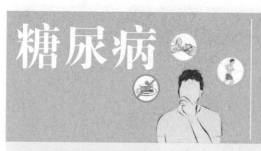

【对症食疗搭配速查】

❶【红薯叶+蒜蓉】清炒食用，能降低血糖，适用于糖尿病者降低血糖。

❷【南瓜+冬瓜】清炒食用，具有降血糖的功效，能促进胰岛素分泌，适用于糖尿病者降低血糖。

❸【香菇+木耳+莴笋】清炒食用，能调节血糖，控制血糖升高，适合糖尿病者食用。

❹【冬瓜+竹笋】炖汤饮用，具有降血糖的功效，常食对糖尿病患者大有益处。

❺【香菇+牡蛎】炖汤饮用，能降血糖，对糖尿病尿多、血糖多有食疗作用。

❻【银耳+西红柿】煮汤食用，能有效降血糖、降血脂、降血压。

❼【芹菜+芦笋】清炒食用，既能降低血糖，还能利尿减肥。

【对症药材推荐】

玉米须  是一味治疗糖尿病的良药，能降低血糖，适合糖尿病患者食用

山楂 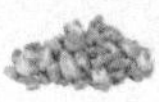 可降低血糖、血脂、血压，对糖尿病患者有益

枸杞子  具有降血糖的作用，有助于糖尿病的治疗

西洋参  快速降糖、调节胰岛素的功能，是调节血糖的要药

玉竹 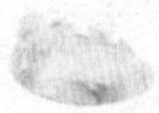 可缓解口渴善饿，对吃多、喝多、尿多得糖尿病症状有益

葛根  具有降低血糖的功效，对喝多、尿多的糖尿病患者有益

生地 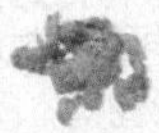 性寒，可以降低血糖，以及治疗糖尿病的各种症状

熟地黄 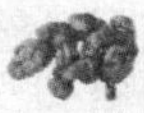 是治疗糖尿病的常用药材，可以滋阴补血，降血糖，有助于糖尿病的治疗

山茱萸  富含皂苷、苹果酸等成分，有较好的降低血糖的作用

莲子心 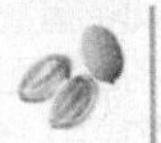 具有生津止渴的功效，可有效调节糖尿病患者喝多的症状

知母 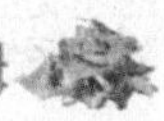 能够降低血糖，可改善口渴、血糖过多等症状

荷叶 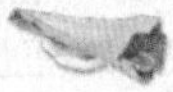 具有清心安神、降血糖，可缓解糖尿病患者口渴多饮、失眠多梦的症状

甘草 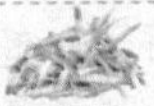 具有清热，降血糖的功能，有助于糖尿病的治疗

【对症方剂配伍速查】

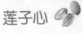

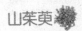

❶【玉米须+莲子心】泡茶饮用，具有调节血糖，控制血糖的药效，有利于糖尿病者降低血糖。

❷【山楂+枸杞子+西洋参】水煎服，可以调节胰岛素功能，从而起到降低血糖的作用。

❸【玉竹+葛根+知母】水煎服，可以除烦止渴，降低血糖，有利于糖尿病者降低血糖。

❹【生地黄+熟地黄+枸杞子+山茱萸】水煎服，可以降低血糖，有助于糖尿病的治疗。

❺【荷叶+甘草】泡茶饮用，可缓解糖尿病患者五心烦热、口渴多饮、失眠多梦等症状。

高脂血症

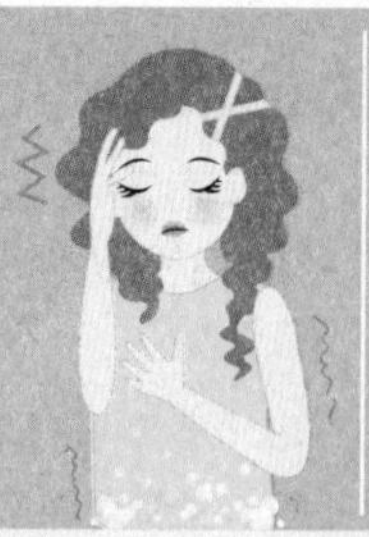

[病症陈述] 高脂血症在发病早期可能没有不舒服的症状，但没有症状不等于正常。多数患者在发生了冠心病、脑中风后才发现血脂异常，可表现为头晕、头痛、胸闷、心痛、乏力等。

[病因分析] 高脂血症的发生与遗传因素，高胆固醇、高脂肪饮食有关，也可由于糖尿病、肝病、甲状腺疾病、肾脏疾病、肥胖、痛风等疾病引起。一般发生在35岁以上经常高脂、高糖饮食者；长期吸烟、酗酒者，不经常运动者；患有糖尿病、高血压、脂肪肝的病人。

[饮食原则] 合理饮食调养，饮食提倡清淡，基本吃素，但不宜长期吃素，多吃蔬菜和水果，如芹菜、菠菜、豆芽、竹笋、油菜。适量饮茶，茶叶中含有的儿茶酸有增强血管柔韧性、弹性和渗透性的作用，可预防血管硬化。勿食高脂肪、高胆固醇食物，如肥猪肉、腊肉、动物油、奶油等；少吃糖类甜点；勿食动物油类；勿食烟酒。

【对症食材推荐】

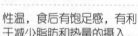

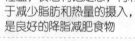

芹菜 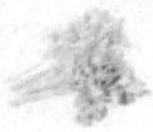	性凉，能促进肠道胆固醇的排泄，减少人体对脂肪的吸收，从而降低血脂	菠菜 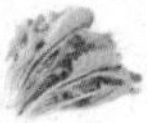	能够润燥，防治便秘，有助于降低脂肪，适合高脂血症患者食用
魔芋 	性温，食后有饱足感，有利于减少脂肪和热量的摄入，是良好的降脂减肥食物	竹笋 	性微寒，可以润肠通便、降脂减肥、防便秘，对高脂血症患者都大有益处
豆芽 	性凉，可以降脂减肥，适合高血压合并高脂血症以及肥胖症的患者食用	黑木耳 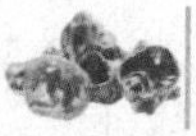	性平，可以降脂减肥，可降低血脂和防止胆固醇在体内沉积
油菜 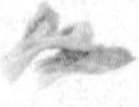	性温，能减少机体对脂肪的吸收，可有效降低血脂	金针菇 	性凉，可调节血压和血脂，帮助胆固醇下降，适合高脂血症患者食用
蘑菇 	性凉，可降低血脂，吸收余下的胆固醇，将其排出体外，可有效降低血脂	海带 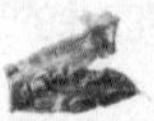	性寒，可以降低人体对胆固醇的吸收，适合高脂血症患者食用
紫菜 	能降脂减肥，降低有害胆固醇，适合高血脂患者食用	绿豆 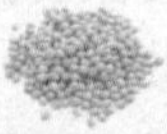	性凉，具有抑制血脂上升的作用，有效降低血脂，适合高脂血症患者食用
黄瓜 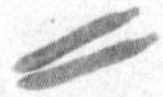	黄瓜中的维生素P有保护心血管的作用，且黄瓜热量很低，适合高脂血症患者食用	苦瓜 	维生素C的含量在瓜类中首屈一指，可减少低密度脂蛋白及三酰甘油含量
白萝卜 	能够降低血糖、胆固醇，促进脂肪代谢，适合高脂血症患者食用	薏苡仁 	性微寒，可以降低血中胆固醇，适合肾虚、痰湿型高血脂症患者食用

【对症食疗搭配速查】

❶【芹菜+黑木耳+魔芋】清炒食用，可以降脂减肥，适合高血脂患者食用。

❷【竹笋+海带丝+豆芽】凉拌食用，有祛脂降压，降低人体对胆固醇的吸收的作用，适合高脂血症患者食用。

❸【油菜+菠菜】清炒食用，有助于降低脂肪，适合高血脂患者食用。

❹【紫菜+牡蛎】炖汤饮用，降低血清胆固醇，适宜高脂血症患者食用。

❺【绿豆+薏苡仁】熬粥服用，有抑制血脂上升的作用，适合痰湿型高血脂患者食用。

❻【黄瓜+苦瓜】清炒食用，既能降血脂、降血压，还可清泻肝火。

❼【金针菇+蘑菇】炖汤饮用，可降脂减肥、润肺化痰、润肠通便。

【对症药材推荐】

菊花 	具有提高胆固醇代谢，预防高血脂疾病有一定效果	玉竹 	可以滋阴、降低血脂的功能，对高脂血症患者都大有益处
泽泻 	降低血清总胆固醇及三酰甘油含量，能够有效降低血脂，适用于高脂血症患者食用	三七	能影响血脂代谢，降低血脂水平与胆固醇，对高血脂患者都大有益处
甘草 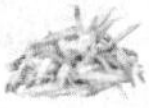	具有补脾益气，降血脂功效，可治脾虚湿盛型高血症的症状	罗布麻叶	能显著降低高脂血症患者的血清总胆固醇和三酸甘油酯含量，有降脂降压
决明子 	有降低血清总胆固醇和三酰甘油的作用，对高脂血症患者有益	枸杞子 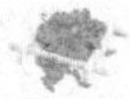	具有降低胆固醇，达到降低血脂的功能，适用于高血脂症患者食用
茯苓	具有健脾祛湿的功效，降低血脂，用于脾虚湿盛型高脂血症	绞股蓝 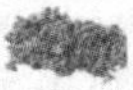	能有效降低血脂，对高脂血症患者会有很好的改善作用
柴胡 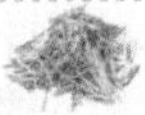	柴胡具有良好的降低胆固醇及三酰甘油的作用，能有效预防高脂血症		

【对症方剂配伍速查】

❶【菊花+枸杞子+玉竹】水煎服，可以提高胆固醇代谢，达到降血脂的功能，对高脂血症患者都大有益处。

❷【荷叶+甘草】泡茶服用，可以降压降脂，适用于高脂血症患者食用。

❸【罗布麻叶+决明子】泡茶服用，可以降压降脂，可用于肝火旺盛所致的高脂血症患者。

❹【三七+绞股蓝】煎水服用，可活血化瘀、降低血压，血脂，有效预防动脉硬化。

❺【泽泻+茯苓】泡茶服用，可以降压降脂，可用痰湿较重的高脂血症患者。

❻【菊花+决明子】泡茶服用，可以降压降脂，可用于肝火旺盛的高脂血症患者。

❼【柴胡+罗布麻叶】煎水服用，可以降压降脂，还可疏肝解郁。

甲亢

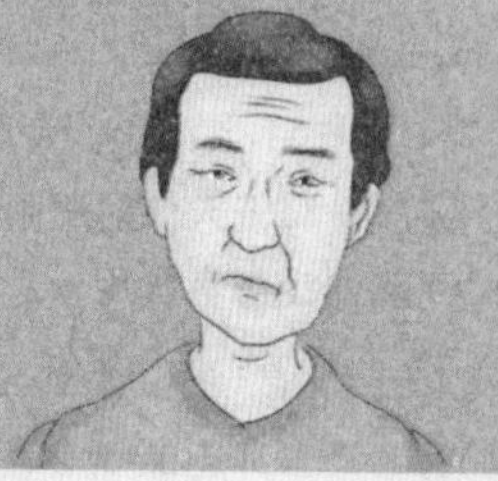

[病症陈述] 甲状腺功能亢进症简称“甲亢”，指由于甲状腺本身或甲状腺以外的多种原因引起的甲状腺激素增多，造成机体的神经、循环、消化等各系统的兴奋性增高和代谢亢进的一种疾病。

[症状分析] 本病主要症状为易激动、神经过敏、失眠紧张、多汗等，很多病人感觉疲乏、无力、容易疲劳。患者眼球突出，眼睛凝视或呈现惊恐眼神，甲状腺呈弥漫性对称性肿大（少数不对称，肿大明显）。

[饮食原则] 宜选择具有抑制甲状腺激素合成功能的中药材和食材，如牡蛎、生地黄、香菇等。宜选择具有抑制中枢神经系统功能的中药材和食材，如酸枣仁、生地黄、枸杞等。宜吃解毒、补肝肾、清火的食物，如西瓜、枸杞等。宜吃含钾、磷、钙等矿物质的食物，如香蕉、甲鱼等。忌食高脂肪、肥腻食物，如猪肉、羊肉等；禁食含碘量高的食物；禁食辛辣刺激性食物。

【对症食材推荐】

西瓜 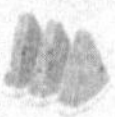
具有清热、除烦止渴的功效，可以缓解甲亢患者烦躁不安的症状

甲鱼 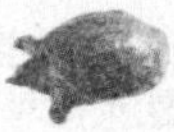
具有益气补虚，益肾健体的功效，可以改善甲亢患者易疲劳、无力症状

牡蛎 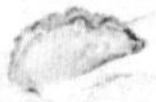
能够止汗、敛阴，可以帮助改善甲亢患者多汗症状

香菇 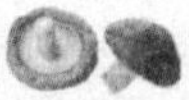
可以益胃和中、透疹解毒之功效，改善甲亢患者症状

豆腐
可以清热、益气和中，改善甲亢患等各种症状

【对症食疗搭配速查】

❶【牡蛎+豆腐】煮汤饮用，可以滋阴潜阳、软坚散结，适合甲亢患者。

❷【香菇+甲鱼】煮汤饮用，可以滋阴补气、软坚散结，改善甲亢患者症状。

【对症药材推荐】

夏枯草 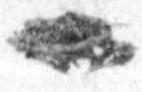
有清热、除烦的作用，可以改善甲亢患者的症状

菊花 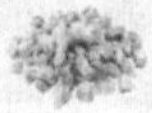
可以清热解毒，治疗心胸烦热，适合甲亢患者食用

酸枣仁 
可以宁心安神，调节中枢神经，改善甲亢患者症状

枸杞子 
性平，可以清火解毒，补肝肾，适合甲亢患者食用

玫瑰花 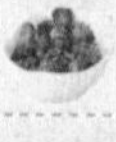
具有理气解郁的功效，对甲亢患者烦躁不安的症状有改善作用

【对症方剂配伍速查】

❶【菊花+枸杞子】泡茶饮用，可以清热解毒，滋阴补肾，对甲亢患者有一定食疗作用。

❷【玫瑰花+夏枯草+酸枣仁】泡茶饮用，可宁心安神、行气解郁，缓和甲亢引起的情绪躁动、失眠不安症状。

甲状腺肿大

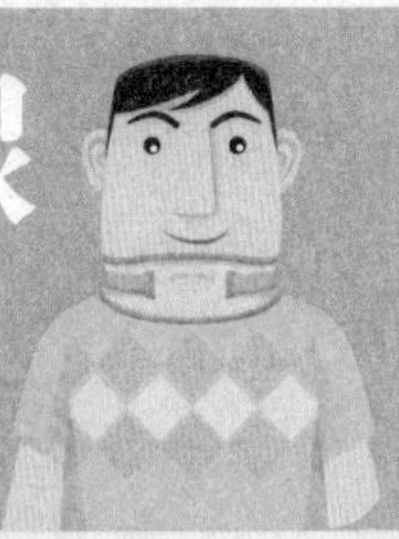

[病症陈述] 甲状腺肿大俗称“粗脖子病”“大脖子病”或“瘿脖子”，一般是由于缺碘引起的甲状腺代偿性的肿大，多见于青年女性，一般不伴有甲状腺功能异常。

[症状分析] 其临床症状较多，可出现焦虑、失眠、易紧张、肌肉无力、心跳加快、心律不齐、体重减轻、大便次数增加、体温升高、出汗、突眼、视力模糊、怕光、眼痛、易流泪，并且有可能出现所有自律神经失调的症状。

[饮食原则] 甲状腺肿大患者宜选用有补充碘元素功能的中药材和食材，如紫菜、海带、海藻等，宜选用具有促进甲状腺聚碘作用的中药材和食材，如昆布、海蜇、海藻等。甲状腺肿大的患者禁食大豆、花生、土豆等易诱发和加重甲状腺肿大的食物；禁食油厚肥腻的食物；禁食辛辣刺激性食物。

【对症食材推荐】

紫菜  能够消水消肿，软坚散结，适合甲状腺肿大患者食用

海带 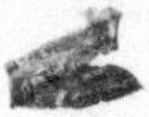 能过软坚，维持甲状腺正常功能，适合缺碘性甲状腺肿大患者食用

海蜇 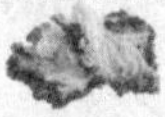 具有软坚散结的作用，适合缺碘性甲状腺肿大患者食用

【对症食疗搭配速查】

【紫菜+海带+海蜇】做成凉拌菜食用，补充碘元素，对缺碘性甲状腺肿大的患者有很好的食疗作用。

【对症药材推荐】

海藻 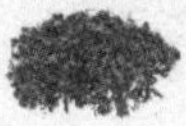 具有软坚散结，利水的功效，可以治疗甲状腺肿大患者的症状

昆布 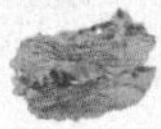 具有促进甲状腺聚碘的功能，适合甲状腺肿大患者食用

夏枯草 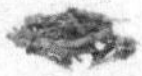 具有清肝散结的功效，适合甲状腺肿大患者食用

山慈菇 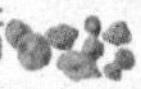 性寒，可以化痰散结，适合甲状腺肿大患者食用

丝瓜络 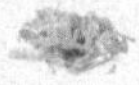 性凉，可以利水消肿，适合甲状腺肿大患者食用

黄药子 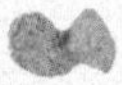 具有化痰散结，适合甲状腺肿大病、咳嗽痰多的患者食用

牡蛎 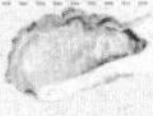 具有化痰、软坚的功效，适合甲状腺肿大患者食用

【对症方剂配伍速查】

❶【丝瓜络+黄药子+煅牡蛎】水煎服，可散结消肿，对单纯性甲状腺肿大有一定疗效。

❷【夏枯草+山慈菇+黄药子】水煎服，可以利水、消肿，可以治疗甲状腺肿大患者的症状。

痛风

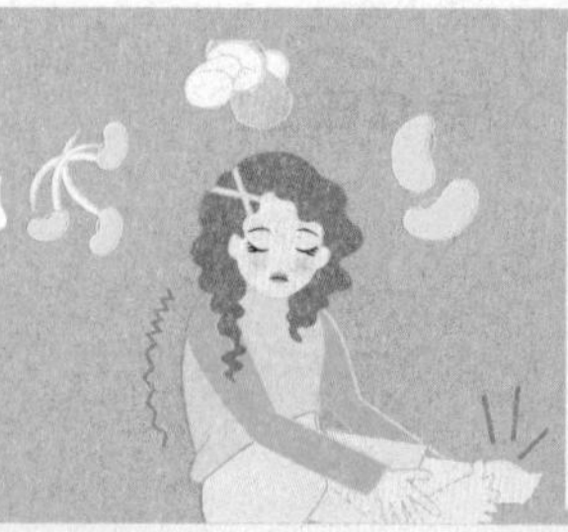

[病症陈述] 痛风是由于尿酸在人体血液中浓度过高，在软组织如关节膜或肌腱里形成针状结晶，导致身体免疫系统过度反应而造成痛苦的炎症，多因摄入过多高嘌呤成分的食品引起。

[症状分析] 本病一般发作部位为大拇指关节、踝关节、膝关节等。长期痛风患者有发作于手指关节，甚至耳廓含软组织部分的现象。急性痛风发作部位会出现红、肿、热、剧烈疼痛症状。

[饮食原则] 宜选用具有促进机体代谢功能的中药材和食材，如木瓜、赤小豆、莴笋、葛根等。宜选用具有促进尿酸排泄功能的中药材和食材，如樱桃、薏苡仁、莴笋、赤小豆、芹菜等。忌食含高嘌呤成分高的食物，如动物内脏、多春鱼、带子、海参、青口、鹅肉、野生动物、花生、腰果等。禁食诱气发病的发物，如螃蟹、虾、腊肉等；禁食辛辣助火的食物，如胡椒、辣椒、花椒等。

【对症食材推荐】

薏苡仁 	可以利湿、清热的作用用于治疗湿痹，对改善痛风有益	赤小豆 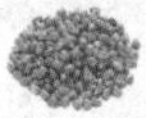	有利尿，促进尿酸排出作用，能缓和痛风的不适症状
樱桃 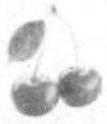	具有祛风除湿的功效，可促进尿酸排泄，缓解痛风等不适症状	莴笋 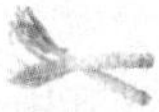	具有利尿作用，有助于抵御风湿性疾病的痛风
芹菜 	可以利水消肿，促进尿酸排泄，对改善痛风有益	木瓜 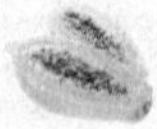	能够祛风除湿、通经活络，有效缓解痛风症状
葡萄 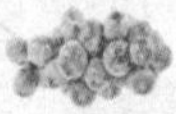	葡萄能补肾气，调节尿酸浓度，促进尿酸排泄	白酒 	每日饮用适量，可活血通络，对改善关节疼痛、筋脉拘急有疗效

【对症食疗搭配速查】

❶【薏苡仁+赤小豆】熬粥食用，能祛风除湿，利尿，能缓和痛风的不适症状。

❷【莴笋+芹菜】清炒食用，有利尿作用，促进体内尿酸排泄的作用，适合痛风患者食用。

❸【樱桃+木瓜】榨汁服用，具有祛风除湿的作用，可以缓解痛风的症状。

❹【葡萄+白酒】酿成葡萄酒饮用，具有活血通络的作用，可以缓解痛风的症状。

【对症药材推荐】

土茯苓	具有祛湿，通利关节的作用，可缓和痛风的不适症状	威灵仙 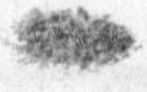	有祛风除湿、通络止痛的作用，对改善痛风有益

【对症方剂配伍速查】

❶【土茯苓+络石藤】水煎服，能够祛湿，利关节，有助于改善风湿热痹型痛风症。

第九章

骨科疾病对症食疗

骨质疏松

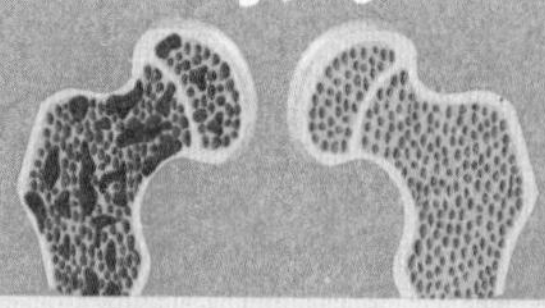

[病症陈述] 骨质疏松主要是骨量低和骨的微细结构有破坏，骨组织的矿物质和骨基质均有减少，导致骨的脆性增加和容易发生骨折。本病常见于老年人，但各年龄时期均可发病。

[病因分析] 骨质疏松症和内分泌因素、遗传因素、营养因素、废用因素等有关。因为饮食、生活习惯、周围环境、情绪等的影响，人的体液很多时候都会趋于酸性，酸性体质是钙质流失、骨质疏松的重要原因。

[饮食原则] 宜选用具有补充钙元素作用的中药材和食材，如猪骨、牛奶、石膏、牡蛎、花生等；宜选用具有补充维生素D作用的中药材和食材，如鸡蛋、鱼肝油、核桃等。少吃含磷较多的食物，如动物肝脏、虾、蟹蚌等；少吃咖啡或含咖啡因较多的饮料和食物，如咖啡、碳酸饮料、巧克力、茶。

【对症食材推荐】

猪骨 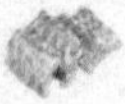
具有补中益气、养血健骨的功效，中老年人喝猪骨汤可延缓衰老，防治骨质疏松

黑芝麻 
具有补肝益肾、强身体、抗衰老等功效

板栗 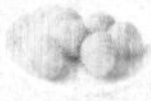
具有补肾强腰，其富含维生素D，可防治骨质疏松等疾病

牛奶 
富含钙，老年人常喝高钙牛奶，可防治骨质疏松症

鸡蛋 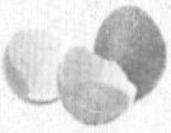
蛋黄中的维生素D有助于机体对钙的吸收，对强健骨骼有良好的作用

鱼肝油 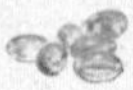
可为机体补充维生素D，促进机体对钙的吸收，适合骨质疏松患者

核桃 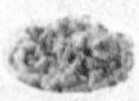
肾主骨，核桃是补肾的佳肴，对骨质疏松有很好的防治作用

花生 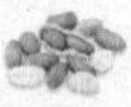
含钙量丰富，可防止老年人骨骼退行性病变发生

【对症食疗搭配速查】

❶【猪骨+核桃】煮汤，含钙质丰富，补肾壮骨，可防治骨质疏松。

❷【牛奶+花生+芝麻】煮甜汤，含钙量丰富，可促进骨骼发育、防止骨骼老化。

【对症药材推荐】

牡蛎 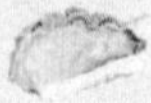
含有丰富的钙质，可有效防治骨质疏松症

杜仲 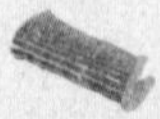
含有丰富的矿物质铁、钙、钾、锌、镁、硒等微量元素，可用于骨质疏松

【对症方剂配伍速查】

【牡蛎+熟地+狗脊】水煎服，可强筋骨、补肾阳，有效防治骨质疏松。

骨质增生

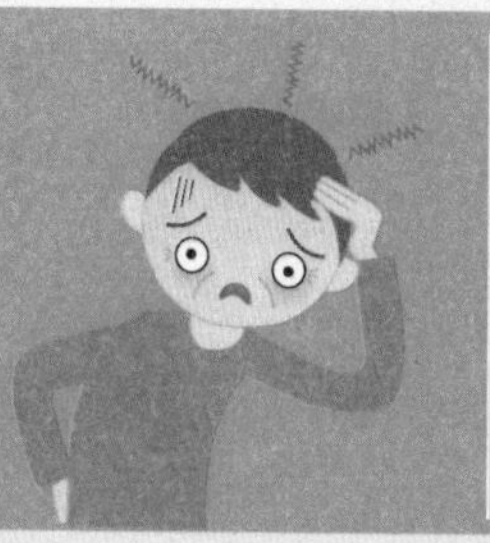

[病症陈述] 骨质增生是骨关节退行性改变的一种表现，临床表现为关节边缘骨质增生，关节发僵发累感，伴有疼痛，关节有时轻度肿大，关节边缘压痛，两膝与手指关节最为明显。

[病因分析] 本病多由于中年以后体质虚弱及退行性变。长期站立或行走及长时间的保持某种姿势，由于肌肉的牵拉或撕脱，血肿机化，形成刺状或唇样的骨质增生。骨刺对软组织产生机械性的刺激和外伤后软组织损伤、出血、肿胀等因素也会导致骨质增生。

[饮食原则] 宜食用可补肾强骨、抗衰老的中药材和食材，如补骨脂、骨碎补、西洋参、甲鱼、鳝鱼等；宜多食含钙、蛋白质、维生素C和维生素D丰富的食物，如黑豆、牛奶等。忌食辛辣、过咸、过甜等刺激性食品，如茴香、辣椒、花椒、胡椒、桂皮、酒等。

【对症食材推荐】

甲鱼 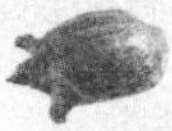 益气补虚、滋阴壮阳、益肾健体、净血散结等功效，可增强体质，防治骨质增生

牡蛎 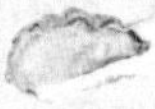 收敛、镇静、解毒、镇痛，可缓解由骨质增生引起的关节疼痛

黑豆 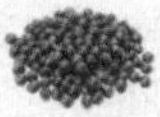 含有丰富的维生素D和钙质，骨质增生患者可多食

鳝鱼 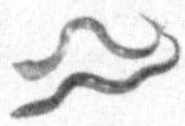 具有补气养血、去风湿、强筋骨、壮阳等功效，对骨质增生患者有食疗功效

黑芝麻 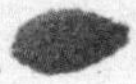 有滋养、强壮、防止老化的功效，对骨质增生患者有一定的食疗作用

牛奶  富含钙和维生素D等营养成分，可防治骨质增生症

【对症食疗搭配速查】

❶【甲鱼+鳝鱼+黑豆】煮汤食用，可补肾滋阴、强筋壮骨、活血化瘀。

❷【黑芝麻粉+牛奶】冲食，富含钙质，可补肾滋阴、强壮骨骼。

【对症药材推荐】

补骨脂 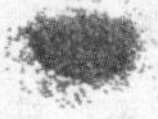 补肾助阳、强腰壮骨，对老年人骨质增生有很好的防治作用

骨碎补 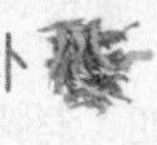 补肾强骨、续伤止痛，对骨质增生症有较好的疗效

西洋参  益肺阴、清虚火、生津止渴、抗衰老、增强体质，对预防骨骼老化有一定的效果

三七 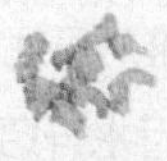 三七具有止血、散瘀、消肿、定痛的功效，可用于骨质增生的治疗

【对症方剂配伍速查】

❶【补骨脂+骨碎补+三七+桂枝】水煎服，可强腰壮骨，可治关节痹痛。

颈椎病

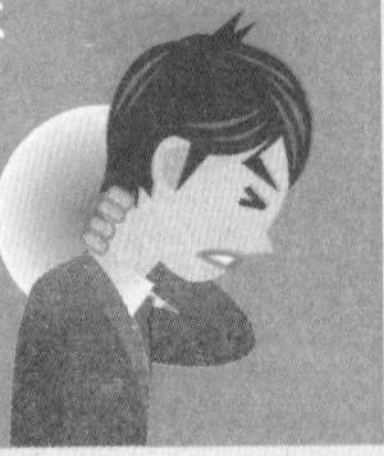

[病症陈述] 颈椎病是指因为颈椎的退行性变引起颈椎管或椎间孔变形、狭窄，刺激、压迫颈部脊髓、神经根，并引起相应的临床症状的疾病，多因不良的姿势导致。

[症状分析] 本病主要表现为颈肩部疼痛、头晕头痛、上肢麻木、肌肉萎缩，严重者可出现双下肢痉挛、行走困难，甚至四肢麻痹、大小便障碍、瘫痪等。

[饮食原则] 宜选用具有除湿止痛功效的中药材和食材，如鸡血藤、羌活、丝瓜络、细辛、桂枝、川芎、延胡索、鳝鱼等；常食具有强健骨骼作用的食物，如排骨、豆类，在饮食中应注意补充钙，多吃新鲜蔬菜和水果。忌吃油腻厚味、过冷过热的食品，如肥肉、荔枝、茴香、花椒、白酒、啤酒、雪糕等。

【对症食材推荐】

鳝鱼 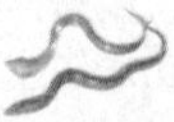 具有补气养血、祛风湿、强筋骨、壮阳等功效，对颈椎病患者有食疗作用

排骨 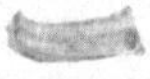 骨含有大量磷酸钙、骨胶原、骨黏蛋白等，可为幼儿和老人提供钙质

赤小豆 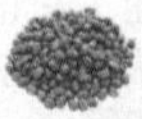 富含蛋白质、脂肪、糖类、磷、钙、铁等成分，颈椎病患者可常食

黑豆 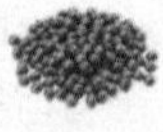 含有丰富的钙质，可强健骨骼，改善颈椎病症状

【对症食疗搭配速查】

【鳝鱼+赤小豆+黑豆】煮汤，含有丰富的钙质，可祛风湿、强筋骨。

【对症药材推荐】

桂枝 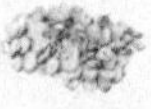 含有的桂皮醛可调整血液循环，舒筋通络，可化解颈椎疼痛、内生结节的症状

川芎  具有活血行气、祛风止痛的功效，对颈椎病患者有较好的疗效

延胡索 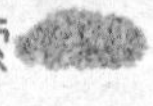 活血散瘀、理气止痛，可用于跌打损伤、颈椎病等症

鸡血藤 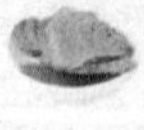 活血舒筋、养血调经，可治手足麻木、肢体瘫痪、风湿痹痛、颈椎病等症

三七 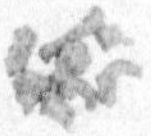 具有散瘀止血、消肿定痛之功效，可用于跌打损伤、瘀滞疼痛、颈椎病等症

羌活 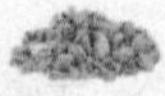 具有散寒解表、祛风胜湿、止痛的功效，用于治疗风湿、颈椎病等症

细辛 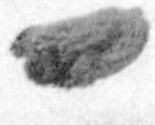 祛风散寒、行水开窍，对颈椎病患者有较好疗效

丝瓜络  有通经活络、解毒消肿的功效，可用于治疗颈椎病

【对症方剂配伍速查】

❶【桂枝+川芎+鸡血藤】水煎服，可活血舒筋、温经通脉，对颈椎病患者有较好疗效。

肩周炎

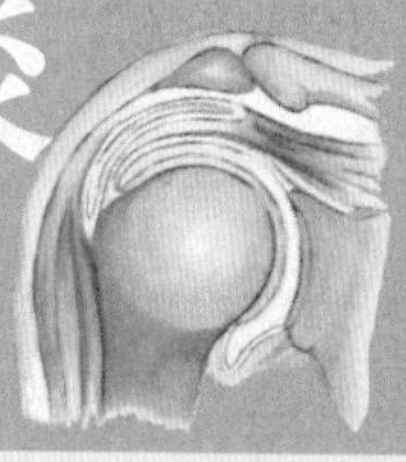

[病症陈述] 肩周炎是肩关节周围韧带、肌腱、滑囊和肩关节囊的慢性特异性炎症。症见肩部疼痛难忍，尤以夜间为甚，影响入睡，肩关节活动受限。

[病因分析] 本病多因年老体衰，全身退行性变，活动功能减退，气血不旺盛，肝肾亏虚，复感风寒湿邪的侵袭，久之筋凝气聚、气血凝涩、筋脉失养、经脉拘急而发病。

[饮食原则] 发病期间，应选择具有温通经脉、祛风散寒、除湿镇痛作用的中药材和食物，如制附子、干姜、威灵仙、花椒等；静养期间则应以补气养血或滋养肝肾等扶正法为主，可多食鳝鱼、狗肉等。少吃生冷性凉的食物，如地瓜、豆腐、绿豆、海带、香蕉、柿子、西瓜等。

【对症食材推荐】

羊肉 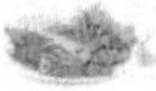 散寒除湿，对感受风寒湿邪肩周炎患者亦有食疗功效

狗肉 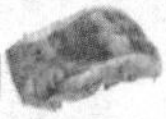 温里散寒、促进血液循环，对肩周炎有一定的食疗功效

鳝鱼 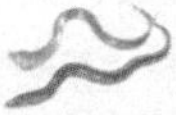 鳝鱼具有补气养血、祛风湿、强筋骨、壮阳等功效，对肩周炎有食疗功效

生姜  肩周炎患者食用或把生姜敷于患处，可使肌肉由张变弛、舒筋活血，可缓解疼痛

【对症食疗搭配速查】

❶【羊肉+狗肉】加桂皮、大蒜、花椒等调味料焖熟食用，可散寒祛湿，对肩周炎有很好的食疗作用。

❷【鳝鱼+生姜】煮汤，可祛风除湿、舒筋活血，缓解肩周炎症状。

【对症药材推荐】

制附子 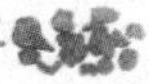 回阳救逆、散寒止痛，对寒湿型肩周炎、关节炎有很好的疗效用量3~15克

干姜  温中散寒、回阳通脉，主治寒湿痹痛等症，对寒湿型肩周炎有疗效

制川乌  祛风除湿、温经止痛，用于风寒湿痹、关节疼痛、肩周炎等症用量1.5~3克

威灵仙 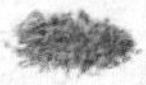 祛风除湿、通络止痛，主治痛风顽痹、风湿痹痛、肢体麻木等症

骨碎补  补肾强骨、续伤止痛，可用于跌扑闪挫、筋骨折伤、肩周炎等症

细辛 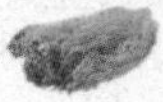 疏散风寒、杀菌消炎，镇痛作用较为显著，可缓解肩周炎疼痛用量1.5~9克

【对症方剂配伍速查】

❶【附子+干姜+细辛】水煎服，可疏散风寒、解热止痛，肩周炎患者宜服。

❷【威灵仙+骨碎补】水煎服，可祛风除湿、通络止痛，适用于肩周炎。

强直性脊柱炎

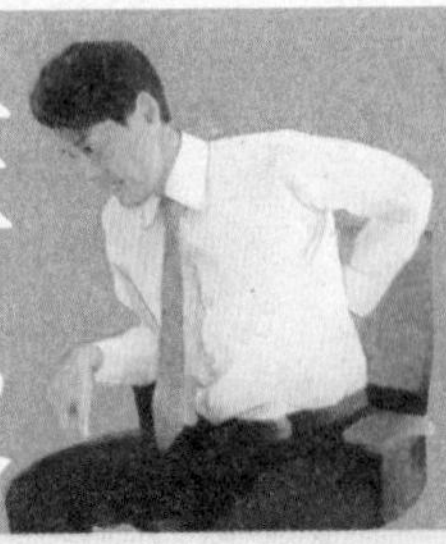

[病症陈述] 强直性脊柱炎又称为类风湿性脊柱炎，是一种慢性炎性疾病，主要侵犯骶髂关节、脊柱骨突、脊柱旁软组织及外周关节，并可伴发关节外表现。

[症状分析] 临床主要表现为腰、背、颈、臀、髋部疼痛以及关节肿痛，严重者可发生脊柱畸形和关节强直。患者逐渐出现臀髋部或腰背部疼痛或发僵，尤以卧久（夜间）或坐久时明显，翻身困难，晨起或久坐起立时腰部发僵明显，但活动后减轻。有的患者感臀髋部剧痛，偶尔向周边放射。

[饮食原则] 强直性脊柱炎的饮食要注意补充蛋白质和维生素，应多吃营养丰富的食物及豆类食品；可多吃辛热食物。忌生冷食物，如绿豆、海带、西瓜、冰冻饮品等。

【对症食材推荐】

赤小豆 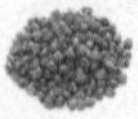 具有利水消肿、解毒排脓等功效，可用于强直性脊柱炎

鳝鱼 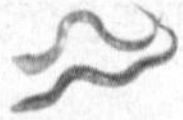 凉血止痛、祛风消肿、润肠止血等功效，对强直性脊柱炎有较好的疗效

泥鳅 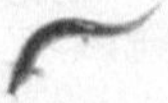 除湿退黄、益肾助阳、祛湿止泻之功效，对强直性脊柱炎有食疗作用

木瓜 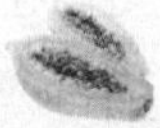 具有平肝和胃、舒筋络、活筋骨的功效，强直性脊柱炎患者宜食

【对症食疗搭配速查】

❶【赤小豆+泥鳅】煮汤，可凉血止痛、祛风消肿，适用于强直性脊柱炎。

❷【鳝鱼+木瓜】煮汤，可利水消肿、舒筋活络，强直性脊柱炎患者宜食。

【对症药材推荐】

淫羊藿  补肾阳、强筋骨、祛风湿，可用于强直性脊柱炎

马钱子 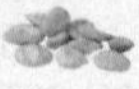 通经止痛、消肿解毒，主治风湿顽痹、类风湿性关节痛等症用0.2~0.6克

西洋参  补气养阴、清热生津，可用于强直性脊柱炎的治疗

雷公藤  一种强力抗风湿药，对强直性脊柱炎有较好疗效用10~12克

威灵仙 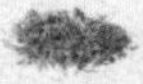 祛风除湿、通络止痛，适宜强直性脊柱炎患者服用

牛膝 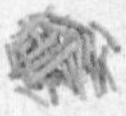 补肝肾、强筋骨、活血通经，可用于强直性脊柱炎

【对症方剂配伍速查】

❶【马钱子+淫羊藿+西洋参】水煎，早晚服，治强直性脊柱炎。

❷【雷公藤+威灵仙+牛膝+薏苡仁】水煎服，对强直性脊柱炎有较好疗效。

风湿性关节炎

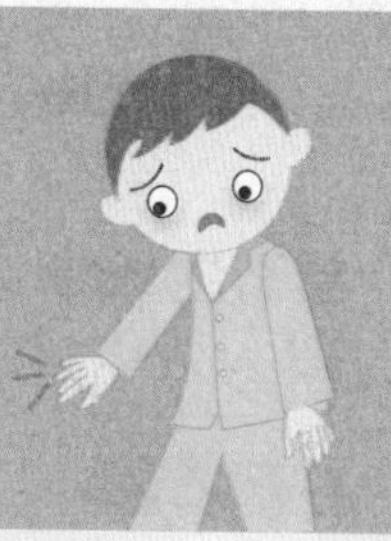

[病症陈述] 风湿性关节炎是一种常见的急性或慢性结缔组织炎症，临床以关节和肌肉游走性酸楚、重著、疼痛为特征。此病常反复发作，易累及心脏，引起风湿性心脏病。

[病因分析] 致病因素较为复杂，最常见的病因主要是自身免疫性结缔组织病以及遗传因素。风湿出现之前会出现不规则的发热现象，不会出现寒战，并且用抗生素治疗无效。治愈后很少复发，关节不留畸形，有的病人可遗留心脏病变。

[饮食原则] 宜食具有消除发热症状以及促进皮质激素分泌功能的中药材和食材，如梨、甘蔗、西瓜、连翘、金银花等；多吃富含维生素和钾盐的瓜果蔬菜及碱性食物。慎食高热量和高脂肪的食物，如狗肉、螃蟹、虾、咖啡等；慎食含嘌呤多的食物，如牛肉、动物内脏、鹅肉、鹌鹑等；慎食辛辣温补性食物，如荔枝、桂皮、茴香、花椒、白酒、啤酒、人参等。

【对症食材推荐】

梨 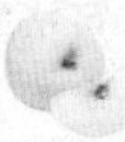 润肺、消痰、清热、解毒等功效，可消除风湿病的发热症状

甘蔗 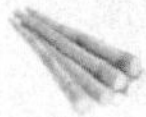 清热生津、下气润燥、补肺益胃的功效，对风湿病引起的发热症状有疗效

西瓜  清热利尿，适合高热不退的风湿性关节炎患者食用

莲藕 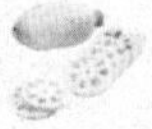 清热生津、凉血止血，可用于发热的风湿患者

鳝鱼 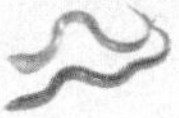 消炎、除风湿、通经络，对风湿性关节炎有一定的食疗作用

泥鳅 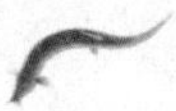 具有补中益气、除湿退黄、益肾助阳、祛湿止泻之功效，可用于风湿性关节炎

薏苡仁  有利水消肿、健脾去湿、舒筋除痹、清热排脓等功效，适宜风湿性关节炎食用

绿豆 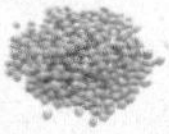 具有清热解毒、利水消肿的功效，可消除风湿病的发热症状

【对症食疗搭配速查】

❶【梨+甘蔗+西瓜】榨汁，可清热解毒，改善风湿患者的发热症状。

❷【鳝鱼+薏苡仁+赤小豆】煮汤，可健脾去湿、舒筋除痹、解热利尿。

【对症药材推荐】

连翘 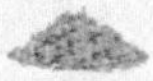 含有连翘酚、香豆精、齐墩果酸、皂苷、维生素P等成分，有解热镇痛的作用

柴胡 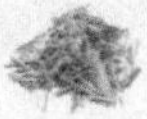 可透表泄热、疏肝解郁、升举阳气，对风湿病引起的发热症状有疗效

薄荷 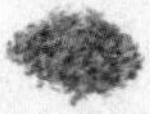 疏散风热、清利头目、利咽透疹、疏肝行气，风湿性关节炎患者宜服

金银花 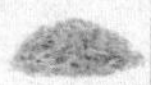 具有宣散风热、清解血毒的功效，可消除风湿病的发热症状

五加皮 	性温，味辛，具有祛风湿、补肝肾、强筋骨等功效	威灵仙 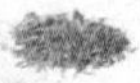	可祛风除湿、通络止痛，可用于风湿性关节炎的治疗
独活 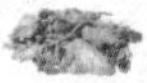	祛风胜湿、散寒止痛，用于风寒湿痹、腰膝疼痛	桑寄生 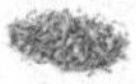	有祛风湿、益肝肾、强筋骨、安胎的功效，对风湿性关节炎患者有疗效
土茯苓	解毒、除湿、通利关节，可有效治疗风湿性关节炎	红藤 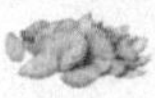	活血化瘀、祛风活络、止痛，广泛用于风湿痹痛、腰腿疼痛、关节不利等病症
桑枝 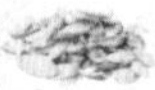	祛风湿而善达四肢经络，通利关节，痹证新久、寒热均可应用	青风藤 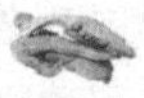	较强的祛风湿，通经络作用，治风湿痹痛，关节屈伸不利
防己 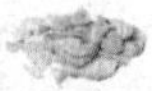	祛风除湿止痛，又能清热，对风湿痹证湿热偏盛，关节红肿疼痛者有较好的疗效		

【对症方剂配伍速查】

❶【连翘+土茯苓+柴胡+薄荷】水煎服，可除风湿、利关节。

❷【五加皮+威灵仙+金银花】水煎服，可祛风湿、强筋骨、利关节。

❸【肉桂+独活+桑寄生】水煎服，可祛风胜湿、散寒止痛，适合寒湿痹痛者。

❹【红藤+桑枝+土防己】水煎服，可祛风胜湿、清热止痛，适合风湿热痹者。

第十章

五官科疾病对症食疗

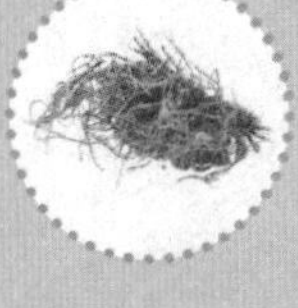
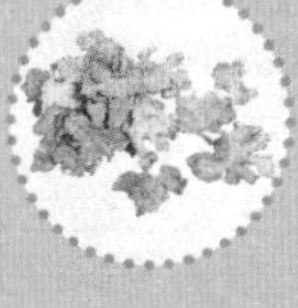
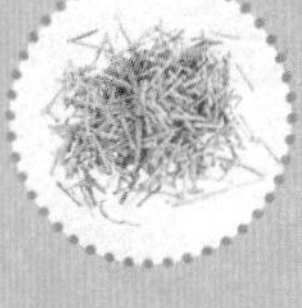

口腔溃疡

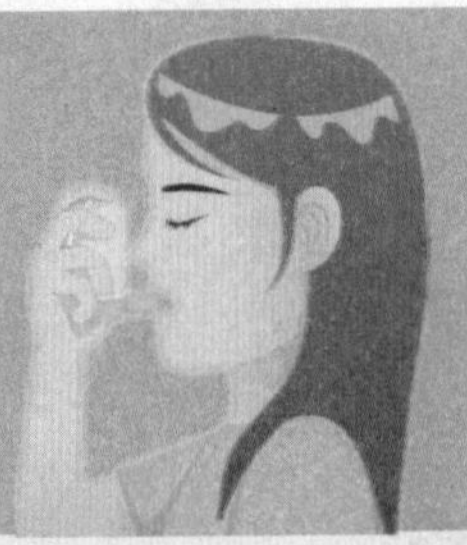

[病症陈述] 口腔溃疡又称为“口疮”，是发生在口腔黏膜上的浅表性溃疡，大小可从米粒至黄豆大小、成圆形或卵圆形，溃疡面为凹型，周围充血。

[病因分析] 复发性口腔溃疡常与缺乏B族维生素以及消化道疾病有关，如胃溃疡、十二指肠溃疡、慢性肝炎、肠炎等有关。原发性口腔溃疡的诱因可能是局部创伤、精神紧张、上火及维生素或微量元素缺乏等。

[饮食原则] 口腔溃疡患者在饮食上应多食用赤小豆、薏苡仁、苦瓜等清热泻火的食物，宜多食用牡蛎、动物肝脏、瘦肉、蛋类、坚果等富含锌的食物；以及西红柿、胡萝卜、菠菜等富含维生素B_1、维生素B_2、维生素C的食物。忌吃辛辣、香燥、温热的食物，如葱、姜、韭菜、蒜、辣椒、胡椒、牛羊肉、狗肉等。忌吃含有酒精、咖啡等刺激性的饮料，如白酒、咖啡、浓茶、碳酸饮料等。忌吃利尿作用较强的蔬菜水果，如冬瓜、西瓜、芹菜等。忌吃干硬食物，如槟榔、炒黄豆、老玉米粒等。

【对症食材推荐】

苦瓜 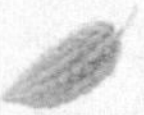	具有清暑除烦、清热消暑的功效，苦瓜还有助于加速伤口愈合，对口腔溃疡有益	菠菜 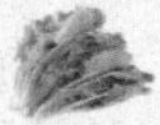	含有丰富的B族维生素，可促进溃疡面的愈合，有效防治口腔溃疡
橙子 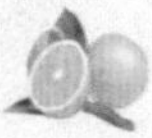	富含维生素C、维生素A和B族维生素，可促进溃疡面的愈合，有效防治口腔溃疡	白菜 	常食白菜可增强人体抗病能力和降低胆固醇，对伤口难愈，牙齿出血有防治作用
花生 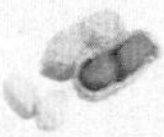	具有止血功效，其外皮含有可对抗纤维蛋白溶解的成分，可改善血小板的质量	茄子 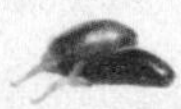	具有活血化瘀、清热消肿、宽肠的功效，适用于肠风下血、热毒疮痈、皮肤溃疡等
西红柿 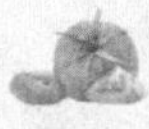	具有止血、降压、利尿、生津止渴、清热解毒的功效，还能美容和治愈口疮	白萝卜 	能促进新陈代谢，促进创面的愈合，对口腔溃疡有一定疗效
胡萝卜 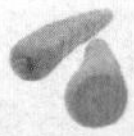	富含B族维生素、维生素C，能补充人体所缺维生素，对口腔溃疡有益	瘦肉 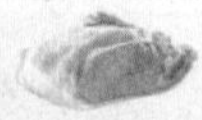	含维生素B_1、维生素B_2，可促进溃疡面的愈合，对口腔溃疡有一定的食疗作用
黄豆 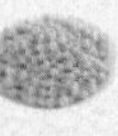	富含多种矿物质，铁、镁、钼、锰、铜、锌、硒等，能补充人体所需的锌	鸡肝 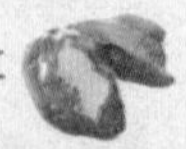	富含维生素A，能保护眼睛，同时维生素缺乏的口腔溃疡有一定疗效

【对症食疗搭配速查】

❶【菠菜+大蒜】炒食，具有消炎杀菌，补充B族维生素的作用。

❷【赤小豆+薏苡仁】煮汤食用，可清热解毒、适合口腔溃疡、目赤肿痛的患者食用

③【莲子+白萝卜】煮汤食用，可补充B类维生素，抑制口腔细菌。

④【瘦肉+香菇+白菜】炒食，补充B族维生素，增强抵抗力。

⑤【鸡肝+黄豆】烩食，可补充各种维生素和矿物质，预防口腔溃疡。

⑥【西红柿+鸡蛋】炒食，可补充B族维生素，增强抵抗力。

⑦【茄子+胡萝卜】炒食，可补充B族维生素，增强抵抗力。

【对症药材推荐】

决明子 	具有清肝明目、利水通便、抑制细菌的功效，对口腔溃疡有很好的防治作用	金银花 	具有清热解毒、抗菌作用的功效，对口腔溃疡有很好的防治作用
黄芩 	具有泻实火、除湿热、止血的功效对口腔溃疡有一定的治疗作用	红花 	能清热消炎，对目赤红肿、口腔溃疡有一定疗效
五倍子 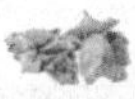	能使皮肤、黏膜和溃疡的组织蛋白凝固，同时具有抗真菌作用，对口腔溃疡有效	黄连 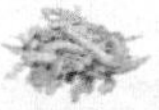	具有泻火燥湿、解毒杀虫的功效，能治咽喉肿痛、火眼口疮、痈疽疮毒等症

【对症方剂配伍速查】

①【决明子+五倍子+黄连+甘草】煎服，可抗菌消炎，治疗口腔溃疡。

②【金银花+菊花+黄芩+玄参】泡服，可清热泻火、生津止渴，辅助治疗口腔溃疡。

慢性咽炎

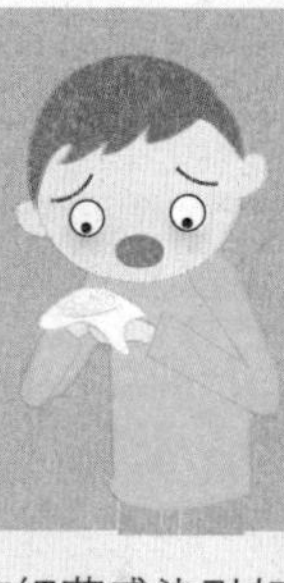

[病症陈述] 慢性咽炎是一种常见的上呼吸道疾病且病程长，主要症状为：咽部不适，发干、异物感或轻度疼痛、干咳、恶心、咽部红肿、灼热疼痛，吞咽困难，咽后壁可见淋巴滤泡等。

[病因分析] 咽炎多由病毒和细菌感染引起，有腺病毒、副流感病毒以及柯萨奇病毒，主要致病菌为链球菌、葡萄球菌和肺炎球菌等，此外，鼻的疾病、扁桃体炎、龋病、粉尘、化学气体、烟酒过度以及贫血、便秘、肝脏、肾脏病也都可引起咽炎。

[饮食原则] 慢性咽炎与患者自身免疫功能低下有直接关系，因此，应多食具有增强抗病能力的中药和食物：如香菇、猴头菇、黑木耳、银耳、百合、人参、灵芝等。忌食辛辣刺激、燥热性的食物，如羊肉、狗肉、花椒、桂圆等。忌食熏制、腌制及过热过冷的食物，如炒花生、腊肉、冰镇饮料和冰激凌等。忌吃炒货、零食类食物，如炒瓜子、薯片等。忌吸烟、饮酒。

【对症食材推荐】

银耳 性平，能滋补生津、润肺养胃、补阴良药，治疗咽炎所致咳嗽有效

香菇 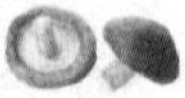 性平，能化痰理气、解毒、消炎抗菌，对炎症和咳嗽有较好的疗效

梨 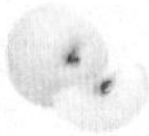 性寒，能润肺止咳、养血生津、清热，对肺热咳嗽、化痰有疗效

竹笋  性微寒，能清热化痰、利水道，治疗咽炎所致咽干咳嗽有疗效

橄榄 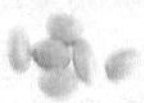 性微寒，能清热化痰、利咽，缓解咽炎所致咽干咳嗽症状

杏仁 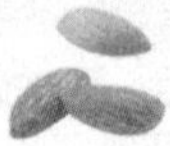 润肺、止咳、化痰，治疗咽炎咳嗽、咳吐痰液

银杏 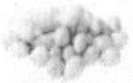 清热化痰，治疗痰热咳嗽、咽炎咳吐黄痰等病症有效

柚子 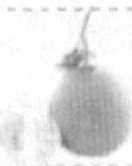 清热止咳、生津止渴，治疗痰热咳嗽等病症有效

丝瓜 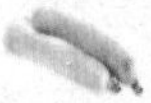 性微寒，能清热解毒、生津利咽，辅助治疗干燥性咽炎

冬瓜 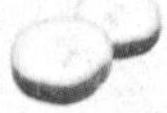 性微寒，能清热泻火、生津止渴，辅助治疗干燥性咽炎

【对症食疗搭配速查】

❶【冬瓜+丝瓜】清炒食用，能清热解毒、滋阴利咽，治疗咽干咳嗽有疗效。

❷【银耳+梨+橄榄】煮汤服用，能清凉利咽、爽喉解毒，治疗咽喉肿痛、干咳。

❸【竹笋+香菇】清炒食用，或配鸭肉炖汤食用，能清热利咽、生津止渴。

❹【杏仁+银杏】与大米一同煮粥食用，或配大豆打成豆浆饮用，能止咳化痰。

❺【柚子+梨】榨汁饮用，可清热生津，缓解咽喉干燥、刺激性咳嗽症状。

❻【香菇+杏仁+冬瓜】搭配鸭肉炖汤食用，可清热止咳，补虚利咽，治疗慢性咽炎，久咳不愈。

【对症药材推荐】

罗汉果 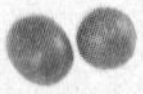 性凉，能清热润肺、生津止渴，治疗肺热燥咳、化痰，对咽炎有疗效

玉竹  性微寒，能养阴润燥，治疗阴虚肺燥、咽干咳嗽

木蝴蝶  性凉，能清热利咽，治疗咽喉肿痛、声音嘶哑有疗效

竹茹 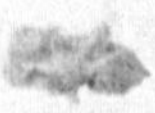 性微寒，能清热化痰、除烦，治疗痰热咳嗽等病症有效

玄参 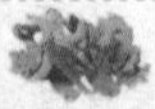 性微寒，能清热利咽、生津止渴，治疗干燥性咽炎

甘草 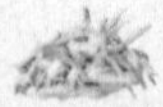 清热解毒、生津止渴，对缓解咽炎干咳、咽痒咽痛有疗效

苏子  能降气化痰、止咳平喘，治疗痰多咳嗽等病症

胖大海 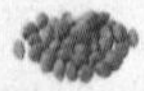 能清热利咽、止咳化痰，治疗痰热咳嗽、咽干

【对症方剂配伍速查】

❶【木蝴蝶+天花粉+金银花+苏子+竹茹】水煎服，治疗不同证型的慢性咽炎。

❷【罗汉果+蒲公英+胖大海】泡茶饮用，能润喉爽声、化痰清热，治疗咽干咳嗽、疼痛。

鼻炎

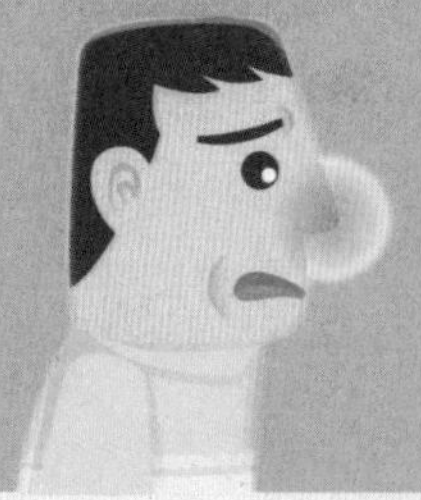

[病症陈述] 鼻窦炎是鼻窦黏膜的非特异性炎症，为一种鼻科常见病。以鼻塞、多脓涕、头痛为主要表现，可伴有轻重不一的鼻塞、头痛及嗅觉障碍。

[症状分析] 单纯性鼻炎的主要症状有：鼻塞、流涕、打喷嚏、头痛、头昏。伴有鼻痒感，还可伴有头痛、记忆力下降等；过敏性鼻炎的典型症状有：鼻痒、喷嚏连连、清水样鼻涕流不止、间歇性鼻塞等。

[饮食原则] 鼻炎患者在饮食宜清淡，多吃富含B族维生素的粗粮、豆类和坚果，如莲藕、冬瓜等；还要多吃新鲜水果和蔬菜，以摄取足够的维生素C和生物类黄酮，以消炎和保持微血管健康，如柑橘、葡萄、蓝莓、西红柿等。忌吃油腻的食物，如肥肉、香肠等。忌吃辛辣、助热生火的食物，如辣椒、胡椒、芥末、葱、蒜、韭菜等。忌吃生冷寒凉的食物，如苦瓜、黄瓜、冰激凌、冰冻饮品等。过敏性鼻炎患者忌吃容易引起过敏的食物，如虾、蟹、鸡蛋等。

【对症食材推荐】

莲藕 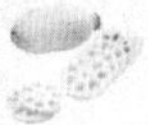
富含B族维生素，可清热解毒，对鼻炎有一定的疗效

柑橘 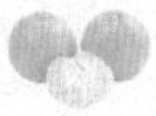
富含维生素C，能强化末梢血管组织，对鼻炎有一定的疗效

西红柿 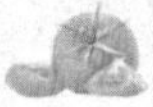
富含维生素C和生物类黄酮，可消炎和保持微血管健康，对鼻炎有益

鸭肉 
具有滋阴生津、增强抵抗力的功效，对干燥性鼻炎有疗效

姜 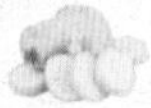
能发汗解表、温中解毒，感冒引起的鼻塞、流鼻涕有缓解作用

葱白 
含维生素B_1，维生素B_2、维生素C，有杀菌、发汗的功效，对鼻炎有益

【对症食疗搭配速查】

❶【西红柿+柑橘】榨汁饮用，补充维生素C，治疗风热感冒引起的鼻炎。

❷【葱白+莲藕+鸭肉】煮粥，可散寒通窍，可治疗体虚感冒引起的鼻炎流涕。

【对症药材推荐】

辛夷 
可祛风通窍、抑制真菌，是治疗鼻炎、鼻窦炎的常用药

细辛 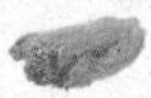
可祛风散寒、通窍止痛，对鼻炎、鼻窦炎有疗效

【对症方剂配伍速查】

【辛夷+白芷+细辛+茴香】水煎服，可祛风通窍，治疗鼻炎、鼻窦炎。

结膜炎

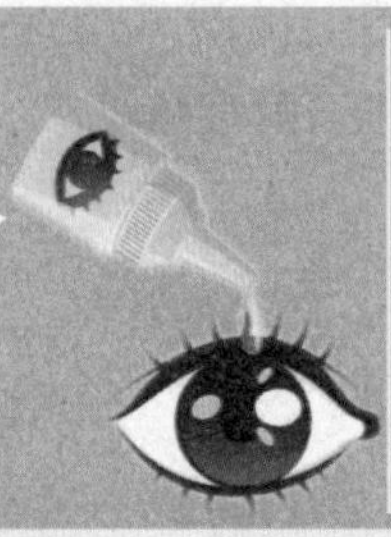

[病症陈述] 结膜炎俗称“红眼病”，季节性传染病，传染性极强。患病早期，病人感到双眼发烫、烧灼、眼红，紧接着眼皮红肿、眼眵多、怕光、流泪。

[病因分析] 结膜炎最常见的病因是微生物感染，包括细菌、病毒、衣原体、真菌等感染，物理性刺激、化学性损伤或免疫性病变以及全身性疾病都可引起结膜炎。

[饮食原则] 治疗结膜炎首先要抑制病原微生物病毒和细菌，常用的中药食材如桑叶、黄芩、黄连、苦参、大青叶等，其次要多摄入营养素含量高的食物，如花菜、橙子、柚子、猕猴桃等。忌食茄子、虾、蟹、带鱼等发物以及辣椒、狗肉、羊肉等热性食物。忌食性热上火、辛辣香燥、肥腻助邪的食物，如羊肉、鹅肉、鲢鱼、鳗鱼、人参、荔枝、桂皮、白酒。

【对症食材推荐】

丝瓜 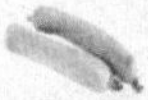
性凉，能解毒通便、营养丰富，对病菌等有抑制效果

海带 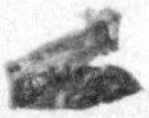
性寒，能清热软坚、营养丰富，对抑制病菌有效

马齿苋 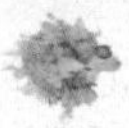
性寒，能清热解毒、消炎抗菌，对治疗结膜炎有疗效

苋菜 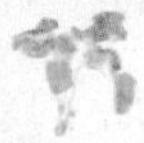
性凉，能清热利湿、通二便，营养丰富，对治疗结膜炎有疗效

田螺 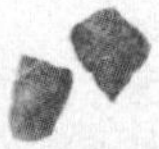
性寒，能清热解毒、利尿通淋，对结膜炎的治疗恢复有益

猪肝 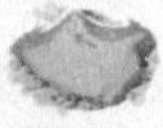
能养肝明目，增强眼睛的抗病毒能力，改善眼干涩症状

【对症食疗搭配速查】

❶【田螺+海带】煮汤食用，能为视网膜提供营养，对结膜炎患者有益。

❷【丝瓜+猪肝+马齿苋】炖汤服用，能清热解毒、清肝明目，对患者有益。

【对症药材推荐】

车前子 
性寒，能清热利水、明目，清肝火，对结膜炎患者有益

菊花 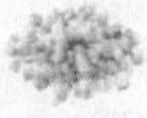
性微寒，能疏风清热、清肝明目、解毒，对结膜炎患者有一定效果

木贼 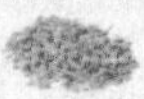
性平，能疏风散热、抗菌消炎，对结膜炎患者有较好的疗效

石决明 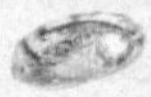
性寒，能平肝潜阳、清肝明目，对肝火旺所致目赤目痛等有一定疗效

【对症方剂配伍速查】

【车前子+密蒙花+木贼+石决明+菊花】水煎服，治疗结膜炎、白内障等眼疾有效。

白内障

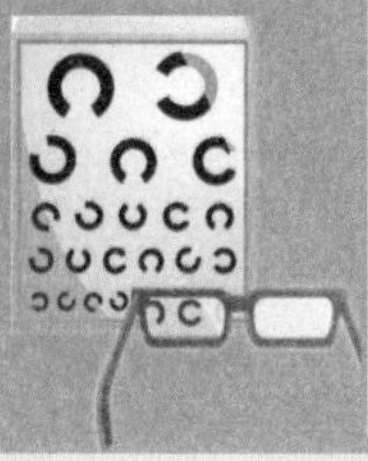

[病症陈述] 白内障是指晶状体代谢紊乱导致晶状体蛋白质变性而发生浑浊、视物不清等现象的疾病。在早期，还常有固定不飘动的眼前黑点，亦可有单眼复视或多视现象。

[病因分析] 引起白内障的因素包括：新陈代谢功能减退、糖尿病、眼局部外伤、眼内炎症以及过度暴露于紫外光下、营养不良等。

[饮食原则] 白内障患者宜经常摄入可有效吸收紫外线的食物，如青椒、黄瓜、菜花、小白菜、鲜枣、橙子、柚子、梨等。此外，摄入加速人体代谢的食物，如黄瓜、冬瓜、猪肝、鸡肝、牛奶等也有益。忌食性味辛辣刺激的食物，如酒、辣椒、花椒、大蒜、桂皮、大葱、芥菜等。忌食香燥、性热助火的食物，如糖类、羊肉、狗肉、牛肉等。

【对症食材推荐】

猪肝 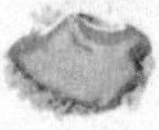 性温，能补气养血、清肝明目、增强免疫，对白内障患者有益

青椒 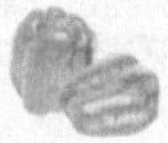 性热，能增强人体的体力，可有效吸收紫外线，对白内障患者有益

葡萄 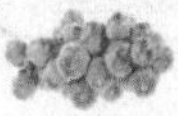 性平，能滋补肝肾、养血益气，对有眼疾及白内障患者有益

橘子 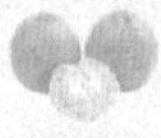 性平，能开胃理气、助消化，能加速人体代谢，对白内障患者有益

菠菜 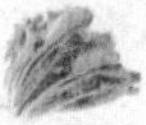 性凉，能促进肠胃蠕动、助消化、通便，加速人体代谢，对白内障患者有益

圣女果 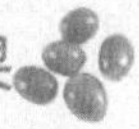 性凉，富含维生素E，能抗紫外线，抗老化，对白内障有一定的食疗效果

【对症食疗搭配速查】

❶【猪肝+菠菜】炖汤食用，能养肝补血、明目退翳，对眼干及白内障患者有益。

❷【橘子+圣女果+葡萄】榨汁饮用，能补充维生素E，促进人体新陈代谢，可预防白内障。

【对症药材推荐】

石决明 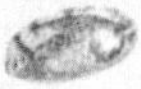 性寒，能平肝潜阳、清肝明目，治疗目赤翳障、视物昏花等眼疾

珍珠 性寒，能定心安神、养阴息风、去翳明目，对白内障等眼疾有疗效

菟丝子 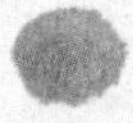 性平，能滋补肝肾、明目，对白内障患者有疗效

桑叶 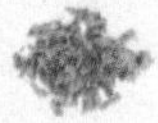 性寒，能祛风清热、凉血明目，治疗迎风流泪，对白内障患者有一定作用

【对症方剂配伍速查】

❶【石决明+珍珠】研成粉末，制成眼膏外敷，治疗白内障。

中耳炎

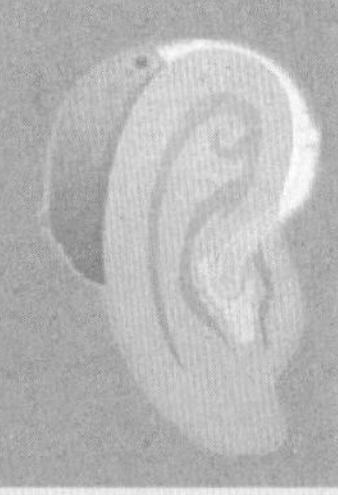

[病症陈述] 中耳炎是中耳鼓室黏膜的炎症，是一种常见性疾病分为急性与慢性中耳炎。中耳炎主要表现为耳流脓、耳聋，急性中耳炎还有耳痛症状。

[病因分析] 多由细菌感染引起。中耳炎常发生于8岁以下儿童，它经常是普通感冒或咽喉感染等上呼吸道感染所引发的疼痛并发症。病因包括呼吸道疾病、游泳时水咽口中、长时间听音乐。

[饮食原则] 中耳炎的患者可食用清热消炎作用的新鲜蔬菜：如黄瓜、苦瓜等，像鲤鱼、银鱼、大黄鱼等。忌烟酒。忌服热性补药，如人参、肉桂、附子、鹿茸、牛鞭、大补膏之类。忌海鲜等鱼腥食物饮食。忌辛辣,刺激的食物，如姜、胡椒、酒、羊肉、辣椒等。

【对症食材推荐】

丝瓜 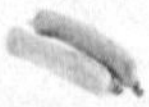 性凉，能清暑凉血、解毒通便，治疗湿热引起的中耳炎有疗效

赤小豆 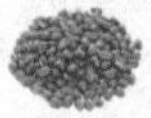 性平，能清热解毒、利尿、抗炎杀菌，对感染引起的炎症有疗效

马齿苋  性寒，能清热解毒、抗菌消炎，对炎症有食疗效果

海带 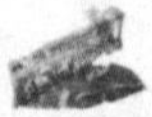 性寒，能清热软坚、利尿，对湿热引起的炎症有疗效

苋菜  性凉，能清热利湿、凉血止血，对湿热引起的炎症有疗效

绿豆 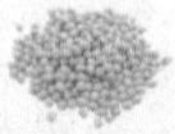 性凉，能清热解毒、对湿热引起的中耳炎有疗效

【对症食疗搭配速查】

❶【丝瓜+海带】炖汤服用，能清热解毒、利尿，对热毒引起的炎症有疗效。

❷【绿豆+赤小豆】榨汁服用，能清热解暑、利尿、抗菌消炎，对中耳炎有疗效。

【对症药材推荐】

紫草 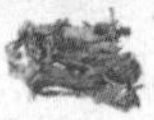 性寒，能清热解毒、活血凉血，对热毒盛行所致炎症有疗效

鱼腥草  性微寒，能清热解毒、消痈排脓、利尿通淋，对热性炎症有疗效

赤芍 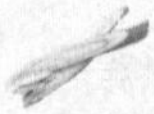 性微寒，能清热凉血、祛瘀止痛，对湿热引起的中耳炎有疗效

黄连 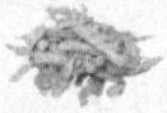 性寒，能泻火燥湿、解毒，对湿热引起的中耳炎有疗效

【对症方剂配伍速查】

❶【紫草+鱼腥草+赤芍】水煎服，能治疗化脓性中耳炎等病。

❷【黄连+桑叶】水煎服，能清热、凉血、解毒燥湿，对湿热引起的中耳炎有疗效。

耳鸣耳聋

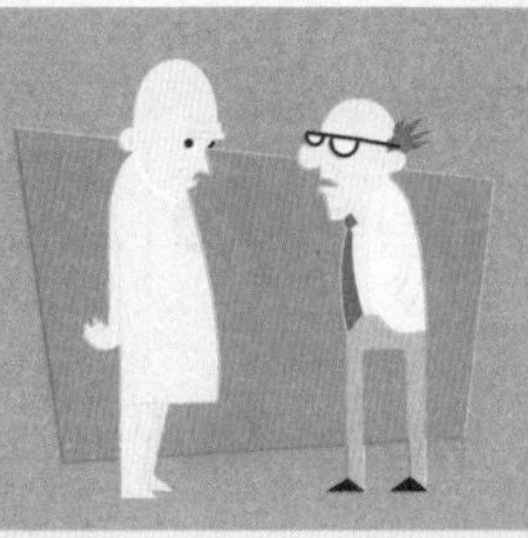

[病症陈述] 耳鸣是指病人自觉耳内鸣响，如闻蝉声，或如潮声。耳聋是指不同程度的听觉减退，甚至消失。耳鸣可伴有耳聋，耳聋亦可由耳鸣发展而来。

[病因分析] 引起耳鸣耳聋的原因很多，如药物使用不当，用了耳毒性药物如“庆大霉素”“链霉素”“卡那霉素”等，对耳蜗神经造成损害；耳部疾病，如中耳炎也会造成耳鸣耳聋；过度疲劳及睡眠不足也会引起耳鸣耳聋；血管痉挛、内分泌失调等原因会引起内耳供血不足、组织缺氧、代谢紊乱导致耳神经感受器损害而造成听力下降，耳鸣耳聋。

[饮食原则] 在饮食上缺铁易使红细胞变硬，运氧能力降低，致使耳部养分供给不足，导致听力下降。所以补充铁元素，加强红细胞的运氧能力是治疗此病的关键，可有效提高听力，防治耳鸣、耳聋的发生，临床上具有此功效的中药食材有熟地黄、人参、红枣、当归、阿胶、黄精、何首乌、黄芪、白术、菠菜、龙眼、黑芝麻、紫菜、黑木耳、苋菜、黄花菜等。忌食烟酒、茶叶、咖啡、辣椒等辛辣刺激食物。忌煎炸类食物以及冷饮等。忌吃富含脂肪的食物，如动物内脏、奶油、肥肉、鱼子等。若是使用某些药物造成耳鸣反应，应立即停止用药。

【对症食材推荐】

紫菜 
性寒，能利水消肿，含有丰富的铁元素，对缺血引起的耳聋耳鸣有疗效

黑芝麻 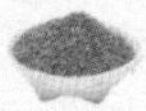
性平，能补肝肾，对肾虚引起的耳鸣耳聋有一定疗效

桑葚 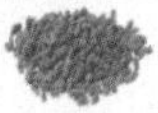
性寒，能滋阴补血，治疗肾阴亏、血虚所致耳鸣耳聋有疗效

黄花菜 
性微寒，能治肝气郁结所致血循不畅所致耳鸣耳聋有一定疗效

苋菜 
性凉，富含铁元素，治疗血液供氧不足所致耳聋耳鸣有一定食疗效果

龙眼 
性温，能补益心脾、养血安神，对血虚所致耳聋耳鸣有疗效

菠菜 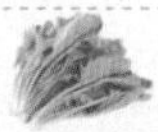
性凉，富含铁元素，治疗血液缺氧所致的耳聋耳鸣有疗效

【对症食疗搭配速查】

❶【紫菜+虾皮】炖汤服用，能利水、补肝益肾，对耳聋耳鸣有食疗效果。

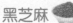

❷【黑芝麻+桑葚】打成芝麻糊食用，能滋阴补血、补肝肾，治疗肾虚引起的症状有效。

❸【黑木耳+苋菜】拌菜食用，能治血液供氧不足所致耳聋耳鸣有疗效。

❹【海蜇皮+黄花菜】炖汤服用，能利水、补肝益肾，对耳聋耳鸣有食疗效果。

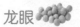

❺【桑葚+龙眼肉】榨汁饮用，能滋阴养血、滋补肝肾，适合耳鸣耳聋者患者饮用。

【对症药材推荐】

熟地黄 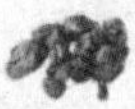	性微温，能滋阴补血、补肝肾，对肾虚、血虚所致耳聋耳鸣有疗效	何首乌 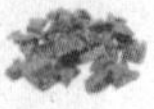	性微温，能补益精血、固肾乌须，治疗肾亏血虚所致耳聋耳鸣有疗效
山茱萸 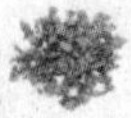	性微温，能补肝肾、涩精气、固虚脱，治疗肾虚所致耳聋耳鸣有疗效	龙胆草 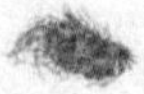	性微寒，能清热燥湿、泻肝火，对肝火旺所致血循不畅的病症有疗效
栀子 	性寒，能清热利湿、泻火除烦，治疗热病所致代谢不畅的耳聋耳鸣有一定疗效	黄芪 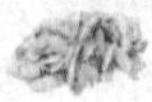	性温，能补气固表，增强机体抵抗病菌的能力
菖蒲 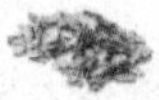	性温，能开窍醒神、宁神益志，治疗耳鸣耳聋有疗效	人参 	性微温，能大补元气，治疗气血亏虚所致的耳聋耳鸣有疗效

【对症方剂配伍速查】

❶【熟地黄+制首乌+山茱萸】水煎服，治疗肝肾亏虚型耳鸣耳聋。

❷【黄芪+升麻+葛根+石菖蒲】水煎服，治疗升阳不清型耳鸣耳聋。

❸【龙胆草+栀子】水煎服，清利肝胆湿热，可治疗肝胆湿热型耳鸣耳聋。

❹【人参+石菖蒲】水煎服，可抗衰老、安神，对耳鸣耳聋有一定效果。

第十一章

皮肤科疾病对症食疗

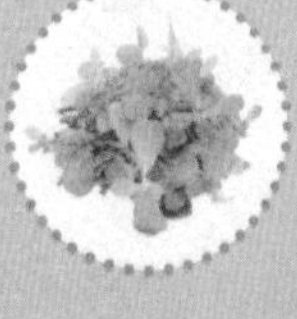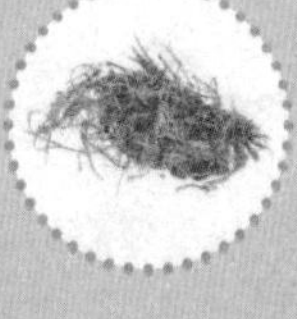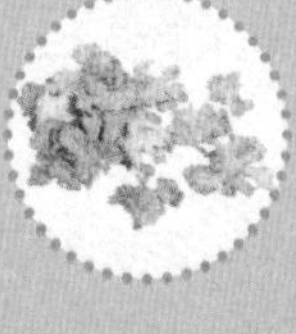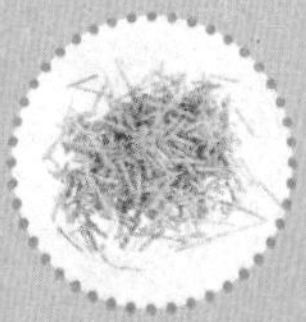

痤疮

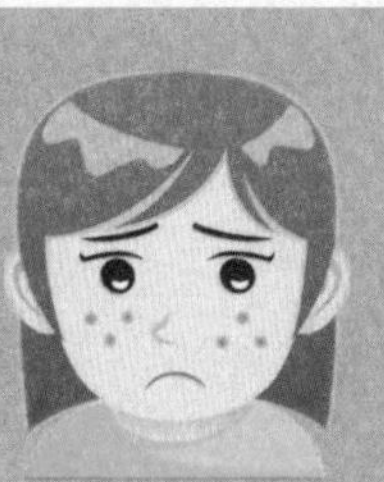

[病症陈述] 痤疮又叫青春痘、面皰或粉刺、毛囊炎，好发于面部、前胸和后背。见于青春发育期青少年。其主要临床表现为粉刺、丘疹、脓包、结节、囊肿，无瘙痒等症状。

[病因分析] 西医学认为，本病与雄性激素水平升高、皮脂分泌增加、毛囊皮脂腺腺管过度角质化、痤疮丙酸杆菌及炎症等有关。中医学认为，由肺热、风热、血热、湿热等原因造成的，生活中，饮食结构不合理、精神紧张、遗传元素、大便秘结等原因，都会引起痤疮。

[饮食原则] 痤疮患者宜选用具有抑制皮脂腺分泌作用的中药材和食材，如花生、赤小豆、黄连、丹参等。饮食宜清淡，常吃清热、利湿、排毒的食物，如绿豆、苹果、西瓜、冬瓜等。忌食肥甘厚味食物，如肥猪肉、猪油、腊肠等；禁食会让痤疮加重的发物，如螃蟹、虾、带鱼等；禁食辛辣刺激性食物。

【对症食材推荐】

薏苡仁	能够清热、利湿、补肺，可以改善由肺热引起的痤疮患者症状	绿豆	具有清热解毒，利水消肿的作用，适合痤疮患者食用
赤小豆	可以消肿、利尿、解毒，适合痤疮患者食用	苋菜	具有清热利湿，通便的作用，可以改善湿热型痤疮患者食用
马齿苋	具有清热解毒、消肿止痛的功效，对痤疮患者有一定的食疗作用	花生	可抑制皮脂腺分泌，促进人体的新陈代谢，有效防治痤疮
莴笋叶	可以排尿，解毒，对痤疮患者有一定的食疗作用	苹果	性凉，味甘，可以生津，清热，适合痤疮患者食用
西瓜	可以清热、利水消肿，对痤疮患者有一定的食疗作用	冬瓜	能够清热解毒，利水消肿，美容，对痤疮患者有一定的食疗作用
苦瓜	具有清热泻火，祛痘消痱的功效，适合肺热型痤疮患者食用		

【对症食疗搭配速查】

❶【薏苡仁+绿豆】捣汁食用，具有清热解毒，抑制皮脂腺分泌，对痤疮有疗效。

❷【苋菜+马齿苋+莴笋叶】清炒食用，具有清热利湿，解毒的功效，对痤疮患者有食疗作用。

❸【苹果+西瓜】榨汁饮用，可以清热泻火，消肿，对痤疮患者有一定的食疗作用。

❹【赤小豆+花生】打成豆浆饮用，可以清热利湿，对痤疮患者有一定的食疗作用。

❺【冬瓜+苦瓜】榨汁饮用，可以清热泻火，对痤疮患者有较好的食疗作用。

【对症药材推荐】

浮萍 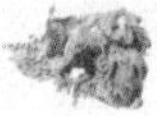	能够清热解毒、利尿及抑菌作用，适合痤疮患者食用	紫草 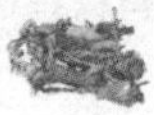	具有凉血、解毒的作用，适用于痤疮患者食用
白鲜皮 	具有祛风燥湿、清热解毒的功效，用于治疗由风湿热毒所致的痤疮患者	黄连 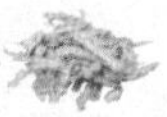	性寒，味苦，能够泻火、解毒，适合痤疮患者食用
黄芩 	可以清热燥湿，凉血解毒，适用于血热型痤疮患者食用	栀子 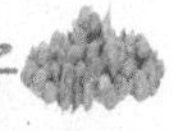	具有清热利湿，解毒凉血的作用，适用于血热型痤疮患者食用
龙胆草 	具有清热利湿作用，适合肝胆湿热引起的痤疮患者服用	白芷 	可以美白养颜、祛疤痕，适合痤疮愈后有痘印的患者敷用
白及 	具有消肿散结、美颜祛疤的作用，适合痤疮者敷用	丹参 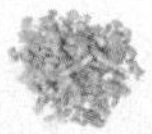	可活血化瘀、排脓止痛，适合痤疮、痘印患者服用

【对症方剂配伍速查】

❶【浮萍+紫草+白鲜皮+龙胆草】水煎服，可以燥湿解毒，适合痤疮患者食用。

❷【黄连+黄芩+栀子】水煎服，能够泻火解毒，适合内火旺盛的痤疮患者。

湿疹

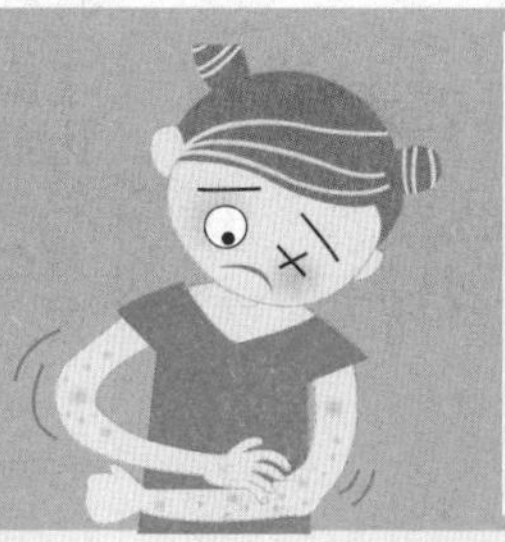

[病症陈述] 湿疹是一种由内外因素相互作用而引发的炎症性皮肤病。内分泌失调、代谢紊乱、胃功能障碍、感染病灶以及精神方面的因素，如忧虑、紧张、情绪激动、失眠、劳累均可导致湿疹。

[症状分析] 湿疹会出现皮肤灼热红肿，或见大片红斑、丘疹、水疱、渗水多，甚至大片渗液及糜烂，瘙痒剧烈，如继发感染，可出现脓包或脓痂。

[饮食原则] 常用的抗过敏的重要中药材和食材有：枳实、木瓜等，常用的止痒中药材和食材有：防风、白鲜皮、地肤子、牡丹皮、地榆、蛇床子、苦参、白芷、豆类等，宜吃绿豆、马齿苋、苦瓜等清热利湿的食物。忌食肥腻壅滞的食物，如糯米、羊肉、鸡肉、大葱等；慎食海鲜、发物、油腻食物和刺激性食物，如鱼、牛肉、鸡肉、鸭蛋、葱、辣椒、茴香等；慎食钠和糖含量高的食物，如食盐、巧克力等。

【对症食材推荐】

香椿 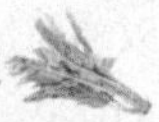	可以清热解毒、燥湿止痒，适用于湿热型湿疹患者食用	马齿苋 	具有清热解毒的功效，对湿疹患者具有一定的食疗作用

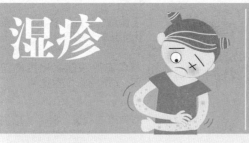

赤小豆	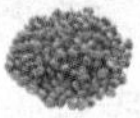	具有利尿、抗菌消炎的作用，对湿疹患者具有一定的食疗作用	苦瓜 	可以清热解毒，对湿疹患者具有一定的食疗作用
木瓜	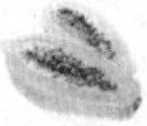	具有清热作用，对湿疹患者具有一定的食疗作用	绿豆 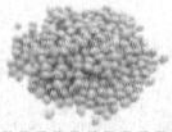	可以清热解毒、利水，适合于湿疹患者食用
薏苡仁		具有清热利湿的作用，适用于湿热型湿疹患者食用		

【对症食疗搭配速查】

❶【香椿+马齿苋】清炒食用，可以解毒、清热，对湿疹患者具有一定的食疗作用。

❷【赤小豆+绿豆+薏苡仁】打成豆浆服用，具有清热解毒、利湿的作用，适用于湿热型湿疹患者食用。

【对症药材推荐】

地肤子	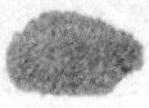	具有清热利湿、祛风止痒的功效，可以改善湿疹皮肤瘙痒难耐的症状	白鲜皮 	具有清热解毒、止痒的功效，适合湿疹患者服用
苦参		能够清热燥湿，止痒，可以改善湿疹皮肤瘙痒难耐的症状	黄柏 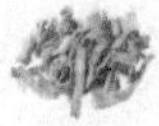	可以清热燥湿，泻火解毒，对湿疹患者具有一定的食疗作用
黄连	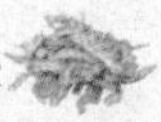	可以泻火燥湿、清热解毒，适合湿疹患者服用	苍术 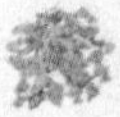	能燥湿、止痒，适合各种原因引起的湿疹患者服用
艾叶	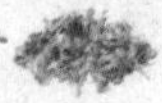	能够逐寒湿，可以治疗寒湿型湿疹，症见疹子皮色不红、苍白，天冷时起病者	牡丹皮 	具有清热凉血、化瘀的功效，适合湿疹患者食用
赤芍	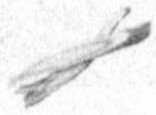	可以清热凉血、化瘀消斑，适用于血热型湿疹患者食用	紫草 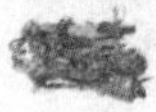	具有凉血消斑、解毒透疹的作用，适合湿疹患者服用
防风	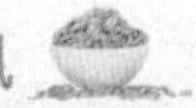	可以祛风、止痒，适合湿疹、荨麻疹等患者服用	枳实 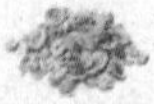	具有较强的抗过敏活性作用，对过敏性湿疹有很好的防治作用
荆芥	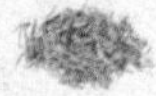	具有祛风止痒的功效，适合外感风邪引起的湿疹患者食用	土茯苓 	清热利湿、解毒止痒，适合肝胆湿热引起的湿疹患者食用

【对症方剂配伍速查】

❶【地肤子+白鲜皮+苦参】煎水外洗，治疗湿热型湿疹，湿疹皮色鲜红，瘙痒难耐。

❷【艾叶+苍术】煎水外洗，治疗寒湿型湿疹，湿疹皮色苍白、瘙痒较轻者。

❸【黄连+黄柏+赤芍】水煎服，可以清热凉血，泻火，可以改善湿热型湿疹患者的症状。

❹【牡丹皮+紫草】水煎服，可以凉血解毒，清热，可以改善湿热型湿疹患者的症状。

❺【防风+荆芥】泡茶饮用，具有祛风止痒、凉血解毒，清热利湿的作用，适合湿疹患者食用。

荨麻疹

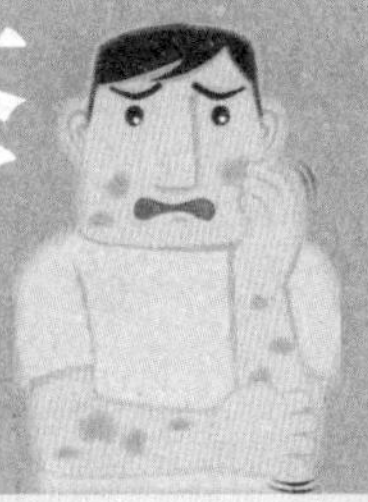

[病症陈述] 荨麻疹是一种临床常见的皮肤粘膜过敏性疾病，中医称为“隐疹”。患者皮肤黏膜潮红或风团，风团形状不一、大小不等，颜色苍白或鲜红，瘙痒剧烈。

[病因分析] 中医学认为，风夹热邪或夹寒邪客于肌肤、不得疏泄；或胃肠湿热内生，阻于皮肤；或反复发作，迁延日久，往往是卫气虚不能固表，或因血虚生风所致。

[饮食原则] 多食营养丰富且清淡易消化食品；多饮绿茶、新鲜果汁等清热化湿、利尿通便的饮品。多食绿叶蔬菜及纤维素含量多的植物，绿叶蔬菜内含有丰富的维生素C，维生素C含量多的植物有利于润肠通便，如竹笋、苋菜等。忌食各种辛辣刺激性食品，如辣椒、茴香等；忌食油腻、油炸食品、腌制品等。

【对症食材推荐】

黑木耳 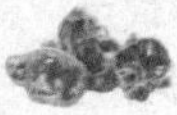 性平，味甘，可以清热解毒，适用于荨麻疹患者

绿豆 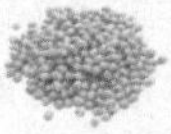 具有清热解毒，调和五脏，适用于荨麻疹风热型荨麻疹患者

赤小豆 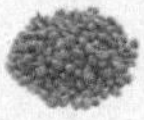 能健脾养胃，解除毒素，对荨麻疹患者有一定的食疗作用

紫甘蓝 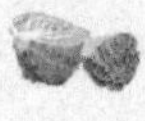 有清热，健脾养胃，适用于荨麻疹脾胃湿热型患者食用

竹笋 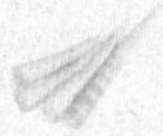 能清热泻火、滋阴生津，适用于荨麻疹患者食用

荠菜  能健脾利水，解毒消疹，适用于荨麻疹患者食用

苋菜 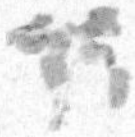 具有清热凉血的作用，适用于荨麻疹风热型荨麻疹患者

马蹄 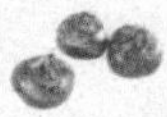 具有清热解毒、凉血生津的作用，适用于荨麻疹风热型荨麻疹患者

【对症食疗搭配速查】

❶【黑木耳+竹笋】清炒食用，可以清热解毒，对荨麻疹患者有一定的食疗作用。

❷【绿豆+赤小豆+马蹄】煮汤服用，可以清热解毒、凉血，对荨麻疹患者有一定的食疗作用。

❸【荠菜+苋菜+甘蓝】清炒食用，能够解毒，凉血，对荨麻疹患者有一定的食疗作用。

【对症药材推荐】

荆芥 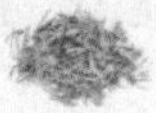 具有祛风、理血的作用，治疗由血虚生风的荨麻疹患者的症状

防风 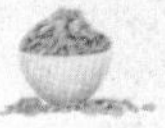 能够祛风止痒，适用于荨麻疹患者瘙痒难忍的症状

细辛 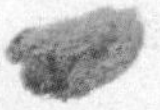 能祛风散寒，适用于风寒证型的荨麻疹患者食用

白芷  具有消炎、解热、解表的作用，适用于荨麻疹患者

当归 	具有补血、止痛的作用，治疗由血虚生风的荨麻疹患者的症状	生地黄 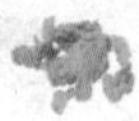	具有清热凉血的作用，可以治疗荨麻疹风热型荨麻疹患者
赤芍 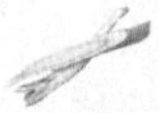	能够清热凉血、止痛，适用于荨麻疹风热型荨麻疹患者	金银花 	具有清热解毒的作用，适用于血热风燥型荨麻疹患者
苍术 	具有健脾燥湿、祛风止痒的作用，适用于荨麻疹患者	白鲜皮 	可以清热解毒、祛风止痒，适用于荨麻疹患者
冬瓜皮 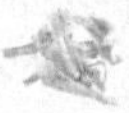	具有清热，利尿的作用，适用于湿热型荨麻疹患者	菊花 	具有清热疏风的功效，可以治疗荨麻疹患者症状

【对症方剂配伍速查】

❶【荆芥+防风+细辛+白芷】煎水，内服加外洗，可祛风止痒，适合荨麻疹患者食用。

❷【当归+生地黄+赤芍】煎水服用，具有凉血，清热泻火的功效，具有治疗血虚风燥型荨麻疹。

❸【金银花+苍术+白鲜皮】水煎服，具有清热解毒，祛风作用，治疗湿热型荨麻疹。

❹【冬瓜皮+菊花】泡茶饮用，具有祛风清热利湿的作用，治疗风热型的荨麻疹患者的症状。

❺【防风+生地黄+当归+金银花】泡茶饮用，具有祛风清热养血润燥的作用，治疗荨麻疹。

❻【赤芍+菊花+白鲜皮】泡茶饮用，具有清热凉血、祛风止痒的作用，治疗风热型荨麻疹。

冻疮

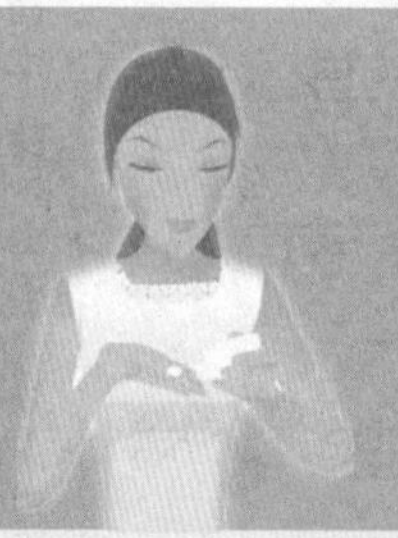

[病症陈述] 冻疮是指因寒邪侵袭过久，手背、足背、耳郭、面颊等部位出现红肿发凉、瘙痒疼痛，甚至皮肤紫暗、溃烂为主要表现的疮疡类疾病。

[病因分析] 暴露于寒冷、潮湿的环境是发生冻疮的主要危险因素，多发生在秋冬季，尤其温带气候地区冬天降温急剧并且环境潮湿时，冻疮较多见。在没有中央供暖的地区最常见。

[饮食原则] 长冻疮的人可以吃些能活血改善循环、温经散寒的药食材，如肉桂、干姜、高良姜、当归、桂枝、狗肉、羊肉、胡椒、花椒等。一般无禁忌，寒性体质喜生冻疮者不宜吃生冷、凉性食材，如冰激凌、冰镇饮料等。

【对症食材推荐】

羊肉 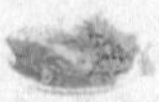	性热，能益气补虚、散寒，对体虚生冻疮者适宜	狗肉 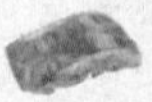	性温，能补肾益精、温补，对体虚生冻疮者适宜
生姜 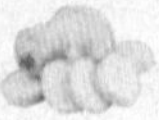	性温，能解表、散寒、温血，对体虚生冻疮者适宜	花椒 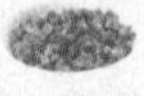	性温，能温里散寒，适合每年冬季生冻疮者食用

胡椒 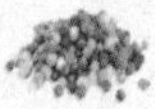 性热，能散寒、温里，对虚寒体质生冻疮者有益

洋葱 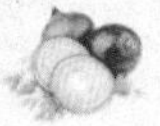 性温，能散寒、杀菌消炎，对虚寒生疮者有益

鳝鱼 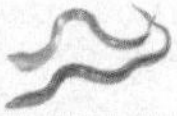 性温，能补气养血、活血，促进血液循环，对冻疮的恢复有益

【对症食疗搭配速查】

❶【羊肉+生姜+胡椒】火锅食用，能温里、散寒，对虚寒体质生冻疮者有食疗效果。

❷【狗肉+花椒】火锅食用，能散寒、温里，对虚寒体质生冻疮者有食疗效果。

❸【米酒+姜末】煮开饮用，能散寒、助热，对虚寒生疮者有益。

❹【鳝鱼+洋葱】火锅食用，能补气养血，促进循环，消炎，对冻疮的恢复有疗效。

【对症药材推荐】

当归  性温，能补血活血，改善循环，对冻疮者有益

肉桂 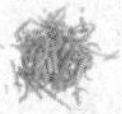 性热，能暖脾胃、温里散寒，对冻疮者有疗效

干姜 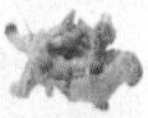 性热，能温中散寒，对冻疮、吐泻、风寒湿痹有疗效

吴茱萸 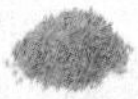 性温，能温中止痛、散寒、引热下行，对冻疮者有疗效

附子 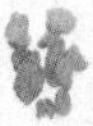 性热，能补火助阳、散寒祛湿，对冻疮者有疗效。用量3~9克

苏合香  性温，能温通、走窜、散寒，对冻疮者有良好作用

高良姜  性热，能温中、散寒止痛，对冻疮患者有疗效

川芎  能活血疗伤、祛瘀通经、消肿止痛，对防治冻疮有佳效

红花  性温，能活血祛瘀、通络、消肿止痛，可有效预防冻疮

艾叶 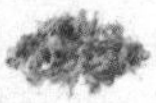 性温，能温经散寒、止痛散瘀，可有效防治冻疮

桂枝 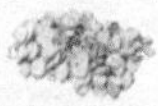 性温，温经散寒、通络止痛，对冻疮、手足冰冷者有一定的改善作用

【对症方剂配伍速查】

❶【附子+白酒】泡酒饮用，能散寒、活血，改善循环，对冻疮者有益。

❷【当归+桂枝+吴茱萸】水煎服，能散寒、温里、活血补血，对冻疮者有疗效。

❸【肉桂+干姜】水煎服，能温里散寒，对冻疮者有较好的疗效。

❹【苏合香+酒精】外敷，能温通散寒，是治疗冻疮的良药。

❺【高良姜+艾叶】煎水服用，能温里散寒，可有效防治冻疮。

❻【川芎+红花+桂枝】煎水泡手、脚患冻疮处，能散寒通络，可有效防治冻疮。

❼【附子+干姜+白酒】附子干姜研末，浸酒外擦，可有效防治冻疮。

皮肤皲裂

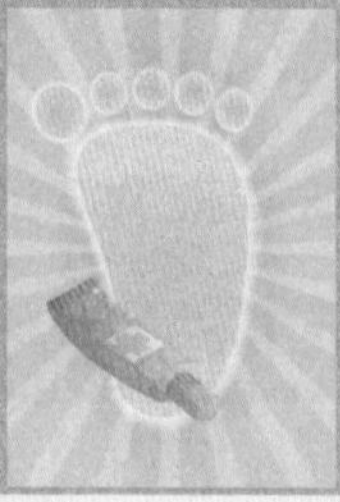

[病症陈述] 皮肤皲裂常发生在手掌、足底、唇部、口角，以及肛门周围等部位。它是由于皮肤干燥或慢性炎症使皮肤的弹性减低或消失，再加上外力的作用而形成的。

[症状分析] 皲裂最常见于足部，有时候和皮肤的纹理一致，短的不到1厘米，长的可以超过2厘米，深的裂口可以引起轻度出血，产生疼痛，一般在寒冷的季节，或从事露天作业以及接触脂溶性和吸水性物质的人群中多见 。

[饮食原则] 患者可多吃富含维生素A的食物如胡萝卜、豆类、绿叶蔬菜、鱼肝、牛奶等，因为维生素A有促进上皮生长、保护皮肤，防止皲裂的作用。还可适当多吃脂肪类、糖类食物，可使皮脂腺分泌量增加，减少皮肤干燥及皲裂。年老患者应该增加营养，滋补气血，适量多吃一些猪肝、猪皮、羊肉、阿胶、鱼肝油丸之类的食品。不宜吃火热生燥的食材，如辣椒、芥末、胡椒等。

【对症食材推荐】

银耳  性平，能滋补生津，对皲裂出现的裂口有愈合作用

桑葚 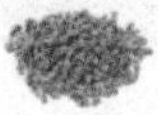 性寒，能补血滋阴、生津润燥，改善血液循环，对伤口的愈合有疗效

香菇 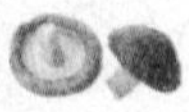 性平，能益胃和中，补虚损，对皲裂出现的伤口愈合有疗效

黑芝麻  性平，富含油脂，对干燥皮肤有良好的缓解作用

牛奶  性平，富含维生素，能促进上皮细胞生长保护皮肤，防止出现皲裂

蜂蜜  性平，能润肤生肌，使皮肤有弹性，防止皮肤干燥出现皲裂

【对症食疗搭配速查】

❶【桑葚+燕窝+蜂蜜】煮汤服用，能润肤生肌、补血滋阴、改善循环，对防治皲裂效果佳。

❷【牛奶+黑芝麻】煮开食用，能保护皮肤，防止干燥，对预防皲裂有疗效。

【对症药材推荐】

白及 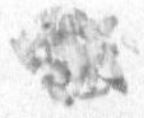 性凉，能止血、消肿、生肌敛疮，对皲裂的治疗有疗效

制大黄 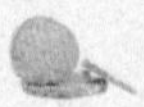 性平，能清湿热、凉血，对血热枯燥所致裂口或难愈有疗效

生地 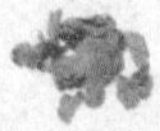 性微寒，能清热凉血、养阴生津，对血热枯燥所致裂口或难愈有疗效

玉竹 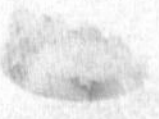 性平，能养阴润燥，对皮肤干燥有缓解作用，能预防皲裂

【对症方剂配伍速查】

【白蔹+白及+制大黄+生地黄+玉竹】打粉外敷，能润泽肌肤、止血，对治疗皲裂有疗效。

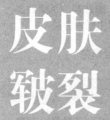

黄褐斑

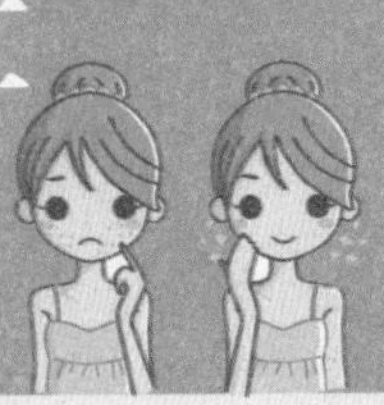

[病症陈述] 黄褐斑俗称蝴蝶斑、汗斑、妊娠斑，为边界不清楚的褐色或黑色的斑片，多为对称性。主要发生在面部，以颧部、颊部、鼻、前额、颏部为主。

[病因分析] 黄褐斑多数与内分泌有关，尤其是和女性的雌激素水平有关，月经不调、妊娠、服避孕药或肝功能不好以及慢性肾病都可能出现黄褐斑。此外日晒和精神因素也会加重本病。

[饮食原则] 可摄入富含维生素C的食物，维生素C能抑制黑色素的形成，如柑橘类水果、西红柿、青辣椒、山楂、鲜枣、猕猴桃、新鲜绿叶菜等。还可以吃些泻肝火、补肝活血的中药食材，如石决明、牡蛎等。忌过量食用刺激性食品，如酒、浓茶、咖啡等。

【对症食材推荐】

西红柿 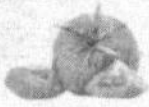
营养丰富，是凉性食材，能清热解毒，器所含的抗氧化剂明显的美白抗皱的效果

红酒 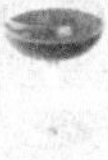
性平，能润肤养颜，对治疗黄褐斑有辅助效果

葡萄 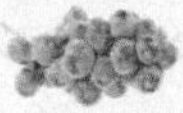
性平，能滋补肝肾、养血益气，对肝功能低下所致黄褐斑有极好的疗效

银耳 
性平，能滋补生津，对治疗黄褐斑有辅助疗效

樱桃 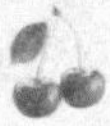
性热，能健脾益气、养颜，富含维生素C对治疗黄褐斑有一定疗效

草莓 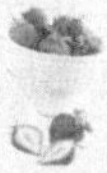
清热排毒、补血美容，且富含维生素C、维生素E，对黄褐斑有一定的食疗作用

【对症食疗搭配速查】

❶【草莓+葡萄+猕猴桃】做成水果拼盘，能滋补肝肾、养血润燥、养颜，对黄褐斑有疗效。

❷【西红柿+樱桃】榨汁服用，能凉血平肝、养血益气，富含维生素C对黄褐斑有疗效。

❸【黄豆+绿豆+赤小豆】捣碎煮汤，能凉血利尿、解毒，加速代谢，对黄褐斑有疗效。

【对症药材推荐】

玫瑰花 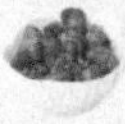
性温，能理气解郁、活血散瘀，治疗肝亏虚所致黄褐斑有疗效

当归 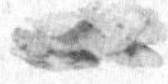
性温，能补血活血、润燥，能促进血液循环，治疗黄褐斑有疗效

桃仁 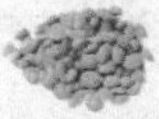
性平，能破血行瘀、润燥，能促进血液循环，对黄褐斑有治疗效果

红花 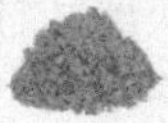
性温，能活血通经、化瘀，促进血液循环，对黄褐斑有治疗效果

【对症方剂配伍速查】

【当归+桃仁+赤芍+红花】水煎服，能补血活血、化瘀、润燥，促进循环，对黄褐斑有疗效。

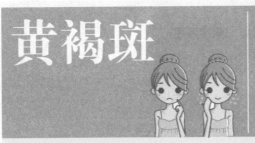

带状疱疹

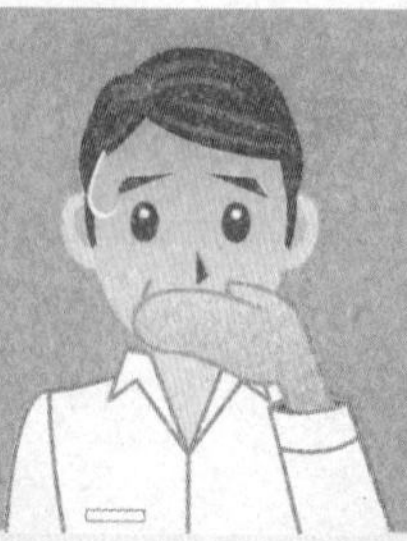

[病症陈述] 带状疱疹是由水痘-带状疱疹病毒所引起的，以沿单侧周围神经分布的簇集性小水疱为特征，常伴有明显的神经痛，且愈后极少复发。

[症状分析] 发病前阶段，常有低热、乏力症状，将发疹部位有疼痛、烧灼感，三叉神经带状疱疹可出现牙痛症状。

[饮食原则] 饮食要以清淡为主，最好是清凉的蔬菜水果，如冬瓜、青菜、西红柿、苦瓜、丝瓜、西瓜等；可选用金银花、龙胆草、车前草、黄连等泻火解毒的药材。忌食辛辣温热食物，如酒、烟、生姜、辣椒、胡椒、羊肉、狗肉、牛肉等。忌食油煎类食物，如炸薯条、炸鸡、肥肉等。

【对症食材推荐】

苦瓜 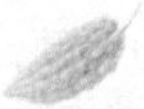 性寒，能清热消暑、解毒、清肝火，增强免疫力，对热毒所致病症有疗效

丝瓜 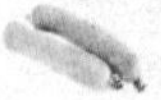 性凉，能清暑凉血、解毒通便，对湿热、热毒所致病症有疗效

西瓜 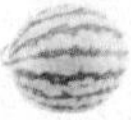 性寒，能清热解暑、凉血利尿，对热毒所致病症有疗效

马齿苋 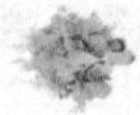 性寒，能清热解毒、消肿止痛、消炎，对带状疱疹有疗效

荠菜  性凉，能利水、止血解毒、清肝明目，对热毒所致病症有疗效

黑木耳 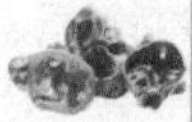 性寒，能清热解毒、凉血，对热毒所致病症有食疗效果

【对症食疗搭配速查】

❶【苦瓜+黑木耳+丝瓜】炒菜食用，能清热解毒、清肝明目，对热毒所致病症有疗效。

❷【马齿苋+荠菜】炒菜食用，能清热解毒、利水、消炎，对带状疱疹有食疗效果。

❸【茉莉花+红糖】煎水饮用，能理气活血、解郁止痛，对该症状有缓解的作用。

【对症药材推荐】

龙胆草 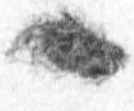 性寒，能清热燥湿、泻肝火，对湿热所致病症有疗效

丹参 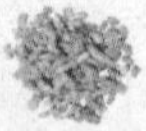 性微温，能活血化瘀、排脓止痛，改善循环，对该病症有一定疗效

黄连 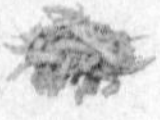 性寒，能泻火燥湿、解毒，对该病症有治疗效果

黄柏 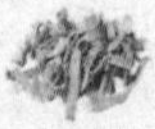 性寒，能清热燥湿、泻火解毒、退虚热，治疗带状疱疹有疗效

【对症方剂配伍速查】

【龙胆草+丹参+黄连+黄柏+栀子】水煎服，能治疗带状疱疹。

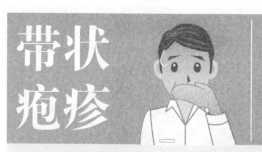

牛皮癣

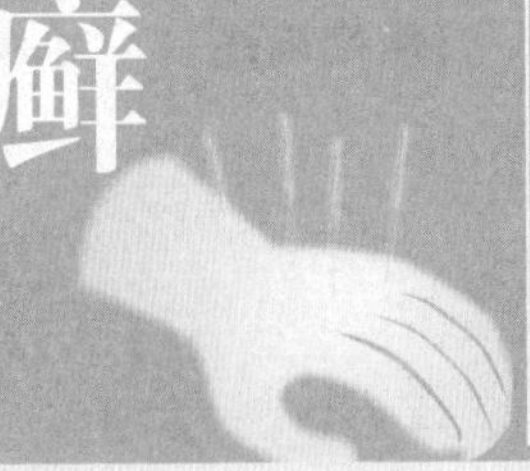

[病症陈述] 牛皮癣是一种常见的慢性皮肤病。初发时为针头至扁豆大的炎性扁平丘疹，逐渐增大为淡红色浸润斑，境界清楚，覆着多层银白色鳞屑。刮除表面鳞屑，则露出一层淡红色薄膜。

[病因分析] 牛皮癣是由于病毒和链球菌感染、遗传、脂肪代谢障碍以及内分泌腺或胸腺功能障碍有关。精神创伤、季节改变、外伤、预防接种等也能诱发本病。中医学认为，本病与湿热邪气有密切关系。

[饮食原则] 宜食具有抗感染功能的中药材和食材，如连翘、荆芥、连翘、马钱子、白鲜皮等。宜食具有调节内分泌功能的中药材，如花粉、葛根等。宜食含有大量维生素和矿物质的食物，如洋葱、芦笋、胡萝卜等。宜食富含钙的食物，如乳类、豆类、蛋类等。禁食辛辣油腻的食物，如酒类、辣椒等；慎食海鲜发物和羊肉、狗肉等燥热性食物。

【对症食材推荐】

洋葱 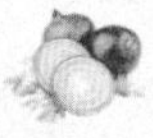 具有祛风散寒的作用，对牛皮癣患者有一定的食疗作用

胡萝卜 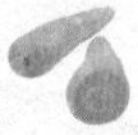 具有清热解毒的作用，适合牛皮癣患者食用

芦笋 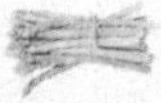 具有清凉降火的功效，适合热毒型的牛皮癣患者食用

【对症食疗搭配速查】

❶【洋葱+芦笋】清炒食用，具有抑制病菌，消炎的作用，对牛皮癣患者有一定的食疗作用。

❷【胡萝卜】榨汁食用，具有清热解毒作用，对牛皮癣患者有一定的食疗作用。

【对症药材推荐】

吴茱萸 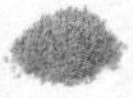 具有理气燥湿的作用，对牛皮癣患者有一定的食疗作用

荆芥 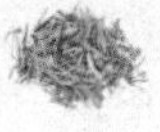 可以祛风、止痒，对牛皮癣患者有一定的食疗作用

连翘  可以清热解毒，消肿散结，适合热毒型的牛皮癣患者服用

马钱子 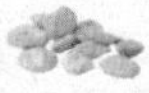 具有凉血、消肿毒的作用，适合热毒型的牛皮癣患者服用用量0.2~0.6克

白鲜皮  可以清热解毒，适合热毒型的牛皮癣患者服用

葛根  可以透疹、除烦，对牛皮癣患者有一定的食疗作用

【对症方剂配伍速查】

❶【吴茱萸+凡士林】吴茱萸研细末，调入凡士林，研匀，可有效治疗牛皮癣。

❷【荆芥+马钱子+白鲜皮】煎水外洗，可以清热泻火、止痒，对牛皮癣患者有一定的食疗作用。

白癜风

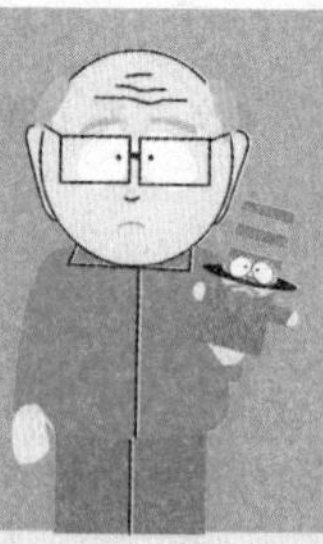

[病症陈述] 白癜风是一种常见的后天性色素减退性皮肤病，中医学认为，在里则是由于气阴不足，肝肾亏虚；在表则是由于风邪外侵，客于肌表，络脉阻滞，肌肤失于濡养而发为本病。

[病因分析] 由于皮肤和毛囊黑色素细胞内的酪氨酸酶系统的功能减退、丧失而引起的黑色素生成障碍，从而产生皮肤色素脱失斑。脱色斑从几毫米到数厘米大小不等，在进展期，皮损可以逐渐扩大，并不断有新的脱色斑出现。

[饮食原则] 多吃一些含有酪氨酸及矿物质的食物，如奶类、豆类、海带等。应多吃含铜，锌，铁等金属元素较多的食品，如猪肝、木耳、丝瓜等。少吃辛辣刺激性食物；酒类；禁用维生素C药物或含维生素C的食物。

【对症食材推荐】

丝瓜 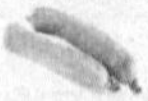 性凉，味甘，可以解毒、祛风，适用于白癜风患者食用

木耳 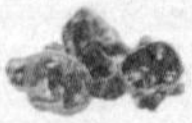 性平，味甘，可以解毒，对白癜风患者有一定的食疗作用

鳝鱼 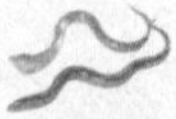 具有补气养血、补肝肾作用，对白癜风患者有一定的食疗作用

海带 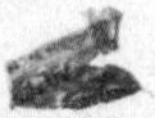 具有清热作用，对白癜风患者有一定的食疗作用

【对症食疗搭配速查】

❶【丝瓜+木耳】清炒食用，具有解毒的作用，适用于白癜风患者食用。

❷【鳝鱼+海带】炖汤食用，具有清热祛风的作用，适合白癜风患者食用。

【对症药材推荐】

白蒺藜  具有平肝解郁、祛风止痒的作用，适用于白癜风患者食用

乌梢蛇 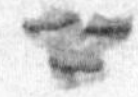 可以止痒解毒、祛风通络，适用于白癜风患者

防风 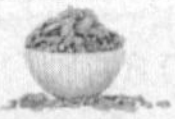 性温，味辛，可以祛风、止痒，适用于白癜风患者食用

天麻 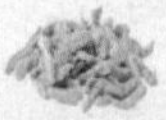 具有平肝息风作用，主要用于肝阳上亢的白癜风患者食用

羌活 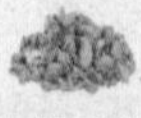 可以散表寒、祛风止痒，适用于白癜风患者食用

苍耳子 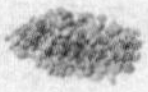 具有祛风湿、止痒作用，适用于白癜风患者食用

【对症方剂配伍速查】

❶【防风+白蒺藜+旱莲草】水煎服，具有解表、止痒的作用，对白癜风患者有一定的食疗作用。

❷【乌梢蛇+天麻】水煎服，具有祛风止痒的功效，对白癜风患者有一定的食疗作用。

少白头

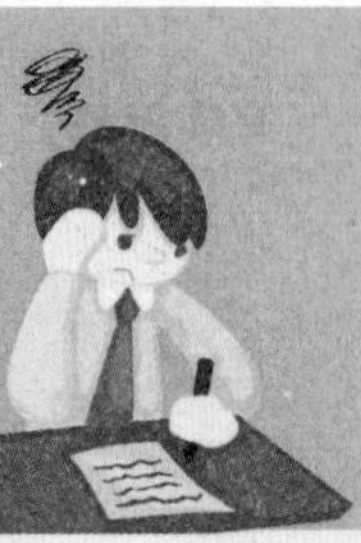

[病症陈述] 少白头是由于血热、肾气虚弱、气血衰弱造成的，头发的营养来源于血，如果头发变白或脱落，多半是因为肝血不足，肾气虚弱。

[症状分析] 少白头出现的症状为最初头发有稀疏散在的少数白发，大多数首先出现在头皮的后部或顶部，夹杂在黑发中呈花白状随后，白发可逐渐或突然增多，但不会全部变白。有部分人长时间内白发维持而不增加。

[饮食原则] 饮食上应注意多摄入含铁和铜的食物，如黑木耳、黑芝麻、猪肝等。补充B族维生素的摄入，如谷类、豆类等。适宜经常吃一些有益于养发乌发的食物，如黑芝麻、何首乌等。禁烟酒；忌食油腻、油炸食品。

【对症食材推荐】

黑芝麻 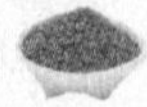 可以补益肝肾，滋润五脏，治疗由于肝肾不足引起的须发早白的患者食用

乌鸡 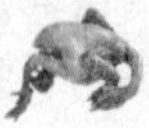 可以滋阴、益肝补肾，适用于肾气虚弱造成的少白头患者食用

核桃 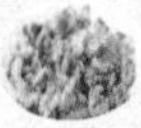 具有滋补肝肾的作用，适用于肾气虚弱造成的少白头患者食用

猪肝 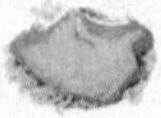 具有补气养血的作用，适用于气血衰弱造成的少白头患者

【对症食疗搭配速查】

❶【核桃+乌鸡】炖汤服用，可以滋补肝肾，适用少白头患者食用。

❷【黑芝麻+核桃】打成豆浆，可以补益肝肾，适用于肾气虚弱造成的少白头患者食用。

【对症药材推荐】

何首乌 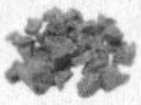 具有补肝益肾的作用，适用于肝肾不足引起的须发早白的患者食用

黄精 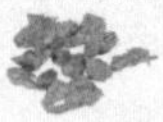 具有健脾益肾的作用，适用肝肾亏虚型少白头患者食用

熟地黄 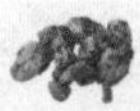 可以滋阴补血、补肾，适用于气血衰弱造成的少白头患者

当归 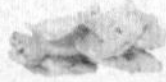 可以补血活血，适用于气血衰弱造成的少白头患者

枸杞子  具有滋肾、补肝的功效，适用少白头患者食用

女贞子 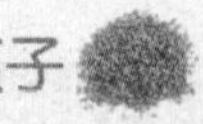 可以滋补肝肾，可以治疗由于肝血不足，肾气虚弱引起的少白头症状的患者

【对症方剂配伍速查】

❶【熟地黄+枸杞子+何首乌】水煎服，滋补肝肾、养血乌发，有效治疗须发早白

脱发

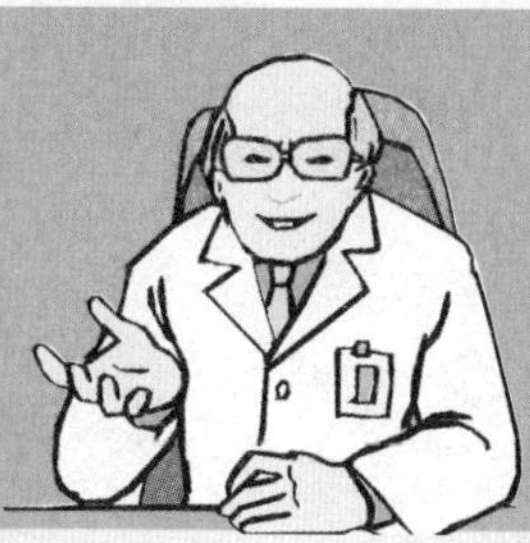

[病症陈述] 脱发的主要症状是头发油腻，如同擦油一样，亦有焦枯发蓬，有淡黄色鳞屑固着难脱，自觉瘙痒。男性脱发主要是前额与头顶部成片脱落，女性脱发在头顶部，头发变稀疏。

[病因分析] 引起脱发的主要原因包括精神刺激、疾病、遗传因素、药物刺激、营养不良、内分泌失调以及季节气候等。此外，吸烟、饮酒、睡眠不足等不良习惯也可导致脱发症。

[饮食原则] 宜食养血乌发，抵抗毛发衰老，常用的中药材和食材有：当归、何首乌、猪肝、乌鸡、红枣、菠菜等，宜选择乌鸡、肉苁蓉、枸杞子、菟丝子、黑芝麻、黑豆等补充肾气、调节内分泌的药材和食材，多食富含铁的食品，如乌鸡、猪肝、菠菜等。忌食油腻食物；禁食辛辣刺激性食物；禁食性温热的食物，如羊肉、狗肉、马肉等。

【对症食材推荐】

红枣 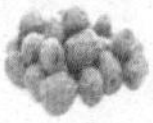
性温，味甘，具有益气生津的作用，适用于脱发患者食用

乌鸡 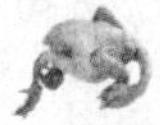
可以滋阴、补肾，可以治疗由于肾气不足的脱发患者食用

黑芝麻 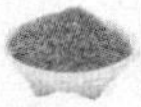
具有养发、益肾、抗衰老的作用，可以抵抗毛发衰老

猪肝 
可以补气养血，抗衰老，对脱发患者有一定的食疗作用

【对症食疗搭配速查】

❶【菠菜+猪肝】清炒食用，可以补气养血、抗毛发衰老，对脱发患者有一定的食疗作用。

❷【乌鸡+红枣+黑芝麻】炖汤服用，可以补肾、生津，适用于脱发患者食用。

【对症药材推荐】

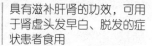

菟丝子 
具有滋补肝肾的功效，可用于肾虚头发早白、脱发的症状患者食用

肉苁蓉 
具有补肾阳的作用，可以治疗由于肾气不足而引起的脱发患者食用

枸杞 
性平，味甘，有滋阴滋肾的作用，适用于脱发患者食用

当归 
当归可以补血、活血，治疗血虚引起的脱发症

何首乌 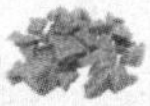
具有补肝益肾的作用，可以抗毛发衰老，适用于脱发患者食用

【对症方剂配伍速查】

❶【菟丝子+肉苁蓉+枸杞】水煎服，具有补肾气的作用，可以治疗肝肾亏虚引起的脱发症。

❷【何首乌+当归】水煎服，具有补肝益肾，抗毛发衰老，可以治疗血虚之脱发。